Margo Anand
Magie des Tantra

MARGO ANAND

Magie des TANTRA

SkyDancing: Die hohe Schule der Erotik für Paare und Singles

Aus dem Amerikanischen
von Clemens Wilhelm

GOLDMANN VERLAG

Die amerikanische Originalausgabe erschien 1995
unter dem Titel »The Art of Sexual Magic«
bei Jeremy P. Tarcher, Inc., Los Angeles.

Umwelthinweis
Dieses Buch und der Schutzumschlag
wurden auf chlorfrei gebleichtem Papier gedruckt.
Die Einschrumpffolie (zum Schutz vor Verschmutzung)
ist aus umweltfreundlicher und recyclingfähiger PE-Folie

Der Goldmann Verlag
ist ein Unternehmen der Verlagsgruppe Bertelsmann

2. Auflage

Zeichnungen: Atma Priti
Satz: All-Star-Type Hilse, München
Printed in Germany · Graphischer Großbetrieb Pößneck
ISBN 3-442-30598-5

Inhalt

Danksagungen

Ich möchte folgenden Menschen Dank aussprechen, die am Zustandekommen dieses Buches mitgewirkt haben:

Meinem Verleger Jeremy Tarcher für seine unermüdliche Unterstützung des schöpferischen Prozesses, seinen wertvollen Rat in vielen persönlichen und transpersonalen, fachlichen und spirituellen Dingen, seinen Humor und seine Intelligenz … und seine Geduld und sein Vertrauen.

Aman Schröter und Deva Kosha, die mit mir die tantrische Praxis, die magischen Erkundungen und Lehren des SkyDancing-Trainings, das in meinem letzten Buch *Tantra oder die Kunst der sexuellen Ekstase* dargestellt ist, und die Kunst der sexuellen Magie übten, wie sie in diesem Buch dargestellt ist.

Subhuti, der mich davon überzeugte, daß die gemeinsame Arbeit an diesem Buch Magie sein könne: spielerisch und vergnüglich. Ganz besonders schätzte ich seine Klarheit, seine Konzentration, seine Zielstrebigkeit und Schnelligkeit, mit der er mir half, dieses Buch zu überarbeiten und zu redigieren.

Naomi Lucks und Laura Bellotti für die vorzügliche redaktionelle Arbeit.

Meiner Agentin Sandra Dijkstra, die mir mit großer Präzision und Klarheit den Rücken stärkte, auch in den schwierigsten Augenblicken, für ihre Geduld, ihre Professionalität und die Unterstützung durch ihre kompetenten Mitarbeiter.

Caroleen Green, alias Atma Priti, meiner talentierten Zeichnerin.

Yatro Cornelia Werner und Christiane Pradesha Thompson, den Leiterinnen der SkyDancing-Institute Deutschland, für ihr unglaubliches Engagement, mit dem sie mein Leben, mein Büro und meine Kurse in einer liebevollen, humorvollen und wahrhaft tantrischen Weise organisieren.

Den Freundinnen und Freunden, die mich zu einigen der Abläufe in diesem Buch inspiriert haben: Gabrielle St. Clair und Michael Plesse für die Chakrawelle, Mani Littmann für die Feuermeditation, Terumi und Leonard Leinow für die Chakramassage, Bob Hoffman für den Quadrinitäts-Prozeß, der das Wesen unserer Verwundungen geklärt hat (siehe Kapitel 3).

Gabrielle Roth und Constance Demby für ihre unglaubliche Musik, die einen ganz neuen Übergang zwischen Sinnlichkeit und Spiritualität herstellt.

Dr. Alan Brauer und seiner Frau für ihre zukunftweisenden Forschungen über den verlängerten Orgasmus und dafür, daß sie meine eigenen Forschungen so hilfsbereit unterstützten.

Marge und Lucas Hopkins für ihren entschlossenen Kampf gegen die Widerstände gegen den verlängerten Orgasmus, die der Einfluß männlicher Dominanzen in meinem Leben und in meiner Psyche erzeugt hat.

Dr. Dean Ornish, der Pionierarbeit auf dem Gebiet der Heilung des Herzens leistet und mich eingeladen hat, seinen Herzpatienten den Gedanken nahezubringen, daß sexuelle Liebe auch dann entspannend und vergnüglich sein kann, wenn man ein empfindliches Herz hat.

Allen engagierten Magiern, die in aller Welt SkyDancing-Institute leiten, insbesondere Nital Brinkley und Achintya (Frankreich und Schweiz), Aman Schröter (Schweiz), John Hawken (England), Renée Koopmans (Niederlande) und Robert und Liliane Baillod (Kanada).

Allen SkyDancing-Lehrern und Praktizierenden in den stetig wachsenden SkyDancing-Gemeinden; sie lehren meine Arbeit in aller Welt und helfen, daß sich auf dem ganzen Planeten eine orgastische Schwingung des Heilens und der Freude ausbreiten kann.

Auf den unsichtbaren Ebenen der metaphysischen Einsicht in die Natur des Bewußtseins und die Magie der Synchronizität ist der große Mystiker Osho meine bedeutendste Quelle der Erkenntnis und Inspiration.

Allen, die wissen,
daß Sexualität und Geist
eines sind.

Wie sich der Fluß an das Meer verschenkt,
so zieht alles, was in mir ist, in dich …

Robert Bly
The Kabir Book

Vorwort

Von sexueller Ekstase zu Magie

Am Beginn eines Seminars oder einer Tagung frage ich die Teilnehmer oft: »Hatte jemand in diesem Raum bei der sexuellen Liebe schon einmal eine Gipfelerfahrung?« Meist erheben sich viele Hände. Jeder weiß tief in seinem Fleisch und seinen Knochen, daß sexuelle Liebe das Tor zu den wunderbarsten Erfahrungen sein kann. Wenn ich frage: »Wie fühlt sich dies an?«, dann lautet die Antwort stets: »Wie Magie.«

»Was ist das Magische daran?« frage ich weiter.

Die Antworten lauten dann etwa:

»Man hat das Gefühl, keine Grenzen und Schranken mehr zu haben.«

»Man hat die aufregende Empfindung unendlicher Möglichkeiten.«

»Es ist die Empfindung einer freudigen Einheit mit dem Göttlichen.«

»Es ist eine Empfindung schöpferischer Macht.«

Wer mein letztes Buch *Die Kunst der sexuellen Ekstase* gelesen hat, weiß, daß man sexuelle Energie verfeinern und erweitern kann, so daß man durch sie in neue Reiche orgastischer Wonnen vorstößt, in denen man einer unendlichen Vielfalt exquisiter Erfahrungen begegnet. Dies ist letztlich eine Form der Magie, die Teil eines jeden gelungenen Liebesspiels ist.

Bei meiner Suche nach solchen magischen Erfahrungen habe ich lange Jahre die kulturellen Traditionen und Lehren der heiligen Sexualität in der ganzen Welt erkundet. Dabei habe ich neue Möglichkeiten entdeckt, die sexuelle Vereinigung in eine wonnevolle Meditation zu verwandeln, in eine Kommunion zwischen Körper und Seele.

Insbesondere entdeckte ich das Tantra, einen alten mystischen Weg, der eine umfassende Schau der kosmischen Harmonie gewährt. Der tantrischen Weltsicht zufolge sind scheinbar widerstreitende Kräfte wie Geist und Stoff, Gut und Böse, Tag und Nacht, Liebe und Haß komplementäre Energien, die in einem unaufhörlichen, dynamischen kosmischen Tanz und Austausch miteinander stehen.

Im Westen ist das Wort Tantra gleichbedeutend mit Sexualität. Die tantrische Vision geht aber weit über das Reich der Liebe und Sexualität hinaus; sie umfaßt Körper, Seele, Herz und Geist und überhaupt das ganze Universum und alle seine Mysterien. Das Tantra ist vielleicht der umfassendste spirituelle Weg, den es jemals gab.

Nachdem ich mich in diese heiligen Lehren vertieft hatte, gab ich meine Erkenntnisse und Entdeckungen Tausenden von Menschen in der ganzen Welt in Workshops, Seminaren und Kursen weiter. Dabei entstand ein Verfahren, das ich »SkyDancing Tantra« genannt habe. Dies ist eine Initiation in die transformierende Macht der Liebe und Ekstase. Es ist eine Schulung, die speziell auf westliche Liebende zugeschnitten ist, ihren Ursprung aber im östlichen spirituellen Weg des Tantra hat.

In der Bezeichnung SkyDancing Tantra kommt jene Empfindung der Leichtigkeit und Freude zum Ausdruck, die sich beim ekstatischen Liebesspiel einstellt, die Empfindung, »auf den Wolken zu tanzen«, die man haben kann, wenn man seine orgastische Kraft mit meditativer Bewußtheit verbindet.

Im Laufe der Zeit führte mich meine Liebesaffäre mit dem SkyDancing Tantra langsam und unausweichlich in das Reich der Magie. Nach und nach und fast zufällig wurde mir klar, daß ich die Orgasmusenergie nicht nur beim Liebesspiel, sondern in vielen Bereichen meines Lebens auch als magische, transformierende Kraft einsetzen konnte. Was ich zunächst nur undeutlich ahnte, bestätigte sich mir schließlich: Ekstatische Zustände bei einer intensiven sexuellen Vereinigung sind ein fruchtbarer Boden, in den man schöpferische Samen einpflanzen kann – Samen der persönlichen Transformation und Transzendenz, Samen erfüllenderer Beziehungen zu Liebhabern und Freunden, Samen des materiellen Überflusses. Es sind Samen, die wegen des intensiven orgastischen Energiefeldes, in dem sie ausgesät, gepflegt und gezogen wurden, zur Wirklichkeit erwachen können.

Die Kunst der sexuellen Magie ist das Ergebnis langer Jahre intensiver Forschungen und praktischer Erfahrungen auf dem Gebiet der sexuellen Magie. Ich konnte mich auf viele Quellen stützen, doch ist die Methode als solche neu und ursprünglich. Hierüber findet man nichts in den traditionellen Büchern über Magie, Sexualmagie oder Tantra. Dieser Schulungsweg verbindet drei mächtige Elemente miteinander:

1. Psychologie als Mittel zur Heilung.
2. SkyDancing Tantra als Pfad zu Wonne und Freude.
3. Sexuelle Magie als Pfad zu Transformation und Manifestation.

Die Botschaft und Verheißung dieser Lehre lautet, daß es jetzt an der Zeit ist und wir die Möglichkeit haben, die Schuld, die Scham, die Verwundung zu heilen, mit denen unsere Sexualität befrachtet ist. Wenn diese Heilung geschieht, dann erlangt die sexuelle Energie eine außerordentliche Kraft, eine Macht, die die Welt, unsere Beziehungen und uns selbst durch Liebe, Freude und Harmonie transformieren und den Magier in jedem von uns gebären kann.

In diesem Buch berichte ich von meinen persönlichen Entdeckungen. Ich gebe eine einfache, praktische und dennoch sehr wirksame Schulung in sexueller Magie, eine Schulung, die die befreiende und transformierende Kraft der Magie in das Leben eines jeden Menschen tragen kann, der sich dieser Kunst widmen will. Ich lade Sie ein: Erleben Sie mit mir das großartige Abenteuer der Transformation durch sexuelle Magie.

Schulungsschritte

Im folgenden gebe ich eine kurze Übersicht der Schulungsschritte in der sexuellen Magie, die in den einzelnen Kapiteln dieses Buches behandelt werden.

Kapitel 1: Sexuelle Magie – meine und Ihre Reise
Hier werden Sie in das Grundprinzip der sexuellen Magie eingeführt: Die Erzeugung sexueller Energie als »Treibstoff«, der die Konkretisierung der persönlichen Wünsche ermöglicht. Sie lernen den alchemistischen Prozeß kennen, wie man seine tiefsten Wünsche Wirklichkeit werden läßt, indem man die Samen dieser Wünsche im Zustand eines gesteigerten Orgasmus einpflanzt. Sie werden durch eine Geschichte der Magie geführt, wie sie sich in verschiedenen Kulturen entwickelt hat, insbesondere die tantrische Kunst der Sexualmagie, und Sie werden mit dem Astralen Netz bekannt gemacht, dem universellen Kraftfeld, mit dem wir als Magier Verbindung aufnehmen.

Kapitel 2: Die Erweckung des inneren Magiers
Bei diesen ersten Übungen durchlaufen Sie eine Initiationszeremonie, bei der Sie Ihrem inneren Magier begegnen. Sie nehmen Kontakt mit der magischen Kraft in Ihnen selbst auf, verleihen ihr eine Identität, ein Antlitz und einen Namen. Sie schaffen einen Archetypus, den Sie bei der Ausübung der sexuellen Magie aufrufen können. Sie lernen weiterhin, einen magischen Kreis zu erzeugen, und Sie werden in wichtige Elemente des Rituals eingeführt, die Ihnen bei Ihrer magischen Suche helfen werden.

Einen magischen Kreis schaffen
Erinnerung an Zeiten der Magie
Ihre Initiationszeremonie: Wie Sie Magier werden

Kapitel 3: Der Schmelztiegel des Magiers

Nachdem Sie nun Zugang zu Ihrem inneren Magier gefunden haben, werden Sie – wie andere Menschen auch – feststellen, daß es auf dem Weg zur Freisetzung der sexuellen Energie zu magischen Zwecken Hindernisse gibt. Diese Hindernisse können in Form von Zweifeln, Scham, Schuldgefühlen, Schmerzen oder traumatischen Erfahrungen auftreten, an die man sich aus der Kindheit erinnert. Dieses Kapitel gibt Ihnen die Werkzeuge an die Hand, die Sie brauchen, um Ihre sexuellen Verwundungen zu heilen. Wie ein wirklicher Alchemist lernen Sie, das unedle Metall Ihrer eigenen Energie in reinstes Gold zu verwandeln.

Verankerung des magischen Zustandes
Striptease für den Partner
Die Schamauflösung

Kapitel 4: Erweckung des wilden Selbst

Wenn Ihre Wunden geheilt sind, besteht der nächste Schritt darin, daß Sie alle Ihre Energiequellen erkunden und zum Ausdruck bringen, indem Sie Verbindung mit Ihrem wilden Selbst aufnehmen und den schöpferischen Impuls des Eros in Ihrem Leben zulassen. Durch Übungen wie das »lachende Becken« lernen Sie, Ihre natürliche Energie zu genießen und zu zelebrieren und ihr ungehindert Ausdruck zu geben. Eine wichtige Dimension Ihres wilden Selbst ist das rohe, ungezähmte Tier in Ihnen, das in einer sicheren und schöpferischen Weise erweckt und befreit wird.

Das lachende Becken
Die Feuer-Meditation
Verbindung mit Ihrem wilden Tier

Kapitel 5: Erschaffung Ihrer magischen Vision

Sie haben nun Ihre Energie für sich in Anspruch genommen – wie möchten Sie diese Macht ausrichten? Welches sind Ihre Zielsetzungen, Ihre Absichten im Leben? Wer möchten Sie sein? In diesem Kapitel lernen Sie, klare, komprimierte Visionen zu erzeugen, wie Sie sich selbst, Ihre Liebesbeziehungen und Ihre Umwelt transformieren wollen. Sie lernen, wie man ein *Sigill* und andere wirksame magische Symbole schafft, die Ihnen helfen werden, Ihre Zielsetzungen zu realisieren, und Sie lernen, beim Liebesspiel eine magische Vision durchzuhalten.

Schaffung einer Vision für die Transformation der Umgebung
Schaffung einer Vision für die eigene Transformation
Schaffung einer Vision für eine erfüllende Beziehung
Festhalten eines Symbols beim Liebesspiel

Kapitel 6: Sexuelle Alchemie – das magische Symbol aufladen

In diesem Kapitel lernen Sie, sexuelle Energie kreisen zu lassen und zu transformieren, um den Weg zum Ganzkörperorgasmus zu ebnen. Diese Transformation Ihrer sexuellen Energie erfolgt durch Öffnung einer Energieleitbahn in Ihrem Körper, die »innere Flöte« heißt. Sie werden in die alchemistische Kunst eingeführt, wie man eine Vision mit seiner orgastischen Energie durch die sieben Energiezentren des Körpers führt und schließlich den Anschluß zu den subtilen Frequenzen des Astralen Netzes herstellt.

Die Chakramassage
Die Chakraatmung
Die Chakrawelle

Kapitel 7: Shaktis Magie – die Alchemie des weiblichen Orgasmus

In diesem Kapitel lernt die Partnerin, die hier als die Göttin Shakti angesprochen wird, auch ohne Penetration ihre volle orgastische Kraft in einer neuen, aufregenden und ekstatischen Weise zu entwickeln. Diese orgastische Kraft führt Shakti auf neue Gipfel der Wonne beim Liebesspiel; diese Kraft wird durch den geheimen Kanal nach oben gelenkt, um die höchstmögliche Form der Magie zu erzeugen.

Der Klitoris Lust erzeugen
Den G-Punkt massieren
Der kombinierte Orgasmus

Kapitel 8: Shivas Magie – die Alchemie des männlichen Orgasmus

Hier lernt der Partner, der als der Gott Shiva angesprochen wird, seine sexuelle Empfänglichkeit und seine Reaktionen zu steigern. Er erfährt neue Formen des Orgasmus, die seine Männlichkeit steigern, seine Lust vermehren und ihm zu neuen Erkenntnissen über die passive Rolle bei der Sexualität verhelfen. Shivas erweiterte orgastische Energie wird wie diejenige Shaktis zum Zwecke sexueller Magie eingesetzt.

Stimulation des Penis
Äußere Stimulation der Prostata
Innere Stimulation der Prostata
Der kombinierte Orgasmus

Kapitel 9: Die magische Vereinigung – die Verschmelzung von Orgasmus und Magie

Sie sind jetzt zur Ausführung des vollen tantrischen Rituals sexueller Magie mit Ihrem Liebespartner bereit. Sie lernen, nach der Erregung Ihrer orgastischen Energie die tantrische Vereinigung zu vollziehen. In inniger Verschmelzung mit Ihrem Liebespartner schicken Sie eine Vision durch Ihre Körper, denen jetzt Ihre erweiterte orgastische Energie zur Verfügung steht, und Sie projizieren dieses machtvolle Symbol in das Astrale Netz. An diesem Punkt wird die sexuelle Magie zu einer wahren tantrischen Kunst.

Auswahl Ihres magischen »Menüs«
Kanalisierung der orgastischen Energie mit Ihrem magischen Symbol
Magische Zusammenkunft: klassische Art
Magische Zusammenkunft: spontane Art

Nachwort: Die Ergebnisse Ihrer Magie

Woher wissen Sie, ob Ihre Magie gewirkt hat? Wann wird Ihr Wunsch nach Transformation erfüllt werden? Dieses kurze Nachwort enthält Vorschläge, was Sie tun können, während Sie auf das Ergebnis Ihrer Magie warten.

Hinweise

zum Gebrauch des Buches

Dieses Buch ist als Schulungshandbuch für die Praxis der sexuellen Magie konzipiert. Es macht Sie Schritt für Schritt zum Meister der magischen Transformation.

Die von mir entwickelten Übungen sind nicht schwierig. Sie sind so ausgelegt, daß Sie mit geringstmöglichem Aufwand die bestmöglichen Ergebnisse erzielen und alle Freuden und Wonnen der sexuellen Magie optimal genießen können. Schon viele Menschen haben diese Übungen mit großem Erfolg praktiziert, Paare, aber auch Menschen, die alleine arbeiten, ohne einen regelmäßigen Partner. Das Buch ist in der Art eines Gruppenseminars aufgebaut. Jedes Kapitel bildet eine Schulungsstufe, die zur nächsthöheren Stufe hinführt. Es ist daher wichtig, daß man die Kapitel der Reihe nach durcharbeitet, da jeweils die Fertigkeiten und Kenntnisse der vorangegangenen Kapitel vorausgesetzt werden. Wenn Sie das ganze Buch durchgearbeitet haben, können Sie ganz nach Ihren persönlichen Vorlieben spielerisch mit Übungen aus jedem Teil des Buchs experimentieren.

Innerhalb der Kapitel finden sich drei bis vier Hauptübungen, die ebenfalls der Reihe nach durchgeführt werden sollten. Die Dauer der Übungen liegt zwischen dreißig und neunzig Minuten.

Zeitaufwand

Für eine gründliche Schulung muß man die Übungen der einzelnen Kapitel jeweils etwa einen Monat lang durchführen. Dies bedeutet, daß eine vollständige Schulung in sexueller Magie neun Monate dauern wird.

Im Rahmen einer solchen Schulung könnte Ihnen ein monatlicher Zeitplan hilfreich sein: Üben Sie die erste

Übung eines Kapitels eine Woche, die zweite Übung in der zweiten Woche und die dritte Übung in der dritten Woche. Wenn ein Kapitel nur drei Übungen enthält, kann man die vierte Woche damit zubringen, die bereits gelernten Übungen zu kombinieren.

Wenn Sie nur an Wochenenden Zeit haben, können Sie jeder Übung ein Wochenende widmen – die erste Übung am ersten Wochenende und so weiter. In dieser Weise können Sie ebenfalls jeden Monat ein Kapitel durcharbeiten.

Die Mindest-Häufigkeit für das Erlernen des Inhalts eines Kapitels beträgt einen Abend pro Woche und ein ganzes Wochenende pro Monat. Wenn man weniger übt, werden die zeitlichen Abstände zwischen den Übungssitzungen zu groß, so daß die für ein wirkliches Erlernen der Techniken notwendige Kontinuität nicht gewährleistet ist.

Intensiver und schneller kann man üben, indem man jedes zweite Wochenende ein Kapitel durcharbeitet, wodurch man den Zeitaufwand halbiert. Wer wirklich intensiv arbeiten will, kann versuchen, jedes Wochenende ein Kapitel zu bewältigen.

Geduld

Ein Rat ist jedoch angebracht, bevor Sie sich in die Übungen stürzen: Haben Sie Geduld mit sich selbst. Wenn Sie mit einer Übung beginnen, brauchen Sie vielleicht länger, als Sie zuerst gedacht haben, weil Sie an verschiedenen Stellen stehenbleiben, nachdenken, Notizen machen, wann es gut gelingt und wann Sie Schwierigkeiten haben. Dies ist bei jeder neuen Fähigkeit so, die man erwerben will.

Wenn Sie konsequent bei Ihrem Entschluß bleiben, diese Kunst zu erlernen, und Schritt für Schritt in Ihrem eigenen Tempo fortschreiten, werden Sie bald feststellen, daß Sie die Grundlagen beherrschen und die magischen Praktiken mühelos durchführen.

Fester Entschluß

Der erste Schritt auf dem Pfad zur sexuellen Magie ist der feste Entschluß, daß man diese Fähigkeiten erlernen und das Schulungsprogramm durchführen will. Wenn Sie mit einem Liebespartner arbeiten, müssen Sie diese Entscheidung gemeinsam treffen.

Regelmäßiges Üben

Es ist sehr wichtig, einen regelmäßigen Übungsplan einzuhalten. Wenn Sie mit einem Partner arbeiten, verabreden Sie sich für die Wochenenden oder zu festen Zeiten innerhalb der Woche und halten Sie einander an, keinen Termin zu versäumen.

Wenn Sie vorhaben, hauptsächlich an den Wochenenden zu arbeiten, empfehle ich Ihnen, sich zusätzlich einmal um die Wochenmitte zu treffen. Dies stellt eine Kontinuität zu den Wochenendübungen her, verleiht Ihnen einen Energieschub (selbst wenn die Begegnung nur kurz ist) und hilft Ihnen, die Verbundenheit mit Ihrer neuen magischen Welt durch die Arbeitswoche hindurchzutragen.

Prüfung der Fortschritte

Bei dieser Schulung ist der erste Schritt das Üben, der zweite der Genuß. Wenn Sie über Disziplin und Konzentration hinausgelangen und in Freude und Entspannung eintauchen, bedeutet dies, daß Sie die Übung beherrschen und Ihre magischen Fähigkeiten verwirklicht haben.

Durchführung der Übungen

Die Beschreibungen der Übungen sind manchmal recht umfangreich und umfassen mehrere Stufen. Daher stellt sich die Frage, wie man die Übungen durchführen kann, wenn man sich an die im Buch gegebene Reihenfolge halten will.

Hierzu einige Vorschläge: Lesen Sie das ganze Buch einmal im Zusammenhang durch, so daß Ihnen das grundlegende Prinzip klarwird. Kehren Sie dann zur ersten Übung zurück und lesen Sie diese mehrmals langsam und gründlich durch.

Wenn Sie mit einem Partner arbeiten, können Sie die Übung gemeinsam lesen oder einander vorlesen und anschließend über die Schritte sprechen, um sich zu vergewissern, daß Sie sie verstanden haben.

Vielleicht machen Sie auch Kurznotizen im Telegrammstil zu den Hauptphasen der Übung, auf die Sie dann beim Üben einen kurzen Blick werfen können.

Legen Sie dann das Buch beiseite und führen Sie die einzelnen Übungsschritte so durch, wie Sie sich an sie erinnern. Es macht nichts, wenn Sie beim ersten Mal einen bestimmten Schritt vergessen. Dies holen Sie beim nächsten Mal nach, denn man muß jede Übung mehrmals durchführen, bis man sie locker und entspannt durchführen kann. Diese Wiederholung stärkt Ihr Vertrauen in sich selbst und in Ihren Partner und in die beiderseitige Zusammenarbeit.

Eine andere reizvolle Möglichkeit wäre es, jede Übung unter Beachtung der angegebenen Zeiten auf Band aufzunehmen und das Band beim Üben abzuspielen.

Alleine üben

Viele Übungen in diesem Buch kann man auch alleine durchführen, so daß man die sexuelle Magie auch dann entdecken und praktizieren kann, wenn man keinen regelmäßigen Partner hat. In diesem Fall sind Sie der Liebende und der Geliebte zugleich. Auf einer solchen Reise in Ihrem eigenen Inneren können Sie Ihre Sexualität mit Ihrem magischen Potential verknüpfen. Sie treten in einen Dialog mit Ihrem inneren Magier ein. Dies ist durchaus möglich. In diesem Fall sollten Sie sich jedoch einen möglichst großen Spiegel und viel gute Musik besorgen!

Sexuelle Neigungen

Diese Schulung ist für jeden gedacht, der an der Praxis der sexuellen Magie interessiert ist, also für heterosexuelle Paare ebenso wie für gleichgeschlechtliche Paare und Singles. Ich habe den ganzen Kurs nach dieser Maßgabe aufgebaut.

Widerstände überwinden

Bei manchen Übungen werden Sie vielleicht den Kopf schütteln und sagen: »O nein, das kann ich nicht!« Solche Reaktionen sind verständlich, vor allem wenn man empfindliche Bereiche erkundet wie zum Beispiel das Überwinden sexueller Scham oder die Ausdehnung der Orgasmusenergie zur Vorbereitung auf die sexuelle Magie.

Wichtig ist es, so weit zu gehen, wie man kann. Man sollte stets im Bewußtsein haben, daß schon das bloße Lesen des Texts neue Erkenntnisse und Einsichten in Ihre Sexualität und bezüglich Ihrer Fähigkeit bringt, Magie im eigenen Leben zu verwirklichen. Vielleicht brauchen Sie bei bestimmten Übungen mehrere Anläufe. Vielleicht dauert es eine kleine Weile, bis Sie sich sagen: »Dies wollte ich mein ganzes Leben schon herausfinden, und ich werde jetzt nicht aufhören!«

Lehrer und Freunde

Ängstlichkeit und Zweifel sind Lehrer und Freunde, keine Feinde. Sie sind da, um Sie vor Schaden zu bewahren – überschreiten Sie also Ihre Grenzen nicht, indem Sie allzu hartnäckig an Ihren Zielsetzungen festhalten. Stellen Sie fest, wo Ihre Probleme liegen, denken Sie darüber nach, was Ihnen Ihre Ängste sagen wollen, sprechen Sie darüber, schreiben Sie darüber, bis Sie sich bereit fühlen, die Schranken zu durchbrechen und zur nächsten Übungsebene fortzuschreiten.

Sprache

Bei den Schulungen benutze ich einige wenige Fremdwörter. So bezeichne ich zum Beispiel den männlichen Partner als Shiva, die Partnerin als Shakti. Den Penis nenne ich Vajra und die Vagina Yoni. Diese Begriffe werde ich an anderer Stelle erläutern. Ich benutze diese Begriffe deshalb, um die einengenden Assoziationen zu umgehen, die wir mit den üblichen Begriffen unweigerlich verbinden.

Magisches Tagebuch

Wenn man sich zu dieser Schulung entschließt, ist es gut, ein Tagebuch zu führen, in dem man seine Erfahrungen festhält. Halten Sie dieses Tagebuch stets griffbereit. Es wird so zu einem Reisegefährten, der Ihre Fortschritte festhält, Sie an Ihre Leistungen und Entdeckungen erinnert und in dem Sie später gerne einmal nachschlagen werden.

Musik und Energie

Ich empfehle Ihnen, diese Übungen möglichst mit Musik durchzuführen, da sie die magischen Rituale verlebendigt, energetisiert und mit einer besonderen Atmosphäre umgibt. Im Anhang habe ich einige Musikhinweise zusammengestellt.

Ich wünsche Ihnen eine wunderbare Reise.

1. Sexuelle Magie

Meine und Ihre Reise

Sie wissen vielleicht schon, daß Sex eine magische Erfahrung sein kann, aber vielleicht ist Ihnen noch nicht bewußt, daß umgekehrt auch Magie eine sexuelle Erfahrung sein kann. Und doch ist es so: Magie, die mit der orgastischen Kraft sexueller Liebe aufgeladen ist, gewinnt eine Intensität und Kraft, die mit keinem anderen Verfahren erreicht werden kann. Wenn man die Kunst der sexuellen Magie beherrscht, dann beherrscht man die wirksamste Form der Magie überhaupt.

In den letzten Jahrhunderten ist die Magie in Verruf geraten. Sie wurde mit einem geheimnisvollen Dunkel umgeben und mit den Tricks der Gaukler in Verbindung gebracht. Sie wurde aus dem spirituellen Reich der Schamanen in die Niederungen der Varietézauberer herabgezogen. Sexuelle Magie ist aber weder der Trick, wie man ein Kaninchen aus einem Zylinder holt, noch die märchenhafte Verwandlung eines Frosches in einen schönen Prinzen. Sexuelle Magie ist *echte* Magie: die Macht, Dinge geschehen zu lassen, die Kunst, persönliche und transpersonale Quellen feinstofflicher Energie dafür zu nutzen, seinen Ideen und Visionen Form, Gestalt und Substanz zu verleihen. Anders ausgedrückt: Sie ist die Verwendung Ihrer sexuellen Energie als Vehikel für Ihren Willen und Ihre Vorstellungskraft, wobei Sie sich auf ein persönliches Ziel konzentrieren und dieses Ziel Wirklichkeit werden lassen, indem Sie in höhere Bewußtseinszustände eintreten.

Sexuelle Magie ist Magie par excellence. In diesem Buch wird Ihnen ein natürliches, einfaches und dennoch wirksames Verfahren vorgestellt, diese scheinbar geheimnisvolle Kunst zu praktizieren. Sie nutzen hierfür eine ureigene Kraft: die ursprüngliche Energie Ihrer eigenen Sexualität.

Dadurch ist die Kunst der Magie jedem zugänglich, der ein wenig Zeit und Begeisterung aufbringen kann, um einige einfache Grundsätze und Praktiken zu erlernen:

1. Eine Vision des Ziels schaffen, das Sie Wirklichkeit werden lassen wollen.
2. Die Vision in ein kraftgeladenes Symbol verwandeln und mit der eigenen erweiterten sexuellen Energie verknüpfen.
3. Das Symbol durch die sieben Energiezentren im eigenen Körper nach oben befördern und dabei die eigene Energie und das eigene Bewußtsein alchemistisch verwandeln.
4. Das Symbol mit den universellen Energie- und Intelligenzfeldern verbinden, um Ihre Vision als Realität in Ihrem alltäglichen Leben zu verwirklichen.

Einer der wichtigsten Schritte auf dieser Reise besteht darin, sich der ganzen Kraft des eigenen orgastischen Potentials zu öffnen. Man muß sich dabei bewußt sein, daß die persönliche Magie um so mächtiger ist, je größer die sexuelle Energie ist. Um dies zu erreichen, muß man bereit sein, die sexuellen Normen unserer Kultur zu durchbrechen. So erfahren zum Beispiel die meisten Menschen den Orgasmus als ein Erlebnis von zehn Sekunden Dauer, das sie ein- bis zweimal wöchentlich haben. Dies ergibt etwa zwanzig Sekunden pro Woche und sechzehn Minuten pro Jahr.

Der Liebende weiß viel mehr über das absolut Gute und die universelle Schönheit als jeder Logiker oder Theologe – es sei denn, dieser wäre auch ein heimlicher Liebender.

George Santayana

Wir haben also bestenfalls eine flüchtige Erfahrung der Gewalt des Orgasmus, während wir andererseits Tausende von Stunden über unseren sexuellen Genuß nachdenken, uns darüber Sorgen machen, davon träumen, Wünsche haben, Pläne machen, darauf hoffen und darüber lesen.

Dieses Buch will Sie auf Neuland führen, wo die kollektiven Haltungen gegenüber der Sexualität transzendiert werden. Es ist eine Welt, in der Sie Pionier sind und entdecken, daß Sie Ihren Orgasmus erheblich erweitern können und daß Ihre sexuelle Vitalität zum Motor für Ihre magische Transformation werden und Ihnen helfen kann, Ihre Wünsche zu verwirklichen.

In den nachfolgenden Kapiteln biete ich Ihnen eine vollständige Unterweisung in der Kunst der sexuellen Magie an. Ich werde Ihnen alle Fertigkeiten vermitteln, die Sie brauchen, um die intensive Macht Ihrer erweiterten orgastischen Energie beherrschen zu können, die in Ihrem Körper aufsteigt und die Vision Ihrer angestrebten Ziele mit sich trägt. Auf dem Weg durch die sieben Energiezentren des Körpers werden Ihre orgastischen Säfte und Ihre Vision sich miteinander vermischen und verschmelzen und eine tiefe alchemistische Transmutation durchlaufen. Durch diese innere Alchemie, durch diese machtvolle Verschmelzung Ihrer sexuellen Energie und Ihrer Vision wird Magie möglich.

Wiederentdeckung Ihrer Macht als Magier

Wir beginnen diese Schulung damit, daß wir dem Magier, der schon in Ihnen ist, unsere Ehre und Anerkennung erweisen:

Dem Magier, der sich aus den gesellschaftlichen Strömungen lösen kann, die Sie jetzt umbranden und deren Spielball Sie sind.

Dem Magier, der jetzt, in diesem Augenblick, den Entschluß fassen kann, bewußt und in dem klaren Willen zu leben, dasjenige zur Erscheinung zu bringen, was nötig und erwünscht ist.

Dem Magier, der den Mut und die Entschlossenheit hat zu sagen:

Von nun an will ich für mein Leben selbst Verantwortung übernehmen. Ich beanspruche alle Macht wieder für mich, die ich in dem Wunsch weggegeben habe, nicht anzuecken, anderen zu Gefallen zu sein oder das »Richtige« zu tun. Ich delegiere meine Macht nicht mehr an Eltern, Lehrer, Priester, Politiker, Meinungsforscher oder an die Medien.

Ich beanspruche die Macht wieder für mich, über meine eigene Zukunft selbst zu bestimmen. Vor allen Dingen will ich für mein eigenes Liebesleben verantwortlich sein. Ich nehme für mich in Anspruch, meine Sexualität als die tiefste Quelle meiner schöpferischen Energie zu schätzen, als Motor meiner Transformation. Ich fordere das Recht zurück, diesen sexuellen Motor dazu zu benutzen, ein voll orgastischer Mensch zu werden, weil ich weiß, daß dies meine Tür zu sexueller Magie und der Schlüssel zur Verwandlung meines ganzen Lebens ist.

So spricht der Magier, der sich auf die aufregende Reise der Selbsttransformation begibt.

Wie ich die sexuelle Magie entdeckte

Den Schlüssel zum Verständnis der sexuellen Magie fand ich nicht, wie man annehmen könnte, im ekstatischen Lic besspiel, sondern in einer Einsamkeit, wie ich sie vorher und nachher in meinem Leben nie wieder erlebt habe.

Auf die Anregung eines indischen tantrischen Mystikers hin nahm ich mit einer Gruppe weiterer Psychologen an einem Versuch zur sensorischen Deprivation teil. Ich wurde sieben Tage und sieben Nächte lang mit einer Augenbinde und Ohrenstöpseln in einem stillen Raum auf dem Lande allein gelassen. Wir bekamen nichts als Wasser und ein halbes Kilogramm Trauben täglich. Die ganze Zeit über gab es keine Kommunikation mit anderen Menschen.

In dieser Isolation, von allen äußeren Reizen abgeschirmt, begann ich bald, mich nach innen zu bewegen und Schicht um Schicht meiner eigenen Seele zu durchdringen. Dabei begegnete ich all den Menschen und Stimmen meiner Vergangenheit, die in irgendeiner Weise meiner Persönlichkeit Gestalt und Substanz gegeben hatten. Ich hatte die Empfindung, durch überfüllte Räume mit Verwandten, Freunden, Lehrern, Priestern, Liebhabern zu gehen, die sich alle zu einer gewaltigen, chaotischen Cocktailparty versammelt hatten und mich mit ihren einander widersprechenden Meinungen überschütteten, wie ich mein Leben zu gestalten hätte.

Als ich durch diese Räume ging, versuchte ich ein meditatives Bewußtsein aufrechtzuerhalten, so daß ich all diese Menschen hören konnte, ohne mich bei einem von ihnen aufzuhalten oder etwas davon zu glauben, was sie sagten. Dadurch konnte ich meine Reise immer tiefer und tiefer in mein innerstes Selbst fortsetzen.

Nach einigen Tagen kam ich an einen Ort tiefer Stille und Ruhe. Es war eine eigenartig paradoxe Empfindung, denn ich spürte eine ungeheure Energie durch meinen Körper fließen, die mich normalerweise in höchste Aktivität versetzt hätte (umherlaufen, lieben, eine Party veranstalten, irgend etwas, um die überschießende Energie zu verbrauchen), während ich mich jetzt völlig entspannt fühlte, von allem abgelöst, in einem Zustand der Hinnahme und des Vertrauens.

Ich hatte das Gefühl, daß ich jetzt endlich an den Grund meines Seins gelangt war. Es war ein Bewußtseinszustand, der mir nicht nur eine authentische Wahrnehmung des Selbst, des essentiellen »Ich« vermittelte, sondern zugleich weit darüber hinausging, indem ich mit dem kollektiven Bewußtsein aller lebenden Wesen, der Erde und des ganzen Universums verbunden war. Es war ein luzider, ekstatischer, universeller und friedlicher Zustand. Ich hatte schon davor solche Zustände kurzzeitig bei der sexuellen Vereinigung und in der Meditation erlebt; diesmal aber spürte ich zum ersten Mal eine andere Qualität. Ich begann mich in diesem Raum mit einer Quelle großer Weisheit und Klarheit zu verbinden. Ich konnte die tiefsten Fragen über Sinn und Zweck meines Lebens stellen und empfing die tiefsten Antworten. Ich sah, wie sich die Schritte meines Lebens in den vor mir liegenden Jahren entfalteten, und ich sah, wie ich meine Wünsche ändern, wie ich Zukunftsalternativen schaffen, alte, lang ersehnte Ziele erreichen konnte. Ich hatte, kurz gesagt, die Wahrnehmung, daß ich unter dem *Kalpataru* saß, dem legendären wunscherfüllenden Baum der indischen Mythologie.

Liebe ist das Bindegewebe des Universums.
BARBARA BRENNAN

Dies war mein erster wirklicher Blick auf ein Gebiet magischen Bewußtseins, auf das ich mich begeben konnte, um Antworten zu finden, um persönliche Ziele klar zu visualisieren, um mich und meine Beziehungen zu anderen zu heilen und zu transformieren. Es war ein Ort, an dem Vergangenheit und Zukunft in der Gegenwart zusammenzufallen schienen, so daß ich auf die Zukunft einwirken und den bestmöglichen Ausgang von Ereignissen bewerkstelligen konnte, die sich erst noch konkretisieren mußten. Daß meine Erkenntnisse wahr waren, zeigte sich mir in den darauffolgenden Monaten und Jahren, als sich mein Leben genau so entfaltete, wie ich dies während der siebentägigen sensorischen Deprivation vorausgesehen hatte.

Entwicklung eines magischen Verfahrens

Nach dieser tiefen Erfahrung war mir klar, daß mir die sensorische Deprivation Zugang zu einem Zustand verschafft hatte, in dem ich tief entspannt und zugleich mit ekstatischer Energie erfüllt war. Diese ungewöhnliche Kombination einer tiefen Entspannung und starker Energie hatte mir den fruchtbaren Boden für Magie geschaffen.

Der Körper ist der höchste Tempel der Transformation, der Ort, an dem alle Kräfte des Universums gebündelt und in eine höhere integrierte Ordnung der Natur und des Geistes verwandelt werden.

JEAN HOUSTON

Als nächstes stellte ich mir die Frage, wie ich solche Bedingungen in meinem Alltagsleben schaffen könnte. Es war mir klar, daß es unmöglich war, auf meinem übervollen Terminkalender lange Zeiträume einer sensorischen Deprivation unterzubringen. Zudem gab es keinerlei Garantie, daß solche Experimente den magischen Zustand wieder würden hervorrufen können, den ich beim ersten Mal erlebt hatte.

Die Lösung lag auf der Hand. Durch die Praxis des SkyDancingTantra (siehe Vorwort) hatte ich bereits die Fertigkeit erworben, sexuelle Energie zu transformieren, zu verfeinern und zu reinigen, sie durch meinen Körper zu leiten und dadurch ekstatische Bewußtseinszustände zu erlangen. Diese Zustände waren der Erfahrung während der sensorischen Deprivation sehr ähnlich.

Was mir bisher noch gefehlt hatte, war die Erkenntnis, daß dieser Zustand auch die Tür zur Magie öffnen konnte.

Ein solcher Erlebnisraum konnte eine weiße Leinwand sein, auf die man jede persönliche Vision zeichnen oder malen konnte. Er konnte der Boden für die Samen der Transformation sein, aus denen meine persönlichen Zielsetzungen keimen und wachsen könnten.

Von dieser Erkenntnis beflügelt, begann ich mit der Erzeugung ekstatischer sexueller Zustände durch die Praxis des SkyDancing Tantra zu experimentieren, wobei ich den Samen eines intensiv empfundenen Wunsches in den erweiterten Bewußtseinsraum einpflanzte, den ich geschaffen hatte. Unnötig zu sagen, daß mich diese neuen Experimente außerordentlich faszinierten und erregten. Würden sie zu sexueller Magie führen? Würden sie mir den Schlüssel in die Hand geben, mit dem ich neue Türen öffnen, neue Möglichkeiten in meinem Leben erschließen könnte?

Die Antwort auf diese Fragen war ein überwältigendes »Ja«, und aus diesem Grund bin ich jetzt in der Lage, eine vollständige Schulung in sexueller Magie anzubieten. Bevor ich jedoch die Schulung selbst darlege, ist es vielleicht hilfreich, einen Blick auf den Zusammenhang zwischen Sexualität und Magie zu werfen.

Magie und Sexualität – parallele Kräfte

Die Sexualität hindert uns nicht an der Erleuchtung. Die Sexualität ist vielmehr eine wesentliche Qualität unserer irdischen Erfahrung, die uns zur Erleuchtung hinführt.
CHRIS GRISCOM

Sexualität und Magie haben viele Parallelen, viele Ähnlichkeiten. So liegt zum Beispiel bei beiden ein veränderter Bewußtseinszustand vor. Was die Sexualität betrifft, so kann diesen praktisch jeder verstehen und selbst erfahren.

Denken Sie einmal einen Augenblick über Ihr eigenes Liebesleben nach. Vielleicht ist Ihnen schon einmal aufgefallen, daß es beim Liebesspiel, wenn Sie die Erregung sexueller Empfindungen genießen, wenn Sie einander streicheln, wenn Sie sich »in Fahrt«, lebendig, sinnlich fühlen, wenn Sie sich mit Ihrem/Ihrer Liebsten in einem rhythmischen Tanz der Wonne bewegen, besondere Augenblicke gibt, in denen Sie nicht mehr derjenige sind, der Sie üblicherweise sind.

In der Hitze der Leidenschaft, in den Tiefen der orgastischen Lust verändert sich das normale Denken und Verhalten ganz dramatisch. Man ist so sehr von den sexuellen Wonnen gefangen, daß man das Zeitempfinden verliert. Zukunft und Vergangenheit lösen sich auf. Es zählt nur noch der gegenwärtige Augenblick. Man ist ganz im Jetzt, in der Gegenwart, und dies hat eine nachhaltige Wirkung auf die ganze Selbsterfahrung. Die übliche Betriebsamkeit des Geistes, die ständige Beschäftigung damit, was gestern geschah und was morgen geschehen könnte, hört einfach auf. Die Sorgen um das Geld, den Arbeitsplatz, die Familie, die Beziehungen, die Politik verschwinden in magischer Weise.

Bei dieser innigsten sexuellen Umarmung hört das Denken auf. Hier gilt ganz wörtlich, daß man sich »um den Verstand bumst«. Das Bewußtsein wird klar, unschuldig, neu. Der Körper ist entspannt, energetisiert, voller angenehmer Empfindungen.

Die wissenschaftliche Forschung hat gezeigt, daß beim Orgasmus eine Fülle biochemischer Substanzen im Gehirn freigesetzt wird, unter anderem Serotonin und Endorphine, wodurch man in natürlicher Weise »high« wird. Körper und Geist entspannen sich und »lassen los«. Wir lassen Schmerzen und Anspannungen hinter uns und treten in einen Zustand tiefsten Wohlbefindens ein.

In diesem Zustand beginnen die persönlichen Grenzen zwischen Ihnen und Ihrem/Ihrer Liebsten zu verschwinden. Ein warmes, aufbauendes Energiefeld hüllt Sie beide ein, und es ist, wie wenn Sie beide in ein tiefes, mystisches Bad der Liebe eingetaucht wären. Die psychologischen, emotionalen und energetischen Schranken, die zwei Menschen normalerweise voneinander trennen, verschwimmen und verfließen. Dies ist eine der größten Wonnen der Liebe, daß man sich zumindest kurzzeitig in seinem Geliebten verlieren kann, daß man mit einem anderen Menschen eins werden kann.

Diese Verschmelzung öffnet Türen zu noch tieferen Geheimnissen. Durch eine tiefe sexuelle Vereinigung kann man Einheit nicht nur mit dem Geliebten, sondern mit allen Dingen erfahren. Man verspürt eine Harmonie mit dem ganzen Kosmos, und man stimmt sich auf den ewigen Tanz des Daseins ein.

In diesen Augenblicken eines erweiterten Bewußtseins kann man eine Vision seiner Ziele, eine eigene Schöpfung in das harmonische Gewebe des uns einhüllenden Universums projizieren. In der Ekstase kommt man der universellen Quelle ganz nahe, dem schöpferischen Schoß, aus dem alle Dinge entstehen. Könnte es eine bessere Gelegenheit für Magie geben?

Wenn man die magischen Traditionen studiert, ob sie der afrikanischen, indianischen, ägyptischen oder jüdisch-christlichen Kultur entstammen, stellt man fest, daß der Prozeß immer mit der Erzeugung einer Trance durch Trommeln, Tanzen, Singen, Wiederholung von Klängen oder Worten, Umherwirbeln oder speziellen Atemtechniken beginnt, um einen veränderten Bewußtseinszustand auszulösen, in dem Magie möglich wird.

In der sexuellen Magie schafft man einen tranceähnlichen Bewußtseinszustand, indem man lernt, sich im Zustand hoher sexueller Erregung zu entspannen und es zuzulassen, daß der ganze Körper von orgastischen Wonnen durchflutet wird. Durch spezielle Techniken einer inneren alchemistischen Transformation verbindet man diese orgastische Energie mit seiner magischen Vision, indem man zu immer höheren Bewußtseinsebenen fortschreitet, bis es gelingt, diese Vision in den Kosmos selbst zu entlassen. Wenn dies in der richtigen Weise durchgeführt wird, läßt der alchemistische Prozeß die Vision in einer direkten, spezifischen und beeindruckenden Weise Wirklichkeit werden.

Magie und Sexualität – kreative Kräfte

Die sexuelle Energie ist die eigentliche Schöpfermacht der Natur, die Kraft, durch die sich neues Leben manifestiert. Unsere eigene schöpferische Macht ist die Magie, durch die wir neue Möglichkeiten in unserem Leben manifestieren. Diese beiden schöpferischen Kräfte können in der sexuellen Vereinigung zusammengeführt werden. Durch die körperliche Liebe können wir uns mit dem Ursprung der grenzenlosen Schöpferkraft der Natur verbinden und zugleich unsere eigenen magisch-schöpferischen Fähigkeiten erkunden.

Die schöpferische Energie der Sexualität ist nicht auf die Erzeugung von Kindern beschränkt. Sie findet auf vielen verschiedenen Wegen Ausdruck. Es ist kein Zufall, daß viele große Künstler und Schriftsteller wie Pablo Picasso, D. H. Lawrence, Anaïs Nin, Henry Miller, Isodora Duncan oder Leo Tolstoi Menschen von großer sexueller Kraft waren. Ihre Kunst, ihre Kreativität war Ausdruck ihrer überströmenden sexuellen Energie, und sie setzten sie dafür ein, eine neue, andere Welt um sich zu schaffen. So bereicherten sie unsere Gesellschaft, unsere Kultur mit ihren Meisterwerken.

Über eine solche schöpferische Fähigkeit verfügt jedoch jeder von uns. Wenn man seine Sexualität ganz auslebt, sich ganz in sie hineinbegibt, dann bekommt man Zugang zu seinen schöpferischen Impulsen. Man erlebt den Antrieb, sein Leben zu erneuern, ihm einen neuartigen, ursprünglichen Ausdruck zu verleihen, den es bisher nicht gab.

Vielleicht wird man nicht sofort zu einem weltberühmten Dichter, Musiker oder Tänzer, aber man wird eine ganz neue Kreativität in seinen Handlungen spüren. Ganz profane Arbeiten, wie Blumen zu stecken, Essen zu kochen, ein Zimmer aufzuräumen, das Auto zu waschen, bekommen etwas Heiliges, wie wenn sie eine ganz persönliche Zeremonie wären. Freizeitbeschäftigungen, wie Musik

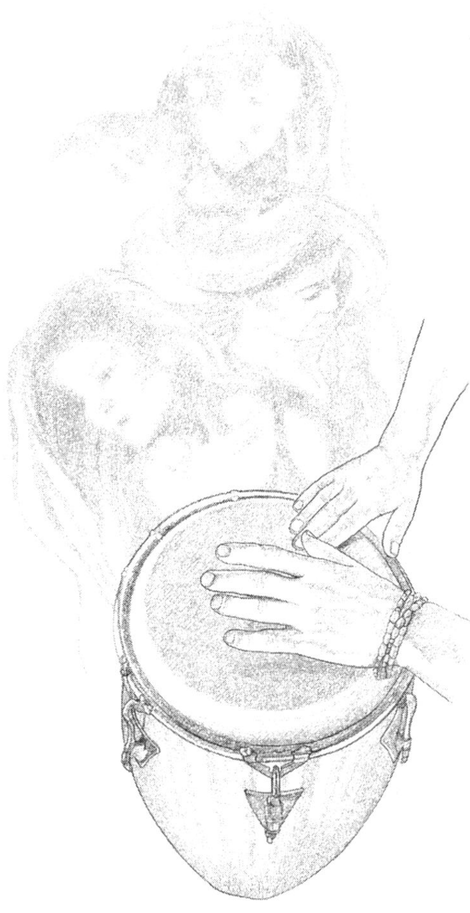

Erzeugung eines Trance-Zustandes durch Trommeln und Tanzen

zu hören, mit einer Freundin zu plaudern oder einen Spaziergang zu unternehmen, werden bedeutungsvoller und erfüllender, als wären sie ein eleganter, künstlerischer Pinselstrich auf der eigenen persönlichen Leinwand. Schwierigkeiten im Beruf, die bisher als Hindernisse auf dem Weg zum Erfolg erschienen, sind jetzt Anlaß zu freudiger Hochstimmung, weil man kreative Lösungen für sie findet.

Wenn man die schöpferische Kraft seiner Sexualität mit gewissen Kenntnissen der rituellen und praktischen Magie verbindet, wird man feststellen, daß man seine tiefsten persönlichen Visionen Wirklichkeit werden lassen kann. Unsere sexuelle Energie ist so schöpferisch, so mächtig, daß man mit ihrer Hilfe in allen Aspekten seines Lebens positive Veränderungen bewirken kann. Man braucht nichts weiter als ein wenig Wissen, ein wenig Magie.

Schamanen, Hohepriester und Magier

Bevor wir uns der Kunst der sexuellen Magie zuwenden, müssen wir sie in den Kontext ihres historischen Hintergrunds stellen und einen Blick auf ihre Wurzeln werfen.

Die Ursprünge der Magie sind im Schamanentum zu suchen, mit dessen Hilfe unsere Vorfahren versuchten, sich die sie umgebenden natürlichen und übernatürlichen Kräfte dienstbar zu machen. Um diese großen Mächte menschlicher und zugänglicher zu machen, personalisierten sie die Schamanen oft als Götter, Göttinnen, Dämonen und Geister.

Für die Schamanen gingen Magie und Spiritualität Hand in Hand. Dieselben Männer und Frauen, deren gesellschaftliche Funktion die Herstellung einer mystischen Verbindung mit ihren Göttern und Göttinnen war, konnten auch zaubern, die physische Welt manipulieren, Visionen Wirklichkeit werden lassen und die Elementarkräfte dem Menschen dienstbar machen.

Ich spreche in der Vergangenheit, doch sind diese Praktiken auch heute noch sehr weit verbreitet, und zwar nicht nur in den schamanischen Traditionen von Stammesgemeinschaften in aller Welt, sondern auch in der Wicca-Tradition der Hexerei und Naturmagie, wie sie in Europa, insbesondere in England, aber auch in den Vereinigten Staaten praktiziert wird.

Auch als der primitive Schamanismus durch höherstehende religiöse Systeme verdrängt wurde, blieb die Unterscheidung zwischen Spiritualität und Magie vage und undeutlich. So wurden zum Beispiel die yogischen Disziplinen der indischen Tradition zu dem Zweck entwickelt,

Menschen zu spiritueller Erleuchtung zu verhelfen; gleichzeitig aber vermittelten sie eine große Fülle übernatürlicher Fähigkeiten oder *Siddhis* wie zum Beispiel die Fähigkeit, zwischen der materiellen und der geistigen Welt hin und her zu wandern, die Zukunft in der Gegenwart eintreten zu lassen, seine Gestalt zu verwandeln oder zu fliegen. Dies ist reine Magie, die aber in einen spirituellen Zusammenhang eingebunden ist.

In den spirituellen Traditionen Tibets werden der berühmte Buddha Padmasambhava und seine erleuchtete Gefährtin Yeshe Tsogyel bis heute als große tantrische Mystiker verehrt. Trotzdem heißt es in den Legenden, daß sie die verschiedensten Wunder und Zauberkunststücke vollbrachten, daß sie aufrührerische Götter und Dämonen unterwarfen, Tote erweckten und sich lebendig verbrennen ließen und inmitten eines Flusses auf einer Lotosblüte wieder erschienen.

In den vorchristlichen Kulturen Babylons und Ägyptens war die zeremonielle Magie wesentlicher Bestandteil der religiösen Praxis. Die Priester und Priesterinnen setzten ihre magischen Kräfte ein, um böse Geister zu unterwerfen, aber auch, um die Hilfe wohlwollender Geister zu erbitten, indem sie ihre Namen aussprachen, eine Praxis, die auch heute noch in der Magie üblich ist. Viele magische Schulen glauben, daß man einen Engel, einen Geist oder eine Gottheit durch Nennung ihrer Namen aufrufen und mit ihnen eins werden kann, wodurch man vorübergehend ihre Attribute und Macht erwirbt.

Unsere aufgeklärte, technisch fortgeschrittene Gesellschaft trennt Magie und Religion voneinander. Wenn man aber einen Zauberer oder Schamanen aus einer alten Stammeskultur in eine moderne Kirche versetzen könnte und wenn er unsere Sprache verstehen könnte, müßte man es ihm nachsehen, wenn er die christliche Messe als magische Zeremonie verstehen würde.

»Aha, ich verstehe, was hier vor sich geht«, würde er denken. »Der Sohn eines allmächtigen Vaters kam vom Himmel, wurde ohne geschlechtlichen Verkehr gezeugt, ging auf Wasser, verwandelte Wasser in Wein, speiste Tausende mit einigen wenigen Brotlaiben und Fisch, heilte Kranke, erweckte Tote wieder zum Leben, verließ ein versiegeltes Grab, nachdem man ihn gekreuzigt hatte, und kehrte wieder in den Himmel zurück. Das ist wirklich große Magie! Kein Wunder, daß die Menschen zu diesem mächtigen Gott beten. Er wird ihnen Glück bringen.«

Heidnische Gottheiten, heidnische Magie

Vor der Ankunft des Christentums bezogen die heidnischen Religionen Europas ihre spirituelle Energie aus den Lebenskräften der Erde, aus der Natur. Die Götter und Göttinnen dieser Religionen waren sehr menschlich: Sie stritten sich, spannen Intrigen, hatten Liebesaffären, feierten gerne und erwarteten nicht, daß sich ihre irdischen Untertanen anders verhielten.

Die Magie war akzeptierter Bestandteil dieser heidnischen Tradition und wurde von Druiden, Zauberern, Orakeln, Heilern, Priestern und weisen Frauen praktiziert. Weil die Gottheiten, die sie verehrten, Symbole von Naturkräften waren und weil die Magie ein Mittel war, sich diese Kräfte dienstbar zu machen, gingen heidnische Magie und heidnische Religion Hand in Hand.

Die Magie war die Sprache der Großen Mutter, der Schöpferin des Universums, deren spiritueller Einfluß in vorgriechischer Zeit in vielen europäischen und nahöstlichen Kulturen beherrschend war. Magie war die Gabe, die den Mänaden gegeben war, den wilden Griechinnen, die sich in ihren ekstatischen Dionysos-Ritualen in selbstvergessene Trance tanzten. Magie war die zweite Natur Pans, des gehörnten Gottes, der mit seiner Musik wilde Tiere zähmen und den Menschen sexuelle Fruchtbarkeit und Glück verleihen konnte, die sich an ihn um Rat und Hilfe wandten.

Dies alles änderte sich, als sich einige Jahrhunderte nach der Kreuzigung Christi die römischen Kaiser zum Christentum bekehrten. Als die verfolgte christliche Minderheit in Rom die Unterstützung der Tyrannen besaß und nicht mehr fürchten mußte, den Löwen zum Fraß vorgeworfen zu werden, konnten sie ihrerseits in die Rolle der Verfolger schlüpfen. Eines der Opfer dieses unerbittlichen Kreuzzugs war das rustikale, farbige Pantheon der griechisch-römischen Götter und Göttinnen; ein anderes war die Magie.

Die Welt ist ihre eigene Magie.
SUṄRI SUZUKI

Wie Jerome Antoine Romy in seiner *History of Magic* bemerkt, neigten die christlichen Kaiser nach Konstantin »immer mehr dazu, zwischen dem Verbrechen der Magie und den heidnischen Kulten keinen Unterschied mehr zu machen«. Es wurden Gesetze erlassen, die beides verboten, womit der Weg zur systematischen Ausrottung der Ungläubigen und Zauberer gebahnt war. Dies war der Anfang einer Hexenjagd, die sich über Jahrhunderte hinziehen sollte.

Unter der Geißel der unbarmherzigen, moralistischen, rein männlichen christlichen Trinität hatten Frauen besonders zu leiden. Jede Frau, die eine Gabe als Heilerin, eine psychische Intuition oder auch nur eine aufrührerische Vernunft erkennen ließ, mußte damit rechnen, als Hexe verurteilt und einem grausamen Tod durch Verbrennen, Erwürgen oder Ertränken überantwortet zu werden. Es ist eine furchtbare und erschütternde Tatsache, daß in Europa allein im fünfzehnten Jahrhundert über dreißigtausend Frauen als Hexen und Zauberinnen verbrannt wurden, während in der Zeit zwischen 1575 und 1700 über eine Million Menschen von der Inquisition wegen ähnlicher Verbrechen verurteilt wurden.

Die Magie kommt in Verruf

Trotz ihrer Bemühungen, ein Monopol spiritueller Autorität durchzusetzen, gelang es der christlichen Kirche nicht, alle Formen der Magie auszurotten. Man betrachtet heute die Schreckensherrschaft der Inquisition als einen Versuch, alle Formen von Magie, Zauberei und Hexentum auszulöschen, doch ist dies nur die halbe Wahrheit.

Aus einer umfassenderen Perspektive bestand das Hauptziel der Kirche darin, alle *rivalisierenden Formen* von Magie zu beseitigen. Sie leugnete die Existenz magischer Kräfte und magischer Ereignisse nicht, behauptete aber, die einzige legitime Quelle übernatürlicher Kräfte zu sein. Anders ausgedrückt, sie hatte ihre eigene Form von Magie und war entschlossen, ihre eigenen Rituale, abergläubischen Überzeugungen, Wunder und Gottheiten durchzusetzen.

So mahnte die Kirche zum Beispiel ihre Herde, lange und innig um Gesundheit, Glück, gute Ernte, wunderbare Heilung von Krankheiten, um den Sieg in der Schlacht und überhaupt um alles zu beten, was man so dringend brauchte, um die Prüfungen und Gefahren des Lebens bestehen zu können. Wenn man nur den richtigen Glauben hatte, die richtigen Gottheiten verehrte und die Gebote der Kirche befolgte, dann konnte man damit rechnen, daß solche Gebete erhört wurden.

Der Zweck des Lebens ist zu leben, und zu leben heißt, bewußt zu sein – fröhlich, trunken, göttlich bewußt.

Henry Miller

Die frühe Kirche war also nie wirklich gegen die Prinzipien der Magie. Sie lehnte lediglich nichtchristliche Formen und Äußerungen dieser alten Kunst ab. Um eine klare Trennung zwischen beidem zu ziehen, wurden magische Handlungen, die den Segen der Kirche hatten, wie zum Beispiel die Taten Jesu und diejenigen bestimmter Heiliger, als Wunder bezeichnet. Andere angeblich übernatürliche Akte, die nicht von der Kirche autorisiert waren, wurden als Magie oder, schlimmer noch, als Schwarze Magie verdammt.

So kam die Magie in Verruf. Um der nichtchristlichen Magie das Siegel der gesellschaftlichen Verwerflichkeit aufzuprägen, wurden solche Taten oft als das Werk Satans gebrandmarkt, des großen kosmischen Sündenbocks.

Schwarze und Weiße Magie

Es ist durchaus anzunehmen, daß es im Mittelalter nicht anders als heute Menschen gab, die den Teufel anbeteten, um magische Kräfte zu erlangen. Wie jedoch Isaac Bonewits in seinem Buch *Real Magic* ausführt, diente der Vorwurf der »Teufelsanbetung« und »Schwarzen Magie« den kirchlichen Behörden hauptsächlich als bequemes Werkzeug, um unerwünschte Minderheiten zu verfolgen und auszurotten.

Die Anklage der Schwarzen Magie wurde gegen alle erhoben, die »den christlichen Gott nicht in der christlichen Weise verehrten (worunter durchaus nicht überall dasselbe verstanden wurde), insbesondere Juden, Ketzer, Heiden und alle, die unbeliebt oder exzentrisch waren, Güter besaßen, auf die die Kirche ein Auge geworfen hatte oder die nicht mit den Inquisitoren schlafen wollten«. Es war, kurz gesagt, eine praktische Möglichkeit, die Gegner der Kirche auszuschalten.

Heute versteht man unter Schwarzer Magie meist den Einsatz okkulter Macht, um Menschen zu beherrschen und zu manipulieren oder anderen Böses zuzufügen, die sich aus irgendeinem Grund den Zorn eines Magiers zugezogen haben.

Im Gegensatz zu solchen »schwarzen« Praktiken steht die Tradition der Weißen Magie, die Gutes wirken und mit magischen Kräften Licht, Frieden und Glück auf die Erde bringen will, um den Menschen zu helfen und ganz allgemein das Gute gegen das Böse, das Rechte gegen das Falsche, das Licht gegen die Dunkelheit zu verteidigen.

Nach diesen Definitionen wäre es nur selbstverständlich, daß man die Weiße Magie unterstützt, nicht die Schwarze; wir könnten auf dieser Grundlage annehmen, daß es eine gute und eine böse Art gibt, Magie einzusetzen, und wir würden uns also der guten Art zuwenden. In solchen Annahmen spiegelt sich allerdings die in der jüdisch-christlichen Auffassung von Gut und Böse verankerte Tendenz, das Leben als Dualität zu betrachten, als eine Entscheidung zwischen Schwarz und Weiß, zwischen Gut und Böse.

Die Überzeugung eines Menschen, daß er auf der »richtigen Seite« steht, ist aber keine Garantie dafür, daß er sich anderen Menschen gegenüber vernünftig und mitleidsvoll verhält. Die Heiden Roms, Männer, Frauen und

Kinder, wurden im Namen eines nachsichtigen und friedlichen Erlösers niedergemetzelt. Die Frauen im Europa des Mittelalters wurden um der Reinheit des Glaubens willen gefoltert und umgebracht. Mit anderen Worten, im Namen der rechten Sache, der rechten Religion oder der rechten Form magischer Praxis läßt sich auch jegliche Brutalität und Torheit rechtfertigen.

Statt sich auf dualistische Streitigkeiten über Richtig und Falsch, Gut und Böse, Schwarz und Weiß einzulassen, finde ich es hilfreicher, neutrale Prinzipien und Richtlinien für Menschen zu schaffen, die die Magie zum Zwecke ihrer persönlichen Transformation und ihres persönlichen Wachstums einsetzen wollen. Ich möchte drei solcher Prinzipien angeben, die darauf beruhen, daß man als Magier über drei grundlegende Eigenschaften verfügt: Man ist Suchender, Liebender und Heiler.

Der Suchende.
Der wahre Magier erkundet mit einem offenen, nicht urteilenden Geist viele magische Wege und unternimmt dabei eine Pilgerreise der Selbstentdeckung, deren Grundlage die aus persönlicher Erfahrung gewonnene Weisheit ist.

Der Liebende.
Liebe muß die Grundlage aller Magie sein, um so mehr der sexuellen Magie. Wo Liebe ist, da ist auch Achtung vor sich selbst, vor seinem Partner und vor anderen Menschen. Der Wunsch, andere Menschen zu beherrschen, ist nichts als ein Liebesersatz.

Der Heiler.
Der wahre Magier ist ein Heiler. Er weiß, daß es unsinnig ist, Magie destruktiv anzuwenden, wenn man sie als eine wunderbar schöpferische, heilende und transformierende Kraft einsetzen kann, die Licht, Liebe und Glück in das Leben derer bringt, die von ihr berührt werden.

Wer diese Eigenschaften als Schlüssel zur magischen Praxis anerkennt, dem sind Erfolg und Erfüllung gewiß.

Die mittelalterlichen Magier

Magie wird heute offener praktiziert und akzeptiert. In den Jahrhunderten der Inquisition mußten jedoch die wirklichen Magier (also nicht die glücklosen Minderheiten, die als solche bezeichnet wurden) Möglichkeiten finden, ihre Kunst vor den argwöhnischen Augen der neugierigen Behörden zu verbergen.

Eine klassische Tarnung für Magie waren die Bemühungen der mittelalterlichen Alchemisten, unedles Metall in Gold zu verwandeln. Die Alchemisten galten als harmlose Exzentriker und blieben meist vor Verfolgungen verschont. Wenn es ihnen schließlich gelungen wäre, Blei

Alchemistische Gerätschaften. Die Verwandlung von Blei in Gold steht für die Verwandlung von Lust in Ekstase – die Kunst der sexuellen Magie.

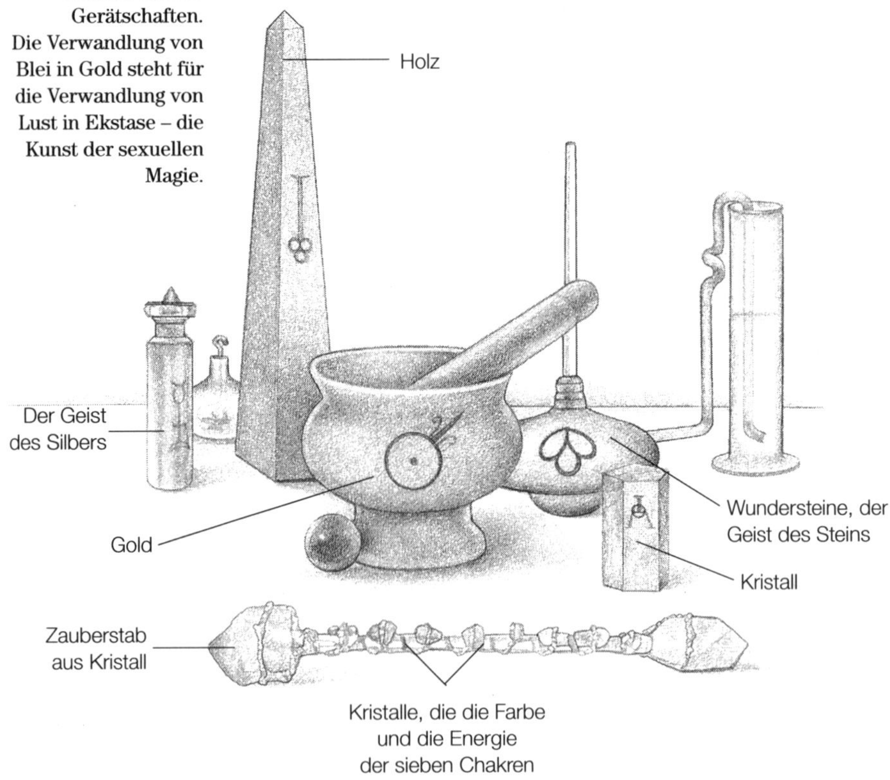

oder Eisen in kostbares Gold zu verwandeln, dann wären ihre Dienste zudem dem Adel nützlich gewesen. Und wer hätte es beweisen können, wenn sie über ihren seltsamen Schmelztiegeln, Experimenten, Mixturen und Gleichungen wirklich Magie ausübten?

Auch hier gab es wiederum keine scharfe Trennlinie zwischen Mystik und Magie, denn zu den Alchemisten zählten auch spirituelle Suchende, Männer und Frauen, die nach den letzten Wahrheiten strebten und in ihren Praktiken weit über alles hinausgingen, was im christlichen Ritual zugelassen war.

Eine dieser geheimen Praktiken bestand darin, das Feuer der sexuellen Energie in den Genitalien zu entzünden und diese Energie über die Wirbelsäule zum Gehirn und an der Vorderseite des Körpers als transformierte Energie wieder zu den Geschlechtsorganen zu leiten, wo ein neuer Zyklus begann. Das Sinnbild für diesen Kreislauf war der Uroboros, die goldene Schlange, die sich in den Schwanz beißt und sexuelle Lust zu reinem Geist verfeinert. Die Metapher des Alchemistenofens, in dem ein umlaufender Strom geschmolzenen Metalls erzeugt wurde, verhüllte diese Praxis perfekt.

Ein großer Teil der mittelalterlichen Magie hat seine Wurzeln in der Kabbala, die auf althebräische Texte zurückgeht. Ein Grundgedanke dieser Lehre war, daß Gott die Welt mittels göttlicher Gedanken und Worte geschaffen hatte, die ihren Niederschlag in heiligen Zahlen und Buchstaben fanden. Die Kenntnis dieser Zahlen und Buchstaben sollte große Macht über die manifeste Schöpfung gewähren.

Kabbalistische Einflüsse sind auch in der heutigen Magie noch wirksam. Sie sind auch die Erklärung dafür, warum so viele Rituale die Bedeutung von Namen, Zahlen und der exakten Wiederholung bestimmter Sätze oder Gesten betonen.

Sexualität und Religion

Es fällt uns heute sehr schwer, sich eine religiöse Praxis vorzustellen, bei der man am Eingang des Tempels von einem schönen Mann oder einer schönen Frau begrüßt wird, die mit uns die sexuelle Vereinigung vollzieht und uns dadurch den Geist der Gottheit vermittelt, derentwegen wir in den Tempel gekommen sind.

Und doch war in den auf die Göttin ausgerichteten Religionen vor der Ausbreitung patriarchalischer Bekenntnisse wie Judentum, Christentum und Islam genau dies üblich. Die Sexualität galt als ein heiliger Akt. So gewährten zum Beispiel in den Astarte- und Aschtoret-Kulten in Ländern des Nahen Ostens die Priesterinnen oder Hüterinnen des Tempels allen Männern die Gunst der Liebe, die zur Anbetung der Göttin in den Tempel kamen. Die Erfahrung einer spirituellen Vereinigung mit der Göttin wurde durch die sexuelle Vereinigung mit ihrer irdischen Repräsentantin vermittelt, der Tempelpriesterin, und hierdurch wurde die Göttin geehrt.

In diesen Tempeln konnten auch verheiratete Frauen dienen. Sie konnten zu besonderen Gelegenheiten in den Tempel gehen und allen Männern, die dorthin kamen, als kultische Handlung die Gunst der Liebe gewähren. Die aus solchen Verbindungen im Tempel geborenen Kinder wurden geachtet; sie galten als legitime Nachkommen, lebten im Tempelbezirk und wurden auf heiligem Boden erzogen. Die Priesterinnen hatten verbriefte Rechte, durften Besitz haben und waren im allgemeinen den Männern gleichberechtigt. Ihre Liebeskunst stand auf einem hohen Niveau, und sie konnten später auch heiraten. Sie galten sogar als sehr gute Ehefrauen.

Ähnliche Gebräuche herrschten in der kretischen Kultur, die der griechischen voranging. Die Priesterin gewährte Zugang zur »Großen Mutter«, die später den Namen Gaia erhielt und die entweder durch die sexuelle Verbindung oder durch das Orakel den Hilfesuchenden den Rat der Göttin übermittelte.

In Europa wurde die sexuelle Dimension der religiösen Kommunion allmählich von der griechisch-römischen Kultur unterdrückt. Priesterinnen und Seherinnen waren jetzt keine bereitwilligen Liebhaberinnen mehr, sondern mußten unberührte und unberührbare Jungfrauen sein. Mit dem Aufkommen des Christentums wurde der sexuelle Aspekt der religiösen Verehrung endgültig ausradiert. Sogar den beliebten religiösen Zeichen wie den phallischen Säulen an den römischen Straßen wurden die Genitalien abgeschlagen, und an ihrer Stelle wurden Kreuze aufgestellt.

Wenn ich hier vom »Christentum« spreche, meine ich damit die dogmatische Kirche, die einige Jahrhunderte nach Jesus im Römischen Reich entstand, in dem eine puritanische Gegenbewegung zu den früheren Exzessen eingesetzt hatte. Diese dogmatische Kirche hat meiner Auffassung nach wenig oder gar nichts mit der mystischen Vision Jesu gemeinsam.

Die Ausbreitung des Christentums zog eine dramatische Veränderung der moralischen und gesellschaftlichen Werte nach sich. Frauen durften bei religiösen Feiern nicht einmal mehr amtieren, geschweige denn sich als sexuelle Medien für eine bei diesen Feiern waltende Gottheit anbieten. Die Sexualität wurde nicht nur entheiligt, sondern überhaupt verdammt.

Die frühchristlichen Priester verachteten das Leben auf Erden. Das irdische Dasein galt als eine Zeit der Schmerzen und des Leidens, die man hinter sich bringen mußte; man mußte allen möglichen Versuchungen widerstehen, um sich die Anwartschaft auf ein ewiges und viel schöneres Leben nach dem Tode zu sichern. Demgemäß waren alle Formen irdischen Genusses verdächtig, unrein, vergänglich, wertlos oder alles zusammen.

Sex, die am einfachsten verfügbare und ekstatischste aller irdischen Freuden, akzeptierten die Priester widerwillig, weil es ohne Sex keine Gläubigen und ohne Gläubige keinen Glauben mehr geben kann. Um aber doch den Segen der Kirche zu erlangen, mußte Sex von aller Ekstase befreit und auf das funktionelle Geschäft der Kindererzeugung beschränkt werden. Er durfte nicht als Freizeitvergnügen genossen werden, auch nicht von Ehegatten.

Spiritualität hat nicht in erster Linie mit veränderten Bewußtseinszuständen zu tun. Sie hat mit einem Heimischwerden im Körper und auf der Erde oder, wie manche Theologen sagen würden, mit der Inkarnation des Geistes zu tun. Die Aufgabe besteht nicht darin, aus dem Körper auszutreten, sondern darin, zu erkennen, daß er der Tempel des Heiligen ist.

GEORGE FEUERSTEIN

Die Folge war, daß die Sexualität im Mittelalter zum Schlachtfeld zwischen Gut und Böse wurde, insbesondere im Denken jener unglücklichen Mönche und Nonnen, die aufrichtig nach Reinheit in Gedanken, Worten und Taten strebten, jedoch unaufhörlich von ganz natürlichen, aber theologisch unerwünschten sexuellen Impulsen abgelenkt wurden. Wer diesen Impulsen nachgab, konnte seine Fleischeslust nur durch das Eingeständnis rechtfertigen, daß er vom Teufel versucht worden und besessen gewesen sei.

Die Sexualität war also gemeinsam mit der Magie eine der Hauptbedrohungen der orthodoxen Religion. Im Kampf zwischen Gott und dem Teufel waren dem Gehörnten Sex und Magie als Waffen in die Hände gegeben. Jeder neutrale Beobachter dieser Auseinandersetzung kann natürlich sehen, daß in Wirklichkeit und hinter der rhetorischen Verschleierung die Magie eine konkurrierende Quelle spiritueller Macht war, die das Monopol der Kirche bedrohte, während die Sexualität eine konkurrierende Quelle der Ekstase war. Wie durch ein Wunder haben Sex und Magie die gegen sie geführten Kreuzzüge überlebt. Nachdem sie jahrhundertelang zu einem Dasein in der Finsternis des Aberglaubens verdammt waren, treten sie heute wieder allmählich in das Licht des Verstehens und der Wertschätzung.

Aber der Kampf ist noch nicht ausgestanden, denn selbst heute noch verdammt ein großer Teil unserer Kultur beide Künste. Ich glaube aber, daß der Tag nicht mehr fern ist, an dem Sex und Magie wieder ihren Platz in einer natürlicheren und mitfühlenderen Sichtweise der Welt einnehmen werden:

In einer Welt, in der gegensätzliche Kräfte als komplementär verstanden werden.

In einer Welt, in der Ekstase und Orgasmus als transformierende Kräfte geschätzt werden.

In einer Welt, die ihrem Wesen nach tantrisch ist.

Die tantrische Haltung gegenüber Sexualität und Magie

Als sich der Gott Shiva, die Verkörperung des reinen Bewußtseins, mit der Göttin Shakti sexuell vereinigte, der Verkörperung reiner Energie, führte ihre tantrische Umarmung zur Schöpfung der Erde, der Sterne, des Mondes, der Tiere. Durch ihr Liebesspiel entstand die ganze Welt.

Diese schöne Metapher enthält eine wichtige Wahrheit, denn je mehr wir von diesem geheimnisvollen Universum begreifen, desto deutlicher wird, daß alle Energie und Bewegung und damit alles Leben die Folge einer Anziehung von polaren Gegensätzen ist.

Die Bewegung zwischen dem negativen und dem positiven Spannungspol erzeugt die Elektrizität. Die Anziehungskraft zwischen Mann und Frau erzeugt neues Leben. Die Dynamik des Universums ist dialektisch, scheinbar widerstreitend, aber sie vollzieht sich in einem umfassenderen Kontext der Einheit und Ganzheit. Dies ist die Grundidee des tantrischen Denkens.

Das Tantra ist seinem Wesen nach ein Weg der Hinnahme, der das Höhere und das Niedere, das Irdische und das Geistige umschließt. Es läßt Gott und den Teufel sich als zwei Pole, als zwei Aspekte einer einzigen Energie die Hände reichen. Es ermuntert spirituelle Sucher, heilige Sexualität als Mittel der Selbstverwirklichung zu praktizieren. Es erkennt Sexualität und Magie als zwei wertvolle Werkzeuge auf dem Weg der Transformation an.

Darüber hinaus ist im Tantra das weibliche Prinzip dem männlichen ebenbürtig, und dies ist ein wichtiger Schritt bei der Kultivierung sexueller Energie zu magischen und spirituellen Zwecken. Wie Chogyam Trungpa in seiner Einführung zu *Woman of Wisdom* sagt, einem faszinierenden Buch über sechs tibetische Mystikerinnen: »Die westliche Kultur spaltet das Weibliche in die Prostituierte und die Gottesmutter. Im Tantra ist das Weibliche sexuell und spirituell, ekstatisch und vernünftig, rasend und friedlich.«

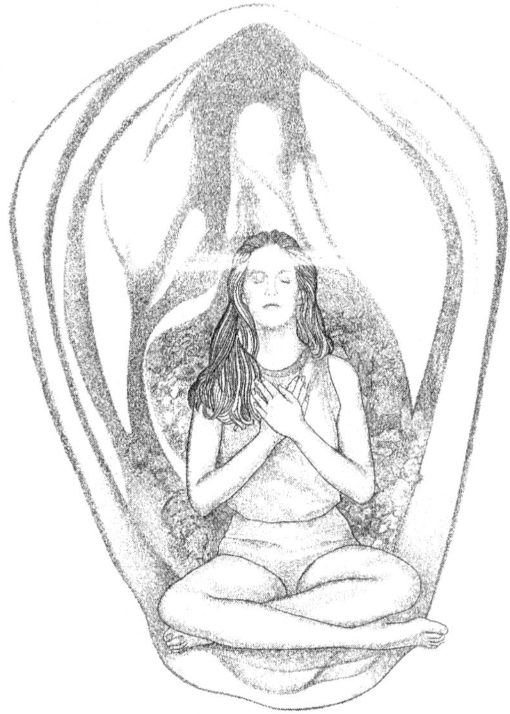

Meditation in der Höhle des inneren Herzens.

In Tibet, wo die Praxis des Tantra ihre höchsten Höhen erreichte, sahen bestimmte Wege spiritueller Entwicklung nach einer langen Zeit der Vorbereitung und Reinigung die rituelle sexuelle Vereinigung zwischen Schüler und Lehrer vor. Durch diese tantrische Umarmung, diese Verschmelzung zweier Körper, zweier Herzen, zweier Geister, übertrug der Meister dem Schüler mit magischen Worten geheimes Wissen.

Sexuelle Energie wurde mit bestimmten Atem- und Visualisierungstechniken über die Wirbelsäule nach oben in immer höhere Bewußtseinszustände geleitet. Dann wurde in einem feierlichen Augenblick die geheime Lehre durch die ekstatische Verschmelzung der beiden Menschen energetisch übertragen.

Eines der Ziele solcher sexueller Praktiken war Chogyam Trungpa zufolge »die Auflösung der Empfindung eines Innen und Außen und der Übergang zur Wahrnehmung eines alles durchdringenden energetischen Raums, der ursprüngliche Weisheit und eine Art brennender transzendenter Lust und Wonne ist«. Ein weiteres, spezifischeres Ziel war die Schaffung eines »Regenbogenkörpers des Lichts«, der überdauern sollte, wenn die Funktion des physischen Körpers erlosch. Wieder ein anderes Ziel war der Zugang zu bestimmten Formen der *dakini*-Energie (Qualitäten des göttlichen weiblichen Prinzips), um die Schranken des menschlichen Ichs zu transzendieren.

Ich hatte das Glück, einige Jahre intensiv mit einem tantrischen Lehrer der sexuellen Magie arbeiten zu dürfen. Er kam in den geheimen Stunden der Nacht unerwartet zu mir und forderte mich zu intensiven Atemübungen auf, die sehr schnell in meinem Körper eine feurige Energie erzeugten. Während er mich dann sehr langsam und bewußt liebte, wies er mich an, diese feurige Energie in den Bereich meines Herzens zu lenken.

Liebe ist das Schwierigste, das Anstrengendste auf der Welt. Man braucht wirklich Mumm, um zu lieben. Dies ist der Grund, warum sich Menschen seit Jahrtausenden im Namen der Religion aus der Welt zurückziehen.

OSHO

Nach einiger Zeit stellten sich sehr intensive Visionen ein. Bei einer besonders kraftvollen Vision sah ich mich als Buddha oder geistiges Wesen, das in Meditation versunken in seliger Wonne in einer Höhle saß. Als ich dieses Bild betrachtete, wurde die Höhle rot und begann zu pulsieren, und ich erkannte bald, daß mein Buddha-Wesen in der Höhle meines eigenen Herzens saß. Dann begann sich eine Empfindung intensiver Wonne auszudehnen und wuchs mit der Größe der Höhle immer mehr, bis sie die ganze Welt ausfüllte. An diesem Punkt gelang es mir, Liebe und Mitgefühl bedingungslos an alle lebenden Wesen auszusenden.

Dadurch erhielt ich ganz besondere Informationen über die, wie es mein Lehrer später nannte, »Weisheit des Herzens«. Dadurch, daß ich diese Weisheit erfahren konnte, wurde seine Lehre wirklich, existentiell, so daß sie nicht nur bloßes Wissen war.

Die sexuelle Weitergabe tantrischer Lehren ist eher mystischer als magischer Natur, doch ist bei beiden Künsten die Vorgehensweise dieselbe. Es kommt auf die Zielsetzung an, ob man in einem Zustand der mystischen Vereinigung mit dem Universum verharren oder ob man die universellen Kräfte, die uns aus dieser Vereinigung zufließen, für die Zwecke einer irdischen Manifestation einsetzen will.

In der tantrischen Tradition Tibets gediehen Magie und Mystik nebeneinander. Es blieb dem Initiierten überlassen, wie er mit diesen Kräften umgehen wollte. Es war eine Frage der persönlichen Integrität und Verantwortlichkeit, und diese Haltung ist heute noch ebenso gültig wie damals.

Sexuelle Magie im Westen

Der Mann, der die moderne sexuelle Magie in Europa und den Vereinigten Staaten einführte, war im Gegensatz zu der häufig vertretenen Auffassung nicht der berüchtigte englische Magier Aleister Crowley, sondern Pascal Beverley Randolph, ein Amerikaner gemischtrassischer Abstammung.

Randolph, der in Europa und im Nahen Osten magische Traditionen studiert hatte, bevor er 1870 in Boston seine eigene *Brotherhood of Eulis* gründete, schuf ein Verfahren sexueller Magie, das vermutlich von tibetischen Quellen abgeleitet ist.

In seiner Abhandlung *magia sexualis* gibt Randolph detaillierte Anweisungen, wie man die richtige Atmosphäre und die richtigen Energien zwischen Mann und Frau herstellt, bevor man das magische Ritual der sexuellen Vereinigung vollzieht. Beim Liebesspiel soll der Magier »seinen Wunsch auf den Augenblick der Ejakulation konzentrieren und davor und danach intensiv an das Gewünschte denken«. Mit anderen Worten, Randolph beschreibt hier, wie man mit Hilfe der sexuellen Energie ein persönliches Ziel magisch manifestieren kann.

Zwar hatte Randolph liberale Auffassungen bezüglich der sexuellen Freiheit, doch findet sich in seinen Schriften auch ein unverkennbar chauvinistischer Ton. Er läßt keinen Zweifel daran, daß der Magier ein Mann ist, der die

Energie der Frau für seine eigenen Zwecke benutzt. So sagt er zum Beispiel: »Schicke die Frau fort, wenn das magische Gebet beendet ist. Sie soll weggehen, ohne ein Wort zu sagen.«

Diese Unfähigkeit, die Frau als gleichberechtigte Partnerin anzuerkennen, ist meiner Meinung nach der Hauptgrund dafür, warum die ersten Versuche einer praktizierten sexuellen Magie im Westen scheiterten. Erst die Liebe zwischen einem Mann und einer Frau, die gemeinsam auf Erkundungsfahrt gehen, die gemeinsam als Intimpartner etwas bewerkstelligen wollen, beteiligt das Herz an der sexuellen Verbindung. Ohne sie dient die sexuelle Magie nur dazu, sich das Gefühl der Macht und der sexuellen Kraft zu geben, und sie wird dadurch zu einer selbstzerstörerischen Sucht.

Heute haben Frauen die Möglichkeit, sexuelle Magie genauso zu erkunden, zu praktizieren und zu genießen wie ihre männlichen Partner. Dies ist nicht nur aus dem vorgenannten Grund wichtig, sondern auch deshalb, weil hier die sexuelle Energie beider Partner genutzt wird; wenn einer der beiden in eine untergeordnete Rolle gedrängt wird, kann die schöpferische Kraft ihrer Sexualität nicht in vollem Umfang angezapft, freigesetzt und zu magischen Zwecken eingesetzt werden.

Ungeachtet ihrer chauvinistischen Tendenzen hatten Pascal Randolph und Aleister Crowley die große Wahrheit erkannt, daß die sexuelle Vereinigung ein hervorragendes Mittel ist, um den Raum für Magie zu schaffen.

Crowley kam zu dieser Erkenntnis, nachdem er in England verschiedene magische Orden durchlaufen hatte, die sich aus dem Rosenkreuzertum, der Kabbala und dem Freimaurertum speisten. Nachdem er sich dem in Deutschland gegründeten *Ordo Templis Orientis* angeschlossen hatte, begann er regelmäßig sexuelle Magie zu praktizieren. Man nimmt heute übrigens an, daß die rituellen Sexualpraktiken des OTO auf die Lehren von Pascal Randolph zurückgehen.

Die Wicca-Tradition der Naturmagie, die heute in Europa und den Vereinigten Staaten eine Wiederbelebung erfährt, kann zu einer ausgewogeneren Haltung bezüglich der Rolle von Männern und Frauen beim magischen Ritual hinführen, auch wenn sie nicht direkt mit sexuellen Ritualen zu tun hat. Wicca ist eine umfassende Tradition mit vielen verschiedenen Praktiken. Sie zeichnet sich jedoch dadurch aus, daß sie die Notwendigkeit der Entwicklung weiblicher Qualitäten betont, wie zum Beispiel der Gaben der Intuition und des psychischen »Sehens«, um dadurch die Gegenwart, Anleitung und den Segen der in der Natur herrschenden Gottheit herbeizurufen, der Großen Mutter oder Mutter Erde.

Zugang zum Astralen Netz

Es gibt noch ein weiteres Element, das in der Alchemie der sexuellen Magie eine wichtige Rolle spielt. Es ist nicht leicht zu fassen und daher nicht ohne weiteres zu verstehen. Es handelt sich um ein verborgenes metaphysisches Reich, das ich manchmal den »schöpferischen Schoß des Kosmos« nenne. Durch ihn bekommen wir Zugang zu einer universellen Dimension, die unendlich schöpferisch ist und neue Realitäten gebären kann. Es ist ein transpersonaler Raum, der unsere Visionen aufnimmt, unsere Bitten um persönliche Veränderung, und sie beantwortet.

Eliphas Levi, eine der berühmtesten Autoritäten der Magie des neunzehnten Jahrhunderts, beschreibt diese Dimension als ein »natürliches und göttliches« Kraftfeld, das physisch und geistig zugleich ist und menschliche Schwingungen aufnimmt und auf sie anspricht. Er sagt: »Die Existenz und der Einsatz dieser Kraft bilden das große Geheimnis der praktischen Magie ... Diese Kraft erwärmt, erleuchtet, magnetisiert, zieht an, stößt ab, verlebendigt, zerstört, bindet, trennt, zerbricht und führt alles unter dem Wirken eines mächtigen Willens zusammen.«

Levi bezeichnete diese magische Kraft poetisch als die »Phantasie der Natur«. Weiterhin bekräftigt er, daß diese Kraft neutral und ihre Verwendung eine Frage der persönlichen Verantwortlichkeit sei. Er fügt hinzu: »Wenn man diese Kraft versteht, ohne von ihr besessen zu sein und dadurch in ihren Bann zu geraten, zertritt man der Schlange den Kopf.«

Andere Magier beschrieben dieselbe Kraft mit anderen Worten. Machig Lapdron, eine erleuchtete Frau der tibetischen tantrischen Tradition, deren magische Fähigkeiten berühmt waren, bezeichnete sie als den »Urgrund« oder »das mütterliche Prinzip«. Isaac Bonewits verleiht diesem alten Phänomen einen moderneren Anstrich, indem er es schlicht »den Schaltkasten« nennt.

In unserem Zeitalter der Computernetze und Datenautobahnen, auf denen riesige Informationsmengen mit ungeheurer Geschwindigkeit übertragen werden, klingt »Schaltkasten« schon wieder ein wenig altmodisch. Ich glaube, daß man dieses unendliche, unsichtbare Gewebe, das den Kosmos durchzieht, am besten als »Netz« bezeichnen kann. Um die kosmische Dimension anzudeuten, würde ich außerdem das Wort »astral« davorsetzen. Ich schlage also den Begriff »Astrales Netz« vor.

Die Existenz eines Astralen Netzes steht im Widerspruch zu unseren üblichen Auffassungen über die Funktionsweise der Welt. Sie ist kein bloßer Mechanismus, gewissermaßen eine überdimensionale Uhr, die nach starren Prinzipien und Gesetzen tickt. Sie ist vielmehr ein komplexes und unaufhörlich schwingendes Gewebe von Gravitations- und elektromagnetischen Feldern, das nicht nur alle materiellen Objekte, *sondern auch Raum und Zeit* umfaßt. Innerhalb dieser Felder ist die Materie nichts Dauerhaftes und Festes, sondern mit Energie austauschbar.

Auf dieser Grundlage ruht das bahnbrechende Konzept des Biologen Rupert Sheldrake, der die Welt der starren Gesetze durch eine Welt der Gewohnheiten und Tendenzen ersetzt. In Sheldrakes Welt *müssen* Ereignisse nicht in einer bestimmten Weise eintreten. Sie geschehen so und nicht anders, weil frühere, ähnliche Ereignisse in dieser Weise geschahen, wodurch eine bestimmte Einprägung in die kosmischen Energiefelder entstand. Weil solche Einprägungen aufeinander aufbauen, schaffen sie ein mor-

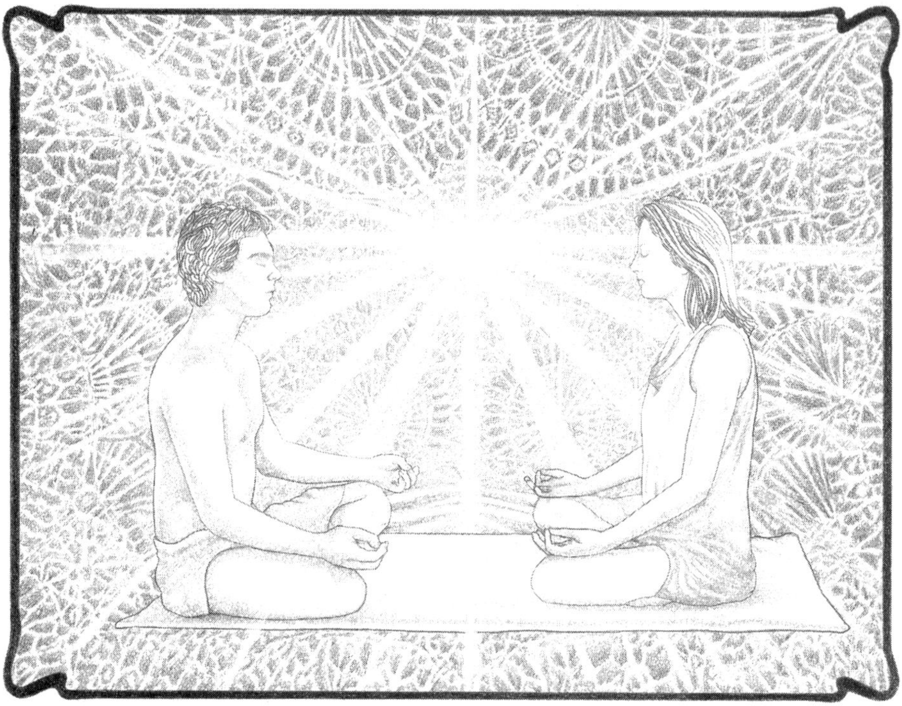

Das Astrale Netz ist ein mehrdimensionales Gewebe morphogenetischer Felder, die mit unterschiedlichen Frequenzen schwingen.

phogenetisches Feld, ein Energiemuster, das festlegt, wie gegenwärtige Ereignisse geschehen und wie künftige Ereignisse geschehen werden.

Morphogenetische Felder werden auch von Menschen erzeugt. So haben zum Beispiel tibetische Mönche jahrhundertelang bestimmte *Mantras* (besondere Folgen heiliger Klänge oder Wörter) wiederholt, um höhere Bewußtseinszustände zu erlangen. Eines der bekanntesten Mantras ist *Om mani padme hum*, in dem das Bild des »Juwels im Lotos« einen mystischen Bewußtseinszustand beschreibt.

Wenn Tausende von Mönchen dieses Mantra über Jahrhunderte rezitieren, dann entsteht ein mächtiges morphogenetisches Feld. Wenn heute jemand *Om mani padme hum* in der richtigen Weise rezitiert, schwingt er mit der Schwingung oder Frequenz dieses morphogenetischen

Feldes mit, wodurch er seine Erfahrung des zugehörigen Bewußtseinszustandes ganz wesentlich steigert.

Unzählige morphogenetische Felder wurden von Menschen seit der Morgendämmerung der Zivilisation geschaffen. Sie schwingen mit den verschiedensten Erfahrungen und den verschiedensten Bewußtseinszuständen mit, bei Freude, Wonne, Glück und spiritueller Erfüllung, in den köstlichsten und belebendsten Zuständen der Liebe, in Zuständen des materiellen Erfolgs und des Überflusses. Diese morphogenetischen Felder sind in die umfassenderen Kraftfeldern des Universums eingegliedert und reagieren sympathetisch auf unsere Wünsche, sofern wir es verstehen, eine Vision zu projizieren, die in Resonanz zu dem entsprechenden Feld treten kann.

Man könnte das Astrale Netz als ein mehrdimensionales Gewebe morphogenetischer Felder betrachten, die auf verschiedenen Ebenen oder Frequenzen schwingen und mit den Visionen, die wir erzeugen, mitschwingen und auf diese ansprechen. Wenn wir dies erkannt haben, können wir nach Möglichkeiten suchen, mächtige, komprimierte Visionen zu erzeugen, die wir mit großer Kraft in das Astrale Netz projizieren können.

Bevor man an den Gipfel eines Baumes gelangen und die Knospen und Blüten verstehen kann, muß man tief zu den Wurzeln gehen, denn dort ruht das Geheimnis. Je tiefer die Wurzeln reichen, desto höher ragt der Baum.

NIETZSCHE

Dies ist einer der Gründe, warum sexuelle Energie für die Magie so wichtig ist. Sie ist eine natürliche und reich sprudelnde Kraftquelle, mit der man eine Vision magnetisieren, aufladen und mit genügender Kraft in das Astrale Netz projizieren kann, so daß eine angemessene und bedeutungsvolle Reaktion oder Resonanz auftritt.

Ein anderes Verständnis des Astralen Netzes eröffnen die Schriften von Deepak Chopra, einem indischstämmigen Arzt, der in den Vereinigten Staaten einer der führenden Persönlichkeiten ist, die auf die Bedeutung der Spiritualität und Magie sowie alternativer Heilweisen für Körper und Geist hinweisen.

Aus einer neuen Sichtweise von Geist und Materie erklärt Chopra: »Seiner grundlegenden Natur nach ist unser Körper keine feste Materie, sondern setzt sich aus Energie und Informationen zusammen. Diese Energie und diese Informationen sind Produkte unendlicher Felder von Energie und Informationen, die das Universum durchziehen … Auch wenn uns jeder Mensch getrennt und unabhängig zu sein scheint, so sind wir doch alle mit intelligenten Mustern verbunden, die den ganzen Kosmos regieren. Unser Körper ist Teil eines universellen Körpers, unser Geist ist ein Aspekt des universellen Geistes.«

Was Chopra »intelligente Muster« und Sheldrake »morphogenetische Felder« nennt, ist letztlich dasselbe, was ich unter dem Astralen Netz verstehe. Hierauf werde ich in Kapitel 6 noch näher eingehen, ebenso auf C.G. Jungs Arbeiten über das Phänomen der Synchronizität.

Falls Ihnen die Idee eines Astralen Netzes als zu schwierig erscheint, sollten Sie sich darüber nicht allzusehr den Kopf zerbrechen. Wie in der Elektrizitätslehre braucht man die wissenschaftlichen Prinzipien nicht verstanden zu haben, um mit Strom umgehen zu können. Wer sich in der Kunst der sexuellen Magie geschult hat, wird erfahren, was es heißt, sich in einem harmonischen Rhythmus mit dem Leben zu bewegen, zu erleben, wie alles an seinen Platz zu fallen scheint, als wenn das Universum unsere Hoffnungen und Wünsche wohlwollend begleiten würde.

Gewöhnliche Magie im Astralen Netz

In den Vereinigten Staaten von Amerika und in Europa benutzen viele Menschen ein Verfahren, das auf das Astrale Netz wirkt. Dies ist die Praxis der Affirmationen, durch die man sein Verhalten und seine Gewohnheiten ändern kann.

Wenn zum Beispiel jemand ständig die Affirmation wiederholt: »Ich bin bereit, Lust zu empfangen« oder »Ich bin ein orgastischer Mensch«, dann lädt er damit eine bestimmte Gedankenform mit Energie auf. Wenn dies geschieht, ist es möglich, daß zwei getrennte, aber miteinander zusammenhängende Ereignisse auftreten:

1. Die Affirmation erzeugt eine Einprägung im Unbewußten dieses Menschen, wo sie unerwünschte, negative

Überzeugungen ersetzt, die bisher seine Fähigkeit behindert haben, Freude zu empfangen oder einen Orgasmus zu erleben.

2. Die Affirmation kann auch in Resonanz zum Astralen Netz treten und eine angemessene Reaktion auslösen, so daß im Leben dieses Menschen Ereignisse eintreten können, die seinem neuen Verständnis entgegenkommen.

Dieses Element der astralen Unterstützung ist meiner Ansicht nach der Hauptgrund dafür, warum viele Menschen, die mit Affirmationen experimentieren, über überraschend positive Ergebnisse berichten, insbesondere in den ersten Tagen, in denen sie mit der Technik arbeiten, weil dann ihre Begeisterung und ihre Energie besonders groß sind. Im Laufe der Zeit jedoch schwindet oft die Begeisterung, und die alten Gewohnheiten und Überzeugungen wollen sich wieder durchsetzen, wodurch die Wirkung auf das Astrale Netz abnimmt.

Affirmationen sind nur ein Aspekt einer viel weiter verbreiteten Idee, daß nämlich eine klare und starke Intention notwendig ist, wenn man positive Veränderungen in seinem Leben herbeiführen will. Dies ist auch vollkommen richtig. Eine klare Absicht, eine klare Vision sind für die Selbsttransformation und für eine Beeinflussung des Astralen Netzes von entscheidender Bedeutung.

Hierbei erhebt sich jedoch eine wesentliche Frage, die sich die meisten Anhänger dieses Gedankens nicht stellen: wie man nämlich eine starke Intention entwickelt. Welche Kraft kann man hierfür aufbieten? Welche Energie? Das bloße Wissen, daß man eine starke Intention braucht, erzeugt für sich genommen noch nicht genügend Energie und Antriebskraft, um die gewünschten Veränderungen herbeizuführen.

Einige moderne Magier halten emotionale Schmerzen und Freuden für die beste Kraftquelle, um einer Intention, sein Leben zu verändern, Nachdruck zu verleihen. Natürlich kann der Schmerz darüber, daß man an ein altes, unerwünschtes Verhaltensmuster gefesselt ist, ein Ansporn zur Veränderung sein. Ähnliches gilt für die Vorfreude darauf, daß man davon befreit sein wird. Wie viele Menschen sind aber bereit oder fähig, solche Gefühle über längere Zeit durchzuhalten? Emotionale Schmerz- und Lustempfindungen ändern sich sehr schnell, je nach der Stimmung und den Lebensumständen des Betreffenden. Dies hat zur Folge, daß die Intention, Änderungen herbeizuführen, oft sehr schwankend ist.

Meiner Erfahrung nach gibt es für die persönliche Transformation keine bessere Kraftquelle als die orgastische sexuelle Energie, denn hier arbeitet man mit der schöpferischen Lebenskraft selbst. Dies ist die Rohenergie, die, alchemistisch verfeinert und transformiert, die neue Wirklichkeit zustande bringen kann, die man erzeugen will.

Vorzüge der sexuellen Magie

Der sexuelle Verkehr ist nicht primär eine Erfahrung persönlicher Liebe, sondern der Gottesliebe, die allerdings durch die Vereinigung der beiden Liebenden eintritt. Der Partner ist nicht mehr auf die vertraute bewußte Persönlichkeit beschränkt, sondern wird zur Pforte zum unendlichen Geheimnis des Lebens.

ELEANOR BERTINE

Einer der großen Vorzüge der sexuellen Magie liegt darin, daß der magische Prozeß ebenso angenehm wie das Ziel lohnend ist. Indem man lernt, die sexuelle Lust zu erweitern, besinnt man sich auf seine orgastische Natur, und zwar nicht nur im sexuellen Zusammenhang, sondern in allen Aspekten des Lebens. Auf dem Pfad der sexuellen Magie kann jeder Schritt Freude sein, jede Übung kann ein Abenteuer der Lust, der Ekstase sein.

Wenn man sexuelle Magie regelmäßig nach demselben Ritual und mit demselben Partner praktiziert, und wenn man dabei stets klar vor Augen hat, was man manifestieren möchte, dann lädt sich diese Vision mit all der sexuellen Energie auf, die man mit seinem Liebsten erzeugt. Je mehr sexuelle Energie man miteinander erzeugt, desto orgastischer fühlt man sich, desto süßer werden die empfundenen Wonnen, desto stärker wird die Vision zur magischen Transformation aufgeladen.

Wenn man mehrere Tage, Wochen oder Monate übt, kann man seinem Leben neue Gestalt und eine neue Ausrichtung geben. Alte, unerwünschte Gewohnheiten und Lebensformen werden abgelegt, und man eröffnet sich neue Möglichkeiten und Chancen.

Wenn man mit kleinen Dingen beginnt, die erste Erfolge bringen, und dann zu bedeutenderen und tiefreichenderen Veränderungen fortschreitet, dann erfährt man, daß sexuelle Magie ein äußerst wirksames Werkzeug zur Selbsttransformation, Manifestation und Erfüllung sein kann. Je besser man diese Kunst beherrscht, desto schneller treten Transformationen ein.

Es erfüllt mich immer mit großer Freude und Genugtuung, wenn mir ehemalige Teilnehmer an meinen Workshops in sexueller Magie von ihren Erfolgen berichten. So setzte zum Beispiel eines der Paare, Bryan und Nancy, die Technik der sexuellen Magie ein, um sich ihren Kinderwunsch zu erfüllen. Nancy erzählt:

»Mein Mann und ich wollten ein Kind miteinander haben. Zwei Jahre lang versuchten wir alles mögliche – umsonst. Dann begannen wir, das Kind durch eine magische Vision zu uns zu rufen. Wir gaben ihm einen Namen – es sollte ein Mädchen sein – und machten uns verschiedene Bilder von ihm, die wir beim Liebesspiel als Visualisierungen benutzten. Wir gaben unsere orgastische Energie an unsere Vision hin. In einer Vollmondnacht stellten wir uns nach einem sehr schönen magischen Ritual beim Liebesspiel vor, daß das Mädchen in meinen Schoß kam. Einen Monat später stellte ich zu meiner übergroßen Freude fest, daß ich schwanger war.«

Michael, ein anderer Teilnehmer an einem Workshop, praktizierte die Kunst der sexuellen Magie, um sein Liebesleben zu verbessern. Er berichtet:

»Das Wichtigste war für mich, eine Vision der sexuellen Transformation zu erzeugen und sie beim Liebesspiel mit meiner Partnerin Wendy festzuhalten. Dies gibt mir die Möglichkeit, beim sexuellen Austausch voll und ganz gegenwärtig zu sein und dem Atem, den Empfindungen, den Gefühlen mehr Aufmerksamkeit zu schenken. Mein Geist wandert nicht mehr, wie es früher der Fall war. Ich bin wirklich da, bei meiner Partnerin, in jedem Augenblick.

Wendy genießt dies, denn genau dies wünschte sie sich immer von mir, und ich konnte es ihr erst geben, nachdem ich begonnen hatte, sexuelle Magie zu praktizieren. Dies wird bei jedem Zusammentreffen noch besser. Ich spüre richtig, daß mein Körper zu einem Strudel sexueller Energie wird, und ich nehme meine Vision der Transformation in diesen Strudel mit.«

Stephanie, Angestellte in einer Anwaltskanzlei, wandte ihre sexuelle Magie für materielle Dinge an:

»Vor einigen Monaten zog ich in eine neue Wohnung in San Francisco um. Ich hatte viele finanzielle Verpflichtungen, unter anderem meine Miete und das Auto, das ich vor kurzem geleast hatte. Eine Überprüfung meiner Einkünfte ergab, was ich schon befürchtet hatte – daß ich so nicht durchkam.

Ich setzte mich also an meinen neuen Küchentisch und machte eine überschlägige Rechnung für das nächste Jahr: Wieviel ich zusätzlich zu meinem jetzigen Gehalt verdienen mußte, welche Begabungen ich hatte, wie ich diese am besten einsetzen konnte, ohne mich durch Überarbeitung zu ruinieren. Mit Ray, meinem Freund, machte ich einen Plan, den ich in ein magisches Symbol verwandelte, das meine Vision enthielt, wie ich mein Einkommen verbessern könnte.

Ich zeichnete das Symbol auf ein Blatt Papier, bemalte es und schlug Ray vor, es gemeinsam zu versuchen. In den nächsten Wochen praktizierten wir ständig sexuelle Magie und dachten beim Liebesspiel an diese Vision. Ich stellte fest, daß bei mir der magischste Zeitpunkt im Augenblick des tiefsten Orgasmus war, als ich einfach loslassen konnte. In diesem Augenblick sah ich unser magisches Symbol besonders deutlich, wie wenn es sich den tiefsten Schichten meiner Seele einprägen würde.

Irgendwie gab mir dies das nötige Vertrauen, daß meine Vision wirklich wahr werden könnte, und so war es auch – ich wurde eine wirkliche Magierin. Innerhalb von etwa drei Monaten konkretisierte sich der Plan genauso, wie ich es mir vorgestellt hatte, und zwar bis auf den letzten Pfennig.

Die Übereinstimmung zwischen meiner Vision und den wirklichen Ereignissen war ganz erstaunlich. Wichtig war auch die Stärkung meiner inneren Kraft, die ich durch dieses Experiment erfuhr. Dies war für mich ein Wendepunkt in meiner Selbstsicht, und ich bekam das Gefühl, wirklich Kontrolle über mein Leben zu haben.«

Natürlich können Skeptiker diese Konkretisierung von Zielen auf nichtmagische Ursachen zurückführen – auf Zufall, Ingeniosität, harte Arbeit oder einfach Glück. Magie entzieht sich von Natur aus dem naturwissenschaftlichen Beweis. Die Menschen aber, die diese persönlichen Erfolge hatten, zweifeln nicht daran, daß sexuelle Magie die Ursache hierfür war. Wenn auch Sie sexuelle Magie praktizieren, dann werden Sie ebenfalls erfahren, was gemeint ist. Die Übungen in den nachfolgenden Kapiteln werden Ihnen den Weg weisen.

2. Die Erweckung des inneren Magiers

Wer ist der Magier? Stellen Sie sich vor, um diese grundlegende Frage zu beantworten, daß Sie auf dem Gipfel eines hohen Berges oder in einem tiefen Wald auf einer Lichtung stehen. Sie stehen ganz aufrecht; Ihr Körper ist in ein langes, fließendes Gewand gehüllt, und Ihre Stirn ziert ein funkelnder Diamant, der an einem silbernen Stirnreif befestigt ist. Einer Ihrer Arme weist zum Himmel, über den elektrische Entladungen zucken. Der andere Arm weist nach unten zur Erde, auf den fruchtbaren, feuchten, lebenspendenden Boden unter Ihren Füßen.

Sie stehen genau in der Mitte zwischen Himmel und Erde. Sie sind ein menschlicher Leiter für die Energie, die zwischen diesen beiden Polen der Natur strömen will. Sie sind der Alchemist, der die über ihm pulsierende Energie herabziehen und kanalisieren kann, der sie zur Erde leiten und ihr dadurch nach seinem Willen Gestalt und Form geben kann. Sie haben die Macht, noch nicht Sichtbares zu manifestieren, noch Ungeborenes zu erschaffen, denn Sie beherrschen die Kunst, in Harmonie mit den Sie umgebenden Elementen zu wirken.

Ja, das sind Sie. Dies ist nicht nur eine Phantasie. Sie sind der Magier, und über diese magischen Fähigkeiten verfügen Sie bereits. Wenn Sie nur ein wenig nachdenken, fallen Ihnen sicher Augenblicke ein, in denen Sie spürten, daß Magie in Ihr Leben trat, in denen etwas so Unerwartetes und Wunderbares geschah, daß Sie in einen Bewußtseinszustand gehoben wurden, in dem nichts unmöglich schien.

Solche Augenblicke sind meist nicht geplant, und man versucht auch nicht, sie herbeizuführen. Es sind göttliche Geschenke, freudige Empfindungen der Ausdehnung und

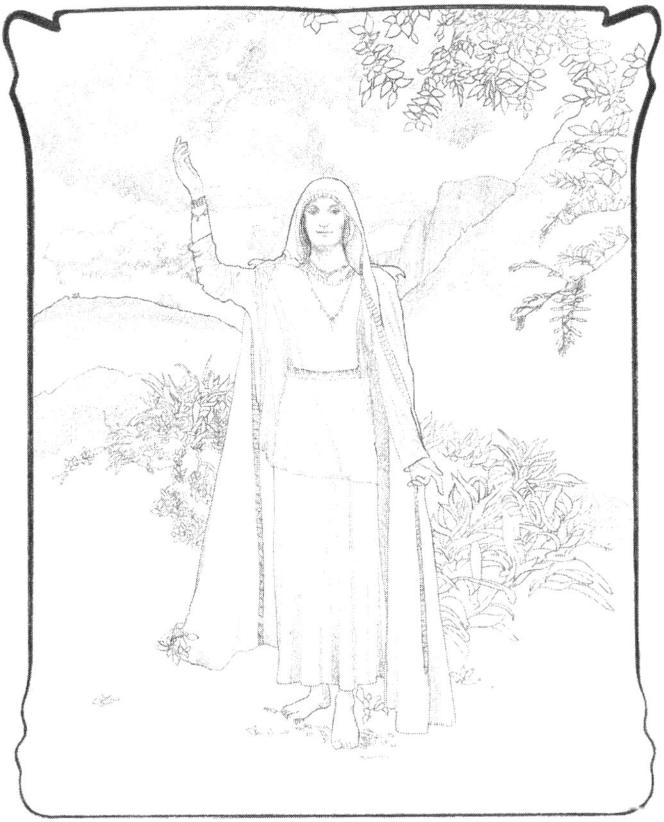

Der Magier, männlich oder weiblich (oder beides!), steht in seinen Zeremonialgewändern in der freien Natur. Er hat den rechten Arm zum Himmel erhoben, um himmlische Energie herabzuziehen und durch den linken Arm zur Erde zu leiten.

der Macht: eine unerwartete Beförderung, eine zufällige Begegnung mit einem ganz besonderen Menschen, eine atemberaubende Skiabfahrt, ein Zusammentreffen mit Freunden, das zu einem Fest der Freude und des Glücks wurde. Oft ereignen sich solche besonderen Augenblicke beim Liebesspiel, wenn sich die sexuelle Wonne Ihres Körpers und die Liebe Ihres Herzens zu einem alchemistischen Strom ekstatischer Energie vereinigen, die Ihren Körper durchpulst. Solche magischen Erfahrungen bestätigen eine grundlegende Wahrheit: Wir alle sind und waren schon immer Magier.

In diesem Kapitel beginnen Sie mit dem Abenteuer der Erweckung Ihres inneren Magiers. Sie werden durch ei-

Der alchemistische Prozeß der Verwandlung von Blei in Gold ist einfach eine Metapher für unsere eigene Verwandlung, durch die wir erweckt und Herr über uns selbst werden. Dies wird zum Beispiel erreicht durch eine tiefe Sehnsucht und ein leidenschaftliches Verlangen nach der Vereinigung mit dem Geliebten oder unserer eigenen Seele.

ELIZABETH KELLEY

nen Initiationsprozeß geführt, durch den Sie Ihr Recht und Ihre Fähigkeit bekräftigen, magische Macht auszuüben, und Sie werden lernen, sich nicht mit Ihren alten Auffassungen von sich selbst zufriedenzugeben. Sie werden erkunden, welche persönlichen Eigenschaften und Einstellungen Sie für magische Operationen brauchen, und Sie werden auch in die rituellen Aspekte dieser alten Kunst eingeführt.

Leserinnen und Leser, die jetzt erwarten, sofort in handfeste exotische Sexualpraktiken eingeführt zu werden, die durch orgastische Liebe zu magischen Ergebnissen führen, muß ich jetzt allerdings noch um etwas Geduld bitten. Wir beginnen diese Reise nicht mit sexueller Magie, sondern wir wollen zuerst lernen, wie man sich dem Magier in sich selbst unabhängig von einer sexuellen Erfahrung nähert, damit später unser Liebesspiel wirklich magisch wird.

Nach meiner Erfahrung liegt das eigentliche Geheimnis der Magie in der inneren Erzeugung einer alchemistischen Transformation, durch die man das Leben anders sieht und anders auf seine Herausforderungen reagiert. Wenn diese innere Transformation einmal in Gang gesetzt ist, ist es nicht mehr schwer, seine magischen Kräfte in Zusammenhang mit einer sexuellen Magie einzusetzen.

Eigenschaften des Magiers

Als Magier gleichen Sie dem Maler, der eine Palette mit vielen verschiedenen Farben in der Hand hält. Sie werden ein schönes Gemälde schaffen, und die Farben sind das Rohmaterial, aus dem Ihr Meisterwerk auf der weißen Leinwand vor Ihnen Gestalt annehmen wird. Die »Arbeitsmittel«, die Ihnen zur Verfügung stehen, sind Grundkenntnisse magischer Rituale, Zeremonien und Praktiken. Darüber hinaus brauchen Sie jedoch auch innere Qualitäten, innere Ressourcen, die für Ihren Erfolg wesentlich sein werden. Wenn ich im folgenden diese persönlichen Qualitäten behandle, werden Sie vielleicht sagen: »Nun, manche

Eigenschaften habe ich, manche aber nicht – was soll ich also tun?«

Ich kann Sie beruhigen: Auf Ihrem Weg durch die Alchemie dieser Schulung werden diese Eigenschaften in Ihnen erweckt werden und Ihnen helfen, auf dem Weg zur sexuellen Magie eine verläßliche Empfindung der Kompetenz zu entwickeln.

Nachfolgend einige der Hauptqualitäten, die ein Magier braucht:

1. Erfindungsgeist und Kreativität

Wie schon in Kapitel 1 gesagt, ist Magie eine kreative Kraft. Der Magier, der dies verstanden hat, lernt, das Leben zu heilen, zu transformieren und zu genießen, Grenzen beschränkender Vorstellungen zu überschreiten und gewohnheitsmäßige negative Haltungen wie Lustlosigkeit, Resignation oder Enttäuschung zu durchbrechen. Der Magier ist bereit, seine Lebensgeschichte neu zu schreiben, sich Unbekanntem zu öffnen, Veränderungen willkommen zu heißen und neue Möglichkeiten zu finden, um Liebe, Freude und Ekstase zu genießen.

2. Waches Beobachten

Wenn man wach ist, richtet man sich in bewußter Aufmerksamkeit auf die Dinge, die hier, jetzt, in diesem Augenblick geschehen. Ein Beispiel: »Mein Partner ist zornig und schreit mich an … meine Brust zieht sich zusammen … Angst steigt auf, und ich fühle mich bedroht … ich überdecke diese Angst, indem ich genauso heftig reagiere … dann fange ich mich … ich begreife, daß wir wieder nach der alten Gewohnheit aufeinander reagieren … ich sage dies meinem Partner, und auch er erkennt, was wir tun … wir nehmen Abstand, damit sich alles beruhigen kann … wenig später sind wir wieder Herr unserer Emotionen; wir können einander verzeihen und werden wieder offen dafür, liebevoll aufeinander zuzugehen …«

Dies ist Wachheit. Der Magier nimmt alles wahr, was in ihm und um ihn geschieht, ohne es als gut oder böse zu werten.

3. Einstimmen und Mitschwingen

Dies ist die Fähigkeit, mit den uns umgebenden Schwingungen, Stimmungen und Energien eins zu werden, ob wir alleine im Wald oder auf einer Cocktailparty mit vielen Menschen sind. Wenn wir uns auf unsere Umgebung einstimmen, mit ihr mitschwingen, werden wir für die Natur und für andere Menschen empfindlich und empfänglich. Mitzuschwingen heißt, sich von vorgefaßten Meinungen, Urteilen und Empfindungen zu befreien, neuen Situationen unvoreingenommen und neutral gegenüberzutreten. Dadurch nimmt der Magier wahr, was wirklich geschieht.

4. Die Bereitschaft, Identifikationen abzulegen

Der Magier versteht es, mit seiner Umgebung mitzuschwingen und sich gleichzeitig aus der Identifikation mit ihr zu lösen. Dies ist nur scheinbar ein Paradoxon.

Wir alle hatten Augenblicke, vor allem als Kinder, in denen wir ganz in unserem Tun aufgingen: In einem spannenden Spiel, beim Planschen in einem Schwimmbecken, beim Genuß einer köstlichen Frucht – die Erfahrung war so intensiv, daß wir ganz in ihrem Bann waren.

Schamanen und Magier besitzen ebenfalls diese Fähigkeit, mit den Naturgeistern, mit natürlichen Energien und Kräften eins zu werden. Dennoch bewahren sie die Empfindung einer getrennten Identität, eines inneren Wissens, daß sie ein eigenständiges Bewußtsein sind. Selbst in der Ekstase gehen sie nicht in der Erfahrung unter.

5. Phantasie: neue Möglichkeiten entdecken

Der Magier benutzt seine Phantasie nicht als Kompensation für das, was ihm im Leben fehlt, sondern als zutiefst schöpferischen Impuls, um alles zu verwirklichen, was er werden kann. Die Phantasie liegt als kreativer Leitfaden vor uns, der uns dorthin führt, wo wir sein wollen. Die Phantasie erlaubt uns Fragen wie: »Was wäre, wenn ich meinen Orgasmus von zehn Sekunden auf zehn Minuten ausdehnen könnte? Was wäre, wenn ich meine Sehnsucht nach Liebe in eine lebendige, atmende Liebeserfahrung verwandeln könnte?«

Die Phantasie verleiht uns eine ganz neue Art magischen Denkens, in dem nichts festgelegt oder vorherbestimmt ist.

6. Das wilde Selbst ausleben

Der Magier hat den Mut, sein wildes Selbst auszuleben, seine eigenen hemmungslosen Antriebe und Energien zu erkunden und freizusetzen. Diese Befreiung wilder Energie bringt uns in Kontakt mit der Lebenskraft in uns.

Unser Körper ist Teil des wilden Tierreichs. Unsere Instinkte, unsere Begierden, unser Geschlechtstrieb ist ebenfalls Teil dieses Reichs. Der Magier weiß, wie er mit diesen mächtigen Energien umgehen muß, wie er sie in schöpferische Manifestationen umsetzt. Wildheit bringt die Begeisterung für das Leben zurück und vertreibt die alte Fadheit und Lustlosigkeit. Wie ein Adler, der über steilen Felswänden schwebt, wie ein Bär, der durchs Unterholz bricht, bekennt man sich zu der Schönheit seiner eigenen animalischen Lebendigkeit und Kraft.

7. Zentriert bleiben

Meine Freundin Melanie erzählte mir die folgende Geschichte:

»Mein sechsjähriger Sohn Danny lief einmal die Treppe hinunter, stolperte, ließ das Glas fallen, das er in der Hand hatte, und fiel mit dem Gesicht in die Scherben. Die anderen Kinder waren völlig außer sich, Danny weinte. Die Erwachsenen waren in Panik.

Ich hob ihn vorsichtig auf, trug ihn ins Badezimmer, säuberte seine Schnittwunden, tröstete ihn, sagte ihm, daß alles in Ordnung wäre und daß wir gleich mit ihm ins Krankenhaus fahren würden. Ich fühlte mich dabei die ganze Zeit ganz ruhig und gesammelt. Ich spürte, wie mein Herz pochte, ich machte mir furchtbare Sorgen, aber ich fühlte mich absolut fähig, das jetzt Nötige zu tun. Ich wirkte auf die übrigen Anwesenden sehr beruhigend, vor allem auf Danny.«

Der Magier kultiviert die Kunst, zentriert zu bleiben, inmitten des Wirbelsturms entspannt zu bleiben.

8. Der Magier als Liebhaber

Sexuelle Magie beginnt mit Liebe. Als magischer Liebhaber liebt man es zu lieben. Durch Liebe kann man mit einem geliebten Menschen verschmelzen, sich aufeinander einstimmen, sich miteinander bewegen, die gemeinsamen Energien in Wellen orgastischer Wonne wachsen lassen. Als Liebender ist man aber auch bereit, Fehler zu verzeihen, Groll gegenüber dem Partner zu überwinden. Wenn man es versteht, reinen Tisch zu machen, kann man bei jeder Zusammenkunft einen neuen Anfang machen.

Die beste Gewähr für magischen Erfolg ist das Vertrauen in sich selbst und seinen Partner. Vertrauen bedeutet, daß man mit seinem Herzen Verbindung hat, seinem Zentrum der Liebe.

9. Beharrlichkeit und Durchhaltevermögen

Der sexuelle Magier, der sich über seine Richtung im klaren ist, kann Hindernisse und Schwierigkeiten überwinden. Man führt zum Beispiel ein magisches Ritual aus, ist mit seinem Partner sexuell vereinigt, hält eine magische Vision aufrecht, kanalisiert orgastische Energie – und plötzlich wird man von Selbstzweifeln überfallen und fragt sich, ob überhaupt etwas geschieht.

Normalerweise ist man dann versucht aufzugeben und sagt sich: »Gut, wir haben es versucht, aber es hat keinen Zweck; lassen wir es ...«

Der sexuelle Magier hält in solchen Augenblicken durch, flüstert dem Partner Worte der Ermunterung zu, bricht die Übung nicht ab, weil er weiß, daß seine Ausdauer belohnt werden wird.

Die Kunst des sexuellen Magiers

Sexuelle Magie will zu uns kommen. Sie ist keine schwierige Kunst. Wie ich schon gesagt habe, sind die Energiebahnen und das ekstatische Potential bereits in uns vorhanden. Man braucht nichts weiter als die Bereitschaft, sie zu erkunden und weiterzuentwickeln. Manchmal offenbaren sich diese Bahnen sogar ganz von selbst.

Ich denke hier an eine Geschichte, die mir vor einigen Jahren zwei Freunde von mir erzählten, Lester und Allison, die sich zwar für sexuelle Magie interessierten, sie aber noch nicht praktiziert hatten. An einem Wochenende lagen sie nackt auf einem großen, dicken Teppich in ihrem Wohnzimmer. Sie hatten sich gerade geliebt und fühlten sich sehr entspannt und gelöst.

Liebe ist das einzige Gold.
TENNYSON, BECKETT

Lester erinnert sich:

»Ich hatte keinen Höhepunkt gehabt, aber das machte nichts. Mir fehlte nichts. Ich genoß es, einfach dazuliegen, an Allison gekuschelt, die Sonne auf meinem Körper zu spüren, nichts tun zu müssen.

Dann begann Allison ganz langsam und entspannt mit meinem Penis zu spielen, der sich wieder aufrichtete und steif wurde. Normalerweise wäre das für mich das Signal, wieder mit dem Liebesspiel zu beginnen, etwas zu tun, irgendwie auf den Höhepunkt loszugehen. Diesmal aber war die Stimmung so entspannt, daß ich einfach liegenblieb, mich einer verträumten Passivität hingab und dieses unerwartete Geschenk genoß.

Allison begann jetzt, meinen Penis von oben bis unten zu lecken. Dann nahm sie die Eichel in den Mund und schob mich tiefer in ihren Hals. Ich spürte, wie ich mich anspannen, wie ich stoßen und schnell zum Höhepunkt kommen wollte, weil ich fürchtete, daß sie aufhören könnte, bevor es geschah. Aber ich tat es nicht. Je größer meine Lust wurde, desto mehr zwang ich mich, entspannt zu bleiben und den Dingen ihren Lauf zu lassen.

Allison bewegte ihren Mund in einem langsamen, sinnlichen Rhythmus. Ich spürte, wie sich mein Orgasmus aufbaute. Ich hatte wieder den Drang, das Heft in die Hand zu nehmen, mich zur Entspannung zu stoßen, zu sagen: ›Also, jetzt komme ich‹, aber ich blieb statt dessen, vielleicht zum ersten Mal, völlig passiv.

Der Orgasmus geschah ganz von selbst; er entstand als eine weiche, brechende Energiewelle, die durch meine Genitalien brandete. Als ich kam, verwandelte sich dieses Pulsieren plötzlich in einen reißenden, ganz außergewöhnlichen orgastischen Impuls, der wie ein Geschoß meine Wirbelsäule hinauf in die Mitte meines Kopfs raste, wo er zu einer Kugel weichen, weißen Lichts zerplatzte.

Ich war völlig überrascht. Ich hatte schon etwas über die Kanalisierung sexueller Energie gelesen, aber mich noch nicht selbst damit befaßt, und schon gar nicht hätte ich erwartet, daß dies von selbst, ohne bewußte Anstrengung meinerseits geschehen könnte. So begann ich mich für Tantra und die Praxis der sexuellen Magie zu interessieren.«

Lesters Erfahrung zeigt, daß unser Körper die natürliche Fähigkeit besitzt, sexuelle Energie zu kanalisieren, insbesondere über die Bahn der Wirbelsäule von den Sexualorganen zum Gehirn. Wir brauchen hierfür nichts weiter zu tun, als Vertrauen zu haben, uns zu entspannen und zu dieser beglückenden und aufregenden Reise ja zu sagen.

Wie schon im ersten Kapitel erwähnt, besteht sexuelle Magie aus den folgenden Schritten:

1. Eine Vision des Gewünschten erzeugen und festhalten.
2. Die Vision zu einem machtvollen Symbol verdichten.
3. Die orgastische sexuelle Energie erwecken.
4. Das Symbol mit der eigenen orgastischen sexuellen Energie aufladen.
5. Das Symbol auf einer Welle sexueller Energie über die sieben Energiezentren oder *Chakren* im Körper nach oben führen.
6. Das Symbol mit dem orgastischen Höhepunkt in das Universum entlassen und in das Astrale Netz schicken.

7. Eine Neuschöpfung im eigenen Leben manifest werden lassen.

Als sexueller Magier erlangt man die Fähigkeit, sexuelle Energie zu erweitern, auszurichten und zu transformieren. Damit meine ich, daß man im Spiel mit seinem sexuellen Genuß, mit seinen Genitalien, mit Körperbewegungen, Atemtechniken, Phantasie und Visualisierung sich zum Herrn seiner eigenen Sexualität, aber auch des sexuellen Austausches mit seinem Partner macht.

Diese Fähigkeit entwickelt sich weiter zu einem tantrischen Tanz, in dem man mit seinem Partner seine sexuellen Energien und seine magischen Visionen zu einer gemeinsamen Schöpfung, zu einem gemeinsamen Orgasmus verbindet. Durch diese orgastische Erfahrung treten Sie in eine innige Kommunion miteinander. Ihre Seelen leuchten auf, Ihr Geist verbindet sich miteinander, und Sie erlangen die Fähigkeit, Ihre orgastische Energie einem höheren Ziel zu widmen, einer Vision dessen, was Sie werden wollen, einer Manifestation Ihrer tiefsten Wünsche.

Alles hat seine eigenen natürlichen Gaben, durch die der Anfang einer wunderbaren Wirkung veranlagt ist, und Magie ist die Kunst, diese wunderbaren Wirkungen zum Vorschein zu bringen.

ALBERTUS MAGNUS

Die Bedeutung des Rituals

Bei meinen Workshops sage ich den Teilnehmern oft, daß magische Praxis ohne magisches Ritual keine wirkliche Magie ist. Warum? Magische Operationen gelingen am besten in einer Atmosphäre, die den jeweiligen Zielsetzungen entgegenkommt, und eine solche Atmosphäre schafft das Ritual.

Mit Ritual meine ich eine Aufeinanderfolge symbolischer Gesten, Worte, Anrufungen, Lieder, Bewegungen, Tänze, die dem Zweck dienen, die heilige, spirituelle Dimension unseres äußeren und inneren Lebens aufzurufen, in der tiefe mystische Zustände erfahren werden können. Durch solche Rituale klärt sich der Geist, öffnet sich das Herz, schärfen sich die Sinne und beginnt der Körper vor Lebendigkeit und Erwartung zu kribbeln.

In der sexuellen Magie schlägt das Ritual die Brücke zwischen Sexualität und Spiritualität, zwischen unseren konkreten Sinnen und den ungreifbaren Mysterien, die uns umgeben. Das Ritual organisiert sexuelle Rohenergie zu einer Disziplin der Wonne. Wie die geometrischen Muster östlicher heiliger *Mandalas* und *Yantras* (Meditationssymbole) verleiht das Ritual der menschlichen Energie Gestalt und Ausrichtung.

Das äußere Ritual steigert die innere Bereitschaft zum magischen Tun. So unterstützt das Äußere das Innere. Die Schaffung eines magischen Kreises, die Anrufung bestimmter Energien, das Tragen zeremonieller Kleider, die Gegenwart von Machtobjekten – all dies kann Ihre magischen Fähigkeiten ganz wesentlich steigern.

Ich glaube an das Fleisch und die Gelüste. Sehen, Hören, Fühlen sind Wunder, und jeder Teil von mir ist ein Wunder. Göttlich bin ich innen und außen, und ich mache alles heilig, was ich berühre oder was mich anrührt. Der Duft dieser Achselhöhlen ist köstlicher als ein Gebet, und dieser Kopf ist köstlicher als alle Kirchen, Bibeln und Glaubensbekenntnisse.

WALT WHITMAN
Song of Myself

Wenn Sie später ein fähiger Magier geworden sind, stellen Sie vielleicht fest, daß Sie die Fähigkeit haben, Magie unter allen Bedingungen, unter jeglichen Umständen zu praktizieren. Für den Anfang, solange man noch lernt, seine verborgenen Kräfte zum Vorschein zu bringen, ist es jedoch wichtig, sich bei seinen Übungen von der Kraft des Rituals unterstützen zu lassen.

Der magische Kreis

Eines der wichtigsten Rituale für Seuxalmagier ist die Schaffung des magischen Kreises, eines umschriebenen Raums, der geschützt ist und durch verschiedene Rituale und Anrufungen geheiligt wird. Hierdurch kann eine positive und tragfähige Atmosphäre für Magie entstehen. Der magische Kreis wird in diesem Buch bei jeder Übung eingesetzt werden.

Zur Einleitung möchte ich Ihnen von meinem ersten Versuch berichten, einen magischen Kreis zu schaffen, einer Erfahrung, die sich als so erfolgreich erwies, daß sie zum Ausgangspunkt für die ganze Zeremonie wurde, die ich später in diesem Kapitel beschreibe.

Ich war in Keith verliebt, einen kalifornischen Geschäftsmann von magnetischer Ausstrahlung, und wir waren drei Monate voneinander getrennt gewesen. Ich schrieb in Los Angeles an einem Buch, und Keith war geschäftlich in Rußland unterwegs. Freunde von mir, die wußten, daß er bald zurückkehren würde, sagten mir, daß sie ein kleines Häuschen am Meer hätten, in dem ich mit ihm das Wiedersehen feiern könnte. Sie gaben mir den Schlüssel und sagten: »Hier, macht euch ein schönes Flitter-Wochenende.«

Ich konnte erst in letzter Minute zu dem Häuschen fahren. Keith sollte um vier Uhr nachmittags kommen, und ich war erst zwei Stunden vor ihm da. Als ich das Haus betrat, mußte ich feststellen, daß es aus einem anderen Jahrhundert war, mit den seltsamsten Möbeln vollgestopft und unglaublich kitschigen Bildern an den Wänden. Das einzige Zugeständnis an eine moderne Lebensweise war ein häßliches Plastiksofa im Wohnzimmer. Im ganzen Haus herrschte eine Atmosphäre von Staub, Spinnweben, Düsternis und Vernachlässigung.

Ich rief meine Freunde an und platzte los: »Seid ihr verrückt? Wo habt ihr mich hingeschickt?«

Sie sagten: »Ach, wir hätten es dir sagen sollen. Dies ist das Häuschen unserer Großmutter, die vor zwei Wochen starb, und wir waren seither noch nicht dort.«

Ich dachte: Besten Dank, aber wie soll ich jetzt mit diesen unguten Schwingungen umgehen? Wie mache ich aus diesem Ort ein Liebesnest für meinen Liebsten und für mich?

Ich hatte keine Zeit mehr, mich um etwas anderes zu kümmern. Außerdem hatte ich Keith schon die Adresse gegeben, so daß mir nichts anderes übrigblieb, als das Häuschen irgendwie herzurichten.

Natürlich konnte ich nicht das ganze Haus in zwei Stunden renovieren, weshalb ich mich auf das Schlafzimmer konzentrierte. Zuerst reinigte ich den ganzen Raum gründlich. Dann nahm ich die Bilder von den Wänden und entfernte alles, was an die Gegenwart der Großmutter erinnerte. Ich hatte persönlich durchaus nichts gegen sie. Sie war sicher eine wunderbare Frau gewesen. Aber es war auch klar, daß ihre Energie einem Wochenende der Intimität und leidenschaftlichen Liebe sicher nicht förderlich war. Ich sprühte den Raum mit Duftessenzen aus, um die

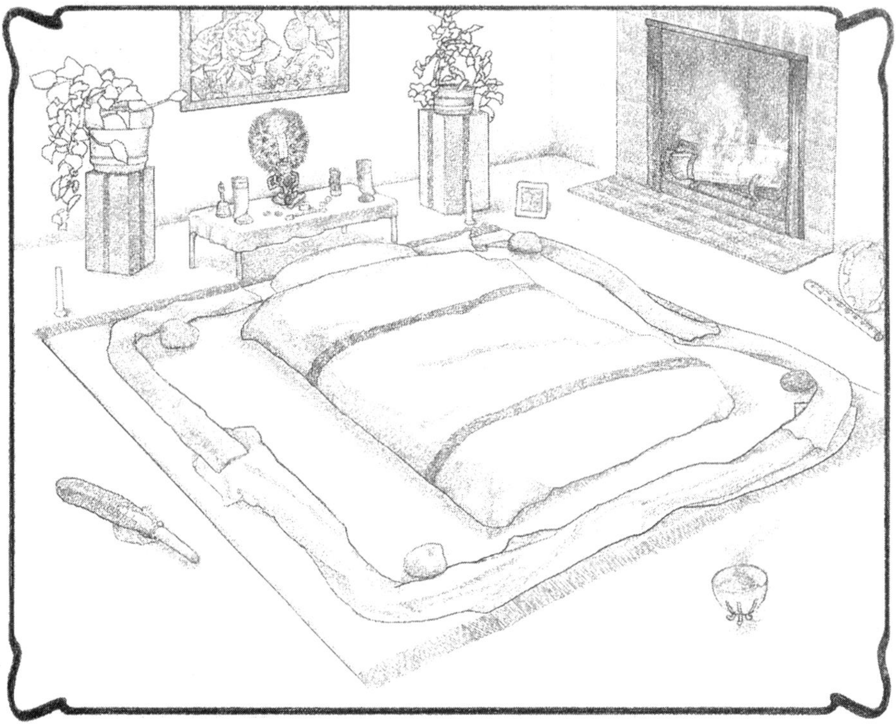

Der magische Kreis schafft eine positive und hilfreiche Umgebung für die magischen Operationen. Er umfaßt hier Markierungstücher um die Matratze, Steine, einen Altar nach Osten, Machtobjekte und ein Kaminfeuer.

Atmosphäre zu reinigen. Dann schuf ich meinen ersten magischen Kreis.

Ich ging dreimal links um den Raum herum, eine rituelle Bewegung, durch die man alle negativen und unerwünschten Energien entfernt. Dabei sprach ich mit der Großmutter und sagte: »Ich bin dankbar, daß ich Ihren Raum benutzen darf, und ich danke Ihnen, daß Sie mich hier willkommen heißen. Jetzt aber bitte ich Sie zu gehen, Raum für mein Zusammensein mit Keith zu schaffen.«

Ich hatte die Türen und Fenster schon geöffnet und führte jetzt mit meinen Händen und Armen fegende Bewegungen aus, um die Energie der Großmutter aus dem Raum hinauszubefördern und damit auch alles, was alt und vergangen war, alle hier noch schwebenden Emotionen, alle Scham- und Schuldgefühle über Dinge, die hier geschehen sein mochten.

Nachdem ich drei Linkskreise gegangen war, ging ich drei Kreise nach rechts, wobei ich Glöckchen läutete, sang und rezitierte und auf die Mitte des Kreises blickte. Ich lud positive Energien ein, hier einzukehren, und sagte laut: »Ich bitte Freude herein. Mögen Liebe, Vertrauen, sexuelle Wonne, großartige Orgasmen und wunderbare goldene Augenblicke diesen Raum erfüllen!«

Nachdem ich diese Kreise abgeschritten hatte, führte ich Anrufungen der vier Himmelsrichtungen und ihrer zugeordneten Elemente und Qualitäten durch:

Norden: Luft, Klarheit und Vision.

Süden: Wasser, Unschuld und Liebe.

Westen: Erde, Vitalität und Kraft.

Osten: Feuer, Geist und Leidenschaft.

Ich stand in der Mitte des Kreises, hob die Arme zum Himmel und lud geistige Führer und Lehrer ein, unserer Liebesbegegnung ihren Segen zu geben.

Ich senkte meine Arme zur Erde und bat die Empfindung des Staunens und die Wahrnehmung des Geheimnisvollen zu unserer bevorstehenden Wiedervereinigung herbei.

Ich rief die Energie der Mitte an, die Verbindung zwischen Shiva und Shakti, den göttlichen Archetypen des männlichen und weiblichen Prinzips, die in jedem Menschen beschlossen sind.

Es war eine schöne und aufrichtige Zeremonie, die ich anhand meiner bisherigen Kenntnisse über magische Rituale während der Durchführung selbst erfand. Am Ende spürte ich, daß sich der Raum deutlich verändert hatte; ich hatte die Wahrnehmung eines reinen, jungfräulichen Raums, der von Liebe erfüllt und von einem psychischen Schutz umgeben war.

Keith kam an, als ich mit dem Zimmer und mir selbst gerade fertig war – ich kam buchstäblich gerade aus der Dusche, als er klingelte. Wir verbrachten ein wunderbares Wochenende miteinander. Die Energien, die ich herbeigerufen hatte, schienen in dem Zimmer zu pulsieren und unsere Verbindung zu tragen und zu schützen.

Man könnte natürlich behaupten, daß dies ohnehin geschehen wäre, auch ohne den magischen Kreis. Es war nur eigenartig, daß uns, immer wenn wir das Schlafzimmer verließen und in die Küche oder in andere Räume gingen, eine unangenehme Empfindung beschlich, wie wenn wir einen staubigen Dachboden mit unschönen Erinnerungen betreten hätten. Es war doch ganz deutlich, daß die Energie eines Raums durch die Schaffung eines magischen Kreises verwandelt worden war.

In einem späteren Abschnitt dieses Kapitels werde ich Sie durch ein Ritual führen, durch das Sie Ihren eigenen magischen Kreis schaffen können. Bis dahin einige Hinweise, was Sie benötigen werden:

1. Markierungssteine für Ihren magischen Kreis

Viele Magier empfehlen für die Schaffung eines magischen Kreises die Verwendung von Steinen. In ihnen schwingt die Energie der Erde, und sie vermitteln eine Empfindung des Geerdetseins und der Festigkeit. Sie sind auch sehr praktisch, weil sie überall verfügbar und dauerhaft sind und leicht transportiert und aufbewahrt werden können. Man kann sich mit vier Steinen begnügen, mit denen man die vier Hauptrichtungen kennzeichnet, oder man kann einen ganzen Kreis aus Steinen herstellen.

Ich empfehle Ihnen, bei einem Strandspaziergang oder bei einer Wanderung auf dem Lande, in den Bergen oder im Wald vier runde Steine zu suchen, die Ihnen gefallen und die Sie gerne in die Hand nehmen. Markieren Sie mit diesen Norden, Süden, Osten und Westen. Wenn Sie möchten, können Sie für jede Himmelsrichtung einen bestimmten Stein nehmen. Wenn Sie mehr als vier Steine verwenden, nehmen Sie am besten kleine Steine, die Sie zwischen vier großen Steinen zu einem Kreis auslegen.

2. Stoffmarkierungen für Ihren magischen Kreis

Eine einfache und hübsche Möglichkeit, seinen Kreis zu markieren, besteht in der Verwendung von sieben langen Tuchstreifen oder Schals aus Seide oder Baumwolle. Diese Schals müssen aus einer Naturfaser sein, damit

Energie durch sie hindurchgehen kann. Die sieben Schals können unterschiedliche Farben wie zum Beispiel die sieben Farben des Regenbogens haben. Verschlingen Sie die Schals ineinander, so daß die zum Kreis gelegten Farben sich miteinander vermischen und ineinander übergehen.

Die sieben Farben stehen für folgendes:

Rot: Sexuelle Energie.
Orange: Kraft und Gleichgewicht.
Gelb: Macht.
Grün: Liebe und Hinnahme.
Blau: Authentischer Ausdruck.
Violett: Klarheit, Intuition und Einsicht.
Weiß: Ekstase und kosmisches Bewußtsein.

An anderer Stelle in diesem Buch wird gezeigt werden, daß diese sieben Farben auch in einer Entsprechung zu den sieben Energiezentren oder *Chakren* des menschlichen Körpers stehen.

3. Ein nach Osten gelegener Altar

Stellen Sie am Ostpunkt Ihres magischen Kreises, in der Richtung des Geistes, einen kleinen Altar auf, der Ihren Willen zur Selbsttransformation, Ihren Entschluß zur Erkundung Ihres höheren Selbst darstellt. Dieser Altar kann aus einem niedrigen Tisch oder einer Kiste bestehen, die man mit einem schönen Stoff in einer Farbe bedeckt, die Ihnen für Ihre magische Arbeit am geeignetsten erscheint – Gold, Silber, Weiß, Rot, Schwarz oder Purpur.

Einige magische Schulen benutzten traditionell für den Altar rotes und weißes Tuch. Weiß symbolisiert den »weißen Adler«, Rot den »roten Löwen« - alchemistische Metaphern für den männlichen Samen beziehungsweise das weibliche Blut. Ihre Vermischung sollte ein magisches Elixier ergeben, das der Vision des Alchemisten Kraft verleihen und der Verwirklichung ihrer Ziele und Wünsche dienen sollte.

In unserer aufgeklärteren Zeit brauchen wir solche Elixiere nicht mehr. Dennoch sind Rot und Weiß hilfreiche Symbole, um die männliche und die weibliche Energie zum Zwecke der sexuellen Magie zusammenzuführen, und man kann gerne mit ihnen seinen Altar schmücken.

Auf den Altar stellt man eine Kerze, die man bei jeder Übung entzündet und die das Licht des eigenen Geistes symbolisiert.

Entdecke die Ekstase in dir selbst. Sie ist nicht irgendwo außerhalb. Sie ist deine innerste Blüte. Der, den du suchst, bist du selbst. Du bist der Reisende und das Ziel. Wenn du die Ekstase deines eigenen Wesens erfährst, hast du das endgültige Ziel erreicht.
OSHO

Hilfreich ist es, einen Kristall auf den Altar zu legen. Kristalle sind Energieempfänger und -verstärker. So saß ich zum Beispiel einmal eine Woche in Indien bei einem heiligen Mann und hatte dabei die ganze Zeit einen Kristall in meinem Schoß. Als ich in die Vereinigten Staaten zurückkehrte und den Kristall einem Freund in die Hand gab, war die Energie des Steins so stark, daß er vom Stuhl fiel und beinahe in Ohnmacht gefallen wäre.

Der Kristall auf Ihrem Altar nimmt zunächst die Energie auf, die Sie durch Ihre magischen Praktiken erzeugen; dann beginnt er, diese Energie zu verstärken und auszusenden, und er hilft Ihnen dadurch, bei der Benutzung Ihres magischen Kreises eine magische Atmosphäre zu schaffen.

Neben Kristallen gibt es noch weitere Machtobjekte, die einen wichtigen Aspekt der rituellen Magie bilden.

Machtobjekte beim magischen Ritual

Was ist ein Machtobjekt? Es ist ganz wörtlich ein Gegenstand, der uns eine Empfindung der Macht verleiht. Es ist ein Katalysator, der uns die Tür zu unseren eigenen Energiequellen öffnet. Wenn man ein Machtobjekt in seinen Händen hält, sagt man mit dieser symbolischen Geste: »Durch diesen Gegenstand nehme ich Kontakt auf mit meiner inneren Macht, meiner inneren Kraft, meiner magischen Energie.«

Wenn wir bei meinen Workshops bei diesem Thema angelangt sind, schicke ich die Teilnehmer gerne hinaus in die freie Natur und bitte sie, mit der Umgebung in Resonanz zu treten und darauf zu achten, welche Gegenstände ihr Interesse und ihre Aufmerksamkeit erwecken.

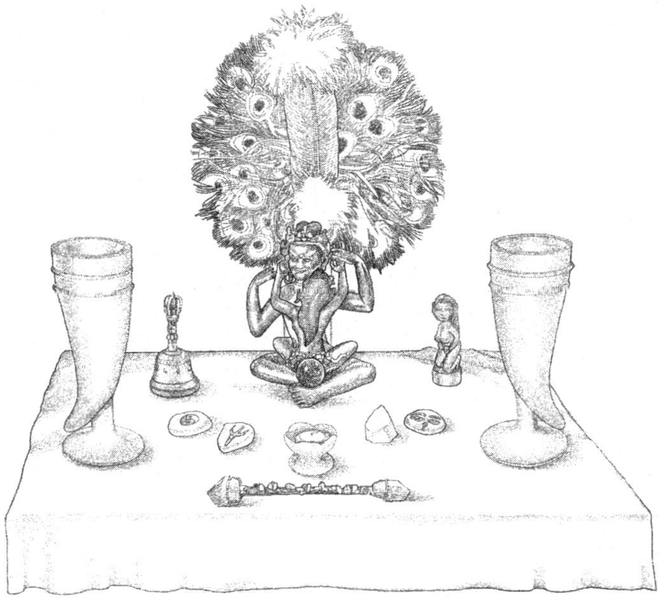

Der nach Osten ausgerichtete magische Altar, hier mit einem weißen Tuch bedeckt. Darauf stehen zwei Kelche für weiße und rote Elixiere (für sie und ihn), eine Glocke (klarer Geist), die Figur eines Paars in göttlicher Vereinigung, Federn für Luft und Raum, eine Kerze in einem Lotosständer (Leidenschaft des Herzens) und andere Machtobjekte.

So finden Sie zum Beispiel eine schwarze Rabenfeder, einen buntgefärbten Stein, ein Stück weißen Quarz, ein Geweih, einen Ast, einen Zweig, ein Blatt, ein Moospolster und so weiter.

Heben Sie den betreffenden Gegenstand auf, schließen Sie die Augen, wiegen Sie ihn in der Hand, und achten Sie darauf, ob er sich gut, kraftvoll und hilfreich anfühlt. Stimmen Sie sich auf den Gegenstand ein. Achten Sie darauf, ob er Bilder, Farben, Symbole, Empfindungen oder Botschaften vermittelt. Wenn dies der Fall ist, haben Sie ein Machtobjekt gefunden. Nehmen Sie es mit nach Hause, und legen Sie es in Ihren magischen Kreis, entweder auf den Altar oder an einen anderen wichtigen Punkt des Umkreises.

Außer den Gegenständen aus der freien Natur sind für manche Kristallkugeln, Magierstäbe, Edelsteine, besondere Bilder oder Figuren wichtig. Achten Sie beim Kauf solcher Gegenstände darauf, ob sie Ihre Aufmerksamkeit in einer besonderen Weise erregen, ob Ihr Blick sich unwillkürlich auf einen bestimmten Stein oder Stab inmitten einer ganzen Auswahl heftet, ob Ihr Herz schneller schlägt, wenn Ihr Auge auf eine bestimmte Kristallkugel fällt. Dies ist ein Zeichen dafür, daß dieser Gegenstand mit Ihrer Energie mitschwingt und daß Sie ihn verwenden können, um Ihre Macht zu stärken, weil er Ihnen eine Empfindung der Harmonie vermittelt, wenn Sie ihn ansehen oder in die Hand nehmen.

Nachfolgend einige weitere interessante Möglichkeiten, um Ihrem magischen Kreis mehr Symbolik und mehr Kraft zu verleihen:

a. Zeichnen Sie die Symbole der zwölf Tierkreiszeichen auf die Markierungssteine Ihres Kreises.
b. Zeichnen Sie die Symbole der Sonne, des Mondes, der Sterne, eines Blitzes und anderer Naturerscheinungen auf die Markierungssteine.
c. Malen oder zeichnen Sie Symbole für Mars, Venus, Jupiter, Pluto oder bestimmte bedeutungsvolle Planetenkonjunktionen auf Ihre Steine.
d. Schmücken Sie jeden Stein mit einem kleinen Halbedelstein wie zum Beispiel Quarz, Citrin, Granat, Moosachat, Türkis, Rosenquarz, Amethyst, Zirkon, Jade oder Mondstein. Alle diese Steine wirken als Energie-Katalysatoren.
e. Streuen Sie am Rand Ihres magischen Kreises Blumen aus, um Ihre Zeremonien durch Farbe und Duft zu bereichern. Man kann sogar einen magischen Kreis nur aus Blumen gestalten.

Genau dieser Ort ist das Lotosland, genau dieser Körper ist der Buddha.

DRITTER PATRIARCH

Lassen Sie sich Zeit, bevor Sie sich entscheiden, welche Gegenstände und Symbole Ihnen ein gutes Gefühl geben, und scheuen Sie sich auch nicht, es sich anders zu überlegen. Wenn Sie bei einem bestimmten Gegenstand Bedenken haben, legen Sie ihn weg, und suchen Sie etwas anderes. Im Laufe der Zeit finden Sie die richtigen Machtobjekte und -symbole, die Ihre magischen Rituale bedeutungsvoller machen. Das wichtigste Kriterium sollte sein, daß Ihnen solche Objekte eine Empfindung der Macht und Kraft verleihen, es Ihnen aber zugleich erlauben, gelassen und entspannt zu bleiben.

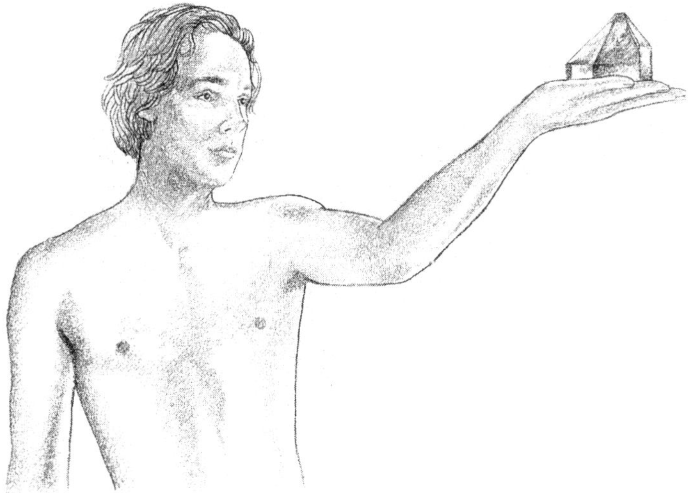

Ein Kristall, der als magisches Machtobjekt zur Erlangung von Konzentration und Kraft benutzt wird.

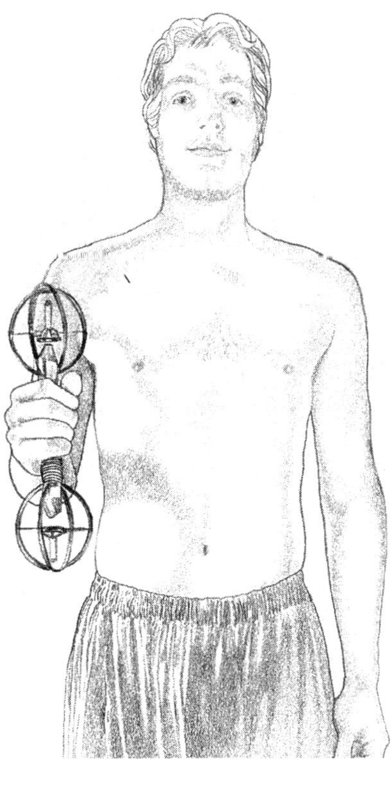

Ein Magierstab aus Kupfer, Silber und Kristall für die telepathische Übertragung.

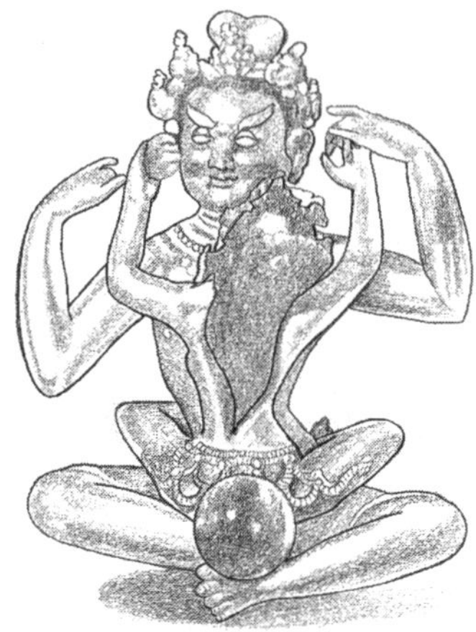

Buddha und Dakini in der göttlichen magischen Vereinigung (Yam-Yum). Bei der geschlechtlichen Vereinigung sind alle sieben Energiezentren miteinander verbunden. Zu Füßen des Buddha befindet sich eine Kristallkugel als Symbol der Klarheit und Vollendung.

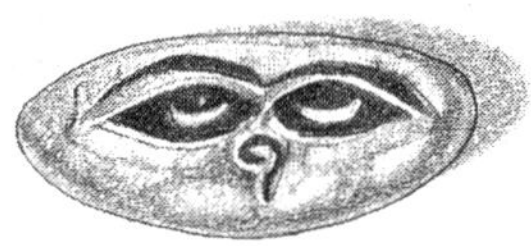

Ein Machtopbjekt aus Indien für die Meditation zur Öffnung des dritten Auges, des Zentrums der geistigen Schau.

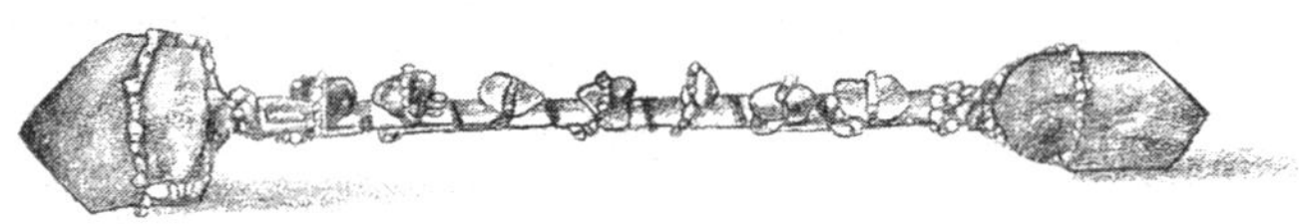

Ein Magierstab mit Kristallen.

Hier muß ich Klaus erwähnen, einen deutschen Geschäftsmann, der an einem meiner Kurse in sexueller Magie teilnahm und eine Leidenschaft für Machtobjekte entwickelte. Während seiner Initiationszeremonie als Magier empfing Klaus die Vision eines »magischen Werkzeugkastens«, dem er alle Werkzeuge entnehmen konnte, die er gerade brauchte, so zum Beispiel einen »Laserstrahl-Distributor«, um seine negativen Empfindungen durchzutrennen, ein »Magnetokomm« und einen »Onliner«, um ihm ferne Menschen anzuziehen, denen er begegnen wollte, sowie ein »Universometer«, um bestimmte Aspekte von Zeit und Raum zu messen.

Klaus schuf sich mit Begeisterung seine eigenen »Machtwerkzeuge« aus einer Kombination von natürlichen und synthetischen Materialien, sooft er in einer Situation war, in der eine Entscheidung fallen mußte. Er schwor, daß sie ihm in seinem Privatleben ebenso wie in den geschäftlichen Dingen außerordentlich halfen, und seine Ingeniosität und seine Begeisterung bei der Erzeugung solcher Werkzeuge bescherten der Gruppe viel Heiterkeit, Verspieltheit und positive Energie.

Klaus' Umgang mit der Magie illustriert einen wichtigen Aspekt unserer Arbeit. Seine Werkzeuge symbolisieren die kreative Fähigkeit des Magiers, in allen Situationen unerwartete Lösungen zu finden. Der Magier ist Erfinder, Schöpfer, Anpasser, Katalysator. Selbst wenn das Leben schwierig und problematisch zu sein scheint, findet der Magier unorthodoxe Möglichkeiten, den Knoten zu lösen und die aufgestaute Energie freizusetzen. Es kommt nur darauf an, daß man seine Perspektive erweitert und auf seine intuitiven Wahrnehmungen vertraut.

Wenn dies Magie ist, dann soll sie eine Kunst sein, so rechtmäßig wie Essen.
SHAKESPEARE
Wintermärchen

Sexuelle Symbole beim magischen Ritual

Zu den wichtigsten Machtsymbolen der sexuellen Magie zählen diejenigen, die die männlichen und weiblichen Geschlechtsorgane repräsentieren.

Der Mann braucht ein Symbol phallischer Macht wie zum Beispiel die geschnitzten Holzphalli, die afrikanische Schamanen oft benutzen. Wenn der Mann dieses phallische Machtobjekt in der Hand hält, hält er symbolisch die schöpferische, nach außen drängende Kraft männlicher Energie, die er der Frau mitteilen will. Es ist ein Fruchtbarkeitssymbol, ein Zauberstab, eine Repräsentation der männlichen sexuellen Kraft.

Bei einem Machtobjekt dieser Art kann es sich auch um einen Kristall, ein Stück Holz, einen Knochen oder ein Metallstück in phallischer Form oder selbst einen gekauften Godemiché handeln. Es kann groß oder klein sein. Wichtig ist, daß der Mann das Gefühl hat, daß dieses Machtobjekt seine Sexualität gut repräsentiert.

Die Frau braucht ein Symbol des weiblichen Geschlechtsorgans, das die Essenz der weiblichen Macht repräsentiert, die auch als *Matrix*-Macht bezeichnet wird. Matrix-Symbole sind in den westlichen magischen Tradi-

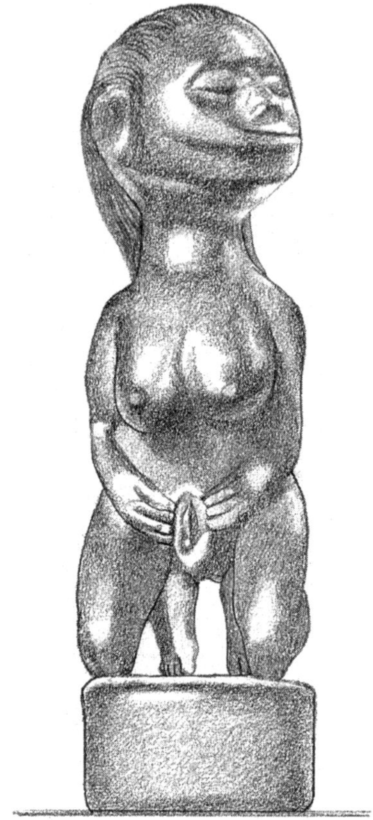

Ein sexuelles Machtobjekt: Eine Frau öffnet ihre Yoni (aus Bali).

tionen weniger üblich als männliche Symbole, weshalb es jetzt an der Zeit ist, die sexuelle Gleichberechtigung auch auf diesem Gebiet durchzusetzen.

Wenn die Frau ein Symbol des weiblichen Geschlechtsorgans in ihrer Hand hält, bietet sie das Geheimnis ihres Schoßes dar, die feuchte, empfängliche und schöpferische Kraft des Universums. Ein Machtobjekt dieser Art kann die Gestalt einer Meeresmuschel haben, einer Druse, eines Stücks glatten Holzes mit einer Öffnung in der Mitte oder irgendeines anderen Objekts, das an die weibliche Sexualität erinnert. Wichtig ist auch hier wiederum, daß man sich mit diesem Objekt als Repräsentation seiner weiblichen Kraft wohl fühlt.

Für mich persönlich ist das Kristallei ein machtvolles Symbol weiblicher sexueller Energie. Nach der Anleitung einer alten taoistischen Lehre übte ich mit einem Kristallei in meiner Vagina, wobei ich meine Genitalmuskeln einige Minuten lang anspannte und wieder entspannte. Diese Übung vermehrte nicht nur die Sensibilität und Kraft meiner Genitalien beim Liebesspiel, sondern lud auch das Kristallei sehr stark mit weiblicher Energie auf. Später hielt ich dieses Ei bei meinen Vorträgen und Interviews in der Hand, und ich spürte, wie mir dieses Symbol der weiblichen Sexualität Kraft verlieh.

Sie werden sich des Lichtes der Göttin bedienen, um eine neue Welt zu schaffen, die von Zauber und Wundern erfüllt ist. Mit diesem Licht können Sie aber auch in dieser unmittelbaren Gegenwart eine hellere, freudigere Wirklichkeit schaffen.

LAZARIS

Diese beiden sexuellen Machtobjekte, deren eines den Phallus, das andere die Matrix oder weibliche Macht repräsentiert, legt man auf den Altar. Alle diese rituellen Gegenstände, die Markierungssteine für Ihren magischen Kreis und Ihre Machtobjekte, sollten ausschließlich für die magischen Rituale und Übungen verwendet werden. Dadurch nehmen sie allmählich die Energie auf, die Sie durch Ihre Zeremonien erzeugen, und geben sie Ihnen zurück; dies bewirkt eine Intensivierung der magischen Atmosphäre, in der Sie arbeiten. Ihre Verwendung zu anderen, profaneren Zwecken würde ihre Energie schwächen.

Magische Gewänder

Haben Sie jemals vor dem Spiegel gestanden, als Sie zum ersten Mal ein schönes neues Kleid oder Hemd oder einen neuen Anzug anhatten? Erinnern Sie sich daran, wie Sie sich selbst bewunderten, wie hübsch Sie sich fanden?

Ich erinnere mich, wie ich einmal als Twen in Paris meinem Freund zusah, als er in ein wunderschönes Hemd im Renaissance-Stil schlüpfte, das ich ihm geschenkt hatte. Er sah mit dem offenen Kragen, den weiten Ärmeln, den lockeren Falten, hinter denen sich die festen Muskeln seiner Brust wölbten, hinreißend hübsch und romantisch aus. Er erschien mir in diesem Augenblick einfach göttlich, und ich sah, daß er selbst beeindruckt war und er

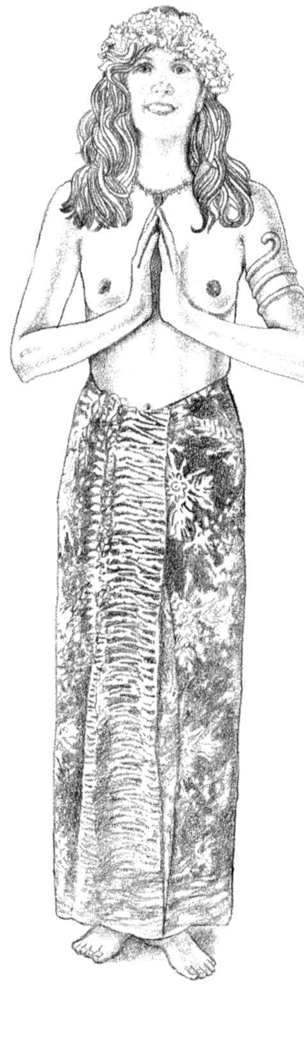

Ein sexuelles, fröhliches Gewand für das magische Ritual, von balinesischen und polynesischen Traditionen inspiriert.

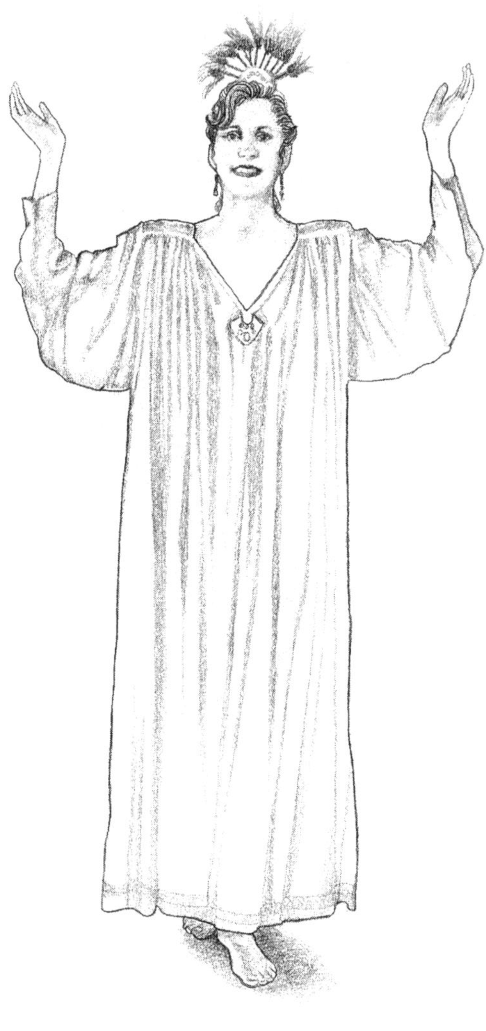

Ein weiteres Magiergewand. Beachten Sie, daß diese »Unisex«-Gewänder von Männern und Frauen getragen werden können.

sich als unwiderstehlichen Liebhaber, als wagemutigen Abenteurer, als Magier wahrnahm.

Eine ähnliche Erfahrung hatte ich selbst, als ich in einem langen, weißen, fließenden Kleid in Paris zum Debütantinnenball ging. Als ich mich im Spiegel betrachtete, war ich sehr stolz, wie hübsch ich aussah. Ich fühlte mich wie eine Prinzessin, wie eine Königin, und dies erfüllte mich mit einer Empfindung der Macht, der Liebe zu mir selbst, mit Optimismus über die Möglichkeiten, die mir in meinem Leben offenstanden.

Wenn man erwägt, sich ein spezielles Gewand für seine magischen Praktiken anzuschaffen, ist es gut, sich an solche Augenblicke zu erinnern. Man kann sich ein wunderbares Geschenk damit machen, daß man die richtigen Kleider auswählt, den richtigen Stil, die richtige Farbe und den richtigen Schnitt, durch den man schön aussieht, eine königliche Würde und Haltung gewinnt oder sich mit der Aura des Mysteriums, einer knisternden Erotik und Sexualität umgibt.

Ihr Magiergewand hat verschiedene Funktionen. Indem Sie Ihre gewöhnlichen Kleider ablegen und besondere Gewänder anlegen, machen Sie sich den Übergang vom alltäglichen Leben in eine ganz andere Wirklichkeit bewußt, in eine kostbare Zeit der magischen Praxis und Erfahrung. Das Wechseln der Kleider führt zu einem neuen, expansiven, magischen Denken hin.

Wenn Sie darüber hinaus bei Ihren weiteren Übungen stets dieselben Gewänder tragen, dringt die Energie Ihrer magischen Experimente in sie ein, und sie laden sich mit diesem speziellen Bewußtseinszustand auf. Bald werden Sie das Gefühl haben, sich in eine magische geistige Verfassung zu versetzen, sooft Sie diese Kleider anlegen.

Ihr wichtigstes magisches Gewand könnte eine schöne Robe, ein langes Kleid oder ein Kimono sein. Wählen Sie ein Gewand, das Ihnen gefällt, das sich sinnlich anfühlt und Ihnen eine Empfindung der Magie und Majestät verleiht. Zögern Sie nicht, das Gewand mit magischen Symbolen Ihrer Wahl zu schmücken. Denken Sie daran, daß bestimmte Farben in der Magie eine besondere Bedeutung haben: Weiß steht für Reinheit, Purpur für Weisheit, Rot für Vitalität, Schwarz für das Geheimnisvolle.

Wichtig ist, daß dieses Gewand sich vorne leicht öffnen läßt. Für viele der Übungen in diesem Buch ist physischer oder sexueller Kontakt zwischen Ihnen und Ihrem Partner notwendig, und es ist ebenso angenehm wie praktisch, ein Gewand zu tragen, das sich leicht öffnen läßt, so daß man seinem/seiner Liebsten Teile seines Körpers darbieten kann und gleichzeitig die Aura des Geheimnisvollen bewahrt. Bei Bedarf kann man bei einer Übung auch rasch aus solchen Gewändern herausschlüpfen.

Gürtel spielen in der Magie eine wichtige Rolle, insbesondere Gürtel mit einer kräftigen Schließe aus Stahl, Eisen oder Kupfer, die den Bauch, den Schwerpunkt oder *Hara*-Punkt bedeckt. Solche Gürtel trugen die japanischen Samurai und die Ritter des Mittelalters, weil sie ihnen in der Schlacht das Gefühl gaben, zentriert und geerdet zu sein. Eine solche Hilfe ist bei der Durchführung magischer Experimente sehr wichtig. Besorgen Sie sich einen Gürtel, der zu Ihrem Ritualgewand paßt. Außer Ihrem Gewand sollten Sie auch ein buntes Tuch haben, das Sie sich bei weniger formellen Anlässen um die Hüften schlingen können. Ein solches Kleidungsstück nennt man in Indien *lunghi* und auf Hawaii *pareo*. Es steht Männern und Frauen gleichermaßen gut. Wenn Sie dazu Schmuck oder eine Blume im Haar tragen, wirkt es ebenso exotisch wie erotisch. Es ist bei vielen Tantra-Anhängern sehr beliebt, weil es gut aussieht und auch schnell abgelegt werden kann. Auf Bali, wo *lunghis* ein normales Kleidungsstück sind, bevorzugen die Männer einfache Muster mit kräftigen Farben, während Frauen eher weiche Blütenmuster tragen.

Schließlich würde ich Ihnen für Ihre magische Garderobe noch einen Trainingsanzug empfehlen, wie man ihn zum Beispiel zum Joggen trägt. Hierin kann man sich bei Übungen gut bewegen, bei denen man körperlich aktiv sein muß, und man macht auch in der Freizeit damit eine gute Figur. Wählen Sie einen Anzug aus Naturfasern, der sich bei den magischen Übungen gut trägt.

Mit diesen drei Kleidungsstücken haben Sie eine vollständige magische Garderobe. Bewahren Sie sie mit Ihren rituellen Objekten und Symbolen getrennt von den übrigen Kleidern auf, und tragen Sie sie nur zu den magischen Übungen.

Magischer Schmuck und magisches Make-up

Der klassische magische Schmuck ist ein Diamant, ein Kristall oder ein anderer Edelstein, der in Höhe des »Dritten Auges« zwischen den Augenbrauen befestigt wird und die Verbindung zu den inneren, psychischen Kräften anzeigt. Solche Edelsteine magnetisieren das psychische Zentrum des Gehirns und wirken auf unsere Einsicht und Konzentration. Ein Diamant kann den »Diamantgeist« der tibetischen buddhistischen Tradition symbolisieren; er steht für die spiegelnde Helligkeit des meditativen Geistes, der nichts festhält und alles widerspiegelt. Dieser Stein ist meist auf einem goldenen oder silbernen Stirnreif befestigt.

Andere Magier tragen eine Krone oder Tiara, die die Öffnung des Scheitelzentrums oder -*chakras* und die Verbindung zu den himmlischen Mächten symbolisiert.

Weitere Schmuckstücke für die magische Praxis sind Talismane und Symbole wie zum Beispiel ein großer Juwel, der über dem Herzen getragen wird und die Gegenwart von Liebe, Hinnahme und Selbstvertrauen bekräftigt. Dieser Stein kann an einer goldenen oder silbernen Halskette befestigt sein. Amulette und Broschen in Form einer Schlange, des Symbols der Weisheit, gelten als besonders hilfreich.

Wer sich für Astrologie interessiert, kann ein Symbol für das seinem Zeichen zugeordnete Element tragen wie zum Beispiel ein Feuersymbol für Löwe, Schütze und Widder oder ein Wassersymbol für Fische, Krebs und Skorpion. Weiterhin gibt es ein System, das jedem astrologischen Zeichen bestimmte Halbedelsteine zuordnet.

Allgemein gilt, daß man bei der Auswahl des Schmucks darauf achten sollte, daß er sich angenehm trägt und daß er einem eine Empfindung der Anmut und Macht verleiht.

Die Verwendung von Make-up ist eine Frage des persönlichen Geschmacks. Kreatives Make-up kann durchaus den Übergang vom Alltagsleben in ein privates Reich des Mysteriums und der Magie erleichtern. Auch mit Körperfarbe auf den Körper aufgemalte Symbole können die magische Praxis ganz wesentlich unterstützen. Manchmal ist es amüsant und transformierend zugleich, mit Make-up und entsprechenden Gewändern in die Gestalt einer bestimmten Göttin oder eines bestimmten Gottes zu schlüpfen wie zum Beispiel Venus, Mars, Shiva, Shakti oder Kali.

Für Männer: Wenn Sie Hemmungen haben, Gewänder und Schmuck zu tragen, dann sollten Sie an die Inkarnationen östlicher Gottheiten wie Krishna und Rama denken, die reichverzierte Gewänder trugen und ihren Körper mit erlesenem Schmuck bedeckten. Sie benutzten auch Make-up, insbesondere um die Augen. Es kann außerordentlich erotisch und verführerisch sein, wenn sich Männer in dieser Weise kleiden.

Nicht vergessen sollte man bei all dem, daß man als Magier diese äußeren Stützen nur dazu benutzt, um die Wahrnehmung seiner persönlichen Macht und die Wirksamkeit seiner Magie zu steigern.

Damit sind Sie bereit, mit den Übungen zu beginnen.

ÜBUNG: SEINEN MAGISCHEN KREIS SCHAFFEN

Sinn und Nutzen Schaffung einer geschützten und energetisch aufgeladenen Umgebung, in der man die sexuelle Magie erkunden kann. Benutzen Sie Ihren magischen Kreis für alle Übungen dieser Schulung, um sicherzustellen, daß alle Verrichtungen in einem hilfreichen magischen Rahmen stattfinden.

Vorbereitungen

▷ Richten Sie die Materialien für Ihren magischen Kreis her. Wie oben beschrieben, können Sie einen magischen Kreis aus Steinen, bunten Schals oder anderen Materialien Ihrer Wahl herstellen.

- ▷ Sie brauchen ein Sitzkissen. Wenn Sie lieber auf einem Stuhl sitzen, können Sie dies ebenfalls tun.
- ▷ Für den Altar brauchen Sie einen niedrigen Tisch oder eine Kiste, die Sie mit einem Tuch abdecken. Wenn Sie auf einem Stuhl sitzen, ist ein hoher Altar besser, so daß Sie sich nicht zu bücken brauchen.
- ▷ Stellen Sie eine Kerze auf den Altar. Holen Sie Ihre phallischen und Matrix-Machtobjekte und andere Gegenstände, die Ihr Vertrauen in Ihre magischen Fähigkeiten stärken.
- ▷ Sie brauchen eine Glocke, ein Glockenspiel oder einen Gong. Eine kleine Trommel ist ebenfalls geeignet.
- ▷ Sie können Ihren magischen Kreis gemeinsam mit Ihrem Liebespartner herrichten, doch können Sie dies auch alleine tun.
- ▷ Reinigen Sie den Raum sorgfältig, in dem Sie Ihren magischen Kreis herstellen wollen. Dadurch befreien Sie ihn auch von »psychischem Staub«, der von anderen Ereignissen in diesem Raum zurückgeblieben sein könnte, und das ganze Zimmer wirkt dadurch frischer und lebendiger. Duschen Sie dann.
- ▷ Tragen Sie Ihr magisches Gewand jetzt noch nicht. Legen Sie es erst nach Ihrer Initiation als Magier, die weiter unten in diesem Kapitel folgt, erstmals in feierlicher Weise an. Tragen Sie etwas Lockeres und Bequemes wie zum Beispiel einen Jogginganzug, einen Kimono oder einen *lunghi*.
- ▷ Nehmen Sie sich eine Stunde Zeit für diese Übung, und stellen Sie sicher, daß Sie nicht gestört werden.

Die Übung

STUFE 1: DIE MAGIER-HALTUNG EINNEHMEN

Stellen Sie sich in die Mitte des Raums, in dem Ihr magischer Kreis sein wird.

Schließen Sie die Augen, und legen Sie die Hände auf Ihr Herz.

Holen Sie mehrmals tief und langsam Atem, und entspannen Sie sich beim Ausatmen. Nehmen Sie sich einige

Augenblicke Zeit, um die Sorgen des Tages abzuschütteln, und richten Sie dann Ihre ganze Aufmerksamkeit auf das Hier und Jetzt, den gegenwärtigen Augenblick.

Wenn Sie bereit sind, heben Sie langsam Ihren rechten Arm mit nach oben weisendem Zeigefinger zum Himmel, und lassen Sie gleichzeitig den linken Arm zur Erde sinken.

Stellen Sie sich vor, daß Sie im Mittelpunkt zwischen Himmel und Erde stehen und ein Verbindungskanal für den Energiefluß zwischen beiden sind. Diese Stellung nenne ich die »Magier-Haltung«, die in dieser und anderen Übungen immer wieder erwähnt werden wird.

Es ist an der Zeit, daß wir Sex als die wahrhaft heilige Kunst sehen, die er ist – eine tiefe Meditation, eine heilige Kommunion und ein Tanz mit der Schöpfungskraft.

MARCUS ALLEN

Visualisieren Sie Energie in Form des goldenen Lichts der Sonne oder des silbernen Lichts des Mondes, die vom Himmel herabregnet und durch Ihre rechte Hand, durch Ihren Körper und über Ihre linke Hand in die Erde fließt. Tun Sie dies einige Sekunden lang, und seien Sie sich dabei bewußt, daß Ihre Aufgabe als Magier darin besteht, eine Verbindung zwischen dem Nichtmanifesten und dem Manifesten, zwischen Geist und Stoff, zwischen Himmel und Erde herzustellen.

STUFE 2: DIE MARKIERUNGEN AUSLEGEN

Bleiben Sie in der Haltung des Magiers, und sprechen Sie laut den Zweck dieser magischen Übung aus:

»Ich, ____________ (Ihr Name), werde jetzt den magischen Kreis herrichten.«

Wenn Sie den magischen Kreis zusammen mit Ihrem Partner herrichten, können Sie auch gemeinsam folgendes sprechen:

»Wir, ____________ (Ihre beiden Namen), werden jetzt den magischen Kreis herrichten.«

Sie können mit Ihrem Partner während der ganzen Übung gemeinsam sprechen.

Legen Sie Ihre vier Markierungssteine im Norden, Süden, Westen und Osten aus.

Wenn Sie die Markierungssteine niederlegen, sprechen Sie laut:

»Ich, ____________ (Ihr Name), widme diesen Stein dem Norden.«

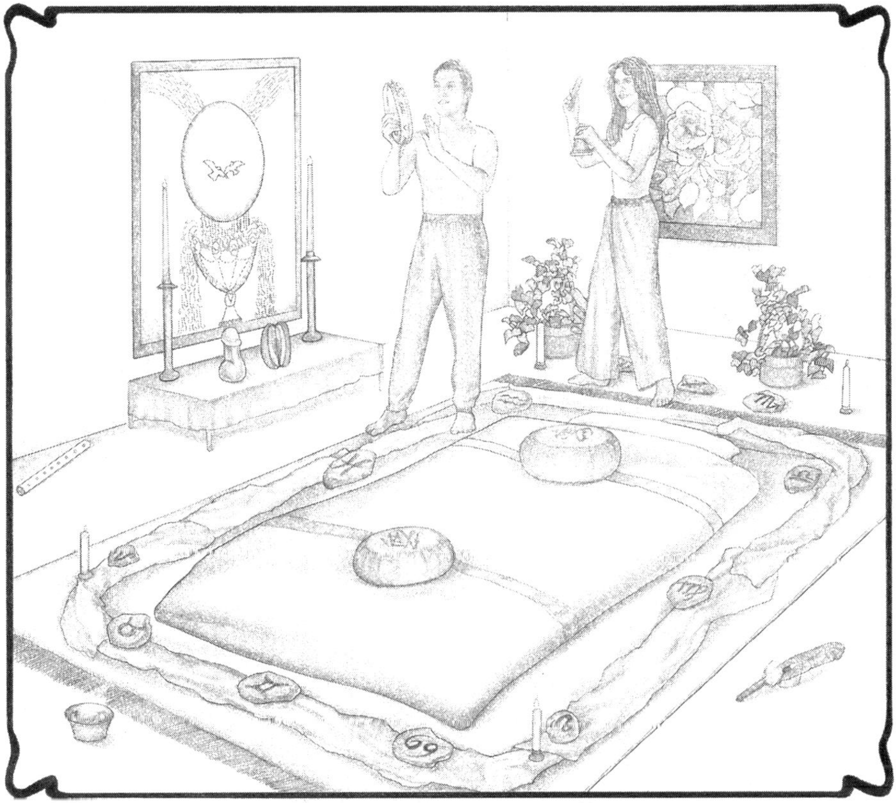

»Ich, ____________ (Ihr Name), widme diesen Stein dem Süden« und so weiter.

Beseitigen Sie negative Einflüsse, und rufen Sie unterstützende positive Einflüsse in den magischen Kreis.

Bewegen Sie sich langsam und bewußt, so daß jede Geste von Sinn und Bedeutung erfüllt ist. Es besteht keine Eile.

Wenn Sie die vier Markierungssteine ausgelegt haben, vollenden Sie den Kreis mit Steinen, Schals oder anderem Material nach Ihrer Wahl.

Stellen Sie sich dann in die Mitte des Kreises, nehmen Sie die Magier-Haltung ein, und sprechen Sie laut:

»Ich, ____________ (Ihr Name), widme diesen magischen Kreis meiner Entwicklung als Magier.«

STUFE 3: DEN ALTAR UND DIE MACHTOBJEKTE WEIHEN

Nehmen Sie die Materialien für Ihren Altar, und bauen Sie ihn am Ostpunkt Ihres Kreises auf. Decken Sie das Tuch Ihrer Wahl über die Kiste beziehungsweise den Tisch, und stellen Sie dann eine Kerze auf den Altar. Legen Sie eine Glocke oder einen Gong auf den Altar und, falls Sie möchten, auch einen Kristall. Stellen Sie frische Blumen auf den Altar. Er soll hübsch aussehen.

Stellen Sie sich vor den Altar. Entzünden Sie die Kerze. Nehmen Sie die Magier-Haltung ein, heben Sie die rechte Hand zum Himmel, während die linke den Altar berührt, und sprechen Sie dreimal:

»Ich, ____________ (Ihr Name), weihe diesen Altar, damit er als Eckstein meiner magischen Zeremonien meine magischen Kräfte stärke.«

Holen Sie jetzt Ihre Machtobjekte einschließlich der phallischen und Matrix-Symbole, und legen Sie sie behutsam auf den Altar nieder.

Erheben Sie im Stehen, Sitzen oder Knien, wie es Ihnen am bequemsten ist, Ihren rechten Arm zum Himmel, und legen Sie die linke Hand nacheinander auf jedes Objekt, und weihen Sie sie Ihrer Entwicklung als Magier. Sprechen Sie zum Beispiel:

»Ich, ____________ (Ihr Name), weihe dieses Matrix-Symbol meiner Entwicklung als Magierin.«

Jedes Machtobjekt soll getrennt geweiht werden.

STUFE 4: DEN MAGISCHEN KREIS ENERGETISIEREN

Öffnen Sie vor dem nächsten Schritt die Fenster des Raums. Gehen Sie zum Ostpunkt Ihres Kreises, nehmen Sie die Glocke oder den Gong vom Altar auf, und beginnen Sie langsam im Gegenuhrzeigersinn Ihren magischen Kreis zu umschreiten. Falls Sie es wünschen, können Sie für diesen Teil der Übung auch eine Trommel verwenden.

Stellen Sie sich beim Gehen vor, wie alte, unerwünschte oder negative Energien im Raum ins Freie hinausgesaugt werden. Läuten Sie Ihre Glocke, oder schlagen Sie Ihren Gong oder Ihre Trommel, und sprechen Sie laut: »Mögen alle unerwünschten Energien von diesem Ort weichen! Mögen Ungeduld, Zorn, Trauer, Selbstzweifel und andere negative Gedanken diesen Raum verlassen!«

Gehen Sie dreimal um den Kreis, und bleiben Sie beim Altar wieder stehen.

Schreiten Sie jetzt den Kreis, dreimal im Uhrzeigersinn ab. Stellen Sie sich dabei vor, daß die verschiedensten positiven Energien wie zum Beispiel Licht, Freude, Liebe, Freundschaft, sexuelle Wonne in Ihren magischen Kreis gezogen werden. Läuten Sie die Glocke, schlagen Sie die Trommel, und sprechen Sie beim Gehen: »Mögen Staunen, Mitgefühl, Geduld, Schönheit, Harmonie in diesem Kreis anwesend sein! Mögen sich diese Energien hier versammeln und unsere Magie unterstützen!«

STUFE 5: DIE VIER ELEMENTE ANRUFEN

Begeben Sie sich in die Mitte Ihres magischen Kreises. Blicken Sie nach Norden, schlagen Sie den Gong oder die Trommel, und sprechen Sie:

»Ich, ____________ (Ihr Name), rufe den Hüter des Nordens, die Macht der Luft, des Windes und des Atems. Komm herbei, großer Adler, Hüter des Himmels, und öffne meinen Geist für alle Klarheit, Vision und Einsicht. Verleihe meiner Seele Flügel. Lehre mich Leichtigkeit des Seins.«

Wenden Sie sich jetzt nach Süden, schlagen Sie Ihr Musikinstrument, und sprechen Sie:

»Ich, ____________ (Ihr Name), rufe den Hüter des Südens, die Macht des Wassers, des Meeres, der Emotion, des Flüssigen und der Empfindungen. Komm herbei, großer Delphin, Hüter der Meere, und öffne mein Herz der Verspieltheit, der Freude und Unschuld. Gib mir den Mut, meine Gefühle strömen zu lassen. Lehre mich Tiefe des Seins.«

Wenden Sie sich dann nach Westen, schlagen Sie den Gong oder die Trommel, und sprechen Sie:

»Ich, ____________ (Ihr Name), rufe den Hüter des Westens, die Macht von Mutter Erde, Kraft, Fruchtbarkeit und Erdverbundenheit. Kommt herbei, sanftes Reh und mächtiger Büffel, Hüter der Hügel und Berge, und bringt Gesundheit, Kraft und sexuelle Vitalität in meinen Körper. Lehrt mich Heiligkeit des Seins.«

Wenden Sie sich jetzt nach Osten, und sprechen Sie:

»Ich, ____________ (Ihr Name), rufe den Hüter des Ostens, die Macht des Feuers, der Hitze, der Leidenschaft und des Geistes. Kommt herbei, großer Löwe und mächtiger Drache, Hüter des Feuers, bringt mir die Flammen des Lebens und der Lust, damit mein Geist hell brenne, damit er gereinigt und verwandelt werde. Lehrt mich Leidenschaft des Seins.«

STUFE 6: ANRUFUNG DES OBEREN, DES UNTEREN, DER MITTE

Legen Sie Ihr Musikinstrument in der Mitte des Kreises vor sich hin, und nehmen Sie die Magier-Haltung ein, so daß Ihre Rechte zum Himmel, Ihre Linke zur Erde weist.

Blicken Sie nach oben, rufen Sie die Mächte Ihres höheren Selbst an, und sprechen Sie:

»Ich, ____________ (Ihr Name), rufe meine Lehrer, Führer und Heiler. Mögen sie Geist und Frieden in diesen magischen Kreis bringen.«

Blicken Sie nun nach unten und rufen Sie die Mächte Ihres eigenen Unbewußten an:

»Ich, ____________ (Ihr Name), heiße Intuition, Einsicht, Vision und alle verborgenen Aspekte meiner selbst willkommen, die mir bei der Fortsetzung meiner Reise offenbart werden mögen.«

Legen Sie schließlich die Hand auf Ihr Herz, schließen Sie die Augen, und sprechen Sie:

»Ich, ____________ (Ihr Name), rufe Shiva und Shakti an, die göttlichen Prinzipien der tantrischen Vereinigung, die männlichen und weiblichen Aspekte meines Wesens. Mögen sie sich in Freude und Ekstase miteinander verbinden und zu Einem verschmelzen.«

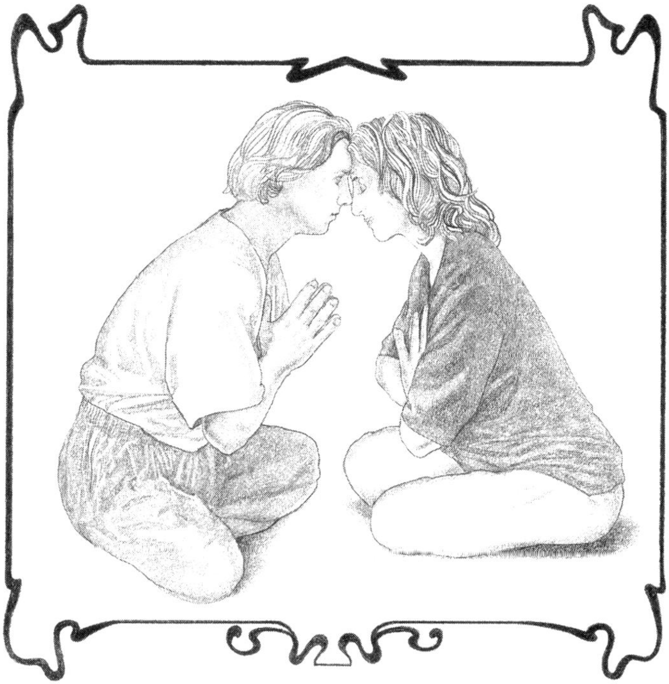

Die Herz-zu-Herz-Begrüßung ist das geeignete Ritual, um einen magischen Prozeß einzuleiten und abzuschließen. Er besagt: »Ich ehre dich als einen Aspekt von mir selbst. Ich ehre den göttlichen Geist in dir.«

STUFE 7: WEIHE: VERSCHMELZUNGSUMARMUNG

Stehen Sie einige Minuten mit geschlossenen Augen in der Mitte, und spüren Sie die Kraft dieses schönen magischen Kreises, den Sie geschaffen haben. Dies ist der erste Schritt auf Ihrer Reise in die sexuelle Magie.

Wenn Ihr Partner dabei ist, ist dies der richtige Augenblick, um den magischen Kreis mit Liebe in Form einer Verschmelzungsumarmung zu weihen.

Wenden Sie sich einander zu. Gehen Sie langsam aufeinander zu, breiten Sie Ihre Arme aus, und schenken Sie einander eine innige Umarmung. Schlingen Sie die Arme sanft um Ihre(n) Liebste(n). Achten Sie ohne jeden unnötigen Druck und ohne Verkrampfung darauf, daß Ihre Körper sich an Brust, Bauch, Becken und Oberschenkeln berühren.

Atmen Sie gemeinsam in einer entspannten, harmonischen, lockeren Weise, wobei Sie die Liebe Ihres Partners willkommen heißen und empfangen und spüren, wie die Wärme Ihrer Verbindung sich in Ihrer Brust ausdehnt und sich im ganzen Körper ausbreitet. Bleiben Sie so lange in der Verschmelzungsumarmung, wie es beiden gefällt.

Dann lösen Sie sich sanft voneinander, und treten Sie einen kleinen Schritt zurück. Blicken Sie einander liebevoll in die Augen, und nehmen Sie die Liebe wahr, die Sie einander durch diese Verschmelzungsumarmung geschenkt haben. Sie werden in diesem Buch noch viele Male zur Verschmelzungsumarmung aufgefordert werden.

Aus heiligen Texten zu lesen, aus Epen und Dramen zu rezitieren, Gedichte zu improvisieren und Gold und Silber zu gestalten sind sehr gute sexuelle Hilfen.

KAMASUTRA

Wenn Sie allein sind, können Sie ebenfalls Ihren magischen Kreis mit Liebe weihen. Stellen Sie sich in die Mitte, legen Sie die Hände über das Herz, und schließen Sie die Augen. Atmen Sie langsam und tief, spüren Sie Ihr Herz, und nehmen Sie die Liebe zu sich selbst wahr.

STUFE 8: ABSCHLUSS: HERZ-ZU-HERZ-BEGRÜSSUNG

Beenden Sie Ihre Zeremonie mit der »Herz-zu-Herz-Begrüßung«. Dies ist die traditionelle Art, die göttliche Gegenwart in jedem Menschen zu ehren.

Stellen Sie sich für die Herz-zu-Herz-Begrüßung einander zugewandt etwa fünfzig Zentimeter voneinander entfernt in die Mitte Ihres magischen Kreises. Führen Sie die Hände auf Brusthöhe zusammen, und drücken Sie die Handflächen leicht gegeneinander. Verbeugen Sie sich aus der Hüfte langsam vor Ihrem Partner, bis Ihre Stirnen sich berühren.

Verharren Sie einen Augenblick in dieser Stellung, und spüren Sie die Ehrfurcht und Liebe zu diesem schönen göttlichen Wesen, mit dem Sie das Wagnis der sexuellen Magie eingehen wollen. Richten Sie sich dann wieder auf.

Wenn Sie alleine sind, können Sie die Abschlußzeremonie mit einer Herz-zu-Herz-Begrüßung gegenüber sich selbst beschließen. Stellen Sie sich vor Ihren Altar, legen Sie die Handflächen vor Ihrer Brust aneinander, und verbeugen Sie sich leicht, wobei Sie die göttliche Gegenwart in Ihrem eigenen Herzen wahrnehmen.

Mit der Herz-zu-Herz-Begrüßung werden alle Übungen in diesem Buch abgeschlossen.

Hinweise

Das oben beschriebene Ritual ist nur eine allgemeine Anleitung zur Schaffung eines magischen Kreises und braucht nicht starr in genau dieser Form durchgeführt zu werden. Es steht Ihnen frei, Elemente hinzuzufügen oder wegzulassen. Vertrauen Sie Ihrem eigenen Urteil.

Es ist auch nicht nötig, jedesmal das gesamte Ritual auszuführen, wenn Sie für eine Übung einen magischen Kreis schaffen. Sie können einfach Ihre Markierungen, Steine, Schals, den Altar und andere Objekte auslegen und mit der Übung beginnen. Andererseits können Sie selbstverständlich auch von Zeit zu Zeit ein neues Ritual schaffen, wenn Sie Ihre Praxis der sexuellen Magie vertieft und weiterentwickelt haben.

Bewahren Sie die Materialien für Ihren magischen Kreis in einer besonderen Kiste oder Schublade getrennt von anderen Dingen auf, damit sie die Energie Ihrer Zeremonie speichern können. Wickeln Sie Ihre Machtobjekte in Seide ein.

Nachdem Sie Ihren magischen Kreis geschaffen haben, sind Sie jetzt bereit zur magischen Schulung und Praxis.

ÜBUNG: ERINNERUNG AN MAGISCHE AUGENBLICKE

Sinn und Nutzen

Sie rufen sich ins Bewußtsein, daß Sie in Ihrem Leben Augenblicke der Magie erlebt haben, und überwinden dadurch die Neigung des modernen skeptischen Denkens, die Existenz von Magie und persönlicher magischer Macht zu leugnen.

Die Erinnerung an magische Augenblicke schärft die Wahrnehmung dafür, daß wir alle Magier sind. Wir alle haben eine Dimension des Magischen in uns, die man erwecken und entwickeln kann.

Im zweiten Teil dieser Übung sind Sie aufgefordert, Ihre Erfahrung von Magie vor Ihrem Partner zu inszenieren und dadurch Ihre magischen Fähigkeiten zu bekräftigen.

Vorbereitungen

▷ Richten Sie Ihren magischen Kreis her.
▷ Ordnen Sie Ihre Machtobjekte an.
▷ Tragen Sie lockere und bequeme Kleidung.

▷ Diese Übung führt man am besten mit seinem Partner aus; sie kann aber auch alleine praktiziert werden.

▷ Nehmen Sie sich etwa dreißig bis vierzig Minuten Zeit für die Übung.

Die Übung

STUFE 1: ERINNERUNG AN EINEN MAGISCHEN AUGENBLICK

Treten Sie in Ihren magischen Kreis.

Nehmen Sie in der Mitte Ihres Kreises die Magier-Haltung ein, indem Sie den rechten Arm zum Himmel erheben, während der linke Arm nach unten zur Erde weist.

Sprechen Sie laut den Zweck dieser Übung aus:

»Ich, ____________ (Ihr Name), will mich an Augenblicke der Magie erinnern.«

Setzen oder legen Sie sich bequem in Ihren magischen Kreis. Wenn Sie möchten, können Sie ein *Zafu* verwenden, das traditionelle Meditationskissen, oder etwas anderes zur Unterstützung Ihres Körpers wie zum Beispiel einen Stuhl. Wichtig ist, daß Sie in einer bequemen Stellung und ganz entspannt sind und dennoch ganz wach bleiben.

Schließen Sie die Augen, und atmen Sie mehrmals tief ein.

Nehmen Sie sich die Zeit, sich zu zentrieren. Richten Sie Ihre Aufmerksamkeit auf diesen gegenwärtigen Augenblick, und lassen Sie alle Gedanken und Sorgen verklingen. Achten Sie einfach auf Ihre Atmung, darauf, wie sich Ihr Bauch hebt und senkt.

Wenn Sie fertig sind, lassen Sie Ihren Geist in Ihrem Leben rückwärts wandern und Erinnerungen wachrufen. Versuchen Sie ohne Druck, sich an Augenblicke der Magie zu erinnern.

Diese Augenblicke haben vielleicht nichts mit anderen Menschen zu tun, oder sie sind gerade in Gegenwart mehrerer Menschen aufgetreten. Wichtig ist nur Ihr persönlicher Eindruck, daß dies ein magisches Ereignis war.

Dies könnte etwas ganz Einfaches gewesen sein, daß Sie zum Beispiel den Antrieb hatten, etwas einzukaufen, und dann jemandem begegneten, der in Ihrem Leben eine ganz wichtige Rolle spielte.

Es kann etwas Dramatisches gewesen sein, daß Sie zum Beispiel wie durch ein Wunder einem Unfall entgingen oder ein traumatisches Ereignis überlebten.

Es kann ein starker Augenblick der Selbstbestätigung gewesen sein, wie zum Beispiel die Teilnahme an einem Feuerlauf, wobei Sie barfuß über glühende Kohlen gingen, ohne sich zu verbrennen.

Es kann eine Empfindung der Freude und des Erstaunens gewesen sein, die Sie beim Anblick eines Sonnenuntergangs durchflutete.

Es kann eine sehr intensive Empfindung der Leidenschaft oder Wonne gewesen sein, die Sie beim Liebesspiel hatten.

Nehmen Sie sich Zeit, um solche Ereignisse wachzurufen. Lassen Sie Ihren Geist in aller Ruhe die Einzelheiten jener Ereignisse wiederholen, durch die Magie in Ihr Leben trat. Wenn Sie das Gefühl haben, daß Sie ein genügend großes Gebiet durchstreift haben, konzentrieren Sie sich auf eine Situation, in der Sie das Gefühl hatten, ganz oder teilweise für das Auftreten eines magischen Ereignisses verantwortlich zu sein. Vielleicht haben Sie einmal darauf bestanden, einen Freund oder eine Freundin an einen bestimmten Ort mitzunehmen, wo Sie beide eine wunderbare Erfahrung hatten. Vielleicht hatten Sie eine starke Intuition, etwas Bestimmtes tun zu müssen, das sich genau als das richtige erwies.

Rufen Sie sich die Situation im Detail wieder in Erinnerung, und versuchen Sie nachzuempfinden, wie Sie sich als Magier gefühlt haben. Erinnern Sie sich an das Gefühl des Stolzes auf die Leistung, die Ausstrahlung, die Sie umgab, die Empfindung des Erstaunens und der Schöpfermacht, das Vertrauen in die unbeschränkte Fähigkeit, das eigene Leben schaffen und transformieren zu können.

Auch wenn Sie sich damals noch nicht als Magier gefühlt haben, sollten Sie sich dies jetzt erlauben. Nehmen Sie Ihren magischen Einfluß in der betreffenden Situation für sich in Anspruch, wann immer dies in Ihrem Leben war.

Genießen Sie einige Minuten lang die Erfahrung, ein Magier zu sein.

Wenn Sie das Gefühl haben, fertig zu sein, richten Sie sich wieder auf, und bereiten Sie sich auf die zweite Stufe mit Ihrem Partner vor, auf der Sie die magische Erfahrung inszenieren, die Sie sich soeben in Erinnerung gerufen haben.

STUFE 2: DEN MAGIER DARSTELLEN

Sprechen Sie sich mit Ihrem Partner ab, wer A und wer B ist.

Partner A beginnt.

Partner A steht in der Mitte des magischen Kreises.

Nehmen Sie die Magier-Haltung ein, bei der ein Arm zum Himmel, der andere zur Erde weist, und sprechen Sie den Zweck dieser Übung aus:

»Ich, __________ (Ihr Name), stelle jetzt den Magier dar.«

Lassen Sie Ihre Arme seitlich herabsinken. Schließen Sie die Augen, atmen Sie tief in den Bauch ein, und entspannen Sie die Schultern.

Lassen Sie die Erinnerung an Ihren magischen Augenblick aufsteigen und nochmals Ihren Körper und Ihre Sinne durchfluten. Durchleben Sie diesen Augenblick noch einmal. Nehmen Sie alle Einzelheiten wahr. Rufen Sie die Empfindungen wach.

Spielen Sie jetzt die magische Situation nach, die Sie soeben wachgerufen haben. Sie müssen hier möglichst gut schauspielern. Gehen Sie in Ihrem magischen Kreis umher, und stellen Sie den Magier dar, der Sie in diesem Augenblick waren.

Haben Sie keine Scheu vor Übertreibungen. Trauen Sie sich etwas zu, und benutzen Sie Ihre farbige Phantasie und Ihren Hang zum Geschichtenerzählen, um die Ereignisse lebendig werden zu lassen.

Achten Sie darauf, Ihren persönlichen Anteil an der Episode herauszustellen, wie Ihre magischen Fähigkeiten Einfluß auf den Ausgang der Ereignisse hatten. Zögern Sie nicht zu prahlen – beim Theaterspielen ist das völlig in Ordnung.

Sagen Sie: »Ich bin ein Magier, weil ich die ganze Atmosphäre der Besprechung verwandelt und das größte Geschäft aller Zeiten eingefädelt habe.«

Oder: »Ich bin ein Magier, weil nur ich allein den Unfall verhindert habe, durch den mehrere Menschen schwer hätten zu Schaden kommen können.«

Oder: »Ich habe diese magische Macht, denn als ich den Raum betrat und diesen attraktiven Fremden erblickte, wußte ich sofort, daß ich mit ihm ein Rendezvous haben würde.«

Partner B, hören Sie der Geschichte von Partner A mit ganzer Aufmerksamkeit zu. Feuern Sie ihn an, zeigen Sie Begeisterung. Klatschen Sie, lachen Sie, jubeln Sie. Sagen Sie: »Ja, wunderbar! Du bist ein großer Magier! Du bist ein begabter Visionär! Ich glaube an dich!«

Wenn Partner A fertig ist, setzt er sich.

Partner B gratuliert Partner A zu seiner Aufführung und sagt: »Ich anerkenne und ehre den Magier in dir.«

Tauschen Sie jetzt die Rollen. Partner A hört zu, während Partner B seine Erfahrung als Magier darstellt.

Wenn beide Partner fertig sind, schließen Sie mit einer Herz-zu-Herz-Begrüßung.

Hinweise

Die Übung ist gelungen, wenn Sie in Ihrem Sonnengeflecht eine Empfindung der Macht, in Ihrem Herzen ein Gefühl sprudelnder Freude und ein gestärktes Vertrauen in Ihre schöpferische Macht haben. Man fühlt sich ein wenig wie ein Kind an Weihnachten, das die Geschenke unter dem Baum betrachtet und das Gefühl hat, daß in diesem magischen Augenblick alles möglich ist.

Wenn Sie feststellen, daß Sie Ihre Geschichte in einem alltäglichen Umgangston erzählen, dann sollten Sie mutig sein und theatralisch sprechen. Wagen Sie es, überlebensgroß zu sein.

Wenn Ihnen kein wirkliches Ereignis einfällt, erfinden Sie eines, oder treten Sie auf die Bühne und verkünden Sie mehrmals laut: »Ich genieße den Zauber, ich selbst zu sein!«

Wenn Sie diese Übung alleine durchführen, dann hilft Ihnen die Vorstellung, daß Sie den Magier vor einem Publikum von mehreren hundert Zuhörern spielen, die von Ihrer Geschichte hingerissen sind.

Da Sie jetzt wissen, daß Ihnen magische Kräfte zur Verfügung stehen, können Sie die Zeremonie Ihrer Initiation als Magier durchführen.

ÜBUNG: IHRE INITIATIONSZEREMONIE: MAGIER WERDEN

Sinn und Nutzen

Bei fast allen magischen Schulungen muß der Novize eine Initiationszeremonie durchlaufen, bei der er demonstriert, wie stark sein Wunsch ist, die geheimen heiligen Lehren der Magie zu erwerben. Bei solchen Zeremonien werden die Kleinmütigen und die bloß Neugierigen ausgesondert. Nur die wagemutigen Seelen brechen in das Unbekannte auf, gehen Risiken ein, finden den Mut, sich den Herausforderungen zu stellen, die die Mitglieder des jeweiligen magischen Ordens ihnen in den Weg legen.

Bei der nachfolgenden Übung inszenieren Sie symbolisch diese heilige Initiationszeremonie. Sie stellen sich der Herausforderung der vier Elemente, die Sie sich unterwerfen müssen, um als Magier initiiert zu werden. Sie begegnen Ihrem inneren Magier, nehmen dessen Weisheit an und empfangen einen magischen Talisman zur Bestätigung dafür, daß Sie jetzt ein Magier aus eigener Kraft sind.

Am Ende Ihrer Initiationszeremonie haben Sie sich das Recht erworben, zum ersten Mal Ihr Magiergewand anzulegen, und dies ist das Zeichen dafür, daß Sie in die geheimnisvolle Welt der sexuellen Magie aufgenommen sind.

Vorbereitungen

▷ Sie können diese Übung allein oder mit einem Partner durchführen.

▷ Richten Sie Ihren magischen Kreis her.

▷ Legen Sie Ihr Magiergewand in den Kreis, aber legen Sie es jetzt noch nicht an.

▷ Tragen Sie lockere, bequeme Kleidung.

▷ Diese Übung wird in Form einer geführten Visualisierung durchgeführt. Wie schon oben vorgeschlagen, können Sie die einzelnen Schritte auf Band aufnehmen

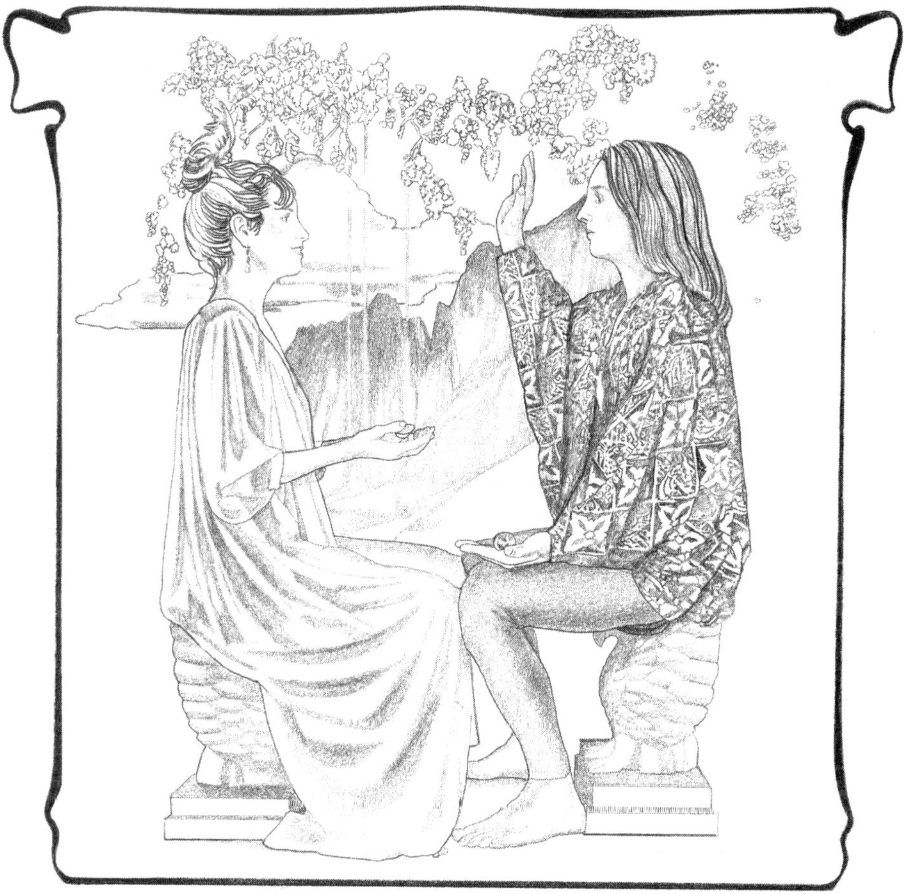

Die Begegnung mit dem inneren Magier im Heiligtum.

und abspielen, sich gegenseitig durch die Übung führen oder aber aus dem Gedächtnis arbeiten.

▷ Die Übung dauert etwa fünfundvierzig Minuten.

▷ Stellen Sie sicher, daß Sie nicht gestört werden können. Diese Initiationszeremonie muß in einer einzigen Sitzung abgeschlossen werden.

Die Übung

STUFE 1: VOR DIE PFORTE TRETEN

Treten Sie in Ihren magischen Kreis.

Nehmen Sie in der Mitte Ihres Kreises die Magier-Haltung ein, und verkünden Sie den Zweck dieser Übung:

»Ich, ____________ (Ihr Name), will jetzt zum Magier werden.«

Setzen oder legen Sie sich bequem hin. Schließen Sie die Augen, und machen Sie einige langsame, tiefe, entspannende Atemzüge. Bringen Sie bei jedem Ausatmen eventuell vorhandene Sorgen zur Auflösung. Richten Sie Ihre ganze Aufmerksamkeit auf diesen Augenblick.

Stellen Sie sich vor, daß Sie auf einem Weg gehen, der auf das Land hinausführt. Es ist ein wunderschöner Morgen, und Sie gehen locker und trotzdem zielstrebig. Sie genießen die Sonne und den Windhauch, der über die Felder streicht.

Nach einiger Zeit gelangen Sie an eine lange, hohe Mauer, hinter der sich ein geheimer Ort zu verbergen scheint. Unmittelbar vor Ihnen liegt ein Tor. Auf dem Tor sehen Sie die Aufschrift: »Dies ist das Heiligtum des Magiers.«

Drücken Sie sacht gegen das Tor, das sich jetzt weit öffnet. Sie sind der Magier. Dieser Garten ist Ihr Garten. Dies ist Ihr geheimes Heiligtum.

STUFE 2: SEIN HEILIGTUM BETRETEN

Wenn Sie hineingehen, sind Ihre Augen geblendet und entzückt von den lebhaften Farben wunderschöner Blumen, die sich vor Ihnen purpurrot, gelb, rosa und golden im Lufthauch wiegen. Hier ist das Paradies. Ihrer Nase schmeicheln die köstlichen Düfte von Blumen. In den Zweigen über Ihrem Kopf erklingen liebliche Vogelstimmen. In Ihrer Nähe fließt ein ruhiger Bach. Sie setzen sich dankbar an das weiche, moosige Ufer und spüren, wie das tiefe Gras unter Ihrem Körper nachgibt. Sie pflücken eine saftige Frucht von einem Baum in der Nähe und beißen davon ab. Die nektargleichen Säfte versetzen Ihre Geschmacksknospen in höchste Wonne. Ihre Haut leuchtet im goldenen Licht der Abendsonne auf. Sie fühlen sich in höchstem Maße glücklich und zu Hause.

Nach einiger Zeit stehen Sie auf und beginnen, durch Ihr Heiligtum zu gehen. Sie spüren den federnden Boden unter Ihren Füßen, sehen den Schmetterlingen zu, die zwischen den Sträuchern tanzen und gaukeln, und hören das fröhliche Zwitschern der Vögel. Sie fühlen sich leicht, entspannt und glücklich. Dies ist ein Ort, an dem Sie immer bleiben könnten. Alles ist so friedlich, und Sie fühlen sich innerlich und äußerlich völlig gelöst.

Während Sie weitergehen, kommen Sie schließlich an ein kleines Rasenstück, auf dem zwei elegante, bequeme Stühle einander gegenüberstehen. Sie setzen sich in einen der Stühle, schließen die Augen und warten. Sie wissen, daß jemand kommen wird.

STUFE 3: DEM INNEREN MAGIER BEGEGNEN

Sie spüren jetzt die Gegenwart eines strahlenden Wesens, das sich aus der Ferne nähert. Ihr Herz beginnt in erregter Vorfreude schneller zu schlagen, und Sie spüren ein mächtiges »Ja!« im Inneren, während dieses Wesen näher kommt. Sie hören das Rascheln von Gewändern – jemand geht über den Rasen, dann ist einen Augenblick Stille, als der Betreffende stehenbleibt und sich dann sacht in den Ihnen gegenüberstehenden Stuhl setzt.

Plötzlich erkennen Sie: Dies ist mein Führer, mein höheres Selbst, das mich in meine eigenen verborgenen Kräfte initiieren wird. Dies ist derjenige, den ich erwartet habe. Dies ist der Spiegel meines eigenen magischen Selbst. Dies ist mein innerer Magier.

Dann öffnen Sie langsam die Augen und blicken das Ihnen gegenübersitzende Wesen an. Vielleicht sehen Sie am Anfang kaum mehr als ein helles Licht, einen schimmernden Glanz – golden, silbern oder in den Farben des Regenbogens; wenn sich jedoch Ihre Augen an diesen Glanz gewöhnt haben, nehmen Sie allmählich die Gestalt dieses Wesens wahr.

Lassen Sie sich Zeit, lassen Sie das Bild Ihres inneren Magiers langsam Umrisse annehmen. Lassen Sie die Einzelheiten langsam und in einer natürlichen Weise deutlich werden. Dies ist Ihr Freund, Ihr Verbündeter, der Ihnen helfen wird, die Kunst der sexuellen Magie zu erlernen.

STUFE 4: DIE PRÜFUNG DURCH DIE VIER ELEMENTE

Wenn Sie die Gestalt klar erkennen können, dann spricht Ihr innerer Magier zu Ihnen:

»Ich bin gekommen, um dir bei deiner Initiation als Magier beizustehen. Bist du bereit, dich der Prüfung durch die vier Elemente zu unterziehen?«

Sie nicken und erheben sich. Der Magier nimmt Sie an der Hand und führt Sie auf einen freien Platz zwischen einigen Bäumen. Hier werden Sie geprüft werden, hier müssen Sie die Herausforderung durch die vier Elemente bestehen.

Feuer

Der innere Magier macht eine kurze Geste, und plötzlich lodern überall Flammen auf, die sich als eine riesige Feuerwand vor Ihnen aufbauen. Die Hitze ist so intensiv, daß sie beinahe Ihr Gesicht versengt.

Ihr innerer Magier spricht: »Tritt in das Feuer und unterwirf dich deinem inneren Feuer, deiner Leidenschaft. Dies ist deine Mut-Initiation.«

Sie gehen langsam auf die Flammen zu und haben die ganz konkrete Möglichkeit vor Augen, daß Sie lebendig verbrennen müssen. Dann springen Sie, einem plötzlichen Impuls gehorchend, in die Flammen, und in diesem Augenblick spüren Sie, wie in Ihnen ein inneres Feuer auflodert. Jetzt ist überall nur noch Feuer, innen und außen, das Sie reinigt, stärkt, heilt. Dieser feurige Augenblick ist zeitlos, ewig, als wenn Sie nie etwas anderes gewesen wären als eine reine Flamme des Seins ...

Dann nehmen Sie plötzlich wahr, daß Sie durch das Feuer hindurchgegangen sind, und der innere Magier steht wieder vor Ihnen und heißt Sie willkommen.

Luft

Ihr innerer Magier macht wiederum eine Geste, und Sie stehen jetzt auf einem hohen Berg auf einem winzigen Felsvorsprung über einem tiefen Abgrund. Der Magier spricht: »Springe hinaus und entdecke deine innere Räumlichkeit. Dies ist deine Initiation in die Freiheit.«

Sie lassen sich vertrauensvoll fallen, springen in das Unbekannte, stürzen sich von der Felskante und überantworten sich der Luft. Sie spüren jetzt, wie ein Sturmwind Ihren Körper durchbraust, und es ist, als wenn Ihr Körper sich in Luft auflösen würde. Sie stürzen, Sie fliegen, Sie verschwinden. Sie haben sich noch nie so frei, so weit gefühlt. Dieser Augenblick der Auflösung in Luft scheint sich ewig zu dehnen …

Allmählich verlangsamt sich Ihr Flug, als wenn Sie an den Schnüren eines Fallschirms hingen, und Sie landen sicher auf der Erde. Ihr innerer Magier erwartet Sie schon.

Wasser

Wiederum macht Ihr innerer Magier eine Geste, und Sie sehen, daß Sie von einem wilden, unermeßlichen, unergründlichen Meer umgeben sind.

Der Magier spricht: »Stürze dich in das Meer und entdecke die Formlosigkeit. Fließe und löse dich auf im Ozean des Lebens. Dies ist deine Initiation in die Liebe.«

Suche nicht nach Meistern. Du selbst bist der Meistermagier in deinem Leben.

THE BOOK OF MAGIC

Eine mächtige Welle türmt sich vor Ihnen auf. Sie stürzen sich hinein und werden von einem wirbelnden, endlos strömenden Wasser fortgerissen, das kein Ufer, keine Grenzen kennt. Sie entspannen sich und spüren, daß Ihr Körper mit den untermeerischen Strömungen zu fließen und zu tanzen beginnt, als wenn Sie flüssig, wäßrig, formlos werden würden. Sie haben sich noch nie so offen, so an Bewegung und Wandel hingegeben, so von Liebe zum endlosen Strom des Lebens ergriffen gefühlt. Auch dieser Augenblick wird zeitlos, ewig…

Dann spüren Sie wieder die weiche Berührung der Erde unter Ihren Füßen, und das Wasser weicht zurück. Sie stehen am Eingang einer tiefen, dunklen Höhle.

Ihr innerer Magier erwartet Sie.

Erde

Ihr innerer Magier weist auf einen Tunnel vor Ihnen und fordert Sie auf: »Versinke in die Erde. Lasse dich von deinem Körper zu den Wurzeln des Lebens geleiten. Dies ist deine Kraft-Initiation.«

Sie gehen in den feuchten, schoßähnlichen Tunnel. Es herrscht völlige Finsternis, Sie können nichts sehen und werden nur von Ihrer Intuition geleitet. Sie spüren, wie der Tunnel enger wird. Sie spüren, wie sich die reiche, dunkle Erde fester um Sie schließt.

Sie nehmen dabei wahr, wie Ihr Körper schwer, dicht, erdhaft wird. Sie werden eins mit der Erde. Sie sind zur Erde zurückgekehrt, zum Boden des Lebens selbst. Sie ruhen in der ewigen, ursprünglichen, schoßähnlichen Stille der Erde...

STUFE 5: EMPFANG DES TALISMANS

Plötzlich, wie beim Erwachen aus einem Traum, fühlen Sie die sanfte Berührung einer Hand auf Ihrer Stirn. Sie öffnen die Augen und sehen, daß Sie wieder in Ihrem Heiligtum sind und Ihrem inneren Magier gegenübersitzen, der lächelnd zu Ihnen sagt: »Ich verneige mich vor der Kraft deines Entschlusses, dich als Magier zu erkennen. Nimm dieses Geschenk von mir. Es soll dein Talisman, dein Glücksbringer, sein. Er symbolisiert die unsichtbare, universelle Intelligenz, die in allen Dingen verborgen liegt. Nimm ihn in die Hand, wenn du mich brauchst, und ich werde bei dir sein.«

Ihr innerer Magier gibt Ihnen den Talisman. Sie halten ihn dankbar in Ihren Händen und spüren seine Kraft und sein Licht. Vielleicht ist es ein bestimmter Stein, ein Kristall, ein Anhänger oder ein Schmuckstück. Schauen Sie, was es ist.

Führen Sie den Talisman langsam zu Ihrem Herzen, und lassen Sie ihn in Ihre Brust einsinken, so daß er Teil von Ihnen wird.

Danken Sie Ihrem inneren Magier. Blicken Sie dem Magier einen Augenblick still in die Augen. Dann stehen Sie beide auf und kommen in einer innigen Umarmung zusammen.

Spüren Sie bei dieser verschmelzenden Umarmung, daß Sie mit Ihrem inneren Magier eins werden. Lassen Sie diese geheimnisvolle Vereinigung geschehen. Jetzt wissen Sie: Ihr innerer Magier ist niemand anders als Sie selbst. Sie haben jetzt die Kraft erlangt, in die Welt als Magier hineinzugehen; Sie sind fähig, sich der tiefsten, kreativsten Kräfte der Transformation zu bedienen, um in Ihrem Leben Erfolg und Harmonie zu schaffen.

STUFE 6: DAS MAGIERGEWAND ANLEGEN

Verlassen Sie jetzt langsam den Garten, das Heiligtum, und kommen Sie in Ihre eigene Welt, in diese Welt, in diesen Raum zurück. Nehmen Sie einen tiefen Atemzug, strecken Sie sich wie eine Katze, und erwachen Sie aus dieser geführten Visualisierung.

Setzen Sie sich aufrecht. Wenn Sie bereit sind, stehen Sie auf, und gehen Sie zu Ihrem Magiergewand. Bringen Sie es feierlich und in Würde in die Mitte Ihres magischen Kreises, und legen Sie es an. Dieses magische Gewand ist das Symbol Ihrer Initiation in die Magie.

Nehmen Sie die Magier-Haltung ein, und sprechen Sie dreimal:

»Ich, ____________ (Ihr Name), bin der Magier!«

Erzählen Sie Ihrem Partner von Ihrer inneren Reise. Wenn Sie alleine sind, sollten Sie darüber in Ihr Tagebuch schreiben.

Hinweise

Wenn Sie Ihrem inneren Magier begegnen, können sich Dinge ereignen, die ich oben nicht beschrieben habe. Diese geführte Visualisierung kann ähnlich wie Träume die Tür zu unerwarteten Botschaften und intuitiven Erkenntnissen aus dem Unbewußten öffnen. Nehmen Sie diese Lehren an.

Wir wollen die Liebe zu einer Kunst machen, und wir wollen wie Künstler lieben.
MARIANNE WILLIAMSON

So erlebte zum Beispiel Roberta, eine Teilnehmerin an einem meiner Kurse, ein sexuelles Ritual mit dem Gott Pan. Sie berichtet:

»Als ich im Heiligtum meine Augen öffnete, sah ich nach der Initiation in die vier Elemente vor mir das unverkennbare Bild Pans. Er lächelte und streichelte seinen riesigen aufgerichteten Penis. Zunächst wies ich dieses Bild zurück und schloß die Augen; ich dachte: ›Dies ist nicht der innere Magier, den ich gesucht habe.‹

Dann aber sagte ich mir: ›Er ist ein Wesen, das seine Sexualität akzeptiert, sein Recht auf Genuß‹, und eben dies war mir immer sehr schwergefallen.

Ich fragte mich: ›Wäre es nicht an der Zeit, daß ich mich der Lust hingebe? Wie lange soll ich noch warten?‹ Mit diesem Gedanken gab ich mich irgendwie dem Bild Pans hin, der mich für neue Erfahrungen öffnen wollte. Im nächsten Augenblick spürte ich Pans Penis, der sanft zwischen meine Schenkel glitt und den Eingang zu meiner Vagina berührte. Es war außerordentlich angenehm, aber ich konnte diese Empfindung nur einige Sekunden ertragen, bevor ich mich wieder abschloß.

Dann entspannte ich mich wieder. Ich erlaubte mir, mich zu öffnen, und wiederum spürte ich, wie sein Penis gegen meine Vagina drängte. Diesmal ejakulierte er nach wenigen Augenblicken kräftig, und sein Samen spritzte über meinen Bauch. Sein Penis war nicht in mir, aber ich spürte, wie die süße Energie in meinen Körper eindrang, meinen Bauch und mein Becken erfüllte, und dies war ein schönes Gefühl.

Ich entspannte mich wiederum, gab mich dem Genuß hin, und diesmal drang Pans Penis in mich ein und füllte mich aus. Einen Augenblick zögerte ich, aber dann beschloß ich, mich ganz dieser Erfahrung hinzugeben. Pans Penis schwoll in mir an und drang bis hinauf zu meinem Herzen. Ich fühlte mich ganz von diesem pulsierenden Penis eingenommen, und als er kam, war mein ganzer Körper mit seinem Samen erfüllt, der in allen meinen Gliedern prickelte, glimmte und sprühte.

Es war eine wunderbare Empfindung der Hingabe an meine eigene Lust und an den Tanz des Lebens. Als es vorüber war, wußte ich, daß ich in die sexuelle Magie initiiert war, aber auch, daß mit mir etwas sehr Heilendes geschehen war.«

DIE HEILUNG SEXUELLER WUNDEN

Nachdem Sie jetzt als Magier initiiert sind, ist die Zeit gekommen, sich in den Schmelztiegel des Magiers zu begeben und noch vorhandene Wunden und Energieblockierungen zu heilen, die den freien Strom Ihrer orgastischen Energie behindern könnten. Dieser wichtige Schritt auf dem Weg der sexuellen Magie ist das Thema des nächsten Kapitels.

3. Der Schmelztiegel des Magiers

Wenn ich meinem Seminarpublikum oder den Teilnehmern an einem Workshop die Kunst der sexuellen Magie vorstelle, bin ich immer wieder über die Vielfalt der Reaktionen erstaunt. Manche sehen hierin einen mystischen Pfad, der zu höheren, seligeren Bewußtseinsreichen führt. Andere stellen sich darunter einen Weg zu einer orgastischen, tantrischen Kommunion mit ihrem Geliebten vor. Manche verbinden damit unwillkürlich die Vorstellung von etwas Dunklem und Gefährlichem. Für andere beschwört sie das Bild unbeschränkter Macht herauf. Wieder andere sehen in ihr ein wirksames Verfahren der Selbstentwicklung und des persönlichen Wachstums.

Die Wahrheit ist, daß sexuelle Magie all dies und noch mehr sein kann. Wenn man sich auf die faszinierende Reise der magischen Selbstentwicklung begibt, ist es wichtig, das ganze Bild vor Augen zu haben, die sogenannte »dunkle Seite« Ihrer inneren Pilgerfahrt ebenso zu erkennen wie die helle.

Wie ich schon gesagt habe, ist ein sexueller Magier jemand, der die Kunst beherrscht, durch die Kanalisierung sexueller Energie in erweiterte Bewußtseinszustände einzutreten. Ein Zugang zu solchen Zuständen ist aber praktisch nur dann möglich, wenn wir uns auf diesem Wege auch der dunklen Seite von uns selbst, unserer »Schattenseite«, stellen. Man könnte beinahe sagen, daß wir vor dem Aufstieg in die Reiche der himmlischen Wonne und Erleuchtung zuerst in die Unterwelt absteigen und uns mit den Dämonen auseinandersetzen müssen, die in den unteren Stockwerken, im Unbewußten unserer Seele hausen. Sonst könnte es geschehen, daß die Dämonen, sobald wir unsere Schutzwälle preisgeben, ihre häßlichen Häupter erheben und unseren Flug zu Magie und Wonne zunichte machen.

Um herauszufinden, wer oder was diese Dämonen sind und warum sie sich im unteren Stockwerk niedergelassen haben, möchte ich Sie bitten, einmal darüber nachzudenken, wie die Magie üblicherweise in Fiktion und Phantasie dargestellt wird, in Romanen, Kino, Fernsehen und so weiter.

Ein Lieblingsthema solcher magischer Geschichten ist die Gier »Böser« nach übernatürlicher Macht. Diesen Menschen ist jedes Mittel recht, um magische Macht zu erlangen, und sie werden als Wahnsinnige dargestellt, die von irgendeiner krankhaften Besessenheit ergriffen sind.

Das Stereotyp dieser besonderen magischen Spezies ist meist der Megalomane mit irrem Blick, struppigem Haar und einem schweren ausländischen Akzent, der dämonische Kräfte aufruft, um einen großen Teil der zivilisierten Welt zu vernichten. Derweilen harrt eine hilflose sinnliche Schönheit gefesselt und geknebelt in irgendeinem Winkel ihres furchtbaren Schicksals in den Händen dieses machtbesessenen Magiers.

Die menschliche Liebe ist ein edler Ersatz für die göttliche Liebe, und die Macht der Liebe dient als Brücke zwischen der Welt der Erscheinungen und dem Reich des Spirituellen.

JEAN HOUSTON

Aber noch ist nicht alles verloren: Die Welt mitsamt dem Mädchen wird durch das rechtzeitige Eingreifen eines außerordentlich gutaussehenden und heldenhaften »Guten« oder »weißen Magiers« gerettet.

Kulturelle Archetypen, die diesen Kampf zwischen Schwarzer und Weißer Magie illustrieren, sind Comic-Gestalten wie Batman und die bunte Schar seiner Feinde wie zum Beispiel Joker. Die vielleicht beste – und sicher bekannteste – Wiedergabe dieses mythologischen Kampfes war in den letzten Jahren die Filmtrilogie *Krieg der Sterne*, in der der finstere Schwarzmagier *Darth Vader* in einem bösen Reich die Fäden zieht und versucht, den Helden und Weißen Magier *Luke Skywalker* auf die Seite des Bösen zu ziehen.

Für mich hat die Faszination, die Gestalten wie Darth Vader auf das Publikum ausüben, mit der weitverbreiteten Vorstellung zu tun, daß einer der wichtigsten »Dämonen«, die in unserem kollektiven »Untergeschoß« hausen, die

Neigung zum Machtmißbrauch ist. Diese Tendenz ist aber keineswegs auf die Magie beschränkt. Jeder weiß, daß auch der gutmütigste Angestellte oder Sekretär sich nach der Beförderung zum Chef sehr schnell in einen Tyrannen verwandeln kann, und diese anscheinend universelle Neigung könnte uns Lord Acton zustimmen lassen, wenn er sagt, daß »alle Macht korrumpiert, und absolute Macht korrumpiert absolut«.

Dies ist der Grund, warum viele Menschen vor der Magie Angst haben, denn Magie steigert die persönliche Macht ganz erheblich, und Macht ist ein zweischneidiges Schwert: Man kann sie kreativ oder destruktiv einsetzen.

Bedeutet dies, daß man jeden Versuch unterlassen muß, die geheimen Türen in uns aufzuschließen, die uns magische Macht verleihen, weil wir fürchten müssen, aggressives, manipulierendes und sonstwie schädliches Verhalten auszulösen?

Machen Sie Ihr Liebesspiel zu einem Gebet zwischen Ihnen, Ihrem Gott und Ihrem Liebsten. Sprechen Sie mit Ihrem Liebsten, wie Sie mit Gott sprechen würden, und lieben Sie ihn, wie Sie Gott lieben würden.

ELIZABETH KELLEY

Ich glaube nicht. Darüber hinaus bin ich auch der Meinung, daß Menschen, die wirklich an Magie interessiert sind, zu einem tieferen Verständnis ihres eigenen Inneren gelangen müssen, wenn sie sich von den Beschränkungen lösen wollen, die ein weit verbreiteter Aberglaube diktiert.

Die Neigung zum Machtmißbrauch ist keine Krankheit sui generis. Sie ist lediglich ein Symptom für ein tieferliegendes Problem. Nach meinen Erfahrungen mit Hunderten von Menschen, mit denen ich auf dem Gebiet des persönlichen Wachstums und der humanistischen Psychologie gearbeitet habe, ist der Wunsch, Macht über andere auszuüben, sie zu beherrschen und zu manipulieren, in Wirklichkeit nur eine Kompensation für eine innere Empfindung der Machtlosigkeit und Minderwertigkeit. Es ist eine äußerliche Demonstration der Stärke, um die tieferliegenden Empfindungen der Unsicherheit zu verbergen.

Diese tiefliegenden Selbstzweifel sind die wirklichen Wunden, die geheilt werden müssen, wenn man ein weiser und mächtiger Magier werden will. Wenn wir mit uns selbst im reinen sind, wenn wir lernen, uns selbst zu lieben und zu akzeptieren, dann stellt sich das Problem eines Mißbrauchs magischer Kräfte gar nicht.

Wenn Teilnehmer an meinen sexualmagischen Workshops Befürchtungen äußern, daß »Dämonen« in ihrem Inneren losbrechen könnten, dann führe ich sie durch eine Reihe von Übungen, damit sie erkennen können, was wirklich geschieht.

Ein typisches Beispiel für die Ergebnisse einer solchen Selbsterforschung war die Erfahrung Rolands, eines jungen Mannes, der zum ersten Mal mit Magie experimentierte:

»Als ich meine Vorurteile ablegte und meine tiefsten Motivationen und Ängste betrachtete, war ich überrascht, einem ziemlich betrübt dreinblickenden Menschen zu begegnen, der in viele Bandagen eingewickelt war, auf einer Krücke daherhumpelte und keinesfalls irgend jemandem etwas zuleide tun konnte«, erinnerte sich Roland.

»Ich erkannte ihn sofort. Das war ich. Es war mein verwundetes Selbst, eine symbolische Darstellung aller Zweifel und Ängste hinsichtlich meiner selbst, die ich so viele Jahre vor anderen Menschen verborgen hatte. Als ich dieses verletzte Wesen ein wenig näher betrachtete, war ich zutiefst bewegt. Ich wollte ihm die Hände entgegenstrecken und ihm helfen, wieder gesund zu werden, denn ich sah, daß es unter seinen Verbänden nur ein kleiner Junge, ein hilfloses, verletztes Kind war.«

Rolands Vision des verwundeten Kindes ist sehr bedeutungsvoll, denn unsere persönlichen Dämonen haben, auch wenn sie in vielerlei Gestalt erscheinen – Machtgier, Zorn, Gewalttätigkeit, Habgier, Furcht, sexuelle Obsession, Verschlagenheit, Täuschung und so weiter –, ihre Wurzeln immer in negativen Erfahrungen unserer empfindsamen Kindheit. Damals, als wir noch sehr jung, empfindlich und verletzlich waren, geschah der Schaden. Dies war der Ursprung, der Anfang, die Ur-Verletzung.

Um Magier werden zu können, müssen wir diese Wunden anerkennen, uns ihnen zuwenden, sie an das Licht unserer Einsicht heben und heilen. Nur dann stehen uns unsere Energieressourcen zu magischen Zwecken zur Verfügung.

In diesem Kapitel werden Sie an Ihrer inneren Heilung arbeiten, damit Sie sich ganz unbeschwert der Praxis der sexuellen Magie widmen können, wenn Ihr innerer Magier einmal entwickelt und Ihre Wunden geheilt sind.

Verwundungen: Die gute und die schlechte Nachricht

Die gute Nachricht: Wir sind als Ekstatiker geboren. Als Babys sind wir offen, empfänglich, ganz auf unsere eigenen Gefühlsregungen abgestimmt. Wir sind orgastische Wesen, die sich in einem Zustand der Harmonie mit sich selbst und der sie umgebenden Welt befinden.

Die schlechte Nachricht: Dieser selige Zustand hat keinen Bestand. Innerhalb weniger Jahre verlieren wir die Verbindung zu unserer natürlichen Ekstase. Wir werden angespannt, verkrampft, ängstlich. Unsere Energie wird in künstliche Verhaltensmuster eingezwängt, die Liebe, Freude und Spontaneität hemmen. Wir verlieren unsere Unschuld. Wir werden aus dem Garten Eden unserer Kindheit vertrieben.

Warum geschieht dies? Robert Hoffman, Begründer des Hoffmanschen Quadrinitätsprozesses und Pionier der Erforschung der Ursprünge unserer negativen Verhaltensmuster sagt, daß wir alle letztlich an derselben Wunde leiden: einer intensiven Empfindung, nicht liebenswert zu sein. Hoffman meint, daß diese Empfindung schon in unserer Kindheit entstehe, und zwar weniger durch böse Absicht seitens unserer Eltern, sondern einfach deshalb, weil sie unter demselben Problem litten. Auch sie hätten das Gefühl, nicht liebenswert zu sein. Wenn sie aber selbst keine Liebe hätten, wie könnten sie uns Liebe geben?

Wenn Sie selbst in Ihre Kindheit zurückblicken, werden Sie möglicherweise vieles entdecken, wie Sie als Kind den Schmerz erfuhren, nicht geliebt zu werden: fehlende Aufmerksamkeit in wichtigen Augenblicken, Kritik, die hilfreich sein sollte, aber in Wirklichkeit verletzte, unausgesprochene oder offene Feindseligkeit zwischen Ihren Eltern, negative Vergleiche mit Geschwistern und so weiter.

Ein Kind ist so empfindlich und verletzlich, daß der durch solche Ereignisse ausgelöste Schmerz verheerende Folgen hat. Das Kind saugt solche negativen Botschaften wie ein Schwamm auf. Selbst wenn das Kind nicht direkt angesprochen wird, vernimmt es sie:

»Du wirst es nie zu etwas bringen.«

»Du machst immer alles falsch.«

»Dich kann man nicht gern haben.«

»Du sollst dich nicht immer da unten anfassen. Schäme dich.«

»Deine Schwester konnte alles viel besser.«

»Dein Bruder stellt sich nicht so dumm an.«

»Du taugst einfach nichts.«

Solche Erfahrungen haben wir alle. Wenn das Kind den Schmerz erfährt, nicht geliebt zu werden, nicht so akzeptiert zu werden, wie es ist, löst dies einen Schockzustand aus. Es zieht sich körperlich, emotional und energetisch in einem instinktiven Reflex zusammen, um den Schmerz zu stillen. Muskeln verspannen sich, Gefühle erlöschen, der Energiestrom wird behindert oder blockiert. Wenn sich solche Verwundungen häufig wiederholen, wird dieser Zustand der Zusammenziehung chronisch.

Weil das Kind verzweifelt versucht, die Liebe seiner Eltern zu erringen, verleugnet es bald seine wahre Identität, schämt sich dafür, so zu sein, wie es ist, und versucht, so zu sein wie das »ideale Kind«, wie der große Bruder oder die große Schwester, wie der Held aus dem Geschichtenbuch oder das Kind aus der Nachbarschaft. Dadurch entfremdet es sich noch mehr von sich selbst, seinen Gefühlen, seinen natürlichen Energiequellen.

Blockierung des Stroms der Sexualflüssigkeiten

Die Prüfungen und Traumata unserer Kindheit haben einen nachhaltigen Einfluß auf unser Verhalten als Erwachsene, vor allem in dem empfindlichen Bereich der Sexualität. So beschließen Sie zum Beispiel eines Abends, mit

Ihrem/Ihrer Liebsten zu schlafen, und zunächst geht alles wunderbar. Die Sexualflüssigkeiten fließen, die Wonnen werden immer intensiver, und Sie genießen beide das Liebesspiel, das sich zwischen Ihnen entwickelt.

Dann geschieht irgendeine Kleinigkeit – das falsche Wort, die falsche Bewegung oder Geste, eine Ablenkung durch das Klingeln des Telefons oder ein Geräusch in einem anderen Zimmer, und plötzlich bricht die ganze elektrische Spannung Ihrer vereinigten sexuellen Energien zusammen. Man liegt sich noch in den Armen, doch hat eine unsichtbare Hand den Strom abgeschaltet. Durch eine anscheinend ganz triviale Ursache hat sich die ganze Stimmung, die ganze sexuelle Atmosphäre plötzlich verflüchtigt.

Kennen Sie das? Wenn ja, dann sind Sie nicht allein: Dies ist eines der häufigsten Probleme der Paare, mit denen ich arbeite.

Durch die liebevolle Annahme der ganzen Bandbreite unserer göttlichen und menschlichen Erfahrungen können wir den Riß zwischen Geist und Form in uns selbst und in der ganzen Welt heilen.
SHAKTI GAWAIN

In Unkenntnis der Ursachen geben viele Liebespartner dem anderen die Schuld, oder sie fühlen sich persönlich verantwortlich und versinken in Selbstvorwürfen. Die Wahrheit ist aber, daß niemand schuld ist. Es muß den Partnern klargemacht werden, daß eine innere Wunde berührt wurde, wodurch die Energiekanäle blockiert wurden, durch die ihre Sexualflüssigkeiten fließen.

Eine weitere häufige Manifestation einer Verwundung geschieht in Form negativer Haltungen, die auftreten, wenn zwei Menschen sich lieben wollen. Solche Haltungen sind zum Beispiel Ängste wie »Ich werde sie nicht erregen können« oder »Ich kann ihn nicht in Fahrt bringen« oder »Es wird nicht der große Genuß sein, weil ich zu müde bin«. Solche und ähnliche Entschuldigungen und Vorstellungen erzeugt unser Geist, um eine tiefliegende Furcht zu beschönigen, daß »es« nicht klappen wird.

Viele Menschen sind über diesen sabotierenden seelischen Mechanismus irritiert und frustriert, denn sie wollen mit ihrem Partner schlafen, sie freuen sich auf eine lustvolle Erfahrung, und dann tauchen diese negativen Haltungen genau dann auf, wenn sich sexuelle Vorfreude und Lust zu regen beginnen. Sie wissen nicht, daß die erwachende sexuelle Energie tiefliegende Selbstzweifel und Ängste weckt, die sie seit ihrer Kindheit mit sich herumtragen.

Diese sexuellen Blockierungen und negativen Haltungen, die aus der Schattenseite unseres Wesens auftauchen, müssen geheilt werden, wenn man Zugang zu seiner vollen sexuellen Energie finden und diese in Magie überleiten will.

Ganzheitliche Sichtweise der Magie

Natürlich gibt es viele Menschen, die sexuelle Magie praktiziert haben, ohne ihren Dämon, ihre Schattenseite zu heilen. Wenn ich an manche der bekanntesten Sexmagier wie zum Beispiel Pascal Beverley Randolph und Aleister Crowley denke, dann wird deutlich, daß sie ihre magischen Kräfte zumindest teilweise als eine Form der Kompensation für einen unaufgelösten inneren Konflikt oder für ein Minderwertigkeitsgefühl entwickelt haben, das sie nicht wahrnehmen wollten.

Hier besteht die Gefahr, daß jemand Magie-süchtig wird, um sich ein Machtgefühl zu verschaffen, das ihm sonst fehlt. Crowley wies ganz ausgeprägte Züge einer Suchtpersönlichkeit auf, und zwar sowohl hinsichtlich seiner sexuellen Ausschweifungen wie auch seiner Verwendung von Drogen, um erweiterte Bewußtseinszustände aufrechtzuerhalten. Randolph andererseits versank in Depression und Verzweiflung, nachdem seine magische Organisation in der Öffentlichkeit negativ aufgenommen worden war, ein Anzeichen, daß er seinen Status als Magier brauchte, um einen tieferen Mangel an Selbstwertgefühl zu kompensieren.

Richtig praktizierte sexuelle Magie ruht auf einem ganzheitlichen Verständnis des Lebens, das Körper, Herz, Seele und Geist integriert und alle Aspekte der menschlichen Seele annimmt und heilt, so daß keine Notwendigkeit besteht, die Magie als Krücke für das Selbstwertgefühl oder das Wohlbefinden zu benutzen. Die Reise in die sexuelle

Magie wird statt dessen zu einer authentischen Geste der Selbsttransformation.

Auf dieser ganzheitlichen Grundlage kann sexuelle Magie die Tür zum, wie ich es nenne, »Hohen Sex« öffnen, der Kunst, in natürlicher Weise »high« zu werden, wobei es zu einer Steigerung des Bewußtseins kommt, so daß die Sexualität schließlich zu einer Äußerung des Geistes wird. In dieser Weise lernt man die Kunst, den Geist wieder in die Sexualität zu bringen. Dies ist wahre Magie.

Geschlechtsrollen: Selbstvergewaltigung und gestreßte Liebhaber

Erlernte Geschlechtsrollen bringen viele negative Erfahrungen mit sich, die erhebliche Auswirkungen auf unsere Lust- und Orgasmusfähigkeit haben.

Ein sehr häufiges negatives Verhaltensmuster bei Frauen ist die Neigung, die eigenen sexuellen Empfindungen zugunsten des Mannes zurückzudrängen, insbesondere um das Ich des Mannes zu unterstützen, das Bewußtsein seiner Männlichkeit und Potenz. Dies geschieht allerdings auf Kosten des Liebesgenusses der Frau. Dadurch wird zwangsläufig der natürliche Fluß der weiblichen Sexualenergie gestört und die Intensität des Orgasmus behindert.

Meine beruflichen Erfahrungen sagen mir, daß die häufigsten Ursachen einer sexuellen Verwundung bei Frauen Vergewaltigung, Inzest, sexueller Mißbrauch als Kind oder Unterdrückung durch einen aggressiven Freund oder Mann sind. Selbst wenn die Frau ja sagt zum Geschlechtsakt, schafft sie sich noch Probleme. Man kann ganz allgemein sagen, daß jede Frau, die es zuläßt, daß der Mann gewaltsam oder vorzeitig in sie eindringt, ihren eigenen Rhythmus und Genuß ignoriert und eine Art Selbstvergewaltigung begeht, die die Empfindlichkeit ihrer Genitalien beeinträchtigen und ihr orgastisches Potential verringern kann.

Damit Sie nicht den Eindruck haben, daß Mannsein im Vergleich zu den Bedrohungen des Frauseins ein Honiglecken ist, haben mehrere männliche Autoren in den letzten Jahren überzeugende Argumente vorgebracht, daß das Gegenteil der Fall sei, indem sie auf die Fülle männliche Sexualprobleme aufmerksam machten.

Bernie Zilbergeld sagt in seinem Buch *Männliche Sexualität*, daß Männer in unserer Kultur eine gefährliche Gratwanderung unternehmen müssen, wenn sie sich die Empfindung ihres Mannseins erhalten wollen. Er führt aus: »Eine Kleinigkeit genügt, vielleicht nur ein einziges Versagen oder ein Zeichen der Schwäche, und man büßt seinen Platz im illustren Kreis der Männer ein.«

Zilbergeld läßt einige Männer zu Wort kommen. Ein Sechsunddreißigjähriger äußert sich wie folgt: »Es heißt immer, daß Mädchen es schwerer hätten, aber das können Sie mir nicht erzählen. Erwachsenwerden war die Hölle. Ständig unglaublicher Druck. Zwang zu guten Leistungen in der Schule, im Sport. Ich mußte das Image pflegen, ein wirklicher Mann zu sein, und durfte keiner Prügelei aus dem Wege gehen. Später mußte ich bei den Mädchen eine gute Figur machen und so tun, als ob ich alles über Sex wüßte und regelmäßig mit einem Mädchen schlief. Oft wünschte ich mir, die ganze Welt würde einfach verschwinden und mich in Ruhe lassen. Ich weiß nicht, was ich angestellt habe, aber es konnte jedenfalls nicht schlimmer sein.« Eine der häufigsten Formen einer männlichen Verwundung ist der, wie Zilbergeld es nennt, »gestreßte Liebhaber«, der Mann, der so sehr darauf bedacht ist, es »richtig zu machen«, daß er sich ganz verspannt, insbesondere im Bereich der Genitalien; er konzentriert sich nur auf seine Leistung im Bett und schneidet sich dabei von seiner wahren sexuellen Energie ab. Darüber hinaus ist in neuerer Zeit immer häufiger zu beobachten, daß Männer so sehr darauf bedacht sind, ihrer Partnerin einen Orgasmus zu verschaffen, daß sie ihr eigenes Vergnügen vergessen.

Der Verbrecher und der Polizist

Bevor wir uns spezifischen Mustern sexueller Verwundungen zuwenden, möchte ich zwei Berichte von Teilnehmern an meinen Workshops zur sexuellen Magie wiedergeben. Sie werden uns einen Blick auf das Gebiet erlauben, mit dem wir uns beschäftigen wollen.

Der erste Bericht handelt von George, einem siebenunddreißigjährigen Journalisten, der Schwierigkeiten in seiner sexuellen Beziehung zu Lynne hatte, seiner Partnerin bei der sexuellen Magie. Als ich in seiner Gruppe das schwierige Thema der sexuellen Verwundungen ansprach, gab er sofort sehr mutig zu, daß er beim Liebesspiel nie das Gefühl hatte, wirklich ganz dabeizusein. Wie schön es auch war, so hatte er doch immer das Gefühl, daß seine Energie irgendwie gedämpft, gestaut war. Georg meinte, daß dies nichts mit Lynne zu tun habe, sondern mit seinen eigenen Haltungen und seiner Erziehung.

Wer würde Liebenden ein Gesetz geben? Die Liebe ist sich selbst ein höheres Gesetz.

BOETHIUS
Trost der Philosophie

Während der nächsten Tage führte ich die Gruppe durch eine Reihe von Prozessen, durch die kräftige Energien im Becken erweckt und diese Energien im Körper zum Kreisen gebracht werden sollten. In der zweiten Nacht erwachte George etwa um 3.30 Uhr durch einen lebhaften Traum:

Er träumte, daß er mit einem Verbrecher kämpfte, der im Untergrund in einer Art Kanalschacht lebte. Der Verbrecher sprang ihn an, als er abends auf einer schlecht beleuchteten Straße ging, und sie rangen eine ganze Weile verbissen miteinander. Nach einiger Zeit glaubte George, daß er den Verbrecher überwunden und unter Kontrolle hätte, aber er hatte sich getäuscht. Sobald er den Verbrecher losließ, bedrohte er ihn wieder.

Plötzlich bemerkte George, daß am Ende der Straße ein Polizist stand. Er schrie um Hilfe, und der Beamte kam herbeigerannt. Der Verbrecher lief weg, und der Polizist verfolgte ihn. Dann drehte sich der Verbrecher jedoch plötzlich um, zog ein Messer, und George mußte entsetzt zusehen, wie er dem Polizisten die Kehle durchschnitt und dieser tot auf die Straße fiel. Nun mußte George erkennen, daß er dem Verbrecher schutzlos ausgeliefert war; er überlegte fieberhaft, was er tun könnte – und dann erwachte er.

George setzte sich im Bett auf, und sein Herz pochte vor Angst. Er atmete heftig und war in Schweiß gebadet. Er hatte das Gefühl, innerlich gespalten zu sein.

Als die Wirkung des Traums nachließ, legte er sich wieder hin, schloß die Augen und verspürte plötzlich eine Empfindung der Wärme in seinen Genitalien. Diese Wärme breitete sich über sein Becken und in seinem Bauch aus, wo sie einen scharfen Schmerz hervorrief, wie wenn ein Pfeil in seinem Magen stecken würde. Dieser Schmerz wurde so intensiv, daß er seine Freundin Lynne aufweckte. Sie massierte sanft seinen Magen, und nach wenigen Minuten hörte der Schmerz auf, aber zu seinem Bedauern auch die Empfindung der warmen, sich ausdehnenden Energie in seinen Genitalien.

Einige Tage später hatte George eine blitzartige Erkenntnis, als ihm klarwurde, daß der Verbrecher und der Polizist zwei widerstreitende Aspekte seiner sexuellen Energie waren. Der Polizist repräsentierte die strengen, puritanischen Haltungen, die durch seine fundamentalistische religiöse Erziehung in Texas entstanden waren, während der Verbrecher seine Sehnsucht symbolisierte, intensiv und ungehemmt seine Sexualität zu genießen.

Georges sexuelle Energie wurde in der Pubertät nachdrücklich verurteilt und unterdrückt, weshalb der Verbrecher im Untergrund leben mußte. George erkannte, daß der Verbrecher ihn keineswegs töten wollte, sondern mit ihm um sein Recht kämpfte, außerhalb der Kanalschächte zu leben. Aus dieser Perspektive war der Tod des Polizisten keine Bedrohung, sondern eine Befreiung, eine Chance, seine Sexualität anzunehmen – und daher auch die Empfindung der warmen Energie, die sich in seinem Becken ausbreitete.

Ich beglückwünschte George zu seinen Erkenntnissen und ermutigte ihn, mit den Übungen fortzufahren, die er

Liebe und Meditation sind wie ein paar Flügel. Kein Vogel kann auf einem Flügel fliegen, und doch versuchen die Menschen seit Jahrtausenden genau dies. Entweder sie entschieden sich für die Liebe und mißachteten die Meditation, oder sie wählten die Meditation und verwarfen die Liebe.

OSHO

im Workshop gelernt hatte, damit er seine sexuelle Energie noch besser befreien und ausdrücken könnte. Das Ergebnis war eine dramatische und dauerhafte Verbesserung von Georges Fähigkeit, sexuellen Genuß zu geben und zu empfangen.

Die Ehefrau und der Liebhaber

Meine zweite Geschichte handelt von Camille, einer einunddreißigjährigen französischstämmigen Kosmetikerin, und Mark, ihrem amerikanischen Mann. Sie kamen nach einer sehr intensiven emotionalen Situation zu mir, die dadurch entstand, daß sich Camille trotz ihrer Zuneigung zu Mark bei einem Besuch ihrer Familie in Südfrankreich mit einem anderen Mann eingelassen hatte.

Camille war von Jean-Paul völlig hingerissen, einem Freund ihres Bruders, und eines Abends konnte sie nach einem fröhlichen Abendessen im Haus ihrer Eltern seinen Avancen nicht mehr widerstehen.

»Ich hatte mich an diesem Abend so wunderbar amüsiert, und es schien alles nur ein harmloser Spaß zu sein«, erinnerte sich Camille. »Jean-Paul war raffiniert genug, mich in das Arbeitszimmer meines Vaters zu locken, und in den ersten Augenblicken einer freundschaftlichen Umarmung hatte er mir schon die Bänder meines Kleids an den Schultern gelöst und streichelte und küßte meine Brüste. Ich war halbnackt, bevor ich überhaupt wußte, was geschah. Ich spielte die Widerstrebende, aber ich wollte in Wirklichkeit nicht, daß er aufhörte. Ich war außerordentlich erregt. Mein Körper war von demselben sexuellen Prickeln durchflutet, das ich verspürte, als ich das erste Mal mit Mark zusammen war.

Ich war ein wenig betrunken, hielt aber Jean-Paul doch lange genug ab, um ihn zu bitten, ein Kondom zu benutzen. Er versprach mir dies; dann zog er mir meine restlichen Kleider aus, so daß ich völlig nackt war. In diesem Augenblick gab ich jegliche Zurückhaltung auf; ich schlang meine Füße um Jean-Pauls Taille und half ihm sogar, in mich einzudringen. Er war sicher kein besonders rücksichtsvoller Liebhaber, aber die Erregung dieses Augenblicks, mich im Haus meiner Eltern mit einem fremden Mann zu lieben, wobei noch nicht einmal die Tür verschlossen war, glich dies bei weitem aus.«

Am nächsten Tag flog Camille wieder nach Seattle, und Mark holte sie vom Flughafen ab. Zunächst hatte sie sich vorgenommen, ihm nichts zu sagen, doch auf der Heimfahrt wurde ihr das Herz so schwer, daß sie ihm unter Tränen die ganze Geschichte erzählte.

»Unglaubliche Empfindungen der Angst, der Scham und der Schuld überfielen mich, als ich ihm erzählte, was geschehen war«, sagte Camille. »Mark hörte schweigend zu, aber ich konnte sehen, wie tief betroffen er war. Ich fühlte mich doppelt elend, weil mir klar war, daß er mir sehr gefehlt hatte und daß ich sehr froh war, wieder zu Hause zu sein.«

Auf den ersten Blick geht es bei dieser Geschichte nicht um eine sexuelle Verwundung, sondern um einen flüchtigen sexuellen Impuls. Als ich jedoch Camille bat, Näheres zu erzählen, ergab sich allmählich ein anderes Bild.

Camille liebte Mark, aber sie mußte zugeben, daß sie beim Liebesspiel seit über einem Jahr keine sexuelle Erfüllung mehr erlebt hatte. Meist hatte sie das Gefühl, daß das Liebesspiel zu schnell vorüber war; sie hatte kaum die Zeit, richtig »abzuheben«, als ihr Mann schon wieder »gelandet« war.

Sie brachte es aber nicht über sich, mit Mark darüber zu sprechen. Statt dessen versuchte sie, Mark noch mehr zu Gefallen zu sein; sie sagte im Bett immer ja und hoffte, daß ihre eigenen Wünsche irgendwann doch einmal erfüllt werden würden. Dies geschah aber nicht. Sie spürte, daß Mark sie liebte, aber ihre sexuelle Frustration wuchs immer mehr.

»Es dauerte eine Weile, bis mir klarwurde, daß das Grundproblem meine Unfähigkeit war, Mark meine Wünsche zu offenbaren«, sagte Camille. »Mein Vater war sehr dominant und zudem gewalttätig, weshalb es praktisch unmöglich war, meinen eigenen Wünschen, Bedürfnissen und Meinungen jemals Gehör zu verschaffen. Ich gab es also auf, ihn um irgend etwas zu bitten, wobei ich andererseits versuchte, durch kleine Aufmerksamkeiten, die er schätzte, seine Anerkennung zu erringen.

Meine Mutter bot mir das Rollenmodell der stummen Unterwerfung, der Nachgiebigkeit gegenüber dem Mann, des stillen Leidens um des häuslichen Friedens willen, und es scheint, daß ich bei meiner Heirat mit Mark unbewußt dieselbe Rolle übernahm.«

Die einzige Möglichkeit, eine Versuchung loszuwerden, ist, ihr nachzugeben.
OSCAR WILDE

Bei ihren weiteren Erkundungen stellte Camille auch fest, daß sie vor Mark Angst hatte, obwohl er ein sanfter, rücksichtsvoller Mann war, der fast nie die Beherrschung verlor und niemals gewalttätig war. Auch dies führte sie auf ihre verwundete Beziehung zu ihrem Vater zurück.

Nachdem die Grundstruktur aufgedeckt war, konnte Camille mit Marks Hilfe in den Heilungsprozeß eintreten. Sie begann, über ihre sexuellen Bedürfnisse und Wünsche zu sprechen, und dies ermunterte auch Mark, seine Bedürfnisse unbefangener mitzuteilen. Nach einigen Wochen hatte sich eine neue Intimität zwischen ihnen entwickelt, begleitet von neuer sexueller Begeisterung.

Sie beschlossen auch, ein tantrisches Ritual zu durchlaufen, das ich ihnen zur Heilung ihrer sexuellen Wunden empfahl, und einander ihrer Liebe und gegenseitigen Unterstützung als magische Liebende zu versichern. Dieses wichtige und anspruchsvolle Heilungsritual, das ich den »Schamzerstörer« nenne, wird später in diesem Kapitel vorgestellt.

Negative Strukturen in sexuellen Beziehungen

Um Ihnen eine Vorstellung davon zu vermitteln, welche Verbindungen zwischen negativen Kindheitserfahrungen und dem Sexualverhalten des Erwachsenen bestehen, will ich nachfolgend einige typische Verwundungsmuster beschreiben. Diese Beispiele sind keineswegs erschöpfend – hierfür wäre ein eigenes Buch, vielleicht sogar mehrere Bände nötig –, doch geben sie Ihnen zumindest einige Hinweise, welche Kindheitserfahrungen Ihr Liebesleben im Erwachsenenalter beeinflußt haben könnten.

1. Reserviertheit beim Liebesspiel
Wenn Sie in einer Familie aufwuchsen, in der einer oder beide Elternteile lieblos waren (nicht da, wenn man sie brauchte, hatten keine Zeit, Ihnen zuzuhören, waren den ganzen Tag in der Arbeit), dann kann hieraus die Unfähigkeit entstanden sein, sich ganz der sexuellen Erfahrung hinzugeben.

Sie sind nur scheinbar am Liebesspiel beteiligt, während Sie geistig und seelisch distanziert sind. Sie haben nicht genügend Vertrauen in Ihren Liebespartner, um auf eine tiefere Ebene vorzudringen.

Um ganz in die köstlichen Empfindungen des Liebesspiels eintauchen zu können, muß man mit seinem/seiner Liebsten verschmelzen, und dies wird als bedrohlich empfunden, weil in Ihrer Kindheit alle Versuche, Ihr Herz zu öffnen, von den Eltern zurückgewiesen wurden, die nicht für Sie da waren. Daraus entstand eine Verletzung. Jetzt haben Sie das Gefühl: »Ich muß auf mich achtgeben; ich darf mich nicht zu sehr engagieren.«

2. Verleugnung Ihrer eigenen sexuellen Bedürfnisse
Wenn Sie als Kind von Ihren Eltern zurückgewiesen wurden, führt dies unweigerlich zu einem geringen Selbstwertgefühl.

Vielleicht wurden Sie als Mädchen geboren, und Ihre Eltern wollten einen Jungen. Vielleicht wurden Sie als Junge geboren, aber Sie erfüllten die Erwartungen Ihrer Eltern nicht. Das Kind spürt instinktiv, daß die Eltern von ihm enttäuscht sind, und es versucht, ihre Liebe durch ständige Hilfsbereitschaft, Dienstbarkeit und Verfügbarkeit wiederzugewinnen.

Im späteren Leben manifestiert sich dies als die Neigung, intensiv auf seinen Liebespartner einzugehen, während man die eigenen Bedürfnisse und Wünsche unterdrückt und es ignoriert, daß man selbst unbefriedigt ist. Im Schlafzimmer sagt man vielleicht: »Es macht nichts, wenn ich keinen Orgasmus habe«, oder »Wenn du heute nacht nicht mit mir schlafen willst, ist es schon in Ordnung«, während man sich in Wirklichkeit nach den höchsten Gipfeln der Leidenschaft und sexueller Erfüllung sehnt.

Dem Betreffenden fällt es schwer, emotionale Zuwendung von anderen anzunehmen. Es kann ein intensives Unbehagen ausgelöst werden, wenn man gelobt oder mit Liebe überschüttet wird.

3. Schwierigkeiten, Berührungen zuzulassen

Wenn man in einer Familie aufwuchs, in der Berührungen tabu oder die große Ausnahme waren, dann wird man vielleicht im späteren Leben Schwierigkeiten mit längerem sinnlichem Kontakt wie Umarmungen, Küssen oder sonstigem Austausch von Zärtlichkeiten und längerer körperlicher Nähe zu einem anderen Menschen haben. Wenn man beim Liebesspiel den Höhepunkt erreicht hat, zieht man sich sehr schnell zurück, oder man zwingt sich, körperlich nahe zu bleiben, während man seelisch auf Distanz geht.

Körperliche Intimität wird als belastend empfunden, wodurch auch andere Formen der Intimität zu Problemen werden. Ihre Abwehrstrategie besteht hier hauptsächlich in zur Schau gestellter Gleichgültigkeit. Letztlich sagen Sie dadurch immer noch zu Ihren Eltern: »Wißt ihr, es ist mir letztlich egal, wenn ihr mich nicht festhaltet. Es macht mir nichts aus.« Diese Haltung schafft einen Schutzpanzer, der für Ihren Liebespartner nur schwierig zu durchdringen ist.

4. Passiv und trotzdem süchtig beim Liebesspiel

Wenn man in einer familiären Umgebung aufwuchs, in der einem oft das Gefühl der Unzulänglichkeit gegeben wurde, entwickelt man möglicherweise ein sogenanntes »passives/süchtiges« Verhaltensmuster.

Wenn man in seiner Jugend immer wieder Dinge hören muß wie »Du wirst es nie zu etwas bringen, du taugst nichts, du versuchst es nicht einmal, du bist zu nichts zu gebrauchen«, dann gibt man es bald auf, Erfolg haben zu wollen, und zieht sich hinter eine Mauer der Passivität zurück. Im sexuellen Bereich sagt man selten, was man braucht oder möchte. Man überläßt alles dem Partner.

Gleichzeitig ist man süchtig nach immer mehr sexuellem Kontakt; man verlangt nach einer ständigen Wiederholung der sexuellen Erfahrung, weil man durch seine Passivität niemals zu voller Befriedigung gelangt. Dadurch wird man zum Sexsüchtigen, der für seinen Lustgewinn von seinem Partner abhängig und trotzdem unfähig ist, selbst die Initiative zu ergreifen oder sich Genuß zu »nehmen«.

Wenn man gut zuhört, kann man eine leise Stimme im Hinterkopf hören, die sagt: »War dies ein Zeichen? Wird er die Initiative ergreifen? Vielleicht warte ich noch ein wenig, bis es deutlich ist, was er möchte.«

5. Ich bin nicht gut genug

Dies ist eine so häufige Struktur, daß ich sie eine »Grundstruktur« nenne, aus der eine Unzahl selbstzerstörerischer Verhaltensweisen entstehen können.

Als Kind entwickelt man die Empfindung des »Ich bin nicht gut genug« als Reaktion auf die schmerzliche Erfahrung negativer Vergleiche mit anderen Kindern oder dadurch, daß man dem Idealbild eines Kindes, das den Eltern vorschwebte, nicht gerecht werden konnte.

Im sexuellen Bereich manifestiert sich dieses Grundmuster als die Unfähigkeit, um etwas zu bitten, das man gerne hätte (siehe Camilles Geschichte), aber auch als die Angst, sich seinem eigenen Vergnügen hinzugeben, weil man von vornherein überzeugt ist, daß es ohnehin nichts Besonderes sein wird.

Man hat eine tiefe Empfindung der Resignation, des »So ist es eben, es hat keinen Zweck, hieran etwas ändern zu wollen. Ich werde nie einen großartigen Orgasmus haben, und damit hat es sich«.

Man ist also gewohnheitsmäßig enttäuscht, wodurch man eine Märtyrerhaltung gegenüber dem Leben einnimmt. Man ist überzeugt, daß immer irgendwo eine sexuelle Katastrophe lauert, und man geht stets schon von vornherein von einem Scheitern aus.

6. Ängstlichkeit beim Liebesspiel

Wenn man in einer Familie aufgewachsen ist, in der eine Atmosphäre der Furcht und Angst herrschte, wenn die Eltern die Kinder schlugen oder einander anschrien, hat der Erwachsene oft Schwierigkeiten, sich in dem natürlichen Fluß des Liebesspiels zu entspannen.

Ein großer Teil der Energie wird dafür verbraucht, »es richtig zu machen«. Man ist überaktiv und so sehr mit der »Technik« beschäftigt, daß das Liebesspiel etwas Mechanisches und Erzwungenes bekommt. Es kann auch zu einer Obsession werden, den Partner zum Orgasmus zu bringen, so daß das eigene Lustbedürfnis zu kurz kommt.

Selbst wenn der Partner in die Wonne tiefster Befriedigung getaucht ist, denkt man immer noch: »Ja, aber vielleicht hätte ich noch besser sein können, wenn: ...« oder »Nächstes Mal will ich noch daran denken, daß ...«

Man hat allgemein die Empfindung, daß man Hindernisse durchbrechen muß, um zur sexuellen Befriedigung zu gelangen. Bei Männern besteht die Tendenz einer vorzeitigen Ejakulation, weil sie einerseits einen starken Drang zur Entspannung haben und andererseits unfähig sind, die Erregung zu halten.

Wertlosigkeit: Ein Hindernis für die sexuelle Magie

In diesem Kapitel geht es hauptsächlich um die Heilung sexueller Wunden, um dadurch Ihre Orgasmusfähigkeit zu steigern. Es gibt jedoch noch einen anderen Grund, warum eine solche Heilung notwendig ist.

Eines der größten Hindernisse, mit dem derjenige zu tun bekommen kann, der seine persönlichen Zielsetzungen durch Magie erreichen will, ist ein unterschwelliges Gefühl der Wertlosigkeit, ein »Grundmuster«, daß man nicht gut genug sei, wie ich es oben beschrieben habe.

Diese Hürde ist sehr schwerwiegend, weil sie mehr als alles andere den magischen Erfolg verhindern kann.

Der Wunsch, sein Leben zu transformieren, mag noch so stark sein, die magischen Rituale und Zeremonien mögen noch so perfekt durchgeführt werden – wenn man in seinem tiefsten Inneren das Gefühl hat, daß man dasjenige nicht verdient hat, was man zu manifestieren versucht, dann sind alle magischen Anstrengungen umsonst.

Der Grund hierfür ist, daß die innere Kluft zwischen den eigenen Wünschen und demjenigen, was man sich wünschen zu dürfen glaubt, auch die eigenen Energien spaltet. Man wird dadurch gehindert, alle seine Energieressourcen für einen entschlossenen schöpferischen Akt der Manifestation aufzubieten. Ein Teil der Energie arbeitet der eigenen Vision entgegen und vereitelt alle Versuche, das gewünschte Ziel zu erreichen.

Dieses Problem wird dadurch verschärft, daß der Teil unserer Psyche, der unsere magische Vision vereitelt (»Es hat keinen Zweck, ich erreiche das nie«), unserer unmittelbaren Wahrnehmung meist entzogen ist, weil er in den Schichten unseres Unbewußten verborgen ist.

Den Schmelztiegel des Magiers schaffen

Wie heilt man diese Wunden, diese negativen Muster? Wie kann man beginnen, die Schäden zu beheben, die uns in unserer Kindheit zugefügt wurden?

Der erste Schritt besteht darin, einen ehrlichen und aufrichtigen Blick darauf zu werfen, wie diese negativen Erfahrungen sich in unserem Leben auswirken. Wir müssen die Augen dafür öffnen, wie wir uns selbst von unseren Gefühlen und unserer sexuellen Energie abgeschnitten haben, um uns vor Verletzungen zu schützen. Wir müssen den Mut aufbringen, zu einem spontaneren, natürlicheren, authentischeren Ausdruck unseres Wesens zurückzukehren.

Dies bedeutet, daß wir uns zu unseren Gefühlen bekennen und sie mitteilen, ausdrücken müssen, auch wenn es uns schwerfällt, weil wir uns beschämt oder verlegen fühlen. Wir müssen das Risiko eingehen, wieder verletzlich zu sein, durch die Schutzschichten unserer Panzerung hindurchgehen, darauf verzichten, auf »Nummer Sicher« gehen zu wollen, weil wir wissen, daß Sicherheit in diesem Zusammenhang gleichbedeutend mit einer emotionalen und sexuellen Abgeschnittenheit ist.

Nur dann, wenn wir solche Risiken eingehen, können wir wieder Verbindung mit unseren natürlichen orgastischen Energiequellen aufnehmen, sie erwecken und es zulassen, daß sie uns heilen und in Bewegung versetzen, die Freude zurückkehren lassen, uns Schritt für Schritt wieder mit dem ekstatischen Selbst verbinden, das wir vor unserer Ankunft auf dieser Welt waren, bevor uns diese kostbare Erfahrung verschlossen wurde.

Schließlich müssen wir auch verstehen lernen, daß jegliche Form eines gewohnheitsmäßigen Widerstands gegen Liebe, gegen Sexualität, gegen Lust letztlich ein Widerstand gegen unsere eigene wahre Natur ist.

Ich habe diesem Kapitel die Überschrift »Schmelztiegel des Magiers« gegeben, weil es Ihnen helfen soll, eine

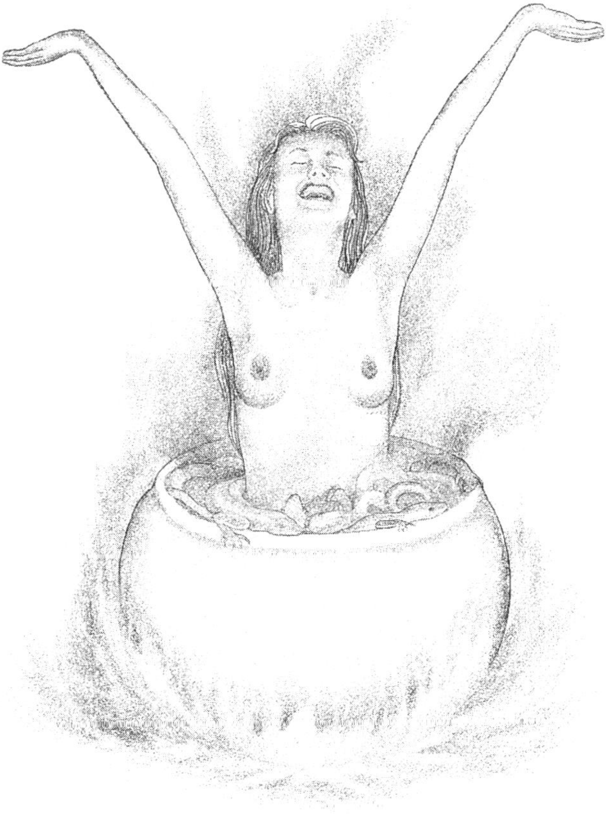

Der Reinigungs-prozeß: Die Heilung und Verwandlung von Verunreinigungen (in Gestalt von Eidechsen und Schlangen) in Licht und Klarheit.

intensive, »heiße«, provozierende Situation zu schaffen (ähnlich dem blubbernden Kessel der Hexe oder dem Ofen des Alchemisten), durch die Sie lernen können, alte Gefühle der Furcht, der Scham und der Schuld neu zu erfahren und dadurch Ihr sexuelles Potential zu Orgasmus und Magie freizusetzen.

Insbesondere soll Ihnen dieses Kapitel helfen, drei häufige Verwundungen zu heilen, die den Fluß Ihrer sexuellen Energie hemmen:

▷ Die Verleugnung Ihrer sexuellen Bedürfnisse.
▷ Die Tendenz, sich beim Liebesspiel nicht ganz hinzugeben.
▷ Die Empfindung, nicht gut genug zu sein.

Dieser tiefgehende, wirksame Prozeß wird in Form dreier Übungen durchgeführt, die aufeinander aufbauen.

Zunächst führe ich Sie zu der Erfahrung, wie Sie den magischen Zustand verankern können; Sie werden sich dabei erinnern, daß Sie in Ihrem Leben bereits magische Momente der Ekstase erlebt haben. Dies stärkt Ihren Mut, sich der Schattenseite Ihres Wesens zuzuwenden.

Als nächstes werden Sie gebeten, für Ihren Partner einen Striptease aufzuführen, den Mut aufzubringen, Ihren Körper in einer sexuellen, erotischen Weise zu zeigen, Empfindungen der Scham, der Schuld und der Furcht zu überwinden, die auf der Tatsache Ihrer Körperlichkeit und Sexualität beruhen.

Bei der Übung der Schamauflösung schließlich zeigen Sie Ihrem Partner mutig Ihre Genitalien und bringen dadurch alle negativen Empfindungen bezüglich Ihrer Geschlechtsorgane zum Vorschein. So werden Sie Heilung und Achtung erlangen.

Durch diese drei Übungen gelangen Sie in aufeinanderfolgenden Schritten vom Geist zum Körper und schließlich speziell zu den Genitalien. So erzeugen Sie einen intensiven alchemistischen Schmelztiegel für die magische Transformation und Heilung.

ÜBUNG: VERANKERUNG DES MAGISCHEN ZUSTANDES

Sinn und Nutzen

Schaffung einer breiten Basis positiver Erfahrungen, von der aus Sie negative Haltungen und Empfindungen erkunden können.

Bei bestimmten tantrischen Schulen gehört es zu den grundlegenden Lehren, daß der Suchende auf dem Pfad der Selbsttransformation angehalten werden soll, sich an ekstatische und magische Augenblicke zu erinnern, die er in seinem Leben bisher schon hatte.

Indem man sich solche Erfahrungen in die Erinnerung zurückruft, erzeugt man einen Zustand des Wohlbefindens, eine positive und unterstützende Haltung sich selbst gegenüber, wodurch man sich die Möglichkeit schafft, in weitere magische Zustände einzutreten.

Indem man eine positive frühere Erfahrung hier und jetzt in der Gegenwart verankert, bekommt man die Fähigkeit und die Kraft, sich ihr jederzeit wieder zuzuwenden; dies wiederum hilft, sich magisch, schöpferisch und voller Selbstvertrauen zu fühlen und eine positive Einstellung zu sich selbst und zu seiner Sexualität zu gewinnen. Darüber hinaus erlangt man durch das Wissen, daß man die Fähigkeit zur Ekstase hat, auch den Mut, sich mit weniger angenehmen Erfahrungen auseinanderzusetzen, denen man auf dieser Reise nach innen begegnen kann.

> In der Liebe geht es nicht um Bitten oder nicht Bitten. Liebe ist spontane Freude.
>
> ANONYMUS

Diese Übung hat die Form einer geführten Visualisierung. Sie führt Sie zu einem vergangenen Augenblick zurück, in dem Sie eine tiefe Befriedigung, eine tiefe Ekstase oder einen Augenblick großer Magie in Ihrem Liebesleben erfuhren.

Sie werden sich mit dieser magischen Erfahrung in Ihrer eigenen Weise verbinden. Dies kann auf einem kinästhetischen Weg durch Gefühle und Wahrnehmungen in Ihrem Körper sein. Es kann visuell durch geistige Bilder und Imaginationen geschehen. Es kann durch Gedanken oder durch Geschmacks- und Geruchsempfindungen geschehen. Wofür auch immer Sie sich entscheiden – Sie tun es auf Ihre Weise, und dann wird es richtig sein.

Vorbereitungen

- ▷ Diese Übung kann man allein oder mit einem Partner durchführen.
- ▷ Richten Sie Ihren magischen Kreis her.
- ▷ Tragen Sie Ihr Magiergewand.
- ▷ Wenn Sie möchten, können Sie die Anleitungen auf Band aufnehmen und bei der Übung abspielen.
- ▷ Sie können sich auch mit Ihrem Partner abwechseln und sich gegenseitig anleiten.
- ▷ Sie können die Anleitungen aber auch auswendig lernen, nachdem Sie sie mehrmals durchgelesen haben.
- ▷ Wenn Sie wollen, können Sie im Hintergrund eine leise, beruhigende Musik spielen lassen.
- ▷ Nehmen Sie sich für die Übung fünfzehn bis zwanzig Minuten Zeit.

Die Übung Treten Sie in Ihren magischen Kreis.

Setzen Sie sich bequem hin, schließen Sie die Augen, und beginnen Sie tief und langsam zu atmen. Spüren Sie bei jedem Atemzug, wie Sie Spannungen und seelische Unruhe loslassen.

Wenn sich Ihr Körper zu entspannen beginnt, stellen Sie sich vor, daß Sie im Kino sitzen und darauf warten, daß der Film beginnt. Sie sitzen vor einer leeren Leinwand, die Sie sich als neutrale weiße oder dunkle Fläche hinter Ihren geschlossenen Augen vorstellen können.

Atmen Sie tief, und seien Sie entspannt. Lassen Sie in Ihren Erinnerungen Bilder, Gefühle, Gedanken an ein besonders schönes Liebeserlebnis wach werden. Wenn Sie sich an kein solches Erlebnis erinnern können, denken Sie an einen anderen sehr sinnlichen, lustvollen Augenblick, den Sie entweder mit einem anderen Menschen oder alleine erlebt haben.

Machen Sie dieses Erlebnis zu einem wirklich magischen Moment, den Sie zutiefst genossen haben.

Gehen Sie Ihre Erinnerungen durch, bis Sie ein geeignetes Erlebnis gefunden haben.

Konzentrieren Sie sich auf diese schöne Erinnerung, und lassen Sie die Bilder dieses Erlebnisses auf der Leinwand vor Ihnen erscheinen.

Vielleicht waren Sie nackt in einem Feld oder an einem Fluß. War es in Ihren Flitterwochen oder bei Ihrem ersten sexuellen Erlebnis? Waren Sie im Urlaub am Meer und verliebten sich plötzlich in einen hinreißenden Fremden? Liebten Sie sich mit Ihrem Partner, ohne etwas Besonderes zu erwarten, als plötzlich »Funken sprühten«, als eine magische Synthese orgastischer Wonnen entstand?

Verbinden Sie sich mit einer Szene, die für Sie besonders bedeutungsvoll war.

Lassen Sie sich Zeit. Sie *haben* Zeit.

Während Sie dann die Szene auf der Leinwand vor sich betrachten, sehen Sie, wie Sie sich langsam von Ihrem Sitz im Kino erheben und auf die Leinwand zugehen. Sehen Sie, wie Sie vor der Leinwand stehen, sich dann in die Leinwand hineinbegeben und bei diesem köstlichen eroti-

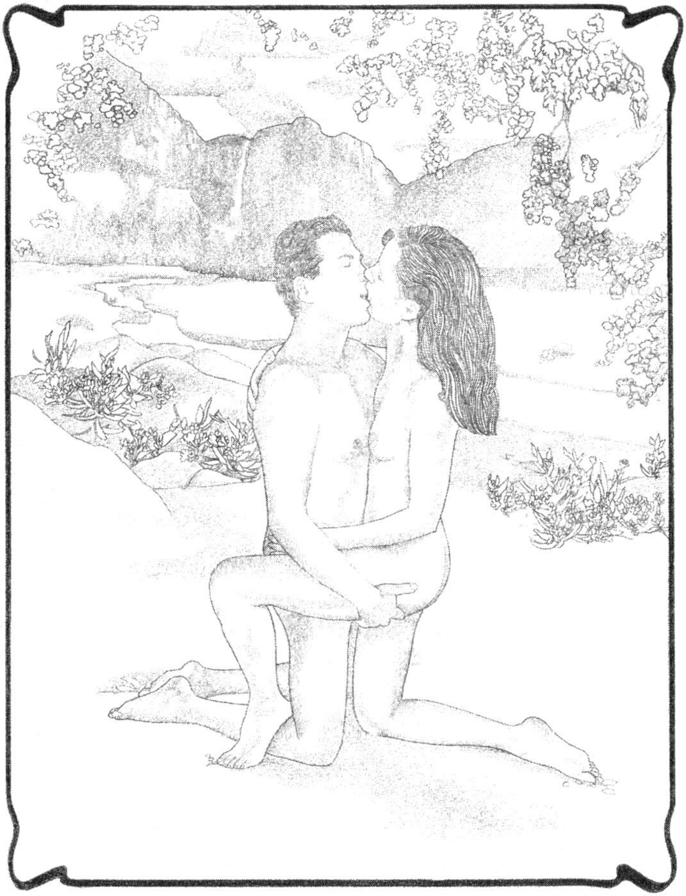

Atmen Sie tief, und entspannen Sie sich. Lassen Sie dann in Ihrer Erinnerung Bilder, Gefühle und Gedanken an einen besonderen Augenblick aufsteigen, in dem Sie liebevolle Sinnlichkeit empfanden.

schen Drama wieder zum Akteur werden, wieder daran teilnehmen, in diesem Augenblick.

Vertiefen Sie jetzt Ihre Atmung, und lassen Sie es zu, daß Sie ganz in diese Erfahrung dieses köstlichen Liebesaugenblicks hineingezogen werden.

Spüren Sie die angenehmen Empfindungen nochmals in Ihrem Körper, die Beschleunigung Ihres Pulses, das Drängen des Blutes in Ihren Adern, die elektrischen Ströme, die durch Ihre Geschlechtsorgane, Ihre Oberschenkel, Ihr Becken fließen.

Sehen Sie vor Ihrem inneren Auge, wie sich die Szene in lebhaften Details entfaltet. Beziehen Sie Ihre Umgebung mit ein … den Raum, die Landschaft … die Tageszeit, das flackernde Licht der Kerze, die Farben von Tüchern … die schöne körperliche Gestalt Ihres/Ihrer Liebsten.

Verbinden Sie sich mit den Geräuschen jenes Augenblicks: dem zärtlichen Liebesgeflüster … dem leisen Stöhnen und Seufzen … vielleicht vernehmen Sie noch die Musik, die gespielt wurde … oder die Laute der Vögel am Meer oder im Wald. Hören Sie alles nochmals. Es ist jetzt für Sie da. Genießen Sie es.

Nehmen Sie Verbindung mit den Gerüchen jenes Augenblicks auf. Den Duft der Haut Ihres Geliebten … die Räucherstäbchen, die brannten … den Geruch der Erde, als Sie im Gras oder im Wald lagen.

Dann die Geschmacksempfindungen: die Süßigkeit der Lippen Ihres/Ihrer Liebsten … die Küsse, das Wasser, das Sie tranken, die Früchte, die Sie aßen … den intensiven Geruch der Sexualflüssigkeiten, die Sie austauschten. Kosten Sie alles noch einmal.

Nehmen Sie alle diese sinnlichen, sexuellen Empfindungen an, und lassen Sie sich ganz von ihnen aufsaugen. Intensivieren Sie sie durch Tiefatmung. Erleben Sie die Magie noch einmal. Erleben Sie sie total. Wenn Sie bereit sind, wenn Sie das Gefühl haben, daß Sie ganz in diese erinnerte Erfahrung eingehüllt sind, dann berühren Sie mit der linken oder rechten Hand Ihren Körper an einer speziellen Stelle, die Ihnen jetzt richtig erscheint. Vielleicht berühren Sie Ihr Herz, Ihren Bauch oder Ihre andere Hand.

Spüren Sie jetzt die Berührung.

Lassen Sie diese Berührung zum Anker für die Erfahrung werden, die Sie sich so lebendig zurückgerufen haben.

Prägen Sie durch diese Berührung die Erfahrung in den neurologischen Schaltkreis Ihres Gehirns ein.

Lassen Sie diese Berührung zur Bekräftigung der Magie werden, die in Ihnen erweckt werden will. Konservieren Sie in dieser Berührung alle die Empfindungen der Liebe, so daß Sie diese Erfahrung durch die Berührung dieser speziellen Körperstelle jedesmal neu erwecken können, wenn Sie die Bekräftigung brauchen, daß Sie schon einmal Wonne, Ekstase, Magie erlebt haben.

Wenn Sie dann das Gefühl haben, fertig zu sein, holen Sie tief Atem, lassen Sie die Hand seitlich herabfallen, und lassen Sie die Bilder langsam verklingen. Kommen Sie langsam wieder zurück in diesen Raum, in diesen magischen Kreis, und öffnen Sie die Augen.

Schütteln Sie den Kopf und Ihren Körper, und bringen Sie sich in die Gegenwart zurück.

Tauschen Sie sich mit Ihrem Partner einige Minuten über die Erfahrung aus, die Sie soeben hatten. Wenn Sie alleine sind, halten Sie diese Erfahrung in Ihrem Tagebuch fest.

Schließen Sie mit einer Herz-zu-Herz-Begrüßung.

Hinweise

Nachdem Sie jetzt einen magischen ekstatischen Zustand verankert haben, haben Sie die Möglichkeit, ihn jederzeit wieder aufzurufen. Wenn Sie das Gefühl haben, es zu brauchen, dann setzen oder legen Sie sich einen Augenblick bequem hin, und berühren Sie Ihren Körper wie in der Übung beschrieben an derselben Stelle, an der Sie ihn zuvor berührt haben. Lassen Sie die Erfahrung wieder durch Ihren Körper, Ihren Geist und Ihre Gefühle fluten.

Diese Übung kann sehr hilfreich sein, wenn man sich nervös oder unsicher fühlt, und sie kann als Vorbereitung zu allen sexualmagischen Ritualen eingesetzt werden.

Solange der Mensch atmen kann und seine Augen sehen können, solange lebt dies und gibt dir Leben.
SHAKESPEARE
Sonett XVIII

Wenn ich Ihnen empfohlen habe, mit dem Partner über einen magischen Zustand zu sprechen, dann könnte dies zu einem heiklen Problem führen: Was ist, wenn Sie die Erfahrung, die Sie auf Ihrer »Leinwand« aufgerufen haben, nicht mit Ihrem Partner, sondern mit jemand anderem hatten?

Hier hängt viel davon ab, welcher Art die Beziehung ist und wie groß die gegenseitige Liebe und das gegenseitige Vertrauen sind. Um von vornherein Harmonie sicherzustellen, kann man zu Beginn der Übung absprechen, daß man sich auf magische Zustände beschränken will, die man miteinander erlebt hat. Wenn man auch Erfahrungen mit anderen Menschen einschließen will, kann man sich vorher darüber verständigen, daß man diese magischen Zustände in das Liebesspiel mit seinem jetzigen Partner einbringen will.

Drei Schlüssel zum Erfolg: Atmung, Bewegung, Laute

Bevor wir uns mit den beiden übrigen Übungen befassen, möchte ich Ihnen drei Schlüssel zum Erfolg bei diesen anspruchsvollen Übungen an die Hand geben:

1. Atmung: Atmen Sie stets tief in Ihren Bauch. Dadurch stellen Sie die Verbindung zu Ihren Gefühlen her.

2. Bewegung: Lassen Sie Ihren Atem Ihre Körperbewegungen dirigieren, so daß sie gleichsam von Ihrem Atem getragen werden. Dies hilft, die Wahrnehmung und Erregung über den ganzen Körper zu verbreiten.

3. Laute: Drücken Sie Ihre Empfindungen mit Ihrer Stimme aus. Dies weckt Ihre Lebensenergie und sagt Ihrem Partner, wie Sie sich fühlen.

Diese drei Schlüssel verleihen Ihnen die Energie, die Sie brauchen, um Schwierigkeiten zu überwinden und sexuelle Erregung zu erzeugen. Ich werde Sie noch bei vielen weiteren Übungen dieser Schulung an die drei Schlüssel erinnern.

ÜBUNG: STRIPTEASE FÜR IHREN PARTNER

Sinn und Nutzen

Diese wunderbar erotische, suggestive, amüsante und anspruchsvolle Übung dient vier Zwecken:

1. Sie gewöhnen sich daran, sich zu präsentieren – Ihren Körper, Ihre Sexualität, Ihre Schönheit.

2. Die Übung erzeugt in Ihrem Körper eine energetische Aufladung, die starke Emotionen, Erregung und Lust hervorruft.

3. Sie steigert die Wahrnehmung, daß man in seinem Körper zentriert und geerdet ist.

4. Sie entwickelt die Kunst der Verführung und bringt verborgene innere Fähigkeiten zum Vorschein – das schüchterne Mädchen wird zur Nutte, der Gentleman zum Gigolo.

Diese Übung besteht aus zwei Teilen, einem Aufwärmtanz und dem eigentlichen Striptease. Beim Striptease legen Sie alle Hemmungen ab, sich zu präsentieren. Sie sind verführerisch, verspielt, keß und erotisch.

Vorbereitungen

▷ Richten Sie Ihren magischen Kreis her. Machen Sie ihn groß genug, so daß Sie genügend Bewegungsfreiheit haben.

▷ Wählen Sie ein interessantes Thema für Ihren Aufwärmtanz vor Ihrem Striptease. Als Frau können Sie zum Beispiel als exotische Tempelgöttin erscheinen, die ein heiliges Ritual tanzt. Als Mann könnten Sie sich in einen Schamanen verwandeln, der nach Stammesrhythmen tanzt, oder in einen Rockstar mit unwiderstehlichem Sex-Appeal.

▷ Erfinden Sie eine Verkleidung, die zu Ihrem gewählten Thema paßt. Ein Tip: Tragen Sie sexy Kleider unter Ihrer Aufwärmkleidung, so daß Sie in einer schnellen und witzigen Weise zum Striptease übergehen können.

▷ Frauen können für ihren Striptease Federboas, Seidenunterwäsche, hohe Absätze, Strapse und kräftiges Make-up benutzen. Scheuen Sie sich nicht, sich wie eine Nutte herzurichten – dies kann Sie genau in die richtige Stimmung bringen. Für Männer kann es eine richtige Herausforderung sein zu beweisen, wie sexy sie aussehen können. Schlingen Sie sich bunte Schals um die Hüften, bemalen Sie Ihren Körper, tragen Sie einen Minislip, seien Sie schamlos.

▷ Denken Sie immer daran, daß Sie diese Übung nicht zu schnell durchführen dürfen. Erfahrene Stripteasetänzerinnen wissen, daß die Männer das Interesse verlieren, wenn ihre Hüllen zu schnell fallen. Dies gilt ebenso, wenn die Rollen vertauscht sind.

▷ Wählen Sie Ihre Musik sorgfältig aus. Sinnliche Klänge mit einem betonten Rhythmus, Bauchtanz-

oder sonstige exotische Musik schafft die richtige Stimmung.

▷ Das Publikum ist Ihr Partner. Sorgen Sie für einen Sitzbereich mit Kissen oder einem Sofa, so daß er/sie sich bequem zurücklehnen und zuschauen kann.

▷ Legen Sie vorab fest, wer von Ihnen den Anfang macht. Für die Darstellung dieser Übung nehme ich an, daß der weibliche Partner beginnt. Ich nenne sie Shakti, den Mann Shiva.

▷ Planen Sie für die Übung eines jeden Partners fünfzehn bis zwanzig Minuten ein.

Die Übung

STUFE 1: SHAKTIS AUFWÄRMTANZ

Shiva, treten Sie in den magischen Kreis, und setzen Sie sich, um den Tanz zu beobachten. Öffnen Sie Ihr Herz Ihrer Partnerin. Spüren Sie Ihre Erregung darüber, sie in einer neuen Rolle zu erleben: als Verführerin.

Shakti, wenn Sie bereit sind, treten Sie in den magischen Kreis, und beginnen Sie mit dem Aufwärmtanz. Beginnen Sie langsam; halten Sie die Augen zunächst geschlossen, damit Sie Verbindung mit Ihren inneren Empfindungen aufnehmen können. Nehmen Sie sich Zeit. Schwingen Sie mit der Musik mit.

Bewegen Sie Ihren Körper anmutig. Lassen Sie es geschehen, daß Sie Ihr Körper *werden*.

Wenn Sie sich nervös oder gehemmt fühlen, konzentrieren Sie sich auf Ihren Unterleib. Ihre Bewegungen sollen aus dieser Region kommen, in der der Schwerpunkt Ihres ganzen Körpers liegt. Tanzen Sie aus Ihrem Bauch. Bewegen Sie sich aus Ihrem Bauch.

Erzeugen Sie eine rhythmische Bewegung, die immer kraftvoller und intensiver wird. Benutzen Sie die drei Schlüssel, die ich oben erwähnt habe; lassen Sie Ihren Atem Ihre Bewegungen tragen und Ihre körperlichen Empfindungen steigern. Geben Sie Laute von sich – seufzen, stöhnen oder singen Sie.

Geben Sie sich schließlich ganz dem Rhythmus hin. Werden Sie wild, leidenschaftlich, selbstvergessen. Lassen Sie sich von Ihrem Tanz mitreißen, der Ihren Körper mit Energie auflädt.

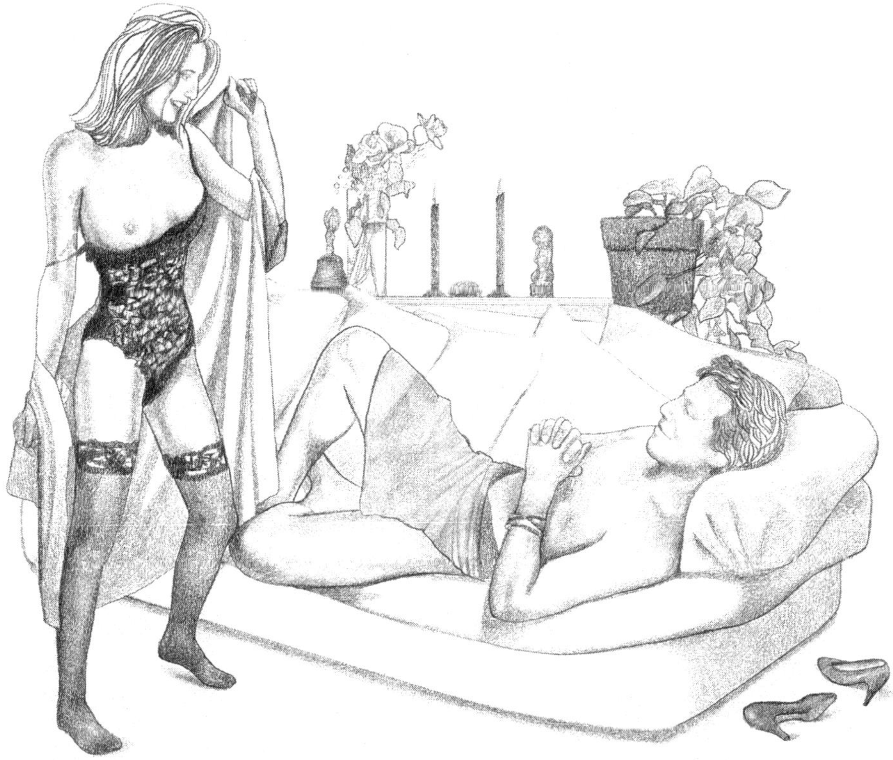

STUFE 2: SHAKTIS STRIPTEASE

Geben Sie der Sinnlichkeit in Ihrem Körper in einem Tanz, einem Striptease, Ausdruck.

Shakti, wenn Sie sich bereit fühlen, tanzen Sie einen erotischen, sexy Tanz. Dies kann langsam oder aber plötzlich geschehen, wie es Ihnen richtig erscheint.

Spüren Sie die Sinnlichkeit Ihres Körpers, wie er sich zur Musik bewegt; lassen Sie sich in eine Stimmung sexueller Vorfreude verführen. Lassen Sie Ihre Hände Ihren Körper unter den Kleidern streicheln. Spüren Sie die Weichheit des Stoffs auf Ihrem Körper. Spüren Sie die Wärme in Ihrem Bauch, in Ihrem Geschlechtsorgan.

Öffnen Sie die Augen, und sehen Sie Ihren Partner an, der Sie beobachtet. Vielleicht verspüren Sie Angst in Ihrer Magengrube. Machen Sie diese verhaltene Erregung zu einem Teil des Spiels. Tanzen Sie sich durch diese Angst hindurch. Vergessen Sie nicht, tief durch den

Mund zu atmen, und lassen Sie Ihren Atem Ihre Bewegungen tragen.

Wenn Sie in Stimmung kommen, entledigen Sie sich Stück für Stück Ihrer Kleider. Berühren Sie sich dabei erotisch, ziehen Sie den Reißverschluß Ihres Kleides langsam auf, und schälen Sie Ihre Pobacken langsam aus Ihrem Rock oder Ihrem Höschen.

Lassen Sie Ihre Finger sanft über Ihre Haut gleiten, während Sie ein Kleidungsstück nach dem anderen ablegen. Ziehen Sie langsam Ihre Strümpfe aus, schieben Sie sie Ihre Beine hinab, und werfen Sie sie spielerisch Ihrem Partner zu.

Spüren Sie die köstliche Empfindung, sich vor einem anderen Menschen zu entblößen. Lassen Sie alle Empfindungen der Verlegenheit, der Beschämung oder des Selbstzweifels zu, die aufkommen können. Versuchen Sie nicht, sie zu verbergen. Lassen Sie sie Teil Ihrer Vorführung sein. Genießen Sie den Kitzel der Entblößung, daß Sie etwas tun, was man verurteilt und Ihnen verboten hat.

Vielleicht haben Sie Zweifel, ob Ihr Körper vollkommen genug ist, daß Sie ihn so kühn zeigen können, aber es kommt hier nicht auf die Meinung der Gesellschaft an, was ein schöner Körper ist. Worauf es ankommt, ist Ihre Bereitschaft, sich so zu lieben und zu akzeptieren, wie Sie sind, und dies auszudrücken.

Halten Sie Ihre sexuellen Empfindungen fest.

Streicheln Sie sich. Umschließen Sie Ihre nackten Brüste mit Ihren Händen, heben Sie sie an, und zeigen Sie sie; drücken Sie Ihre Brustwarzen mit genau dem richtigen Druck zusammen, um prickelnde sexuelle Elektrizität durch Ihren Körper zu schicken. Legen Sie Ihre Hände auf Ihr Kreuz, und lassen Sie sie über Ihr Gesäß gleiten.

Spielen Sie mit einem langen Seidenschal, schlingen Sie ihn um Ihren nackten Körper, ziehen Sie ihn zwischen Ihren Beinen hindurch …

Es ist völlig gleichgültig, was irgend jemand denken könnte. Sie sind viel wichtiger. Erlauben Sie es sich endlich einmal, völlig schamlos zu sein. Was zählt, ist Ihre Lust. Lassen Sie sie jetzt sehen. Zeigen Sie sie jetzt.

Schälen Sie sich aus Ihren letzten Kleidungsstücken. Lassen Sie Ihr Seidenhöschen über Ihre Beine und Füße hinabrutschen. Seien Sie völlig nackt.

Lassen Sie sich zu Boden sinken, und bewegen Sie sich wie eine sinnliche Schlange oder wie eine Frau, die sich in Ekstase windet, von einer orgastischen Trance überwältigt. Berühren Sie sich. Lieben Sie sich. Dies ist der Augenblick, in dem Sie alle Regeln durchbrechen dürfen.

Shiva, seien Sie für Shakti ein begeistertes und anfeuerndes Publikum. Klatschen Sie in die Hände und rufen Sie: »Ja, mach weiter! Du bist schön! Ich liebe dich!« Helfen Sie Shakti, Barrieren der Verlegenheit, der Schuldgefühle, der Angst oder der Beschämung zu durchbrechen, die diese Übung auslösen kann.

Angst ist der größte Mörder. Sie hält uns von der Liebe ab und verhärtet das Herz.

CHRIS GRISCOM

Shakti, wenn die Musik endet und der Striptease vorbei ist, verharren Sie einige Augenblicke in Ruhe. Schließen Sie Ihre Augen eine oder zwei Minuten, die eine Hand auf Ihrem Herzen, die andere auf Ihrem Geschlecht.

Shiva, wenn Sie spüren, daß der richtige Zeitpunkt gekommen ist, gehen Sie zu Shakti, und belohnen Sie ihren Mut mit einer Umarmung. Sagen Sie ihr, was Ihnen an ihrem Tanz besonders gefallen hat: »Ich fand es wunderbar, wie sexy du aus deinem Gewand geschlüpft bist … es machte mich richtig an, wie du mit dem Schal gespielt hast ...« und so weiter. Seien Sie großzügig.

Machen Sie eine Pause, und tauschen Sie dann die Rollen.

STUFE 3: SHIVAS AUFWÄRMTANZ

Shakti, treten Sie in den magischen Kreis, und setzen Sie sich, um sich auf Shivas Tanz vorzubereiten. Öffnen Sie Ihr Herz Ihrem Partner, und spüren Sie die Erregung, ihn in einer neuen Weise zu sehen.

Shiva, stellen Sie Ihre Musik an, treten Sie in den magischen Kreis, und beginnen Sie Ihren Tanz. Sie können ein Schamane, ein Medizinmann oder ein Hexendoktor sein, der eine Art Trance-Tanz ausführt. Sie können ein mächtiger Magier sein, der mit Tanz und Bewegung eine rituelle Anrufung durchführt.

Vielleicht schließen Sie zuerst die Augen, um sich auf Ihren Körper einzustimmen. Setzen Sie die Füße fest auf dem Boden auf, gehen Sie ein wenig in die Knie, um sich das sichere Gefühl zu geben, fest mit der Erde verbunden zu sein.

Konzentrieren Sie Ihr Bewußtsein in Ihrem Bauch. Dies gibt Ihnen ein Gefühl der Macht und Zentriertheit.

Heben Sie die Arme hoch, blicken Sie zum Himmel, und rufen Sie die Mächte auf, die Sie für Ihren Tanz brauchen, aber bleiben Sie trotzdem durch Ihre Füße fest mit der Erde verbunden.

Lassen Sie den Rhythmus Ihres Tanzes intensiver und kraftvoller werden. Nutzen Sie die drei Schlüssel Atmung, Bewegung und Laute, um Ihren Körper zu energetisieren.

Spüren Sie, wie sich Ihr Körper erhitzt. Spüren Sie, wie die Energie in Ihren Beinen, Ihren Armen und Ihrem Rumpf zu fließen beginnt.

Stoßen Sie einen Kriegsschrei aus. Sprechen Sie Worte spontaner Anrufungen: »Dies ist die Macht Shivas, und ich zelebriere sie!«

Lassen Sie sich vom Rhythmus Ihres Tanzes überwältigen.

Lassen Sie den Tanz wild werden. Bieten Sie Ihre ganze Energie dafür auf.

STUFE 4: SHIVAS STRIPTEASE

Shiva, wenn Sie erhitzt, energetisiert, erregt sind, lassen Sie eine sexuelle Empfindung in Ihren Tanz, Ihren Körper, Ihre Bewegungen und Gesten einfließen.

Sex wurde als die Erbsünde bezeichnet, aber er ist weder »erblich«, noch hat er etwas Sündiges.

Osho

Vielleicht haben Sie Lust, Ihr Becken in rhythmischen Zuckungen nach vorne zu stoßen, um Ihre männliche sexuelle Kraft zu betonen, wenn Sie diese neue Phase Ihres Tanzes einleiten. Vielleicht beginnen Sie auch mit einer langsamen, schlangenartigen Erotik zu tanzen.

Befreien Sie sich von allen beschränkenden Vorstellungen, wie Sie Ihre Sexualität zeigen sollten. Vielleicht fühlen Sie sich in dem einen Augenblick weiblich und sinnlich, in dem anderen männlich und aggressiv.

Erlauben Sie es sich, alles zu tun, alles zu sein. Ihr Tanz soll eine sexuelle Entdeckung, ein spontanes Happening sein.

Suchen Sie den Blick Ihrer Partnerin, die Ihnen zusieht.

Beginnen Sie jetzt, sich auszuziehen. Sie können es in einer sinnlichen Weise tun oder auch direkter und draufgängerischer, als eine Zurschaustellung männlicher sexueller Arroganz. Fühlen Sie sich frei, erst das eine, dann das andere zu tun. Folgen Sie nur Ihren Gefühlen.

Bleiben Sie in Kontakt mit Ihren körperlichen Empfindungen, während Sie sich Stück für Stück Ihrer Kleider entledigen. Diese Empfindungen werden Ihre Aktionen leiten und Ihnen zeigen, was Sie tun sollen.

Entblößen Sie mehr und mehr von Ihrem Körper. Zeigen Sie Ihre Brust, Ihre Beine, Ihr Gesäß. Genießen Sie die Empfindung der sexuellen Befreiung, die Freiheit, sich so herausfordernd wie nur möglich zu verhalten.

Legen Sie die letzten Hüllen ab, zeigen Sie Ihre Männlichkeit. Berühren Sie sich. Zeigen Sie sich. Lassen Sie Ihre Hände über Ihren Körper gleiten. Spüren Sie die Freiheit, völlig nackt und entblößt zu sein.

Wenn Sie eine Erektion haben, tanzen Sie sie, zeigen Sie sie. Streicheln Sie sich. Rollen Sie auf dem Boden umher. Stellen Sie sich vor, daß Sie beim Liebesspiel sind. Verlieren Sie sich in den Empfindungen Ihres Körpers.

Wenn Ihr Striptease zu Ende ist, legen Sie sich einige Augenblicke ruhig auf den Boden. Lassen Sie sich Zeit, die Erfahrung ganz in sich aufzunehmen, und legen Sie dabei eine Hand auf Ihr Herz, die andere auf Ihr Geschlecht.

Shakti, wenn Sie das Gefühl haben, daß der Zeitpunkt gekommen ist, gehen Sie zu Shiva, und belohnen Sie seinen Mut mit einer Umarmung. Sagen Sie ihm, was Ihnen an seinem Tanz gefallen hat: »Ich habe die Kraft deines Tanzes genossen … wie raffiniert du deine Pobacken gezeigt hast … wie du mich angesehen hast ...« und so weiter.

Hinweise Je mehr Sie Ihren Körper beim Aufwärmtanz mit Energie aufladen, desto einfacher wird es sein, dieser Energie beim Striptease sexuellen Ausdruck zu verleihen.

Wenn Sie diese Übung zum ersten Mal durchführen, gelingt es Ihnen vielleicht nicht, den Striptease ganz zu Ende zu führen. Es könnte sein, daß Schüchternheit Sie behindert. Vielleicht erstarren Sie plötzlich und verlieren den Kontakt mit Ihrer Energie; Sie erleben vielleicht die tiefsitzende Angst des Schauspielers, auf der Bühne vor versammeltem Publikum plötzlich zu »sterben«.

Wenn Ihnen dies zustößt, brauchen Sie sich keineswegs als Versager zu fühlen. Gehen Sie so weit, wie Sie kommen; warten Sie dann einige Tage, und versuchen Sie es noch einmal. Haben Sie den Mut, diese Übung so oft zu wiederholen, bis Sie das Gefühl haben, sie zu beherrschen. Wenn es Ihnen gelingt, diese Übung zu Ende zu bringen, wird dies für Sie eine außerordentlich heilende Erfahrung sein.

Wenn Sie das Publikum sind, werden Sie vielleicht erregt und bekommen Lust, mit Ihrem Partner mitzutanzen. Genießen Sie dieses Gefühl, aber bleiben Sie bitte an Ihrem Platz. Dies ist eine wichtige Übung der Selbstdarstellung, die sexuelle Ängste und Scham- oder Schuldgefühle an die Oberfläche bringen und transzendieren soll. Jede Unterbrechung, wie angenehm sie auch sein mag, beeinträchtigt die Wirkung der Übung.

Sie können diese Übung auch alleine durchführen, indem Sie sich vorstellen, vor einem Publikum zu tanzen. Sie können auch einen Spiegel benutzen und sich darin beim Tanzen beobachten.

Sie brauchen keine phantasievolle Verkleidung. Sie können diese Übung auch in Ihren gewöhnlichen Kleidern durchführen. Nach meiner Erfahrung lohnt sich allerdings der Aufwand einer sexy Aufmachung, weil dies Ihre sexuellen Empfindungen und Ihren Genuß steigert.

Seinem Geschlechtsorgan einen Namen geben: Vajra und Yoni

Bevor wir zur dritten und letzten Übung dieser Serie übergehen, sollten wir einige Augenblicke darüber nachdenken, wie wir unsere Geschlechtsorgane nennen. Fast alle Sprachen kennen rohe oder abwertende Bezeichnungen für diesen Teil unserer Anatomie, worin sich nur die Verachtung spiegelt, die wir unserer Sexualität entgegenbringen.

In der nachfolgenden Übung soll Ihnen Gelegenheit gegeben werden, einen schönen Namen für Ihr Geschlechtsorgan zu finden, den Sie weiterhin in diesem Buch als eine Geste der Versöhnung und Heilung verwenden. Dies wird Ihnen helfen, Ihre Genitalien in einer neuen und positiven Weise zu sehen.

Ich habe zum Beispiel für das männliche Geschlechtsorgan den Namen »Vajra« gewählt, was im Tibetischen »Donnerkeil« bedeutet, und für das weibliche Organ »Yoni«, was im Sanskrit »kosmischer Schoß« bedeutet. Ich werde diese Bezeichnungen in den späteren Kapiteln weiterbenutzen.

Sie sind nun bereit für die Übung der »Schamauflösung«.

ÜBUNG: DIE SCHAMAUFLÖSUNG

Sinn und Nutzen

Dies ist eine sehr wirksame Übung, mit der Verwundungen bezüglich Ihrer Sexualorgane geheilt und Sie auf die Erweiterung Ihrer orgastischen Kraft vorbereitet werden.

Bei dieser Übung geben Sie Ihrem Geschlechtsorgan einen Namen, eine Stimme und eine Persönlichkeit, damit es als selbständiges Individuum sprechen kann. Wenn Sie ein Mann sind, könnten Sie Ihren Penis Vajra, Goldene Rute, Donnerkeil, Hans im Glück nennen oder ihm einen sonstigen Namen geben, der Ihnen gefällt. Wenn Sie eine Frau sind, könnten Sie Ihr Sexualorgan Yoni, Himmlischer Lotos, Rosengarten, Weidenkätzchen und so weiter nennen.

Wenn Ihr Geschlechtsorgan spricht, wird es beschreiben, wie es ist, ein Teil von Ihnen zu sein, in Ihrem Körper zu leben, an Ihren sexuellen Erfahrungen teilzunehmen.

Sie werden sehen, daß dieser einfache Trick sehr hilft, Konflikte zu identifizieren und zu heilen, die zwischen Ihnen und Ihrer natürlichen sexuellen Energie bestehen.

Diese Übung zeigt Ihnen auch, wie man eine intime Sprache für das Liebesspiel entwickeln kann, die den emotionalen Druck im Zusammenhang mit der Sexualität abbaut und Ihnen und Ihrem Partner hilft, bei Ihrem sexuellen Umgang miteinander heiterer, mitfühlender und verständnisvoller zu sein.

Vorbereitungen

- ▷ Halten Sie genügend Massageöl bereit.
- ▷ Übernehmen Sie bei dieser Übung abwechselnd die aktive und die passive Rolle. Ich beschreibe Shivas Übung zuerst.
- ▷ Der aktive Partner ist nackt. Der passive Partner kann nackt oder bekleidet sein.
- ▷ Nehmen Sie sich für die Übung etwa fünfundvierzig Minuten Zeit.

Die Übung

STUFE 1: SHIVAS SELBSTMASSAGE

Treten Sie gemeinsam in Ihren magischen Kreis.

Beginnen Sie die Sitzung mit einer langen Verschmelzungsumarmung, durch die Sie eine tiefe Verbindung von Herz zu Herz und eine aufbauende Atmosphäre schaffen.

Setzen Sie sich bequem einander gegenüber.

Shiva, legen Sie Ihre Kleider ab, die Sie vielleicht noch tragen, und beginnen Sie, Ihren Körper sanft zu streicheln. Schließen Sie Ihre Augen, und konzentrieren Sie sich auf die Empfindungen, die Sie bei der Berührung Ihres Körpers auslösen.

Shakti, sitzen Sie ruhig, schließen Sie die Augen, und erinnern Sie sich entspannt daran, als Vajra, das Sexualorgan Ihres Partners, in Sie eingedrungen war. Erinnern Sie sich daran, wie es sich anfühlte: als Sie feucht und begierig waren, Vajra in sich zu haben, an die Zeiten, als es sich weniger gut anfühlte. Erinnern Sie sich an das

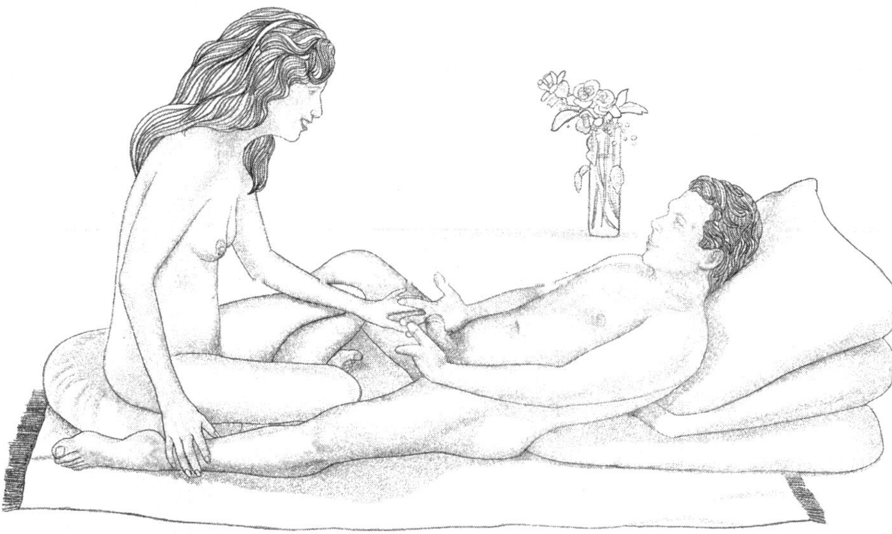

Die Übung der Schamzerstörung: Shiva zeigt Shakti seine Genitalien, die sie liebevoll betrachtet

erste Mal, an das letzte Mal und daran, als es am schönsten war. Verzeihen Sie Vajra Roheit und Grobheit, und freuen Sie sich über das Vergnügen, das er Ihnen geschenkt hat.

Shiva, nehmen Sie ein wenig Massageöl und liebkosen Sie Ihre Haut damit. Bedecken Sie, bei den Füßen beginnend, Ihren Körper mit dem Öl.

Vielleicht sind Sie es nicht gewöhnt, sich dies selbst zu geben. Vielleicht sind Sie mehr daran gewöhnt, Ihre Partnerin zu berühren. Nutzen Sie diese Gelegenheit, um sich auf Ihre eigenen Empfindungen zu konzentrieren, wenn Sie sich streicheln und massieren. Atmen Sie tief, und verbinden Sie Ihre Liebkosungen mit Ihrem Atem.

STUFE 2: SHIVA VERBINDET SICH MIT VAJRA

Shiva, wenn Sie Ihren ganzen Körper massiert haben, lassen Sie Ihre Hände auf Ihren Bauch und dann zwischen Ihre Beine gleiten. Beginnen Sie Ihren Vajra zu liebkosen, Ihr Geschlechtsorgan.

Schieben Sie Ihre Hände ganz unter Ihren Penis und Ihre Hoden, und drücken Sie auf den weichen Dammpunkt zwischen Ihrem Hodensack und Ihrem Anus. Nehmen Sie Ihre Hoden in die Hand, und drücken Sie sie leicht. Dann streicheln und liebkosen Sie Ihren Vajra von der Wurzel bis zur Spitze.

Es ist nicht nötig, sich durch eine Erektion zu beweisen. Lassen Sie Vajra seine Stimmungen haben. Es ist völlig in Ordnung, wie er ist.

Wenn Sie das Gefühl haben, daß Sie sich mit Vajra verbunden haben, dann sagen Sie Shakti, daß sie ihre Augen öffnen kann.

Shakti, blicken Sie Shiva sanft in die Augen, und lassen Sie dann Ihren Blick seinen Körper hinab zu seinem Vajra wandern.

Betrachten Sie sein männliches Organ. Beobachten Sie Vajra in allen seinen Aspekten. Betrachten Sie den Schaft, die Spitze, die Hoden. Blicken Sie unter die Hoden auf den Damm. Betrachten Sie schweigend und mit Hochachtung.

Shiva, lehnen Sie sich zurück, und spreizen Sie die Beine, damit Shakti Ihre Geschlechtsorgane gut sehen kann. Lassen Sie es zu, daß Sie verletzlich und offen sind. Sie werden bei dieser Übung ganz unterschiedliche Gefühlsregungen aufsteigen fühlen. Sie werden vielleicht verlegen oder beschämt sein. Sie fühlen sich vielleicht ängstlich. Ihr Körper kann sich kalt anfühlen und frösteln. Sie haben vielleicht keine Lust mehr weiterzumachen.

Wenn so etwas geschieht, atmen Sie tief, und wippen Sie Ihr Becken sanft nach vorwärts und rückwärts. Dies hält Ihre Energie in Bewegung.

Blicken Sie weiter Ihrer Partnerin in die Augen. Akzeptieren Sie Ihre Emotionen, akzeptieren Sie eventuelle Schwierigkeiten und Ängste als Teil eines tiefen Reinigungs- und Heilungsprozesses.

STUFE 3: VAJRA SPRICHT

Shiva, jetzt verleihen Sie Vajra Ihre Stimme und lassen ihn durch sich sprechen. Lassen Sie dies so aufrichtig und ehrlich wie möglich geschehen.

Shakti, blicken Sie Vajra an, und sprechen Sie ihn an, als wenn er eine eigene Persönlichkeit wäre. Fragen Sie: »Wie heißt du?«

Er sagt vielleicht: »Mein Name ist Vajra«, oder »Mein Name ist Kirschenpflücker« oder »Mein Name ist Donnerkeil«.

Nachdem Vajra seinen Namen gesagt hat, bitten Sie ihn, über sein Leben mit Shiva zu sprechen, und ermuntern Sie ihn, ganz offen zu sein.

Er sagt vielleicht: »Shiva ist ein netter Kerl, aber wir hatten es manchmal nicht ganz einfach miteinander. Zum Beispiel dauerte es ziemlich lange, bis Shiva begriff, daß er sich ganz auf mich verlassen konnte, wenn es darum ging, Sex zu haben oder nicht. Er hatte die eigenartigsten Vorstellungen, wann ich mich aufrichten und wann ich wieder erschlaffen sollte. Dadurch machten wir uns beide das Leben schwer. Ich erinnere mich, wie einmal …«

Vajra fährt vielleicht fort:

»Er machte sich immer Sorgen, daß ich zu klein wäre, was nicht schön war, denn ich habe genau die richtige Größe und erfülle meine Aufgabe bestens. Er war ganz überrascht, als ihm eine Frau zum ersten Mal sagte, daß sie seinen Penis mochte ...«

Shakti, ermuntern Sie Vajra, alles auszusprechen, das Feld seiner sexuellen Vergangenheit zu erkunden, Augenblicke zu beschreiben, die ihm lebhaft im Gedächtnis geblieben sind.

Fragen Sie ihn, ob ihm genügend Aufmerksamkeit gewidmet wird, ob sein Träger auf seinen Rat hört oder ob er das Gefühl hat, nicht gehört zu werden.

Sie können Vajra auch fragen: »Möchtest du etwas darüber sagen, wie Shiva und ich uns lieben?«

Vajra, äußere dich, was du zu diesem delikaten Thema meinst.

Shakti, hören Sie Vajra einfühlsam zu. Seine Worte können Ihnen wichtige Hinweise geben, wie das Liebesspiel ekstatischer werden könnte.

Sie könnten ihn auch fragen: »Wünschst du dir von

Das Dasein ist ein Spiel von Sonne und Schatten, von Hoffnung und Verzweiflung, von Glück und Trauer, von Leben und Tod. Das Dasein ist also Dualität, die Spannung zwischen zwei gegensätzlichen Polen, eine kontrapunktische Musik.

OSHO

Shiva ein Geschenk, das euer Zusammenleben harmonischer machen könnte?«

Vajra sagt vielleicht: »Ja, ich hätte gerne, daß Shiva sich eine halbe Stunde täglich ausschließlich mir widmen würde« oder »Ich möchte, daß Shiva statt Baumwollslips seidene Shorts trägt« oder »Ich möchte, daß Shiva mich beim Liebesspiel mit Shaktis Yoni sprechen läßt, so daß ich sagen kann, was ich will und was ich erlebe«.

Wenn Vajra alles ausgesprochen hat, kann er sagen: »Vajra will nun nichts mehr sagen. Auf Wiedersehen.«

Shakti, machen Sie eine Herz-zu-Herz-Begrüßung, und legen Sie Ihre Handflächen aneinander. Atmen Sie tief, und beginnen Sie sanft den Laut »Om« zu machen. Beugen Sie sich langsam vor, bis Ihr Kopf auf Shivas Schambein ruht. Rezitieren Sie »Om« in dieser Haltung, und senden Sie Segenswünsche an Shivas Sexualorgan.

Wenn Sie sich wieder in die sitzende Haltung aufrichten, sagen Sie Shiva, was Sie an seinem Sexualorgan lieben. Sie könnten sagen: »Ich liebe die Farbe der Haut, ich liebe die feste, runde, pilzähnliche Eichel, ich liebe es, wie du dich berührst ...«

Shiva, wenn Shakti zu sprechen aufgehört hat, legen Sie beide Hände um Ihr Geschlechtsorgan, schließen Sie die Augen, und bleiben Sie einen Augenblick still sitzen. Dies nennt man »die Tür schließen«, so daß sich die Energie in Ihrem Geschlechtsorgan nach dieser anspruchsvollen Übung beruhigen und entspannen kann.

Tauschen Sie nach einer kurzen Pause die Rollen.

STUFE 4: SHAKTIS SELBSTMASSAGE

Beginnen Sie mit einer langen Verschmelzungsumarmung.

Shakti, nun sind Sie an der Reihe, aktiv zu sein.

Gerade in den dunkelsten Augenblicken können wir die hellsten Schätze finden.
MARCUS ALLEN

Legen Sie Ihre Kleider ab, und setzen Sie sich bequem vor Shiva.

Beginnen Sie, Ihren Körper sanft zu streicheln.

Shiva, sitzen Sie ruhig, schließen Sie die Augen, und erinnern Sie sich daran, wie Sie Shaktis Sexualorgan besuchten. Erinnern Sie sich an Zeiten, als es magisch, ekstatisch war, als wenn Sie in einen dunklen, warmen, nährenden Mutterschoß eingetreten wären. Erinnern Sie sich an schwierige Zeiten, als Sie sich zurückgestoßen oder mißverstanden fühlten oder als Sie sich in ihr verloren fühlten. Erinnern Sie sich an das erste Mal, an das beste Mal, an das letzte Mal. Verzeihen Sie Shaktis Sexualorgan alle Verletzungen, und seien Sie dankbar für die Lust, die sie Ihnen gewährt hat.

Shakti, während Shiva meditiert, nehmen Sie ein wenig Massageöl, und massieren Sie sanft Ihren Körper, wobei Sie an den Füßen beginnen und nach oben arbeiten.

Wenn Sie sich berühren, spüren Sie, daß Sie sich selbst Liebe und Zärtlichkeit geben. Berühren Sie sich von Ihrem Herzen aus.

STUFE 5: SHAKTI VERBINDET SICH MIT YONI

Shakti, wenn Sie Ihre Massage beendet haben, richten Sie Ihre Aufmerksamkeit auf Ihre Yoni. Lassen Sie Ihre Hände über Ihren Bauch nach unten zwischen Ihre Schenkel gleiten, und legen Sie Ihre Hände auf Ihr Sexualorgan.

Atmen Sie tief. Lassen Sie die Energie Ihres Atems in Ihrem Körper ganz nach unten zu Ihrer Yoni strömen, und schenken Sie dieser Körperregion Liebe und Energie.

Bis jetzt war Yoni fast immer verborgen, hinter verschlossenen Türen, eine geheimnisvolle, verschleierte Frau, die es nicht wert war, sich in der Öffentlichkeit zu zeigen. Nun aber ändert sich dies, und es ist an der Zeit, daß sie stolz auf sich ist, und sie darf sich zeigen.

Sagen Sie Shiva, daß er seine Augen öffnen kann.

Shiva, blicken Sie Shakti in die Augen, und lassen Sie dann Ihren Blick langsam an ihrem Körper abwärts zu ihrer Yoni, ihrem Sexualorgan wandern.

Shakti, lehnen Sie sich zurück und spreizen Sie Ihre Beine, so daß Shiva alles sehen kann. Ziehen Sie Yonis Lippen auseinander, und zeigen Sie das Innere Ihres geheimen Gartens. Wenn Sie wollen, können Sie sich auch umdrehen und sich sexy von hinten zeigen. Wenn sich peinliche Empfindungen wie Verlegenheit oder Scham regen, dann erlauben Sie es sich, sie zu zeigen. Lassen Sie alles so sein, wie es ist. Atmen Sie tief, schieben Sie Ihr Becken langsam vor und zurück. Halten Sie Ihre Energie in Bewegung.

Shiva, blicken Sie Yoni an. Betrachten Sie sie in allen ihren Aspekten. Denken Sie mit Ehrfurcht daran, daß Sie aus einer solchen Yoni geboren wurden.

STUFE 6: YONI SPRICHT

Shakti, verleihen Sie jetzt Yoni Ihre Stimme, und lassen Sie sie durch sich sprechen, als wenn sie eine wirkliche Person wäre.

Shiva, fragen Sie Yoni: »Wie heißt du?«

Sie könnte etwa antworten: »Mein Name ist Yoni« oder »Mein Name ist kostbares Juwel« oder »Mein Name ist Rosengarten« oder »Mein Name ist Mooshöhle«.

Wenn Yoni ihren Namen gesagt hat, bitten Sie sie, über ihr Leben mit Shakti zu sprechen, und ermuntern Sie sie, offen zu sein.

Yoni könnte etwa sagen: »Mein Leben mit Shakti war voller Abenteuer. Ich erinnere mich an eines der ersten Male, als sie sich mit jemandem liebte. Es war eine großartige Erfahrung, und sie verstand sofort, daß ich die Pforte zu außerordentlichen Wonnen sein könnte, wenn man richtig mit mir umgeht.

»Aber es gab auch schwierige Zeiten. Lange Zeit dachte ich, daß sie sich meiner schämte. Sie wollte mich niemandem zeigen, und dies war kein schönes Gefühl. Als sie zur Empfängnisverhütung ein Pessar trug, ging es mir nicht so gut, und ich wollte, daß sie ein anderes Verfahren wählte. Sie wollte aber nicht auf mich hören, und so wurden wir trotzdem schwanger!

Dann gab es eine Zeit in ihrem Leben, in der sie es ziemlich wild trieb. Sie ging mit jedem ins Bett, ohne daß etwas dahinter gewesen wäre. Manchmal genoß ich diese Bumserei, aber manchmal war es auch nicht so schön. Ich bin froh, daß sie schließlich erkannte, daß man sensibler mit mir umgehen muß, wenn ich mich vertrauensvoll entspannen und in eine wirkliche Ekstase geraten kann.«

Shiva, Sie könnten Yoni fragen: »Möchtest du etwas darüber sagen, wie Shakti und ich uns lieben?«

Hören Sie Yoni aufmerksam zu. Dies ist eine Gelegenheit, neue Erkenntnisse über Ihr Liebesspiel zu erlangen. Yoni, sprich so, wie du dich wirklich fühlst, damit die Türen zu einem neuen Verständnis aufgestoßen werden.

Wenn Yoni fertig ist, fragen Sie sie: »Kann dir Shakti etwas schenken, wodurch unser gemeinsames Leben harmonischer werden könnte?«

Yoni könnte sagen: »Ja, sie könnte mich öfter in die Sonne legen und mich öfter nackt sein lassen« oder »Sie könnte besser auf meine Stimme hören. Ich möchte, daß sie zuhört, wenn ich rufe, so daß sie weiß, daß sie jetzt in die Stimmung zum Liebesspiel geraten kann, wenn ich im Inneren kribbele ...« und so weiter.

Sexuelle Verwundung ist wie eine Klaue in den ursprünglichen genetischen Strängen der männlichen und weiblichen Helix.
ANICCA

Yoni, wenn du das Gefühl hast, daß du alles geäußert hast, sage: »Yoni möchte jetzt aufhören. Auf Wiedersehen.«

Shiva, machen Sie der Yoni gegenüber eine Herz-zu-Herz-Begrüßung, wobei Sie die Handflächen aneinander legen. Atmen Sie tief, und beginnen Sie den Laut »Om« zu machen. Beugen Sie sich langsam vor, bis Ihr Kopf auf Shaktis Schambein ruht. Rezitieren Sie »Om« in dieser Haltung, und senden Sie Segenswünsche an Shaktis Sexualorgan.

Setzen Sie sich wieder aufrecht, und sagen Sie Shakti, was Ihnen an ihrem Sexualorgan gefällt. Sie könnten vielleicht sagen: »Ich liebe die Form. Es ist so zart, so klein und rosa ... ich liebe es, wie schüchtern sie sich deiner Berührung öffnet ... ich liebe den Bogen der äußeren Lippen, die wie Schmetterlingsflügel aussehen ...«

Shakti, wenn Shiva zu Ende gesprochen hat, legen Sie beide Hände auf Ihr Sexualorgan, und sitzen Sie einen Augenblick schweigend da, wobei Sie »die Tür schließen« und Ihre sexuelle Energie zur Ruhe und Entspannung kommen lassen.

Schließen Sie mit einer Verschmelzungsumarmung.

Hinweise

Wie ich schon gesagt habe, ist dies eine sehr eindrückliche Übung, die starke Gefühle erregt. Die sexuelle Heilung geschieht, wenn wir es uns erlauben, diese Gefühle in einer Atmosphäre des Vertrauens, der Liebe und des Verstehens zu zeigen.

Wenn Sie jedoch an irgendeiner Stelle das Gefühl haben, mit der Übung nicht fortfahren zu können, sollten Sie sich nicht zwingen weiterzumachen. Hören Sie auf, sagen Sie es Ihrem Partner, und bitten Sie um eine Verschmelzungsumarmung. Warten Sie einige Stunden oder einige Tage, und versuchen Sie die Übung dann noch einmal.

Der zuhörende Partner kann in schwierigen Augenblicken Unterstützung geben, indem er sagt: »Dein Mut und deine Aufrichtigkeit berühren mich. Dies ist eine sehr schöne Übung, und ich weiß, daß du dich wunderbar fühlen wirst, wenn du sie hinter dich gebracht haben wirst. Machen wir weiter. Ich liebe dich, ich bin für dich da ...«

Es ist sehr wichtig, daß der unterstützende Partner während dieser Übung oder danach nichts Kritisches oder Negatives äußert.

VOM WUNDENHEILEN ZUR FEIER DER WILDHEIT

Die Heilung sexueller Wunden gibt Ihnen das Vertrauen, das Sie brauchen, um Ihre verborgene Wildheit zu erkunden. Im nächsten Kapitel entdecken Sie Möglichkeiten, sich mit der ganzen Macht Ihrer wilden Energie zu verbinden und diese in einer aufregenden und angenehmen Weise freizusetzen. Dies öffnet wiederum den Weg zur Entwicklung der vollen orgastischen Macht bei der sexuellen Magie.

4. Erweckung des wilden Selbst

Wenn ich Menschen mit dem Gedanken des wilden Selbst vertraut mache, beginne ich praktisch immer damit, daß ich über den göttlichen Wahnsinnigen Drugpa Künleg spreche, und wenn ich von ihm spreche, muß ich immer lächeln. Drugpa Künleg ist das Urbild der ungehemmten, frei strömenden Energie, die Personifikation eines wirklich wilden Menschen, und er drückt diese wilde Energie teilweise in einer ganz außergewöhnlichen Weise aus.

Tue, was du willst, das soll das einzige Gesetz sein.
ALEISTER CROWLEY

Drugpa Künleg ist ein tibetischer Mystiker, Magier und Volksheld aus dem fünfzehnten Jahrhundert. Lieder und Geschichten über seine Taten kursieren heute noch in Tibet, Bhutan und Nepal, denn er durchwanderte den ganzen nördlichen Himalaya, wo er eine Art Narrenweisheit verbreitete, spirituelle Sucher erleuchtete, die Anhänger traditioneller Religionen schockierte, Dämonen überwand und eine wahrhaft stolze Zahl von Frauen liebte.

Buddhistische Gelehrte erkennen ihn als einen erleuchteten Meister an, einen Exponenten der Buddha-Natur und eine Inkarnation des tantrischen Meisters Saraha. Wenn ich jedoch ihre Kommentare zu Drugpa Künlegs sexuellen und sonstigen Abenteuern lese, spüre ich das tiefe Unbehagen und die Verlegenheit dieser Gelehrten, wenn sie für die Aktivitäten dieses wilden und ungebändigten Geistes orthodoxe, gelehrte Erklärungen finden müssen. Drugba Künlegs anscheinend exzentrische und haarsträubende Taten enthalten aber wichtige Schlüssel, wie wir uns dem wilden Selbst zuwenden können, wie man den nachfolgenden drei Anekdoten entnehmen kann.

Einmal geht Drugpa Künleg über den Markt von Lhasa, der tibetischen Hauptstadt, auf dem man Menschen aus ganz Zentralasien antrifft, darunter viele Pilger, Mönche und Nonnen. Plötzlich ruft er laut: »Hört mir alle zu! Ich bin Drugpa Künleg und bin heute, von Mitleid angetrieben, hierher gekommen, um euch zu helfen, spirituelle Erlösung zu erlangen. Nun sagt mir schnell: Wo finde ich den besten Wein und die schönsten Frauen?«

Es entsteht ein peinliches Schweigen, bis eine alte Frau dem göttlichen Narren sagt, daß es die besten Frauen im Land Kongpo gebe, unter anderem eine wunderschöne Jungfrau namens Sumchok. Drugpa Künleg macht sich unverzüglich auf in dieses Königreich, wo er Sumchok findet, die einem mächtigen Stammeshäuptling Essen aufträgt.

Er singt für sie ein Lied mit verborgenen Bedeutungen, in dem er ihr tiefe spirituelle Erkenntnisse verheißt. Sie antwortet mit einem begeisterten Lied, in dem sie ihren sehnlichen Wunsch kundtut, über den *Samsara* hinauszugelangen, den Schleier der irdischen Täuschungen, und die Buddhaschaft zu erlangen. Nachdem Drugpa Künleg den Häuptling mit Jagdgeschichten von seiner Burg fortgelockt hat, kann er mit der schönen Sumchok zusammenkommen. Sie bietet ihm Tee an, aber er hat andere Aktivitäten im Sinn …

»Er faßte sie an der Hand, legte sie auf das Lager des Häuptlings, hob ihren Rock und heftete den Blick auf ihr unteres *Mandala*. Er brachte sein Organ vor die Pforte ihres weißen Lotos-Mandalas zwischen dem sahneweichen Fleisch ihrer Schenkel, und als er sah, daß sie gut miteinander verbunden waren, vollzog er die Vereinigung. Er liebte sie und schenkte ihr mehr Vergnügen und Wonne, als sie je erfahren hatte.«

Als Drugpa Künleg wieder gehen will, bittet ihn Sumchok, sie mitzunehmen. Er willigte ein und bringt sie in eine nahegelegene Höhle, wo er sie in Meditation unterweist, und läßt sie dort zurück. Sumchok widmet sich der Meditation, und nach vier Tagen »wird sie in einem Lichtkörper von allen Beschwernissen befreit und erlangt die Buddhaschaft«.

Dämonen und Lamas

Es scheint, daß Drugpa Künleg viele Frauen in dieser Weise entweder während oder kurz nach der sexuellen Vereinigung erleuchtete. Er besaß jedoch auch noch andere Gaben, unter anderem die Fähigkeit, Dämonen zu unterwerfen. Im Tibet des fünfzehnten Jahrhunderts wurde alles Unglück und Leid dem Wirken böser Dämonen zugeschrieben, übernatürlicher Wesen, die jede beliebige Gestalt annehmen konnten, und wenn Drugpa Künleg nicht gerade mit der Liebe beschäftigt war, machte er gerne mit seinen magischen Kräften Dämonen den Garaus.

Er bediente sich dabei eines ganz besonderen Verfahrens. Er stieß ihnen entweder seinen »flammenden Blitz der Weisheit«, wie sein Penis bezeichnet wurde, in das Maul oder besprühte sie mit der Springflut seines Samens. Dieser plötzliche Angriff mit der geballten sexuellen Energie des göttlichen Narren verfehlte seine Wirkung niemals und transformierte oft sogar einen übelwollenden Dämonen.

In einer dieser urkomischen Geschichten bittet eine Familie, deren Haus von Dämonen heimgesucht wird, Drugpa Künleg um Hilfe. Er willigt ein und weist sie an, in die Haustür etwa in Höhe seines Beckens ein Loch zu bohren. Dann bittet er sie, ihn mit einigen Fäßchen Wein im Haus allein zu lassen. In dieser Nacht betrinkt er sich vollständig und beginnt mit einer lauten und heiseren Stimme zu singen, was bald die Dämonen anlockt. Er hat jedoch ein magisches Ritual durchgeführt, so daß sie nicht durch die Tür gelangen können.

Nun beginnen die Dämonen an die Tür zu pochen und rufen: »Laß uns hinein! Dies ist unser Haus! Wir leben dort!« Als schließlich ihr Drängen immer heftiger wird, befiehlt er ihnen, sich vor der Tür zu versammeln. Dann stößt er seinen »flammenden Blitz der Weisheit« durch das Loch und übersprüht sie mit seinem mystischen Samen. Als die Dämonen mit dieser leuchtenden, göttlichen Flüssigkeit bedeckt sind, werden sie unverzüglich zu friedlichen, hilfreichen Geschöpfen, und die Familie kann wieder ungestört in ihr Haus zurückkehren.

Viele der Geschichten, die über Drugpa Künleg erzählt werden, haben einen respektlosen, gegen das Establishment, insbesondere gegen die orthodoxe buddhistische Priesterschaft gerichteten Ton. Bei einer dieser Erzählungen wird Drugpa Künleg eine Audienz bei einem berühmten Lama verweigert, weil er nicht genügend Geld für ein Opfer hat. Unser furchtloser Held läßt sich dies nicht gefallen. Er beschafft sich eine große Menge Gold und geht wieder in den Tempel des Lamas, wo er jetzt sofort vorgelassen wird.

Der Lama gibt ihm die traditionelle rote Schnur, die man sich um den Hals bindet. Drugpa Künleg aber bindet sie um seinen Penis, läuft auf den Marktplatz und ruft: »Seht her! Für fünfzig Goldstücke bekommt ihr auch eine vom heiligen Lama!«

Auch mächtige Wasser können die Liebe nicht löschen; auch Ströme schwemmen sie nicht weg. Böte einer für die Liebe allen Reichtum seines Hauses, nur verachten würde man ihn.

Das Hohelied

Was hat dieses unverschämte Verhalten zu bedeuten? Zunächst einmal machen diese Geschichten deutlich, daß die Quelle von Drugpa Künlegs Macht und Magie seine sexuelle Energie ist. Wer sich diese Lebensenergie nutzbar machen will, muß jedoch zunächst einmal eine positive Haltung gegenüber dem Sex einnehmen, was freilich im Widerspruch zu der herkömmlichen Moral vieler großer Religionen steht, unter anderem auch des Buddhismus und des Christentums.

Aus diesem Grund ist Drugpa Künlegs Verhalten so ausgeprägt gegen alle Autoritäten und gegen das Establishment gerichtet. Es dient dem Zweck, das wilde Selbst von den erstickenden Moralkodizes zu befreien, die unseren sexuellen Ausdruck hemmen, unsere frei strömende Energie abschneiden und unsere Spontaneität und Leidenschaft behindern. Er ermuntert uns, uns gegen diese Behinderungen aufzulehnen und die wilde Energie zu befreien, die für unser Wachstum und unsere Erfüllung unverzichtbar ist.

Darüber hinaus ist die Macht des göttlichen Narren, Dämonen zu unterwerfen, eine überaus treffende Metapher für die Auseinandersetzung mit jenen Energien in uns, die als böse, schlecht oder unerwünscht verdammt wurden, und ein Weg zu ihrer Transformation. Wie wir im vorigen Kapitel gesehen haben, sind unsere Dämonen letztlich nichts anderes als verleugnete Energien, verleugnete Teile von uns selbst. Diese abgelehnten Teile müssen wieder angenommen werden, wenn wir ganze und integrierte Menschen werden wollen.

Ein großer Teil der Geschichten über Drugpa Künleg sind offensichtlich reine Sagen. Aber ich liebe ihn, weil er uns vormacht, wie wir uns wieder dem ganzen Leben mit all seinem Saft und all seiner Würze zuwenden können. Ich will niemanden dazu aufrufen, Jungfrauen zu verführen, Dämonen zu unterwerfen und sich rote Schnüre um sein Geschlechtsorgan zu binden. Wenn wir aber unser ganzes menschliches Potential ausnutzen wollen, wenn wir die ganze Fülle unserer Energie auf dem Weg zur sexuellen Magie einsetzen wollen, dann müssen wir wie Drugpa Künleg das in uns verborgene wilde Selbst erwecken und es zu freiem Ausdruck gelangen lassen.

Wilde Frauen

In der Geschichte finden wir keine weibliche Entsprechung zu Drugpa Künleg, denn die patriarchalischen Gesellschaften haben es Frauen nicht erlaubt, ihre Wildheit in derselben Weise zu genießen und auszuleben wie Männer, insbesondere auf dem Gebiet der Sexualität.

Andererseits gibt es weibliche Archetypen, die Elemente der Wildheit enthalten, wie zum Beispiel die indische Gottheit Kali, eine mächtige, feuerspeiende Göttin, die auf dem Körper des männlichen Gottes Shiva einen wilden Tanz vollführt; sie hält den abgetrennten Kopf eines Mannes in der einen Hand, ein Schwert in der anderen und trägt ein Halsband aus fünfzig menschlichen Schädeln.

In diesem beeindruckenden Bild repräsentiert Kali die Lebensprinzipien der sichtbaren Welt, die Zyklen von Geburt und Tod. Sie ist die Spenderin und die Zerstörerin des Lebens – gnädig, grausam, schöpferisch, zerstörerisch, lie-

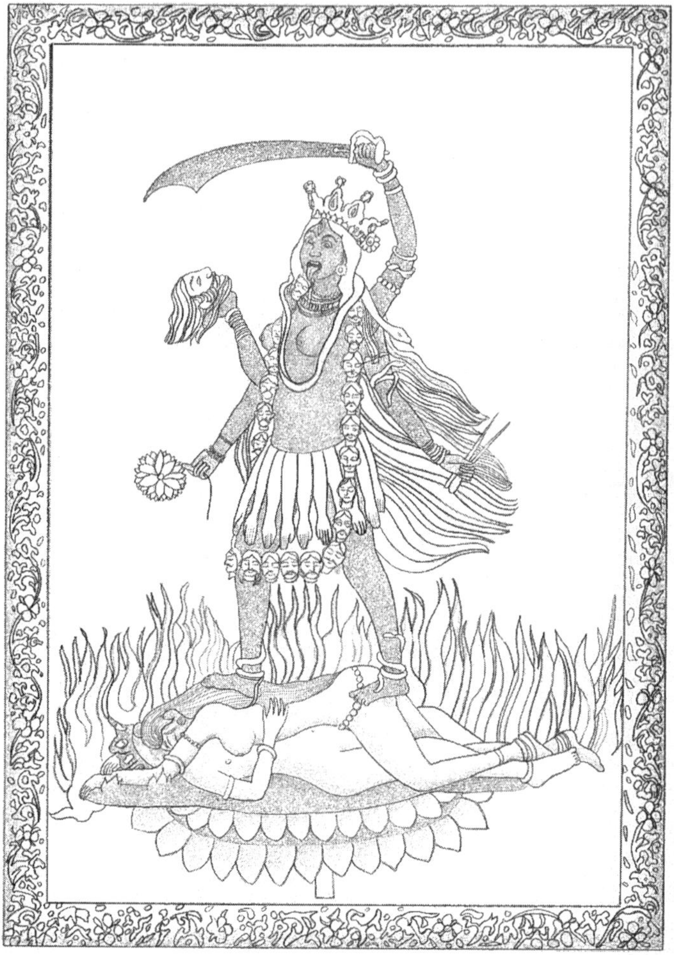

Die Göttin Kali. Der Lotos ist das Symbol der Schöpfung; das Abschneiden des Kopfes symbolisiert das Schwert der Wahrheit, das die Täuschung des Ichs beseitigt.

bevoll, gleichgültig. Diese wilde, hemmungslose Göttin ist allerdings weit von der unterwürfigen, demütigen Rolle entfernt, die Frauen in der langen Geschichte der indischen Kultur aufgezwungen wurde.

In Europa werden wilde Frauen in Mythen und Legenden negativ dargestellt. In Euripides' klassischem griechischem Drama *Die Bacchantinnen* tanzt eine Gruppe wilder Frauen, die Mänaden, in ekstatischer Selbstvergessenheit im Dienst an Dionysos, dem Gott der Ekstase. In

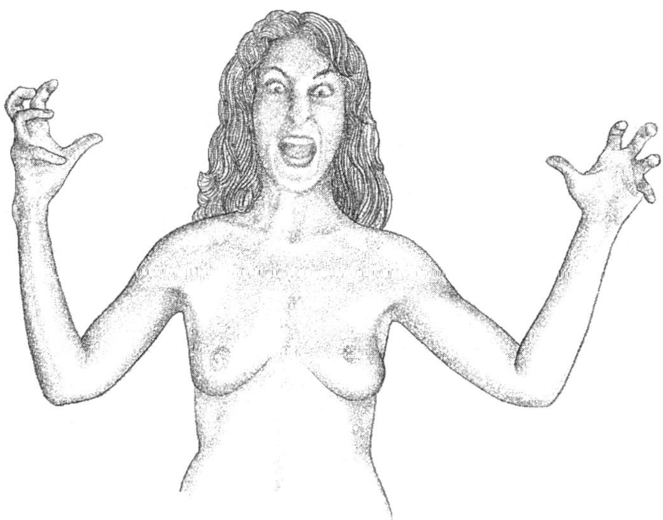

Das Kali-Element bei der modernen Frau: Zorn und wilde Energien zulassen, damit sie freigesetzt und verwandelt werden können.

ihrem Tanz erfahren sie Freiheit, Freude und Erfüllung, und sie demonstrieren auch magische Macht. Von der Außenwelt ungestört, sind sie ein schöner Ausdruck der ungehemmten weiblichen Leidenschaft; sie tanzen barfuß in den Wäldern, feiern die Lebenskraft und treten durch das Mittel ihrer Rituale in mystische, orgastische Bewußtseinszustände ein.

Pentheus aber, der König von Theben, mißbilligt ihr Verhalten und versucht die Frauen seiner Stadt daran zu hindern, sich an den Feiern der Mänaden zu beteiligen. Als Reaktion auf die Maßnahmen des Königs schlägt die wilde und ekstatische Energie der Frauen in Wut und Raserei um. Von Agaue angeführt, der eigenen Mutter des Königs, ergreifen sie Pentheus, als er heimlich ihre Rituale beobachtet, und zerreißen ihn. Als Agaue erkennt, was sie getan hat, begibt sie sich in tiefer Trauer in die Verbannung.

Ein weiterer griechischer Archetypus der wilden Frau ist Medea. Sie ist die schöne Hexe, die sich rasend in den Argonauten Jason verliebt. Mit ihren magischen Kräften hilft Medea Jason, die eigentlich unlösbaren Aufgaben zu bewältigen, die König Aietes, ihr Vater, Jason gestellt hat, damit er das legendäre Goldene Vlies bekommen kann. Ohne ihre Hilfe hätte Jasons Unternehmung niemals gelingen können.

Als jedoch Jason im Triumph mit dem Goldenen Vlies nach Korinth zurückkehrt, betrügt er Medea, indem er der Tochter des Königs von Korinth den Hof macht. In ihrer Trauer und ihrem Zorn übt Medea furchtbare Rache. Sie tötet den König, seine Tochter und ihre eigenen Kinder im Blutrausch, bevor sie in Athen Zuflucht sucht.

Die Sekte und der Kult der Liebenden sind anders als alle anderen Sekten und Kulte. Liebende haben eine Religion und einen Glauben, der nur ihnen gehört.

AZUL

Aus der Sicht des wilden Selbst lehren diese Tragödien vor allen Dingen, daß die Leidenschaft, Ekstase und magischen Kräfte Medeas wie auch der Mänaden zunächst ungemein lebendige, positive und schöpferische Fähigkeiten waren, bis sie die männliche Ablehnung und Unterdrückung traf. Erst als die Wildheit dieser Frauen blockiert wurde, verwandelte sie sich in Zerstörungswut und Raserei.

Die Lehre hieraus ist nicht, wie manche glauben könnten, daß Frauen ihre Leidenschaften streng unter Kontrolle halten müssen, sondern vielmehr, daß man sie nicht daran hindern darf, durch Wildheit Freiheit, Liebe und Ekstase zu erlangen. Bis vor kurzem noch wäre eine solche Botschaft auf taube Ohren (bei Männern wie bei Frauen) gestoßen; die Emanzipation der Frauen hat jedoch eine Atmosphäre geschaffen, in der diese Dinge endlich ausgesprochen, verstanden und gewürdigt werden können.

Ursprünge des wilden Selbst

Wenn wir Archetypen wie Drugba Künleg, Medea und die Mänaden betrachten, entdecken wir die Widerspiegelung unseres eigenen wilden Selbst, eines Selbst, das vom Beginn unseres Lebens an bei uns und in uns ist. Es ist ein Selbst, das es versteht, ekstatisch zu tanzen, leidenschaftlich zu lieben, total zu leben und das Leben voll auszukosten.

Als kleine Kinder waren wir in völliger Harmonie mit diesem natürlichen Ausdruck der Wildheit. Wenn Sie hieran zweifeln, bitte ich Sie, einfach einmal einige Minuten einem Kind beim Spielen zuzusehen. Sie werden staunen, wieviel Energie es zur Verfügung hat – genug, um jeden durchtrainierten Erwachsenen zu erschöpfen, der all das Laufen, Springen, Umherrollen und Klettern des Kindes mitmachen wollte.

Beobachten Sie die Stimmungen des Kindes, und Sie werden sehen, was geschieht, wenn sich menschliche Energie ganz dem Lachen, dem Zorn, dem Weinen, dem Schreien oder der Entspannung hingibt. In allem, was das Kind tut, liegt Integrität und Ganzheit. Es ist, als wenn die Energie des Körpers spontan aus irgendeiner verborgenen Quelle zur Verfügung stünde, die keinerlei Beschränkung kennt.

Das wilde Selbst hat seine Ursprünge in dieser kindlichen Energie, in dieser rohen, unschuldigen und vitalen Kraft, wie sie sich natürlich äußert, bis sie durch die soziale Anpassung gebändigt wird. Diese Bändigung hat viele Formen. Nehmen wir etwa an, daß ein Kind spielt und die Eltern es zum Essen rufen. Oft ist es noch gar nicht hungrig; vielleicht ist es sogar hungrig, aber es ist so in sein Spiel vertieft, daß es nicht aufhören möchte. Nun wird es einfach gezwungen, entgegen seinem natürlichen Antrieb ins Haus zu kommen, am Tisch stillzusitzen und manierlich zu essen. Durch diese ganz einfachen Dinge wird die wilde Energie bereits gebändigt und gesteuert.

Mit den allerbesten Absichten wird Kindern nach und nach beigebracht, jeden natürlichen Antrieb zu prüfen und dessen Auswirkungen zunächst abzuwägen: Ist es jetzt wirklich an der Zeit, zu lachen, zu weinen, zu sagen, was ich denke? Sollte ich meinen Harn bis zum Ende der Stunde zurückhalten, oder soll ich darum bitten, auf die Toilette gehen zu dürfen? Kann ich jetzt laufen und springen, oder wird mir dies einen Tadel eintragen?

Sehr bald wird dadurch jeder spontane Impuls, der aus der Rohenergie des Kindes aufsteigt, gezwungen, den Umweg über die interpretierenden und analytischen Prozesse des Gehirns zu nehmen. Jeder natürliche Antrieb, eine Empfindung auszudrücken, muß sich durch ein Labyrinth elterlicher Gebote und Verbote hindurchwinden, bevor er an die Oberfläche dringen darf.

Dieser Übergang von der kindlichen Unschuld zur Beherrschtheit des Erwachsenen hemmt die Energie des Eros, der nach außen drängenden Lebenskraft in uns allen. Im Prinzip ist Eros eine sexuelle Kraft, ein schöpferischer und dynamischer Antrieb, der in sich das unbedingte Ja zum Leben trägt. In der Konfrontation mit der Gesellschaft wird diese Kraft in ein »Ja, aber« verwandelt, weil die natürliche Energie gewaltsam auf Pfade umgeleitet wird, die als gesellschaftlich akzeptabel und angemessen gelten.

Aber noch ist unsere ganze Wildheit nicht verloren. Mir persönlich gelang es immer, ein Fünkchen dieser alten Flamme am Glimmen zu erhalten, was mich irgendwie davor rettete, völlig vom Joch der Disziplin und Etikette erdrückt zu werden, das mir als Kind aufgebürdet wurde. Wenn ich alleine in den Bergen kletterte, einen tosenden eiskalten Sturzbach durchquerte, im Wald einem Rotwild hinterherhetzte, dann konnte ich die Ungebundenheit meines Geistes neu erleben, einen plötzlich aufbrandenden Jubel und einen Trotz in meinem Körper empfinden, der mich laut in den Wald schreien ließ: »Das bin ich wirklich, und niemand wird mir dies nehmen können!«

Später entdeckte ich als Teenager dieselbe aufregende Kraft im Liebesspiel. Die anbrandende Flut meiner eigenen sexuellen Vitalenergie trieb mich zur Mißachtung aller Regeln an, wie sich »brave Mädchen« gegenüber dem anderen Geschlecht verhalten sollten. Ich wollte alles über meinen Eros, meine Sinnlichkeit, meine Lust entdecken, und je mehr ich mich erforschte, desto mehr festigte sich in mir die Erkenntnis, daß das Element der wilden Spontaneität für meine sexuelle Erfüllung unverzichtbar war. Nach einem herrlichen Nachmittag der Liebe, an dem ich mich mit einem unterschwelligen Gefühl der Scham oder sexuellen Schuld erfolgreich auseinandergesetzt hatte, lag ich zufrieden auf meinem Bett und fühlte mich in der Empfindung meiner Individualität, der Wahrnehmung, wer ich wirklich war und wer ich sein wollte, ungemein bestärkt.

Einige Jahre später begegnete ich im Rahmen meiner Erkundungen des Tantra und des wilden Selbst einer zeitgenössischen Version von Drugpa Künleg, dem umstrittenen indischen Lehrer und weisen Narren Osho, der verschiedene neuartige Methoden entwickelt hatte, die Menschen helfen konnten, die Zwangsjacke ihrer Zivilisation abzulegen und die Macht und Leidenschaft ihrer natürlichen wilden Energie wieder für sich zu beanspruchen.

Osho wird vielfach als »Sexguru« verurteilt, doch geht seine Vision weit über das Schlafzimmer hinaus. Für ihn ist die westliche Sex-Phobie Produkt einer jahrhundertelangen Unterdrückung und Verleugnung. Die Befreiung und Heilung der sexuellen Energie geht Hand in Hand mit der Äußerung zurückgestauter Gefühle, mit wildem Tanz, dynamischem Atmen, unsinnigem Reden, unbeherrschtem Lachen – kurz gesagt, mit der Anwendung aller nur denkbaren Verfahren, um die Blockierungen und Hemmungen aufzuheben, die dem natürlichen, freien Fließen der menschlichen Energie und des menschlichen Geistes im Wege sind. Erst dann, so Osho, kann sich der Mensch setzen, die Augen schließen und die innere Reise der Meditation beginnen.

Ich erinnere mich noch überaus deutlich an eine außerordentliche Begegnung mit diesem mystischen Außenseiter. Als ich einmal vor Osho saß und in seine zwinkernden, lächelnden Augen blickte, spürte ich plötzlich ein grollendes Lachen aufsteigen, als wenn es tief aus der Mitte der Erde käme und mit einer köstlichen Empfindung in meinen Körper eindrang. Ich konnte nicht mehr an mich halten und brach in ein unbezwingbares Lachen aus, das sich ausbreitete und bald den ganzen Raum erfaßte.

Dies dauerte Minuten, und ich konnte einfach nicht aufhören, so daß man mich schließlich sanft an meinen Platz zurückführen mußte. Danach kehrte das Lachen einen ganzen Monat lang jeden Abend um sieben Uhr zurück. Gleichgültig, was ich tat, ob ich las, betete, tanzte, mich mit jemandem liebte, am Herd stand – dieses unglaubliche Lachen sprudelte einfach aus mir heraus.

Diese Erfahrung ließ mich die heilende Kraft des Lachens entdecken, denn sooft es auftrat, mußte ich einfach aufhören, mich ernst zu nehmen. Ob ich mir Sorgen wegen meiner Beziehung machte, über finanzielle Dinge nachdachte, Probleme mit der Meditation hatte, mich über eine Freundin ärgerte – das Lachen spülte dies alles einfach fort. Es gab mir Distanz zu meinen Sorgen, half mir, mich von allem zu lösen, was mir einen Augenblick zuvor noch so wichtig und überwältigend erschienen war. Ich konnte über mein Leben lachen, indem mir klarwurde: »Dies bin ich nicht wirklich. Dies sind die Dinge, mit denen ich identifiziert werde, mit denen ich mich verbunden habe, aber in Wirklichkeit bin ich reines Bewußtsein, unabhängig, frei, unberührbar, weit jenseits all dieser Dinge.«

Dies war eine außerordentlich tiefe Erfahrung, das Geschenk eines einzigartigen Mystikers, der so vielen Menschen geholfen hat, mit meditativem Bewußtsein in die Dimension des wilden Selbst vorzudringen.

Ist das wilde Selbst gefährlich?

Fast jede Kultur der bekannten Geschichte, einschließlich unserer eigenen, hat das wilde Selbst als etwas Gefährliches und Bedrohliches wahrgenommen. Diese Wahrnehmung ist in gewissem Umfang richtig, denn jede Gesellschaft hat versucht, den sogenannten »zivilisierten« Menschen auf Kosten einer Unterdrückung der natürlichen, tierischen Energie in uns zu schaffen.

Das Ergebnis ist, daß sich diese Energien, sooft es unseren Leidenschaften, unseren Gefühlen, unseren Trieben gelingt, durch den Lack des zivilisierten Verhaltens hindurchzubrechen, zunächst in einer zerstörerischen und negativen Weise äußern. Die lange Einkerkerung hat die natürliche Energie so sehr pervertiert, daß sie sich nicht ohne weiteres in eine kreative Richtung bewegt.

Es ist kein Zufall, daß die Verherrlichung von Gewalt in Film und Fernsehen heute so überhand genommen hat, denn durch diese Medien kann man seine unterdrückte Wildheit stellvertretend ausleben, indem man tötet, verstümmelt und zuschlägt, um sich in einer phantasierten Rebellion gegen eine gesellschaftliche Moral aufzulehnen, durch die man kastriert und in den Kokon der Wohlanständigkeit und Höflichkeit gezwängt wurde. Wenigstens in der Phantasie können zivilisierte Männer und Frauen aus ihrer traurigen Unterjochung ausbrechen und sich den Weg in die Freiheit freischießen.

In den letzten Jahren haben Männer- und Frauenbewegungen in Amerika und Europa mehr und mehr erkannt, wie wichtig es ist, das wilde Selbst wieder für sich zu beanspruchen. Bei ihrer Suche nach authentischen Geschlechtswerten haben diese Bewegungen entdeckt, daß beide Geschlechter irgendwie ihrer ursprünglichen, vitalen Kraft beraubt wurden und daß zum Teil dieser Verlust für die Frustration zwischen den Geschlechtern verantwortlich ist.

Wer die Wahrheit des Körpers erkannt hat, kann auch die Wahrheit des Universums erkennen.

RATNAS-TANTRA

Männern war es schon immer erlaubt, eine gewisse Wildheit auf dem Gebiet der Sexualität auszuleben, sich »die Hörner abzustoßen«, bevor sie sich in das häusliche Eheleben zurückzogen.

Bei Frauen bestehen selbst noch in unseren Zeiten der begeisterten relativen Befreiung größere Tabus im Bereich der Sexualität. Eines der häufigsten Probleme, mit dem ich zu tun habe, wenn ich Frauen helfe, ihr orgastisches Potential zu entdecken, ist ihre Furcht, daß sie, wenn sie wirklich loslassen und beim Liebesspiel ihr orgastisches Selbst äußern, jedes Maß verlieren und ihr Liebhaber abgestoßen wird. Statt dieses Risiko einzugehen, unterdrücken Frauen lieber jeden Impuls einer wilden sexuellen Selbstvergessenheit.

Viele Menschen fürchten auch den Ausdruck wilder Emotionen in Form von Zorn. So gibt es zum Beispiel in meinen Workshops immer wieder einmal einen Wutausbruch zwischen Partnern, indem der eine plötzlich schreit: »Halt den Mund! Ich will das nicht hören!« Die meisten anderen Menschen im Raum reagieren hierauf peinlich berührt oder auch erschreckt. Jeder möchte den Zwischenfall so schnell wie möglich vergessen.

Beide Geschlechter neigen auch in Workshops dazu, die Äußerung von Emotionen zu vermeiden, die sie als unangenehm wahrnehmen. Dabei übersehen sie aber, daß solche Ausbrüche derbe Wegweiser in Richtung einer Quelle natürlicher, starker Lebensenergie sind.

Aber es gibt einen Weg aus solchen Schwierigkeiten. Es ist zum Glück sehr wohl möglich, die Energie des wilden Selbst in einer kreativen und spielerischen Weise freizusetzen, die die Intimität und die Liebe zwischen Mann und Frau steigert und gleichzeitig die Gewalt und Leidenschaft nicht leugnet, die Grundqualitäten des wilden Selbst sind. Das entsprechende Verfahren ist das Grundthema dieses Kapitels, und Sie werden die Gelegenheit bekommen, hierzu einige reizvolle und anregende Übungen durchzuführen.

Eine gesunde Mystik ist pantheistisch.

MATTHEW FOX

Entdeckung der sexuellen Wildheit

Bevor wir hiermit beginnen, möchte ich eine grundlegende Frage ansprechen: Warum muß der sexuelle Magier sein wildes Selbst entdecken? Welcher Zusammenhang besteht zwischen Magie und Wildheit?

Bei der Beschreibung der Dynamik der sexuellen Magie im ersten Kapitel habe ich gesagt, daß jegliche Vision und jeder Wunsch, den man in seinem Leben verwirklichen möchte, mit der eigenen orgastischen Kraft aufgeladen werden muß. Diese orgastische Aufladung kann aber nur erzeugt werden, wenn man Verbindung mit seiner wilden Energie aufgenommen hat. Es kann zu einer Ejakulation kommen, es kann ein Höhepunkt eintreten, aber ein wirklicher Orgasmus braucht Wildheit, um den Körper mit ekstatischer Energie aufzuladen.

Lassen Sie mich erklären, was ich im sexuellen Zusammenhang mit »Wildheit« meine. Wenn beim Liebesspiel die sexuelle Erregung eintritt, dann kann man mit Hilfe bestimmter Techniken dafür sorgen, daß ihre Intensität langsam und stetig ansteigt und dadurch den Körper mit immer mehr Energie und Wonne auflädt. Wenn man diese köstliche Erregung weiter wachsen läßt, ohne einen Höhepunkt zuzulassen, dann kommt man an einen Punkt, an dem sie sich der Kontrolle entzieht.

Die Aufladung wird so stark, daß man von ihr überwältigt wird. Sexuelle Empfindungen strömen in einer Serie unwillkürlicher, ekstatischer Reaktionen, die man nicht »macht«, sondern die »geschehen«, durch die Genitalien und vielleicht durch den ganzen Körper. Dies ist eine Erfahrung der eigenen wilden Energie.

Es gibt daneben noch eine andere Form sexueller Erfahrung, die ebenfalls mit der Wildheit zusammenhängt und die vielen Menschen bekannt ist. Dies geschieht, wenn zwei Liebende ohne spezielle Absicht einer sexuellen Vereinigung beisammen sind und sie eine plötzliche Aufwallung sexueller Energie durchströmt und zum Liebesspiel treibt. Dieser Impuls kann durch eine noch so flüchtige Berührung mit der Hand am Hals, eine Umarmung, einen zarten Kuß oder vielleicht auch durch einen verborgenen Strom elektrischer Energie ausgelöst werden, der die beiden ohne ihr Wissen durchfließt. Auch dies gehört zum wilden Selbst.

Dies erinnert mich an eine Geschichte, die mir Jenny und Ken erzählten, zwei erfahrene Lehrer der tantrischen Künste, die seit Jahren Freunde, Arbeitspartner und Liebende sind. Eines Tages eröffnete Ken Jenny, daß er aus verschiedenen persönlichen Gründen nicht mehr ihr Liebhaber sein wolle. Es dauerte viele Monate, in denen Jenny versuchte, mit der neuen Situation fertig zu werden, wobei die berufliche Partnerschaft mit Ken weiterging.

Dann ging Jenny etwa ein Jahr später vor einem großen gemeinsamen Workshop für einige Tage in Kens Wohnung, um das neue Programm vorzubereiten. Tag für Tag gingen sie ihre Übungen durch, unter anderem das lachende Becken, die Feuermeditation und die Verbindung mit dem wilden Tier, die nachfolgend in diesem Kapitel beschrieben werden.

Jenny war in ein furchtbares Wechselbad der Gefühle getaucht, und sie wußte nicht, ob sie in der tiefsten Hölle oder im höchsten Himmel war. Vierundzwanzig Stunden täglich war sie bei dem Mann, den sie mit jeder Faser ihres Herzens liebte. Sie sprachen miteinander, berührten einander, tanzten und spielten miteinander, umarmten sich, sie taten alles miteinander, aber sie liebten sich nicht. Jenny erzählte mir später, daß sich alles in ihr danach sehnte, Ken an sich zu ziehen und sich um ihn zu schlingen, wie sie es früher getan hatte, zu spüren, wie seine männliche sexuelle Kraft stärker und stärker wurde und schließlich in sie eindrang, sie ausfüllte, sie überwältigte, aber Ken blieb ungerührt dabei, daß es mit ihnen vorbei sei.

Als sie eines Abends ihre Pläne für das Workshopprogramm nahezu abgeschlossen hatten, lagen sie einfach herum, taten nichts, sahen fern und unterhielten sich über Belanglosigkeiten. Dann wandte sich das Gespräch dem Thema der Tier-Phantasien zu, mit deren Hilfe man eine gesunde sexuelle Aggression hervorrufen könne, und bald begannen sie, wie Wölfe zu spielen, die nacheinander schnappten, sich auf dem Teppich balgten, einander kitzelten, einander stupsten und jagten, einander umherstießen, ohne sich weh zu tun.

Plötzlich begann wie aus dem Nichts ein sexuelles Feuer in ihren Lenden zu brennen, ein so wildes, unerwartetes und loderndes Feuer, daß es kein Widerstehen gab.

»In meinem Geschlecht entstand eine gewaltige Hitze, die sich wie ein Buschfeuer in der Sommerhitze durch meinen Körper ausbreitete«, erzählte Jenny später. »Kens Erregung zeigte mir, daß es ihm ebenso erging. Ich glaube, daß alle diese Übungen, die wir praktiziert hatten, uns irgendwie gereinigt und aufgeladen hatten, so daß diese unglaubliche neue Energie uns durchfluten konnte. Es war unmöglich, sie zu ignorieren oder sie zu beherrschen. Wir konnten nicht anders, wir mußten ins Bett!

Wir kitzelten, jagten, stießen uns ins Schlafzimmer. Ich war so glücklich, meine Kleider loszuwerden, daß ich sie mir einfach vom Leib riß. Dann packte ich Ken, der ebenfalls schon halb entkleidet war, und schob ihn aufs Bett. Er knurrte und sprang auf, stieß mich um und versuchte, mich wie das dominante Alpha-Männchen des Rudels auf das Bett zu drücken, während er sich seiner restlichen Kleider entledigte. Meine Erregung wurde immer größer; ich packte ihn an seiner Hose, knurrte und sprang nackt auf dem Bett umher wie eine Wölfin in der Hitze.

Dann sprang er auf mich, und wir rollten beißend und knurrend umher, taten, als ob wir unsere Klauen in das Fleisch des Partners schlagen würden, packten uns mit unseren Zähnen am Nacken. Das machte mich unheimlich an. Er versuchte, mich von hinten zu besteigen, aber ich ließ ihn nicht. Ich versuchte vielmehr, ihn zu besteigen! Ich brannte vor Verlangen, aber gleichzeitig hatte ich jenes intensive animalische Gefühl, daß ... nun, Sie wissen ja, wenn Sie jemals wilden Tieren zugesehen haben, daß das Weibchen sich nicht besteigen läßt, bevor nicht das Männchen ein großes Ritual vollführt, auf und ab stolziert, zeigt, was es zu bieten hat, und so steigert es seine Erregung ganz gewaltig.

Ich blieb also weiterhin verführerisch und aufreizend, als wenn ich wollte, daß Ken in mich eindränge, rollte mich aber im letzten Augenblick beiseite oder drehte mich um, knurrte und versuchte, ihn umzustoßen. Wenn er nahe daran war aufzugeben oder wenn ich das Gefühl hatte, daß er sich zu ärgern begann, winselte ich und leckte seinen Körper zärtlich an den erotischsten Stellen, was seine Begeisterung sofort wieder weckte, und gleich ging es wieder weiter. Dies schien ewig zu dauern. Als er mich schließlich erwischte, mich in die Kissen drückte und meine Schenkel von hinten auseinanderdrängte, liebten wir uns mit einer solchen Unbedingtheit, einer solchen Intensität, daß es mir schien, als hätte sich eine ganz neue Ebene orgastischer Energie vor uns geöffnet. Ich war so erleichtert, wieder in jenem wunderbaren Strom sexueller Leidenschaft zu stehen, die wir früher miteinander gehabt hatten.«

Jenny und Ken liebten sich die ganze Nacht, von dem intensiven Wunsch angetrieben, einander wieder kennenzulernen, einander in einer neuen und unschuldigen Weise, befreit von der Vergangenheit, neu zu entdecken. Jenny sagte später, daß dies eine der außergewöhnlichsten sexuellen Erfahrungen ihres Lebens war, denn es gelang ihnen beiden, jenen köstlichen Schwebezustand durchzuhalten, in dem die Aggression überwältigend zu werden droht, aber trotzdem im Reich der Lust bleibt, in dem die Leidenschaft zu verpuffen droht, aber sich doch immer weiter aufbaut.

»Ich erkannte, daß die Liebe es dem Menschen erlaubt, wild zu sein und dennoch die Aggression unter Kontrolle zu halten«, sagte Jenny. »Wenn zwei Menschen eine starke, tief empfundene Beziehung zueinander haben, dann kann man völlig wild werden und gleichzeitig empfänglich genug bleiben, daß es ein Spiel bleibt und man einander nicht verletzt.«

Die Geschichte von Jenny und Ken demonstriert das Wirken des wilden Selbst, wie es seinen natürlichen Ausdruck im sexuellen Bereich findet. Hier hört der Geist auf zu planen, zu kontrollieren und zu berechnen; man wird völlig eins mit den Empfindungen seines Körpers und läßt es zu, daß die Energie in einer authentischen und spontanen Äußerung der Wildheit ohne alle Hindernisse strömen kann.

Katharsis: Die kontrollierte Explosion

Die Freisetzung der eigenen Wildheit ist eine kritische Angelegenheit, denn man muß sich sicher fühlen und gleichzeitig eine innere Energieexplosion zulassen, Kontrollmechanismen aufheben, die normalerweise solche Energien zügeln würden. Bei den nachfolgenden Übungen werden Sie aufgefordert, Ihre Energien und Emotionen in einer spielerischen Weise loszulassen, denn nach meiner Erfahrung schafft Verspieltheit eine Atmosphäre, in der wilde Energie in einer positiven Richtung fließen kann.

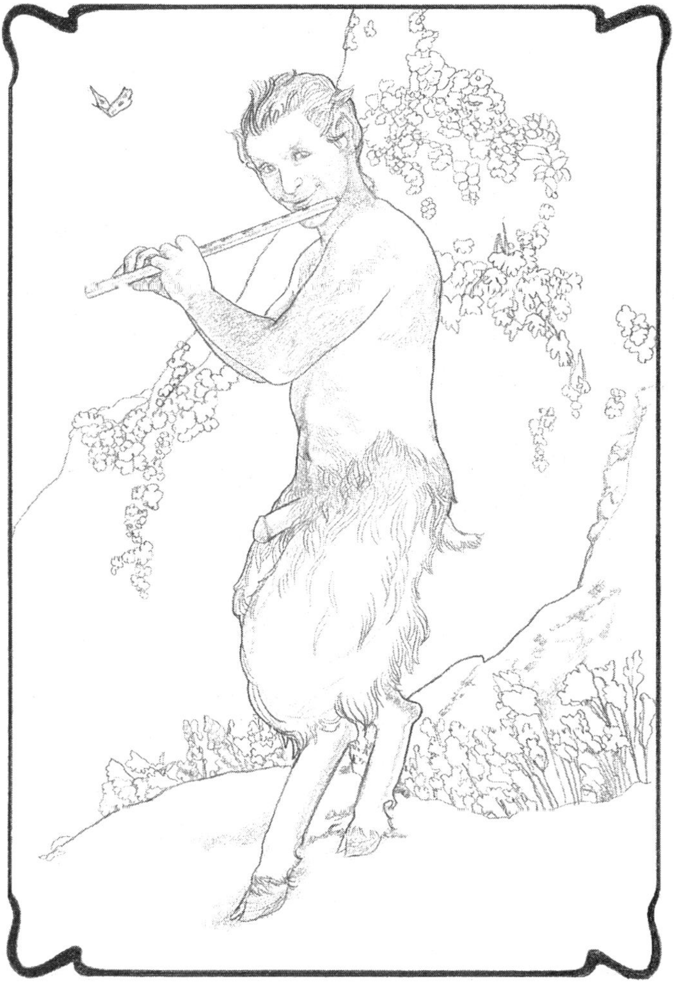

Stellen Sie sich vor, daß Sie der zottige, bocksgestaltige Gott Pan sind und eine gewaltige Erektion haben.

Trotzdem bleibt die Katharsis eine Explosion, und wie sicher man die Situation auch macht, so muß man doch bereit sein, alle Kontrolle aufzugeben, über das Bekannte, Sichere und Vertraute hinauszugehen und, wie D. H. Lawrence sagt, »seinen Körper, sein Blut und seinen Geist riskieren, sein bekanntes Selbst, und immer mehr das Selbst werden, das man sonst nie kennengelernt oder erwartet hätte«. Dies kann eine wunderbar reinigende oder aber eine schlimme Erfahrung sein. Es kann aber auch beides sein.

Einige Vertreter moderner Therapierichtungen sagen, daß die Katharsis ohne wirklichen Wert ist, weil sie »nirgendwohin führt«. Wenn man zum Beispiel in sich Wut aufsteigen spürt und diese Wut freisetzt, dann gibt es keine Gewähr dafür, daß man am nächsten Tag nicht wieder wütend ist. Dies ist zwar richtig, geht aber am Wesentlichen vorbei. Ob man Wut nun ausdrückt oder unterdrückt – sie bleibt doch als Lebenstatsache bestehen. Wie Wolken vor die Sonne ziehen und heute Regen bringen, können sie auch morgen wieder Regen bringen, aber dies ist einfach Teil des Lebenszyklus. Dasselbe gilt für die Wut und für jegliche andere menschliche Empfindung.

Darüber hinaus bin ich überzeugt, daß die Unterdrückung starker Emotionen unsere Lebensenergie lähmen kann, während eine spontane Katharsis ein Element der Wildheit enthält, das unsere Energiesysteme reinigen und stärken kann, so daß wieder Platz für eine neue Vitalität und eine neue Begeisterung für das Leben geschaffen wird. Emotionale Äußerungen können, wenn man kreativ mit ihnen umgeht, sehr lebensbejahend sein, während ihre Unterdrückung praktisch immer eine Selbstverleugnung beinhaltet.

Wir sind nun bereit für drei Übungen, die Ihnen helfen werden, Ihr wildes Selbst zu entdecken und auszudrücken.

ÜBUNG: DAS LACHENDE BECKEN

Bei dieser Übung werden Sie in einer sanften und heiteren Weise mit Ihrer Wildheit Fühlung aufnehmen. Sie werden das Lachen als Katalysator einsetzen, um Ihre verborgenen Energiequellen zum Schwingen zu bringen und zu erwecken. Auf einer bestimmten Stufe der Übung werden Sie Ihr Lachen in den Beckenbereich schicken, wo es helfen kann, den »psychologischen Keuschheitsgürtel« zu sprengen, der sich in Form von bestimmten Vorstellungen, was verboten, tabu, unanständig, unmoralisch und so weiter ist, um Ihre ursprüngliche sexuelle Energie gelegt hat.

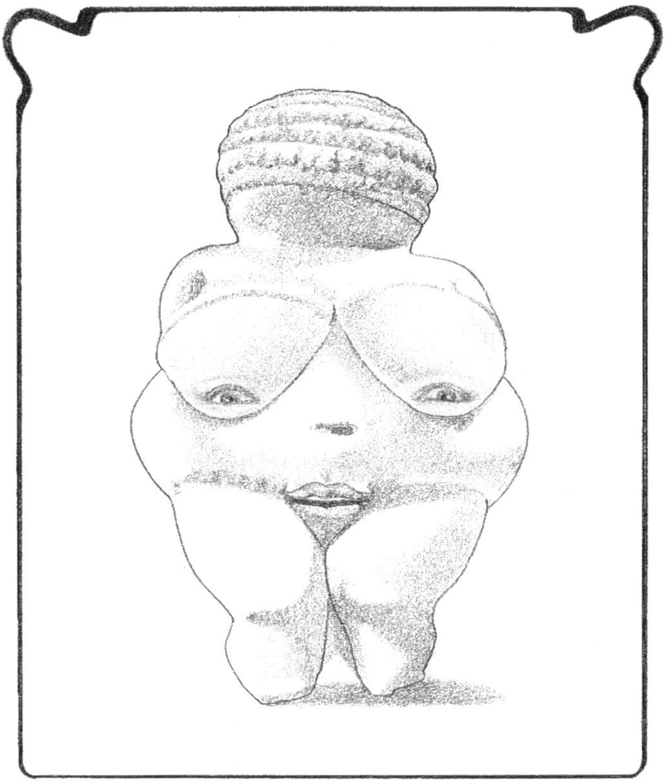

Stellen Sie sich vor, daß Sie die Göttin Baubo sind, die durch ihre Brustwarzen sieht und durch ihre Vulva spricht – die scherzende, unbeschwerte Göttin der Obszönität.

Manchen Menschen mag es oberflächlich und eigenartig erscheinen, mit Lachen Dämonen vertreiben und sich von unterdrückten Emotionen reinigen zu wollen. Wenn Sie aber bereit sind, an dieser Übung mit ganzer Begeisterung teilzunehmen, dann werden Sie entdecken, daß Lachen ein sehr wirksames Werkzeug ist, mit dem man die Schichten der gesellschaftlichen Konditionierung durchbrechen und eine sprudelnde Quelle überschießender Energie anzapfen kann.

In einem späteren Teil der Übung werden Sie dem heidnischen Gott Pan begegnen, der in einem Zustand unaufhörlicher sexueller Bereitschaft lebt, und seiner griechischen Entsprechung, der Göttin Baubo, einer sexuellen Spaßmacherin, die durch ihre Brustwarzen sieht und aus ihrer Vulva spricht. Diese beiden Archetypen sind der Erde zugeordnete Geister, die den Menschen Verbindung zur natürlichen, überfließenden sexuellen Energie aufnehmen lassen und ihm auch helfen können, Sexualität mit Humor, Fröhlichkeit und Gelächter in Verbindung zu bringen.

Mit Hilfe von Pan und Baubo werden Sie die Erfahrung machen, wie Taten und Worte, die wir normalerweise als vulgär verwerfen, im richtigen Zusammenhang zu einer bemerkenswerten Freisetzung und Heilung unterdrückter Energie führen können. Wenn man »die Sau herausläßt«, dann spürt man die heilende Wärme einer bedingungslosen Annahme, und man verbindet sich wieder mit längst vergessenen Aspekten seines eigenen Wesens.

Dieser Teil ist besonders hilfreich für Frauen, denen oft in ihrer Erziehung beigebracht wurde, daß sie jederzeit lieb, beherrscht, klug und sexy sein müßten und es sich niemals erlauben dürften, auch die derbe, vulgäre Seite der menschlichen Natur zum Vorschein kommen zu lassen.

Vorbereitungen

▷ Das »lachende Becken« kann man alleine durchführen, ist aber mit einem Partner wirksamer.
▷ Richten Sie Ihren magischen Kreis her.
▷ Tragen Sie weite, bequeme Kleider.
▷ Sammeln Sie als erstes Material, das Sie zum Lachen reizen kann. Mieten Sie zum Beispiel ein Video mit einer besonders lustigen Szene, oder suchen Sie Bilder, Postkarten oder Textstellen in einem Buch, die Sie lustig finden. Vielleicht haben Sie einige Lieblingswitze, ein Tonband von einem Komiker oder vielleicht eine Aufnahme von jemandem, der wirklich ansteckend lachen kann (dies bevorzuge ich persönlich). Tragen Sie alles zusammen, was Sie lustig finden, und bringen Sie es zu Ihrem magischen Kreis.

Nachfolgend ein Witz, den Sie in Ihre Sammlung aufnehmen können:

Eine Karrierefrau aus New York heiratet einen gutaussehenden jungen Bauern aus Vermont. Weil sie findet, daß es seinen Umgangsformen noch ein wenig an dem städtischen Schliff mangelt, den sie gewöhnt ist, beginnt sie ihn schon beim Hochzeitsempfang zu erziehen. Sie sagt ihm, was er zu den Gästen sagen soll, wie man richtig ißt, welche Gabeln und Messer man benutzt und so weiter. Der junge Mann tut gehorsam alles, was seine Braut wünscht, aber ihre Ratschläge untergraben allmählich sein Selbstvertrauen. Schließlich sind die Festlichkeiten vorüber, und die Flitterwochen beginnen. Das junge Paar begibt sich ins Schlafzimmer, und als sie unter der Decke liegen, fragt der junge Mann stockend: »Ahm, äh, Liebling, wü-wü-würdest du mir bi-bi-bitte deine M-Muschi reichen?«

▷ Es macht nichts, wenn Ihr Lachen zu Beginn dieser Übung etwas gezwungen und hohl klingt. Dies ist verständlich, weil Lachen normalerweise spontan auftritt, während man hier bewußt eine Situation schafft, in der man sich vornimmt zu lachen. Hinzu kommt, daß viele Menschen gar nicht daran gewöhnt sind, viel zu lachen, weil das Leben für sie zu einer furchtbar ernsthaften Angelegenheit geworden ist.

▷ Sie werden bald feststellen, daß alles Anlaß zum Lachen werden kann. Wenn Sie zum Beispiel meinen, daß die ganze Situation lächerlich ist (Lachen als Übung – wer hat jemals schon so etwas gehört?), dann können Sie über diese Lächerlichkeit lachen. Seien Sie kreativ, begeistert, und Sie werden überrascht sein, wie leicht man lachen kann.

▷ Nehmen Sie sich für die Übung etwa zwanzig bis fünfundzwanzig Minuten Zeit.

Die Übung

STUFE 1: MITEINANDER LACHEN

Treten Sie mit Ihrem Partner in Ihren magischen Kreis.

Begrüßen Sie einander mit einer Herz-zu-Herz-Begrüßung.

Setzen Sie sich bequem hin, und probieren Sie aus, wie Sie sich selbst und Ihren Liebespartner zum Lachen bringen können. Erzählen Sie sich Witze, beobachten Sie Ausschnitte aus Filmen, oder lesen Sie Textabschnitte aus Büchern.

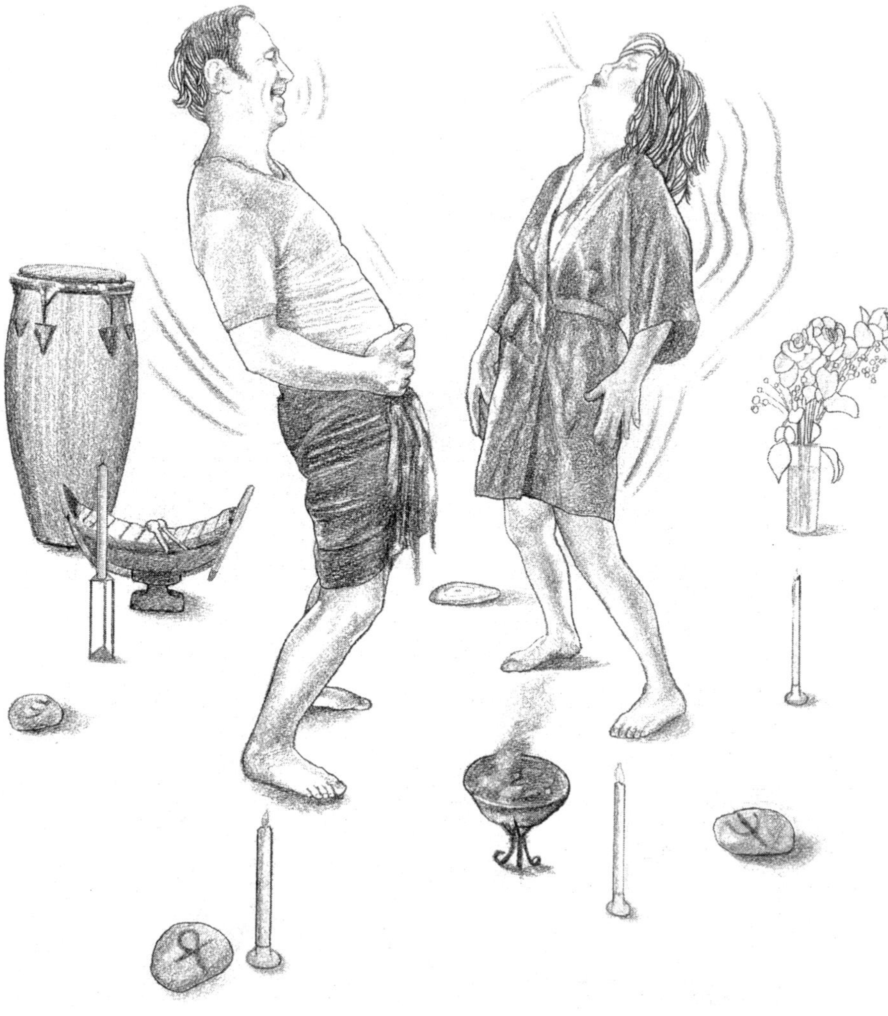

Lachen Sie fünf Minuten lang in Ihr Becken.

Lachen Sie bei jeder Gelegenheit. Unterstützen Sie einander. Schneiden Sie Grimassen, kitzeln Sie einander.

Lachen Sie etwa fünf Minuten in dieser Weise. Wenn Ihnen das Lachen noch länger Spaß macht, führen Sie diese Übungsphase so lange fort, wie Sie Lust haben.

STUFE 2: DAS LACHEN NACH INNEN BRINGEN

Wenn Sie beide soweit sind, stellen Sie sich in Ihrem magischen Kreis aufrecht hin. Die Füße sollen schulterbreit geöffnet und die Knie leicht gebeugt sein. Entspannen Sie die Muskeln in Ihrem Becken und an Ihren Sexualorganen. Schließen Sie die Augen.

Lachen Sie jetzt in sich hinein, und richten Sie alle Ihre Aufmerksamkeit auf das Innere Ihres Körpers. Nehmen Sie wahr, was beim Lachen mit Ihrem Körper geschieht. Spüren Sie die Wellen der Energie, wo sie hingehen, welche Teile Ihres Körpers vibrieren. Entspannen Sie sich in diese Schwingungen hinein, und lassen Sie diese Schwingungen sich ausbreiten.

Experimentieren Sie mit verschiedenen Formen des Lachens, von einem theatralischen »Höhöhöhöh!« bis zu einem leisen, sanften Lachen. Lachen kann man auf ganz unterschiedliche Weise, wie es den unterschiedlichen menschlichen Erfahrungen entspricht. Erkunden Sie, wie viele Formen von Lachen Sie selbst erzeugen können. Tun Sie dies etwa drei Minuten lang.

STUFE 3: IN DAS BECKEN LACHEN

Richten Sie nach einigen Minuten Ihre Aufmerksamkeit auf den Bereich Ihres Beckens, auf Ihre Genitalien, Hüften und den Unterleib. Spüren Sie das Lachen in dieser Region. Vielleicht ist es zunächst nur eine leise Schwingung, aber dies ist ganz in Ordnung. Lassen Sie Ihr Lachen kommen, verstärken Sie es, kombinieren Sie es mit Tiefatmung. Stellen Sie sich beim Einatmen vor, daß die Luft bis in Ihr Becken gelangt und dieses öffnet und entspannt.

Während Sie in Ihr Becken lachen, können Sie sich an Bilder oder Situationen erinnern, in denen Ihre natürliche wilde Energie irgendwie gehemmt oder getadelt wurde. Vielleicht erinnern Sie sich an frühe Onanieerfahrungen, an die Erziehung zur Sauberkeit, negative Äußerungen der Eltern bezüglich der Sexualität oder daß man Ihnen einmal das Lachen verbot.

Lachen Sie über diese aufsteigenden Bilder, und lösen Sie die Sie umgebenden psychischen und energetischen Panzerungen auf. Wandeln Sie diese alten Szenen um, so daß sie Ihnen jetzt absurd oder lustig erscheinen. Haben Sie Phantasie. Lachen Sie fünf Minuten lang in Ihr Becken.

STUFE 4: SCHAMLOS SEIN WIE PAN

Öffnen Sie die Augen, und nehmen Sie zur Vorbereitung auf die nächste Stufe Kontakt mit Ihrem Partner auf. Jetzt ist es an der Zeit, sich schamlos zu benehmen.

Wir müssen uns hüten, mit dem Teufel nicht zugleich auch den besten Teil von uns selbst hinauszuwerfen.
NIETZSCHE

Lachen Sie weiter, und stellen Sie sich vor, daß Sie der Gott Pan sind. Es spielt keine Rolle, ob Sie Mann oder Frau sind; stellen Sie sich einfach einen Augenblick vor, daß Sie der zottige, bocksgestaltige männliche Gott sind und eine gewaltige Erektion haben.

Zeigen Sie Ihrem Partner mit Gebärden und Bewegungen, wie lang, wie dick, wie rund Ihr »Apparat« ist. Gehen Sie im Zimmer umher. Wie fühlt es sich an, mit einem so großen Penis zu gehen? Wie fühlt es sich an, so viel sexuelle Energie in seinem Becken pochen zu spüren? Lachen Sie weiter.

Wenn Sie eine Frau sind, ist dies eine ausgezeichnete Möglichkeit, in übersteigerter Form zu erfahren, wie es ist, dem anderen Geschlecht anzugehören. Spüren Sie, wie die männliche Energie zwischen Ihren Beinen pulsiert. Spüren Sie das männliche Gelächter, das diese Energie begleitet. Wenn Schuld- oder Schamempfindungen entstehen oder Gedanken wie »Das geht zu weit«, dann nutzen Sie dies als Gelegenheit zu lachen.

Spielen Sie drei Minuten lang den Gott Pan.

STUFE 5: SCHAMLOS SEIN WIE BAUBO

Stellen Sie sich jetzt vor, daß Sie in die Göttin Baubo verwandelt wurden. Denken Sie daran, daß sie diejenige ist, die durch ihre Brüste sieht und durch ihre Vulva spricht und lacht. Werden Sie dieser komische, zotige Archetypus einer scherzenden, sorglosen weiblichen Gottheit, der Göttin der Obszönität.

Lachen Sie und spüren Sie, daß Sie riesige Brüste haben, durch die Sie die Welt sehen, daß Sie eine riesige Öffnung zwischen den Beinen haben, aus der Ihr Gelächter sprudeln kann. Zeigen Sie einander mit Gesten und Grimassen, wie es ist, Baubo zu sein.

Wenn Sie ein Mann sind, ist dies eine gute Gelegenheit, in komischer Form zu erfahren, wie es ist, eine Frau zu sein. Gehen Sie wie eine Frau, spüren Sie die Rundungen, machen Sie übertriebene weibliche Gesten.

Ermutigen Sie sich gegenseitig, unanständig, derb und vulgär zu sein, wobei Sie immer weiter lachen. Lassen Sie sich völlig gehen, halten Sie nichts zurück. Tun Sie dies drei Minuten lang.

STUFE 6: DAS LACHEN WIEDER NACH INNEN BRINGEN

Kehren Sie in Ihren magischen Kreis zurück, und legen Sie sich mit angezogenen Knien auf Ihren Rücken. Lachen Sie weiter. Schließen Sie die Augen, und erfahren Sie das Lachen im Inneren. Richten Sie Ihre Aufmerksamkeit auf Ihr Becken. Achten Sie darauf, ob jetzt andere Empfindungen durch diesen Teil Ihres Körpers fließen, nachdem Sie als sexuelle Götter herumgealbert haben.

Lassen Sie nach einigen Minuten das Lachen langsam verklingen.

Liegen Sie einen Augenblick mit geschlossenen Augen ruhig da, und genießen Sie die Empfindungen in Ihrem Körper. Vielleicht haben Sie das Gefühl, daß eine große Reinigung geschehen ist, daß das Lachen viele alte Spinnweben im Inneren fortgespült hat.

Setzen Sie sich auf, und sagen Sie Ihrem Partner, was Sie bei der Übung erlebt haben.

Schließen Sie mit einer Verschmelzungsumarmung und einer Herz-zu-Herz-Begrüßung.

Hinweise

Zu Beginn dieser Übung neigen Sie vielleicht dazu, das Lachen immer wieder kurz zu unterbrechen, aber es ist wichtig, daß Sie keine Pause machen. Seien Sie bedingungslos bei dieser Übung. Konzentrieren Sie sich ganz auf die körperlichen Empfindungen in Ihrem Körper. Sie werden feststellen, daß das Lachen immer leichter fällt, je öfter Sie es tun.

Hilfreich zur Auslösung des Lachens kann das Motto sein: »Tun Sie so, als täten Sie es, bis Sie es wirklich tun.« Mit anderen Worten, lachen Sie, und zerbrechen Sie sich nicht den Kopf darüber, wie es sich anhört.

Wenn Sie sich wirklich den Kopf zerbrechen wollen, dann lachen Sie darüber, daß Sie sich den Kopf zerbrechen!

Nachdem Sie jetzt Ihr Becken gelockert haben, können Sie versuchen, Energie in Ihrem ganzen Körper zu erwecken.

ÜBUNG: DIE FEUERMEDITATION

Sinn und Nutzen

Bei der Feuermeditation verbinden Sie sich mit einer feurigen Energie, die Ihren ganzen Körper heilt, reinigt und vitalisiert und die Energie des wilden Selbst erweckt. Verbinden Sie kraftvolle Atmung mit Visualisierungen, in denen Sie die Empfindung erzeugen, daß Feuer in Ihrem Körper aufsteigt und eine heilende Flamme der Energie erzeugt, die Energiekanäle öffnen, blockierte oder unterdrückte Energie freibrennen und Ihre Wildheit und Ihre Macht freisetzen kann.

Das Leben ist wild. Die Liebe ist wild. Und Gott ist absolut wild.
OSHO

Sie bietet auch eine Möglichkeit der akustischen Befreiung, indem Sie laut rufen und schreien und alles abschütteln, was Sie daran hindert, sich mit sich selbst wohl zu fühlen.

Wenn ich bei meinen Workshops Menschen durch diese Übung geleite, stelle ich oft fest, daß sie während der Meditation Visionen des wilden Selbst haben; sie empfangen Bilder, in denen sie sich selbst als freie und ungehinderte Menschen erleben. Heißen Sie solche Visionen willkommen, wenn Sie sich bei der Übung oder auch danach einstellen, denn sie können Ihnen eine Vorahnung von der Lebendigkeit und Freude vermitteln, die das wilde Selbst mit sich bringt.

Diese Übung ist eine nützliche Vorbereitung zur Öffnung des geheimen Kanals durch die sieben Energiezentren des Körpers, die in Kapitel 6 vorgestellt wird.

Vorbereitungen

- ▷ Richten Sie Ihren magischen Kreis her.
- ▷ Tragen Sie nur ganz leichte Kleidung, da Ihnen bei der Übung ziemlich warm werden wird.
- ▷ Musik ist bei dieser Übung sehr hilfreich (Vorschläge siehe Anhang).

▷ Sie können diese Übung allein oder mit Ihrem Partner durchführen.
▷ Die Meditation dauert dreißig Minuten.

Die Übung

STUFE 1: DEN KÖRPER SCHÜTTELN
Treten Sie in Ihren magischen Kreis.

Stellen Sie eine lebhafte Musik an, und tanzen Sie einige Minuten lang intensiv. Dehnen Sie Ihren Körper, springen Sie, schütteln Sie sich, lockern Sie Ihre Muskeln und Gelenke, und atmen Sie durch den Mund, um Ihre Energie zu aktivieren.

Wenn die Musik zu Ende ist, stellen Sie sich locker mit schulterbreit geöffneten Beinen hin. Lockern Sie die Knie, und beugen Sie sie leicht.

Entspannen Sie die Schultern, und lassen Sie die Arme locker seitlich herabhängen. Wenn Ihr Becken nach hinten gekippt ist, lassen Sie es nach vorne in eine entspanntere Haltung sinken. Spüren Sie, daß Ihre Füße fest mit dem Boden verwurzelt sind. Beginnen Sie jetzt, sich entspannt und locker zu schütteln. Beginnen Sie mit den Händen, und beziehen Sie dann Ihre Arme und Schultern ein. Sagen Sie dabei laut »Aaaaahhhh«.

Beziehen Sie nach einigen Augenblicken Hals und Kopf in das Schütteln ein.

Schütteln Sie jetzt die Knie. Dadurch gerät Ihr ganzer Körper in eine Schüttelbewegung. Lockern Sie sich überall. Schütteln Sie alles.

Hören Sie jetzt auf. Entspannen Sie sich. Bleiben Sie einen Augenblick ruhig.

STUFE 2: DIE FEUERATMUNG BEGINNEN
Wenn Sie bereit sind, beginnen Sie langsam und tief durch den Mund zu atmen.

Bewegen Sie die Hände im Rhythmus mit Ihrem Atem. Atmen Sie aus, und öffnen Sie die Hände weit. Atmen Sie ein, und ballen Sie Ihre Hände zur Faust.

Lassen Sie nun Ihren ganzen Körper an diesem Rhythmus teilhaben. Atmen Sie aus; spüren Sie, wie Ihre Schultern nach vorne und Ihr Bauch nach unten sinken. Atmen

Sie ein, und spüren Sie, wie sich Ihr Körper wieder aufrichtet.

Versetzen Sie Ihren Kopf in Bewegung. Atmen Sie aus, und lassen Sie den Kopf nach vorne fallen. Atmen Sie ein; heben Sie den Kopf nach oben, und blicken Sie zum Himmel.

Lassen Sie den Rhythmus Ihres Atems und Ihrer Körperbewegungen jetzt intensiver werden.

STUFE 3: FEUER VISUALISIEREN

Wenn Sie bereit sind, gehen Sie zur Visualisierung über.

Liebende finden sich nicht irgendwann irgendwo. Sie sind die ganze Zeit ineinander.
RUMI

Atmen Sie aus, und schicken Sie einen Strom der Energie aus Ihrer Brust und Ihrem Bauch durch Ihre Füße und Beine in die Erde unter Ihnen. Nehmen Sie sich Zeit dafür, eine starke Empfindung dafür zu entwickeln, daß Sie bei jedem Ausatmen Ihre Energie in die Erde schicken.

Lassen Sie bei jedem Ausatmen Ihre Energie immer tiefer in die Erde sinken, in den Boden bis in die Felsen eindringen, als wenn Sie tiefe Wurzeln schlagen wollten.

Fahren Sie damit fort, bis Sie zum feurigen Kern der Erde vorgestoßen sind, bis Sie Verbindung mit jenen flüssigen Flammen haben, die im Kern der Erde ewig brennen. Sehen Sie die rotflüssige Lava vor sich, den brennenden, brodelnden riesigen Feuerball im Bauch der Erde.

Wenn Sie Verbindung mit dem Erdkern aufgenommen haben, rufen Sie eine Vision, eine Erinnerung, eine Empfindung des Feuers wach. Denken Sie daran, wie Sie das letzte Mal an einem mächtigen Feuer standen, als Sie Flammen zum Himmel schlagen sahen und spürten, wie die Hitze durch Ihre Haut drang und Ihre Knochen wärmte. Erinnern Sie sich daran, wie Ihnen die Hitze den Schweiß auf die Stirn trieb. Sehen Sie die roten und orangenfarbenen Flammen vor Ihrem geistigen Auge.

Denken Sie auch an das Feuer Ihrer eigenen Leidenschaften, den aufwallenden Zorn, die Hitze der sexuellen Leidenschaft, das in Ihren Lenden brennende Feuer, und lassen Sie alle diese Bilder zu einer kompakten Vision des Feuers zusammenfließen.

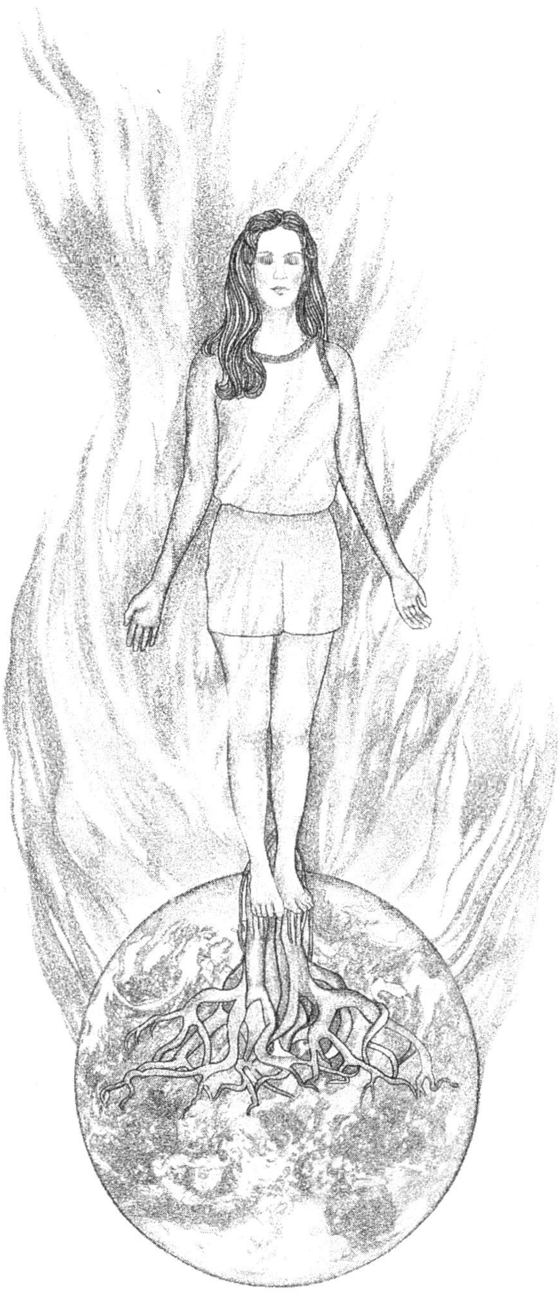

Spüren Sie, wie Ihre Energie in die Erde einsinkt, als wenn Sie Wurzeln schlagen würden. Verbinden Sie sich mit dem Feuer in der Erdmitte; lassen Sie es wachsen und durch Ihren Körper lodern, damit es Sie reinigen kann.

STUFE 4: FEUER IN DEN KÖRPER BRINGEN

Sie können jetzt beginnen, das Feuer aus der brennenden Mitte der Erde nach oben zu holen.

Atmen Sie ein, und saugen Sie das Feuer durch die Erde an die Stelle, wo Sie auf ihrer Oberfläche stehen.

Atmen Sie aus, und schicken Sie Ihre eigene Wärme nach unten, den aufsteigenden Flammen entgegen.

Atmen Sie ein, und spüren Sie, wie die Flammen die Oberfläche der Erde erreichen und an Ihren Fußsohlen lecken. Dies ist reine Flammenenergie. Es ist das Feuer des Lebens selbst.

Atmen Sie aus, und schicken Sie Ihre Energie nach unten, dem aufsteigenden Feuer entgegen, und spüren Sie, wie Ihre Fußsohlen warm werden.

Atmen Sie ein, und spüren Sie, wie das rote, flüssige Feuer nach oben in Ihre Füße, Knöchel und Unterschenkel zieht. Lassen Sie Ihre Beine warm werden. Spüren Sie, wie die Hitze in Ihre Knie steigt.

Atmen Sie weiter tief, und machen Sie Körperbewegungen, die den Energiestrom unterstützen. Lassen Sie mit jedem Atemzug das Feuer höher steigen, in Ihre Oberschenkel, Ihr Becken, Ihre Hüften, Ihr Gesäß. Stellen Sie sich vor, wie die feurige Farbe Rot in diese Regionen eindringt, Sie reinigt, heilt und energetisiert.

Wenn Sie diese Energie in Ihrem Becken brennen fühlen, beginnen Sie Laute zu machen. Verleihen Sie Ihrem instinktiven Selbst eine Stimme, der feurigen Energie Ihrer wilden, ursprünglichen Wurzeln. Knurren Sie, grunzen Sie, schreien Sie, drücken Sie sich in jeglicher Weise aus, die Ihnen natürlich und passend erscheint.

Spüren Sie, wie das Feuer in Ihrem Körper aufsteigt, und entlassen Sie die animalische Energie, die sich jetzt in Ihren Eingeweiden regt. Atmen Sie tief, fachen Sie die Flammen Ihrer Leidenschaft an, entzünden Sie ein sengendes Feuer in Ihrem Bauch. Dadurch empfangen Sie vielleicht plötzliche Einsichten oder Visionen Ihres wilden Selbst. Machen Sie damit die Übung noch unbedingter.

Spüren Sie, wie das Feuer in Ihr Sonnengeflecht und Ihre Brust aufsteigt, Ihre Lungen füllt, Ihnen Macht gibt, vom Herzen in Ihren Rumpf ausstrahlt. Spüren Sie diese Energie in Ihrem Herzen, und lassen Sie Empfindungen der Freude oder der Trauer los. Lassen Sie Ihre Hände und Arme sich bewegen und diese Empfindungen ausdrücken.

Ihr Körper wird jetzt zu einer Flammensäule und entzündet Sie mit ungeahnten Energien. Heißen Sie diese Empfindungen einer neuen Kraft, eines neuen Lebens willkommen. Verleihen Sie ihnen eine Lautäußerung, eine Stimme. Atmen Sie weiter.

Lassen Sie nun das Feuer in Ihren Hals und Ihren Mund aufsteigen. Sie atmen jetzt Feuer wie ein Drache. Atmen Sie die Flammen durch Ihren Mund aus, und äußern Sie die Energie durch Lautäußerungen in Ihrer Kehle. Lassen Sie das wilde Selbst in Schreien und verschiedenen Stimmen zum Vorschein kommen. Vielleicht haben Sie Lust, Unsinn oder Kauderwelsch zu reden. Erlauben Sie es sich, der Energie in jeder Weise Ausdruck zu verleihen, wie es sich gut anfühlt.

Nun steigt das Feuer zu Ihrem Kopf auf. Hier brennt es vielleicht subtiler. Kleine blaue Flammen in Ihrer Stirn brennen alle geistigen Anspannungen, alle verkrampften Gedanken, Sorgen, Zweifel, Schatten und Unklarheiten fort. Lassen Sie das Feuer Ihr Gehirn revitalisieren, Ihren Kopf klären, Ihren Geist energetisieren.

Lassen Sie die Flammen schließlich zum Scheitel und darüber hinaus immer höher und höher aufsteigen. Lassen Sie sich durch diese Flammen mit der ganzen Sie umgebenden Welt verbinden.

STUFE 5: DAS FEUER WERDEN

Nun ist Ihr ganzer Körper vom Kopf bis zum Fuß zu einer Feuersäule geworden. Atmen Sie ein, und spüren Sie, wie die Flammen nach oben durch Ihren Körper schlagen und Sie in jedem Körperteil reinigen. Sie sind ein offener Kanal, ein hohles Bambusrohr, das das Feuer von der Mitte der Erde bis zum Himmel strömen läßt.

Genießen Sie diese wilde Energie, die Sie durchlodert. Lassen Sie Ihren Körper vom Feuer reinigen, das alle Unreinheit, alle alten, festsitzenden Energien wegbrennt. Sie werden geheilt. Sie fühlen sich leichter, strahlender, golden. Öffnen Sie sich allen Visionen, Bildern und Symbolen, die aus den Flammen aufsteigen.

Improvisieren Sie einen »Feuertanz«, und feiern Sie die Reinigung, die Sie empfangen. Bewegen Sie Ihren Körper, geben Sie Laute von sich, tanzen Sie, werden Sie wild.

Wenn Sie das Gefühl haben, daß Feuer in jeden Winkel Ihres Wesens gelangt ist, verlangsamen Sie die Atmung. Spüren Sie, wie das Feuer langsam durch Ihren Körper zurücksinkt, sich aus Ihrem Kopf, Ihrem Hals, Ihrer Brust und Ihrem Bauch zurückzieht. Visualisieren Sie die sich zurückziehenden Flammen, die Ihr Becken und Ihre Beine verlassen, aus Ihren Füßen in den Kern der Erde zurücksinken, aus dem sie aufgestiegen sind.

Spüren Sie, wie das Feuer alle alten Haltungen und Blockierungen mitgenommen hat, die Sie nicht mehr mit sich herumtragen möchten. Lassen Sie sie los. Geben Sie sie der Erde zurück.

Legen Sie sich zehn Minuten auf den Boden. Entspannen Sie sich.

Wenn Sie diese Übung mit einem Partner ausgeführt haben, setzen Sie sich aufrecht, und erzählen Sie von Ihren Erfahrungen. Wenn Sie sie allein durchgeführt haben, können Sie sie in Ihr Notizheft schreiben.

Schließen Sie mit einer Herz-zu-Herz-Begrüßung.

Hinweise Die Feuermeditation ist in meinen Gruppen und Workshops sehr beliebt, weil die Teilnehmer sie aufregend und trotzdem einfach finden und sich konkrete Ergebnisse einstellen:

»Ich erlebte mich als einen schlafenden Vulkan, in dem kleine Beben meine schlummernde Energie zu wecken begannen«, berichtet ein Teilnehmer. »In meiner Phantasie quoll Lava aus unterirdischen Gängen, und diese Gänge setzten sich wie Feuergänge in meinem Körper fort. Als die Hitze meinen Kopf erreichte, war es, als wenn ich plötzlich ausbrechen würde!«

Vielleicht haben Sie in den Anfangsphasen der Übung das Gefühl, daß sich überhaupt nichts ereignet, aber lassen Sie sich nicht entmutigen. Achten Sie auf kleine Energieschwingungen und andere Empfindungen in Ihrem Körper, insbesondere in Beinen und Hüften, und verbinden Sie diese Empfindungen mit Vorstellungen von Hitze und Feuer. Verstärken Sie die Empfindungen mit Ihrem Atem, und stellen Sie sich vor, daß das Feuer in Ihrem Körper immer stärker und heißer wird.

Ein wichtiger Schlüssel ist rhythmische Atmung. Je kraftvoller Sie atmen, desto stärker fachen Sie die Flammen Ihrer Feuermeditation an.

ÜBUNG: VERBINDUNG MIT IHREM WILDEN TIER

Sinn und Nutzen

Diese äußerst wirksame Übung ähnelt den Praktiken der Schamanen, wenn sie sich mit einem »Krafttier« verbanden, um Kraft, Weisheit und geheimes Wissen von okkulten und natürlichen Kräften zu erlangen.

Meine Übung ist jedoch etwas abgewandelt. Den meisten schamanischen Ritualen liegt die Vorstellung zugrunde, daß man nur mit einem bestimmten Tier geistig verbunden ist und daß diese Verbindung dauerhaft ist, wenn man dieses Tier (Wolf, Bär oder Adler) einmal entdeckt hat.

In meiner Übung lade ich Sie ein, sich mit jeglichem Tier zu verbinden, das Ihnen in diesem Augenblick, bei dieser bestimmten Übung interessant erscheint, so daß Sie dessen Bild benutzen können, um in Ihnen schlummernde wilde, instinktive Energien zu wecken.

Wenn Sie die Übung bei verschiedenen Gelegenheiten wiederholen, können Sie jeweils andere Tiere anrufen. Vielleicht laufen Sie einmal mit den Wölfen, fliegen ein andermal mit den Adlern und brechen wieder ein anderes Mal als Grizzlybär durch das Gehölz. Halten Sie sich für diese Möglichkeiten offen, aber erkunden Sie in jeder Sitzung jeweils nur ein Tier, um sich nicht zu verzetteln und die Wirkung der Übung nicht zu verwässern.

*Es macht auch Spaß,
Tiere wie Hunde,
Hirsche und Ziegen
nachzuahmen,
indem man ihre
Bewegungen und
Laute imitierte plötzlich angreift
wie ein Pferd oder
den Rücken wölbt
wie zwei Katzen in
der Hitze.*

KAMASUTRA

Die Verbindung mit Ihrem wilden Tier gibt Ihnen und Ihrem Partner eine erweiterte Empfindung der Freiheit und Verspieltheit; dies erweitert die Parameter Ihrer Beziehung und setzt eventuell aufgestaute Aggressionen in einer sicheren und kreativen Weise frei.

Bei dieser Übung beginnen Sie mit Visualisierung und Imagination; danach gehen Sie jedoch zum konkreten Leben über und inszenieren Ihr animalisches Selbst.

Vorbereitungen

- ▷ Diese Übung kann man auch alleine ausführen, doch wird sie im folgenden für zwei Partner beschrieben.
- ▷ Richten Sie Ihren magischen Kreis her.
- ▷ Tragen Sie lose, bequeme Kleidung, die Sie bei Ihren Tier-Bewegungen nicht behindert.
- ▷ Sie können Musik laufen lassen, am besten tiefes, rhythmisches Trommeln, aber Sie können die Übung auch ohne Musik durchführen.
- ▷ Widerstehen Sie der Versuchung, sich vorab bereits für ein Tier zu entscheiden, damit sich Ihnen durch das Unerwartete tiefere Erfahrungen offenbaren. Bleiben Sie ganz offen für das Unbekannte.
- ▷ Diese Übung hat die Form einer Reise oder einer geführten Phantasie, die ich in sechs Abschnitte unterteilt habe. Inszenieren Sie auf jeder Stufe die Rollen, wie ich sie beschrieben habe, während sich die Geschichte entfaltet. Sie und Ihr Partner sind Akteure in einem Spiel. Genießen Sie das Stück!
- ▷ Eine nützliche Möglichkeit, diese Übung zu erfahren, besteht darin, meine Hinweise, die etwa fünfundvierzig Minuten in Anspruch nehmen, auf Band aufzunehmen und sie abzuspielen, während Sie die verschiedenen Stufen inszenieren.
- ▷ Diese geführte Reise beginnt genauso wie Ihre Initiationszeremonie im zweiten Kapitel, aber sie endet völlig anders, wie Sie bald feststellen werden!

Die Übung

Treten Sie in Ihren magischen Kreis.

Entzünden Sie eine Kerze, verbrennen Sie Weihrauch, dunkeln Sie das Licht ab, und schaffen Sie eine geheimnisvolle Atmosphäre.

Sitzen oder liegen Sie bequem. Schließen Sie die Augen.

Holen Sie einige Male tief Atem, entspannen Sie Ihren Körper, befreien Sie sich von allen Anspannungen, und versetzen Sie sich ganz in den gegenwärtigen Augenblick.

STUFE 1: DIE SUCHE

Stellen Sie sich vor, daß Sie auf dem freien Land auf einem Wanderweg sind. Es ist ein klarer, sonniger Tag, und Sie genießen den Lufthauch auf Ihrem Gesicht und den warmen Sonnenschein auf Ihrem Körper. Sie genießen das Schwingen Ihrer Arme und Beine, während Sie locker voranschreiten.

Der Weg führt jetzt immer höher hinauf, und wenn Sie sich umsehen, entdecken Sie, daß Sie allmählich die Zivilisation hinter sich lassen. Die säuberlich gepflügten Felder, die Straße, die sie durchschneidet, die Stadt in der Ferne … dies alles lassen Sie hinter sich, während sich Ihre Augen auf den Weg vor Ihnen richten.

Bald säumen Bäume den Weg. Sie kommen in einen schönen Wald. Sie gehen immer weiter, wobei sich allmählich in Ihnen eine erregende Wahrnehmung einstellt, daß in diesem Wald etwas Wunderbares geschehen wird, etwas sehr Bedeutsames und für Sie persönlich Wichtiges.

Sie folgen dem Pfad durch die Bäume, während die Sonne langsam im Westen versinkt. Sie hören den Gesang von Vögeln und manchmal ein Rascheln im Unterholz, aber Sie sehen keine Tiere, während Sie durch diesen Wald schreiten, der hier schon seit Jahrtausenden steht.

Sex ist die Wurzel des Lebens, und wir werden nie lernen, Achtung vor dem Leben zu haben, wenn wir nicht lernen, Achtung vor dem Sex zu haben.

HAVELOCK ELLIS

Allmählich wird es dunkel, und Sie werden müde. Als Sie zwischen drei alten Bäumen eine Mulde entdecken, beschließen Sie, hier Rast zu machen und sich auszustrecken. Sie haben keine Angst davor, die Nacht hier zu verbringen. Die Luft ist warm, und der Wald hat etwas Geheimnisvolles, ist aber zugleich heimelig. Bald werden Ihre Lider schwer, und Sie schlafen ein.

STUFE 2: DER TRAUM

Im Schlaf hören Sie eine Stimme, die von einem alten weisen Lehrer zu kommen scheint, der in Ihrem Kopf mit ruhiger Stimme spricht. Der Lehrer erklärt etwas, das Sie

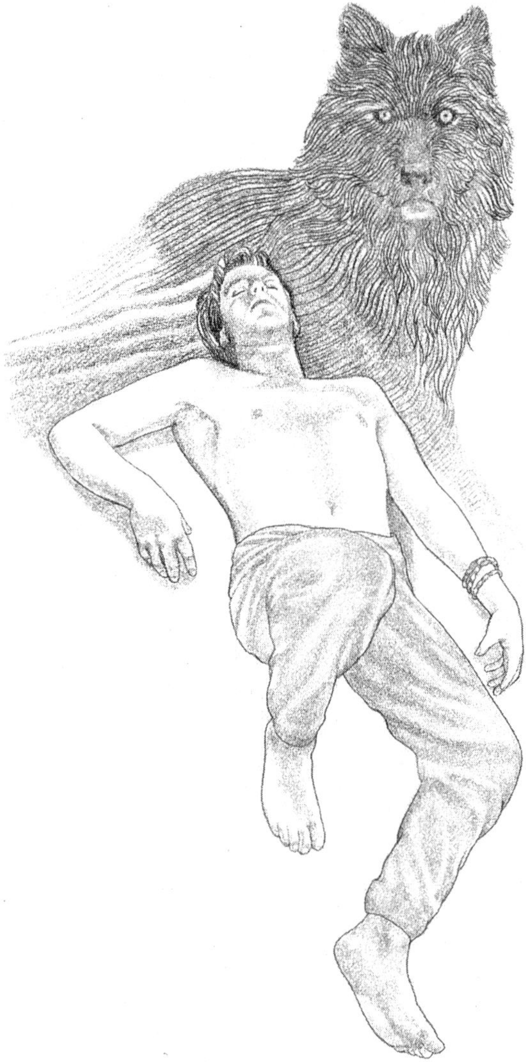

Im Schlaf begeben Sie sich in den Körper Ihres Krafttiers, hier den des Wolfs.

schon zu wissen scheinen – daß Sie in diesem Zauberwald schon vor langer, langer Zeit einmal waren. Sie haben viele Male als Mensch gelebt, aber davor, lange davor, waren Sie ein weises und mächtiges Tier ...

Die Stimme verklingt, und Sie schweben in Ihrem Traum aus Ihrer behaglichen Mulde fort auf die Öffnung eines dunklen Tunnels zu, der Sie in seine schoßartigen

Tiefen einsaugt. Gesichter tauchen schemenhaft auf, während Sie in den Tunnel gerissen werden, Gesichter, die Sie selbst vielleicht einmal waren, in einer anderen Zeit, in einem anderen Leben, Gesichter, die immer älter, immer ursprünglicher, immer tierhafter werden, je tiefer der Tunnel wird, und plötzlich herrscht völlige Dunkelheit, Stille und Frieden.

Sie bleiben in dieser Ur-Stille, und es geschieht eine magische, geheimnisvolle Transformation an Ihnen …

(Von jetzt an agieren Sie zu Ihren Visualisierungen; Sie stellen das Tier dar, zu dem Sie geworden sind.)

STUFE 3: DIE TRANSFORMATION

Sie hören den Laut eines Vogels, und das Licht des anbrechenden Tages dringt durch Ihre Augenlider. Sie wissen, daß Sie wieder in der Mulde unter den Bäumen sind, aber Sie wissen instinktiv auch, daß etwas sehr Tiefgreifendes geschehen ist: Sie sind nicht mehr in einem menschlichen Körper.

Bleiben Sie ruhig, lassen Sie die Augen geschlossen, und machen Sie sich langsam mit der Empfindung vertraut, in diesem seltsamen neuen Körper zu sein. Was ist dies für ein Körper? Ist er groß? Ist er klein? Hat er ein Fell? Oder hat er Federn? Hat er vier Beine? Hat er zwei Beine? Hat er einen Schwanz?

Sprechen Sie leise mit sich selbst, und beschreiben Sie die einzelnen Teile des Körpers, den Sie jetzt bewohnen. Tun Sie dies so ausführlich wie möglich.

Spüren Sie die Muskeln dieses Körpers, wie sie sich bewegen werden, wenn Sie ganz aufgewacht sind. Nehmen Sie den Geruch dieses Körpers wahr, den Geruch von Fell oder Federn. Lassen Sie sich Zeit. Dies ist ein kostbarer Augenblick der Kreativität, den Sie jetzt erleben. Verständnis und Erkennen dämmern in Ihnen auf. Sie sind ein Tier geworden. Dies ist Ihre Realität. Dies sind Sie.

Das Tageslicht wird immer heller und drängt Sie, die Augen zu öffnen. Sie erheben sich langsam, strecken sich, lecken vielleicht Ihre Pfoten, kratzen sich am Rücken, picken mit Ihrem scharfen Schnabel in Ihren Federn und putzen sich für den neuen Tag. Sie blicken sich um, riechen den Wind, lauschen dem Wald, der um Sie erwacht. Sie haben Durst. Sie wollen trinken. Sie müssen jetzt Ihr Lager verlassen und zum Fluß gehen.

Wenn Sie ein großer Bär sind, tapsen Sie im Paßgang dahin, schnuppern hier und dort und achten nicht auf Tiere, die in Ihrer Nähe sein könnten. Wenn Sie ein kleineres Tier sind wie zum Beispiel ein Reh, dann gehen Sie vielleicht vorsichtiger und spähen nach Raubtieren oder Rivalen. Wenn Sie ein Vogel sind, gleiten Sie vielleicht von Ast zu Ast. Spüren Sie die natürliche Anmut und Macht eines Tiers, die durch Ihre Adern rinnt, während Sie zur Tränke gehen.

Denken Sie daran, daß dies jetzt mehr ist als eine Visualisierung. Öffnen Sie die Augen, und bewegen Sie Ihren Körper, als wenn Sie ein Tier geworden wären. Krabbeln Sie über den Fußboden, und stellen Sie sich vor, daß Sie auf dem Weg zum Wasserloch oder Bach sind, wobei Ihr Partner dasselbe tut.

STUFE 4: DIE BEGEGNUNG

An Wasserlöchern und Trinkstellen kommen viele Arten zusammen, und hier begegnen Sie an diesem Morgen einem anderen Tier. Sie sehen hinter den Büschen ein anderes Tier, das ebenfalls zum Fluß kommt (dies ist Ihr Partner, mit dem Sie jetzt gemeinsam agieren).

Trinken Sie, aber beobachten Sie die Umgebung sorgfältig. Dies ist Ihr Wasserloch. Vielleicht knurren, bellen oder kreischen Sie warnend.

Oh! Das andere Tier bellt zurück! Sie wissen, daß es jetzt an der Zeit ist, Ihre Macht zu demonstrieren. Sie stellen sich der Herausforderung, gehen auf das andere Tier zu, selbst wenn es viel größer, kleiner oder ganz anders ist als Sie. Sie haben nicht die Absicht zu verletzen, sondern wollen nur Ihre Kraft, Ihre Macht als Tier zeigen.

Blicken Sie den Eindringling an. Blecken Sie die Zähne, zeigen Sie die Krallen. Zeigen Sie Ihren starken Körper. Stoßen Sie Drohlaute aus. Bellen Sie, grunzen Sie, knurren Sie, kreischen Sie. Führen Sie Scheinangriffe aus, täuschen Sie einen Rückzug vor, deuten Sie einen Angriffssprung an, aber berühren Sie das andere Tier noch nicht. Spüren Sie Ihre Kraft, zeigen Sie Ihre Kraft, aber setzen Sie sie nicht zum Kampf ein.

Nach einigen Minuten haben Sie für klare Verhältnisse gesorgt. Dieser Eindringling weiß jetzt, mit wem er es zu tun hat. Sie haben sich Respekt verschafft, und Sie können es sich jetzt erlauben, freundlicher zu sein. Vielleicht ist an dieser Trinkstelle ja auch Platz für zwei Tiere.

STUFE 5: DER PAARUNGSTANZ

Lassen Sie Ihre Geräusche, Ihr Verhalten weniger bedrohlich werden; seien Sie freundlicher. Beschnuppern Sie dieses andere Tier. Erkunden Sie seinen Geruch, seine Düfte. Lecken Sie sein Gesicht. Schnüffeln Sie an seinem Hals. Stupsen Sie es freundschaftlich an der Schulter.

Plötzlich nehmen Sie beide den Moschusduft Ihrer Sexualorgane wahr. Hormone werden freigesetzt. Eine mächtige Lust regt sich in Ihren Lenden. O ja, jetzt ist Brunstzeit, und in diesem Zauberwald können sogar Tiere unterschiedlicher Arten ein gesundes sexuelles Interesse aneinander haben.

Das Paarungsritual beginnt. Das eine Tier ist männlich, das andere weiblich (Sie können mit Ihrem eigenen Geschlecht beginnen, aber vertauschen Sie später die Rollen).

Das Weibchen ist in der Hitze. Der Duft ihrer Geschlechtsdrüsen lockt das Männchen an und erweckt sein Verlangen. Ja, er schnüffelt schon an ihrem Lustzentrum; seine Hormone sprechen auf die Einladung an.

Nun kann der Paarungstanz beginnen. Das Männchen stolziert hin und her, drückt seine Brust heraus, zeigt seine Männlichkeit, spreizt seine Federn, ruft laut und erobernd, führt ein Ballett auf, das das Weibchen beeindrucken soll.

Das Weibchen ist interessiert, blickt aber das Männchen kaum direkt an. Es tut so, als ob es seine Pfoten lecken oder an einem Bissen Futter kauen würde, und fordert da-

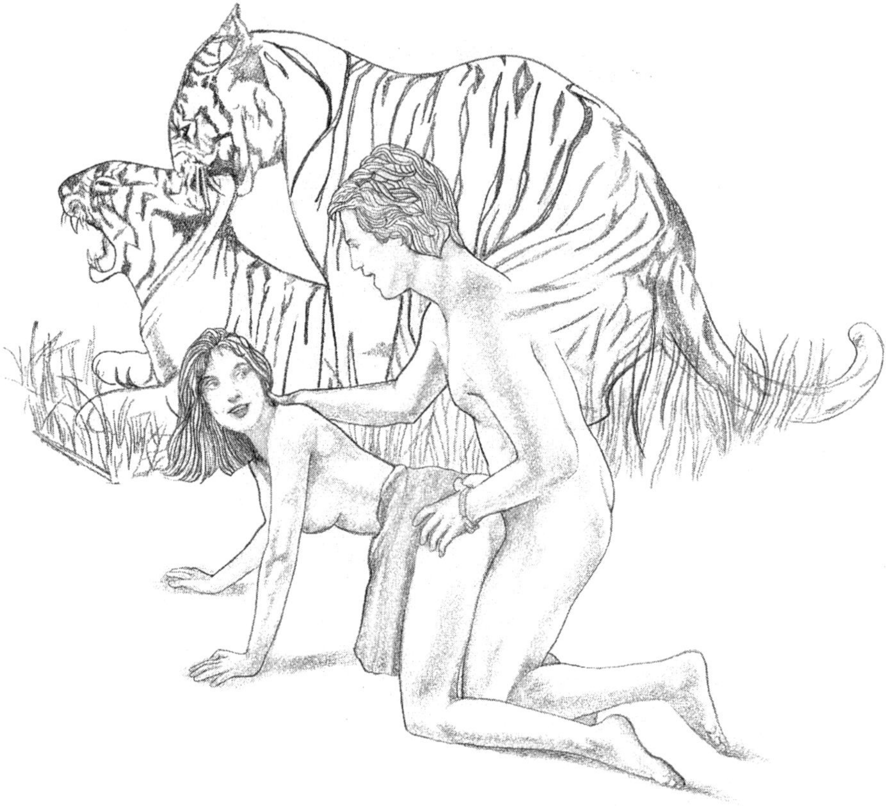

Das Paarungsritual beginnt.

durch ein noch größeres Imponiergehabe des Männchens heraus.

Jetzt macht er sich heran und will das Weibchen besteigen. Sie knurrt oder kreischt und stößt ihn zurück, was seine Erregung noch mehr steigert. Fell und Federn sind gesträubt, wenn das Männchen immer wieder vor dem Weibchen umherstolziert und posiert, theatralisch seine Lust demonstriert und auf sie springt, während sie, obwohl sie schon weiß, wie es ausgehen wird, ihn weiterhin abwehrt, knurrt, kreischt oder faucht und ihn immer mehr erregt.

Er vollführt ein neues Ballett und versucht es noch einmal. Er faßt das Weibchen im Nacken, um sie zu fixieren und sie besteigen zu können. Ah! Diesmal gelingt es; er sitzt rittlings auf dem Weibchen und bearbeitet sie mit drängenden Muskelbewegungen aus seinen Lenden.

Geben Sie sich ganz diesen Empfindungen hin. Kosten Sie diese animalischen Energien voll aus, auch wenn Sie noch bekleidet sind. Spielen Sie es aus. Seien Sie ganz und gar sexuell, bis das Paarungsritual abgeschlossen ist.

STUFE 6: DIE GESCHLECHTSROLLEN VERTAUSCHEN

Nach der Paarung lösen sich die beiden Tiere voneinander und ruhen einige Augenblicke. Legen Sie sich hin, und schließen Sie die Augen. Nehmen Sie einige tiefe Atemzüge.

Stellen Sie sich in diesem Augenblick der Entspannung vor, daß Sie in magischer Weise Ihr Geschlecht ändern. Das Weibchen wird jetzt zum Männchen, das Männchen zum Weibchen.

Langsam beginnt der Paarungstanz nochmals, wobei Sie jetzt jeweils die entgegengesetzte sexuelle Polarität erfahren. Spüren Sie als Weibchen, wie es Spaß macht, ein männliches Tier mit einem Penis zu sein. Erkunden Sie, wie es sich anfühlt. Zeigen Sie, was Sie zu bieten haben. Seien Sie stolz auf Ihr neues Geschlecht.

Genießen Sie als Mann die unerhörte Erfahrung, ein weibliches Tier zu sein. Sehen Sie zu, ob Sie die Aufmerksamkeit dieses sich aufspielenden Männchens erregen können, aber bleiben Sie zurückhaltend.

Das neue Männchen stolziert und tanzt jetzt vor seiner Auserwählten und versucht dann, sie zu besteigen. Sie sträubt sich vielleicht mehrmals, bevor sie seinem Drängen erliegt. Genießen Sie das Grunzen, Knurren, Gackern und Kreischen. Machen Sie Geräusche, die Sie nie zuvor gehört haben, denn reine animalische Lust erfüllt Ihren Körper.

Bewußtes Wachstum, bewußtes Leben bedeutet, daß man klüger, intelligenter, erfüllter, mächtiger und glücklicher wird.
OSHO

STUFE 7: DIE RÜCKKEHR

Wenn die Hitze der Paarung vorüber ist, entspannen sich die beiden Tiere. Sie liegen faul und friedlich nebeneinander, nachdem sich ihre Energien verbraucht haben. Nach einiger Zeit schließen sie die Augen und gleiten sanft in

Träume hinüber, eigentümliche Träume für Tiere, denn sie sehen, daß sie in einen langen, dunklen Tunnel schweben und vom Wind der Zeit in eine ferne Zukunft getragen werden, bis sie am anderen Ende des Tunnels in ein mildes Tageslicht treten.

Sie öffnen schläfrig Ihre Augen und stellen erstaunt fest, daß Sie eine menschliche Gestalt haben und in einem magischen Kreis beieinander liegen. Welch eine Überraschung! Sie sind Sexualmagier, die Übungen aus einem Magiebuch praktizieren!

Wenn Sie das Gefühl haben, daß Sie fertig sind, setzen Sie sich auf, und sprechen Sie über Ihre Erfahrungen.

Schließen Sie mit einer Herz-zu-Herz-Begrüßung.

Hinweise Vielleicht finden Sie zunächst, daß die Verbindung mit Ihrem wilden Tier nicht echt ist, daß sie Ihnen albern erscheint oder nicht das Machtgefühl gibt, das Sie erwartet hatten. Denken Sie in diesem Fall daran, daß man uns beigebracht hat, nichts zu riskieren, beherrscht zu bleiben, mit Hilfe unseres skeptischen Geistes alles abzulehnen, was uns seltsam und unvertraut erscheint.

Haben Sie den Mut, sich ganz in diese Übung zu werfen und spielerisch, aber dennoch begeistert zu einer Erfahrung Ihrer animalischen Wildheit durchzubrechen. Vergessen Sie nicht, daß wir alle in unseren Zellen die genetischen Erinnerungen unseres animalischen Erbes tragen. Es ist in uns und wartet nur darauf, erweckt zu werden. Nutzen Sie die »drei Schlüssel« Tiefatmung, Bewegung und Geräusch, um Ihre Energien zu wecken und das Tier in sich herauszubringen.

Nähern Sie sich Ihren wilden Energien in einer Weise, die auf die Empfindlichkeit des Partners Rücksicht nimmt. Die Herausforderung besteht hier darin, an die Grenze zu gehen, wild zu sein, ohne aber den Partner einzuschüchtern oder zu verletzen.

Während des Paarungsrituals bekommen Sie vielleicht Lust, Ihren Partner wirklich zu lieben. Genießen Sie dann die unschuldige Lust Ihres wilden Tiers in der Hitze. Bleiben Sie dabei Ihrer Rolle treu, und vermeiden Sie die alten, bekannten Formen der sexuellen Vereinigung. Wenn Sie sich nicht lieben wollen, ist dies natürlich ebenfalls in Ordnung.

Achten Sie beim Paarungsritual darauf, beide Rollen zu spielen, das Männchen und das Weibchen. Bei meinen Workshops sagen viele Frauen, daß sie eine intensive Freisetzung wilder Energie erfahren und die Empfindung einer sexuellen Heilung haben, wenn sie es sich erlauben, ganz das Männchen zu spielen und ihren Partner zu besteigen.

Es gibt auch Menschen, die bei dieser Visualisierung gerne ein Fisch werden möchten, doch kann dies bei der Paarung problematisch werden. So kann man sich zum Beispiel kaum vorstellen, daß ein Bär taucht, um sich mit einem Delphin zu paaren, oder daß ein Schwertwal an Land geht, um ein Reh zu verführen. Wenn Sie sich solchen Herausforderungen stellen wollen – bitte. Im allgemeinen aber rate ich für diese Übung zu Landtieren oder großen Vögeln.

Wenn Sie die Übung alleine durchführen, können Sie ein Tier visualisieren, das sich Ihrer Tränke nähert, und sich entsprechend verhalten. Sie können sogar einen Paarungstanz mit einem imaginären Partner erfinden – und ihn bei nächster Gelegenheit mit einem wirklichen Partner ausprobieren.

VON WILDER ENERGIE ZU KLARER VISION

In diesem Kapitel haben Sie sich mit einer Hauptquelle Ihrer Macht verbunden, indem Sie die Kraft Ihres wilden Selbst erweckten. Dabei konnten Sie eine belebende, energetisierende und heilende Freisetzung von Energie erfahren. Diese wilde Energie ist aber noch ungerichtet. Sie braucht eine Ausrichtung, ein Ziel, eine Intention.

Im nächsten Kapitel erfahren Sie, wie Sie eine klare Vision Ihrer Zielsetzungen schaffen können. Dabei bereiten Sie sich auf den Augenblick vor, in dem Sie eine Vision mit all Ihren Energieressourcen aufladen und durch einen alchemistischen Prozeß der Verfeinerung und Transformation durch Ihren Körper leiten können.

Wenn Sie gelernt haben, eine solche Vision zu erzeugen, dann betreten Sie das Reich der wirklichen Magie und dringen zu den Geheimnissen dieser Kunst vor, durch die Visionen Wirklichkeit werden können.

5. Eine Vision erzeugen

Die Tür zur sexuellen Magie öffnen

Sie haben Ihren inneren Magier erweckt, Ihren Körper gesegnet und Ihr wildes Selbst wachgerufen. Sie sind nun bereit für eine weitere wichtige Technik, die Ihnen helfen wird, Ihre Ziele zu erreichen: die Erzeugung und Fixierung einer magischen Vision.

Ihre Vision verleiht Ihren magischen Kräften erst die Ausrichtung. Sie müssen die Bereiche Ihres Lebens klar vor sich sehen, die Sie transformieren wollen. Sie müssen die persönlichen Ziele identifizieren, die Sie erreichen wollen. Wenn Sie eine Vision Ihrer Wünsche erzeugt haben, müssen Sie wissen, wie man diese zu einem mächtigen magischen Symbol verdichtet, das man mit der Macht seiner sexuellen Energie aufladen kann.

O Nacht, die mich leitete,
o Nacht, lieblicher als die Dämmerung,
o Nacht, die den Geliebten mit dem Liebenden vereinte,
den Liebenden im Geliebten verwandelte!

JOHANNES VOM KREUZ

Vor eintausend Jahren trieb den legendären Yogi Milarepa die Vision der Rache an den Verfolgern seiner Familie dazu, sich mit »Schwarzer Magie«, wie man heute sagen würde, zu befassen. Nachdem er sich in dieser Kunst geschult hatte, gab ihm seine leidenschaftliche Entschlossenheit, seine Feinde zu vernichten, eine Vision von solcher Kraft und Klarheit, daß er Häuser niederreißen und ganze Dörfer verwüsten konnte.

Später wurde sich Milarepa jedoch der zerstörerischen Natur seiner Kräfte bewußt, und er erkannte, daß diese negativen Kräfte sich schließlich gegen ihren Urheber wenden könnten. Er faßte den Entschluß, seine Energie in eine positive Richtung zu lenken. Er folgte einer Vision der spirituellen Transformation und wurde schließlich zu einem erleuchteten Mystiker.

Wir brauchen aber gar nicht in die Vergangenheit zurückzugehen und uns mit legendären Gestalten wie Milarepa zu befassen, um das Wesen einer Vision verstehen zu können. Eine Vision zu schaffen und festzuhalten gehört zu den natürlichsten Dingen in unserem Leben. Bewußt oder unbewußt tun wir alle dies jeden Tag.

Sie sitzen zum Beispiel am späten Nachmittag im Büro und bekommen plötzlich Hunger. Was tun Sie? Sie schaffen sich eine Vision des Abendessens. Sie sitzen am Schreibtisch, weit von zu Hause, und gehen in Ihrem geistigen Auge den Inhalt des Kühlschranks und der Vorratsregale durch (ohne sich überhaupt die Mühe zu machen, die Türen zu öffnen) und wählen die Speisen aus, die Sie an diesem Abend essen wollen.

Sie sehen sich Pilze, Zwiebeln und Paprikaschoten würfeln und in eine würzige Pasta-Sauce geben, die in einem großen Topf auf dem Herd köchelt. Ah, wie das duftet! Im Nu sind Sie beim fertigen Essen und sehen in aller Deutlichkeit, wie das Objekt der Begierde hübsch auf einem Teller angerichtet ist und bald den Hunger stillen wird, der diesen ganzen kreativen Prozeß auslöste.

Ein weiteres bekanntes Beispiel: Sie möchten sich um eine Stelle bewerben. Es hängt viel davon ab, weshalb Sie sich wahrscheinlich zuvor hinsetzen und sich vorstellen, wie das Ganze ablaufen wird: was Sie tragen werden, welche Fragen gestellt werden könnten, welche Antworten Sie geben werden und welche Punkte Sie selbst ansprechen wollen. Sie werden sich eine bestimmte Vorgehensweise, eine Strategie zurechtlegen, um das gewünschte Ergebnis zu erzielen. Sie stellen Vermutungen an, wie sich der Personalchef verhalten wird und wie Sie mit der Situation umgehen werden. Vielleicht denken Sie auch schon an die Party, die Sie geben werden, wenn Sie die Stelle bekommen haben.

Auch dies ist eine Form der Erzeugung einer Vision.

Ebenso halten Sie vielleicht vor einem Telefonanruf bei einem Freund kurz inne, um sich zu fragen: »Ist jetzt eine gute Zeit, um anzurufen?« Dabei haben Sie vielleicht eine Vision des Betreffenden vor Ihrem geistigen Auge: Sie stellen sich vor, was er vielleicht gerade tun könnte, und Sie gewinnen dadurch Klarheit darüber, ob Sie nun anrufen sollen oder nicht. Auch dies ist eine Form einer Vision.

Im gesundheitlichen Bereich wird die gerichtete Visualisierung immer mehr zu einer wertvollen Hilfe der herkömmlichen Medizin. Ärzte wie Dr. Martin Rossman (Verfasser von *Healing Yourself*), die sich auf die Verwendung von Bildern für die Behandlung von Krankheiten spezialisiert haben, nennen die verschiedensten Krankheiten, von Blockierungen der Harnwege über Rückenschmerzen bis hin zu Krebs, die durch innere Bilder gelindert oder geheilt wurden. Dr. Rossman ist überzeugt, daß Gedanken die Selbstheilungskräfte des Körpers anregen können, und er hat eine Fülle von Verfahren entwickelt, durch die körperliche Krankheiten durch Bilder und Visualisierungen geheilt werden können.

Die Liebe ist die zweite Sonne der Natur.

GEORGE CHAPMAN
All Fools

Wenn man Visionen in der Magie einsetzt, benutzt man sie als mächtiges Werkzeug, um seinen magischen Kräften Richtung und Ziel zu geben, indem man sich das gewünschte Ergebnis klar vor Augen stellt. Dabei muß die Vision möglichst exakt definiert und klar sein, denn durch diese Alchemie bündelt man alle seine Energien und verleiht ihnen Kraft und entschlossene Ausrichtung.

Die vielen Dimensionen der schöpferischen Vision

Wenn ich Teilnehmer an meinen Workshops bitte, eine Vision zu erzeugen, dann verstehen sie dies meist so, daß sie ein optisches Bild im Geist hervorrufen sollen. Wenn ich zum Beispiel dazu auffordere, die Vision eines erfüllten und orgastischen sexuellen Zustandes zu erzeugen, dann versuchen die meisten Teilnehmer, ein inneres Bild zu »sehen«, bei dem sie glücklich, zufrieden und sexuell befriedigt aussehen.

Natürlich kann man in dieser Weise eine Vision erzeugen, aber es muß nicht jeder ein visueller Typ sein. Die Fähigkeit, in Bildern zu denken, ist nur eine von verschiedenen Formen der Phantasie, der Fähigkeit, sich neue Möglichkeiten vorzustellen. Diese äußerst kreative Fähigkeit kann sich in ganz unterschiedlichen Formen äußern – in Bildern, aber auch in Gedanken und Empfindungen, in Laut-, Geschmacks- und Geruchswahrnehmungen.

Die Vision, die man erzeugt, kann auch die Form einer Affirmation haben wie zum Beispiel: »Ich entspanne mich und öffne mich der Lust. Ich lasse orgastische Wonnen durch meinen Körper strömen.« Vielleicht treten Sie in einen Dialog mit sich selbst, indem Sie Ihre Vision laut beschreiben oder aus dem Inneren eine intuitive Stimme vernehmen, die sich in Worten, Empfindungen oder Impulsen als innerer Führer äußert.

Der physische Körper besitzt eine bemerkenswerte Fähigkeit, auf Vorstellungen anzusprechen. Probieren Sie es aus: Stellen Sie sich einen Augenblick vor, daß Sie in der Küche stehen, eine Zitrone in Scheiben schneiden, ein Stück nehmen und den sauren Saft schlürfen. Sehr wahrscheinlich wird bei Ihnen sofort ein intensiver Speichelfluß einsetzen, vor allem unter der Zunge.

Hier erzeugt ein Gedanke oder ein Bild eine Körperempfindung, aber es ist auch das Umgekehrte möglich. Indem Sie sich auf Körperempfindungen konzentrieren, können Sie eine entsprechende Vision erzeugen. Wenn Sie einfach auf dem Bett liegen und Ihren Körper in einer sinnlichen und erotischen Weise bewegen, Ihre nackte Haut an den Laken spüren, können Sie dadurch eine intensive Vision sexueller Erfüllung erzeugen.

Auch zwischen Phantasie und Klängen und Gerüchen besteht eine sehr starke Verbindung. Die Verwendung von Weihrauch und Glöckchen bei religiösen Zeremonien in aller Welt beruht auf dem Wissen, daß solche Mittel bei der Erzeugung bestimmter spiritueller Zustände wie Meditation, Andacht und innerem Frieden hilfreich sind. In profaneren Lebensbereichen kann der Duft eines frisch gebackenen Apfelkuchens oder von Weihnachtsplätzchen eine Flut angenehmer Kindheitserinnerungen auslösen.

Aber nicht nur äußere Klänge und Gerüche stimulieren innere Zustände und Erinnerungen, sondern man kann sich auch ein Geräusch oder einen Geruch *vorstellen* und dadurch eine Vision vertiefen und intensivieren. Man kann, kurz gesagt, mit dem ganzen Spektrum der Sinneswahrnehmungen wie auch mit Worten und Gedanken eine persönliche Vision erzeugen. Man braucht sich keineswegs auf die eine Dimension der bildlichen Vorstellungen beschränken.

Zwei Grundformen von Visionen

Es gibt zwei Grundformen von Visionen: solche, die wir als Offenbarung empfangen, und solche, die wir mit unserer Vorstellungskraft erzeugen.

In praktisch allen spirituellen Traditionen ist die Vorstellung geläufig, daß man durch Visionen Offenbarungen empfangen kann. Heilige Männer aus Indien und Tibet haben beschrieben, wie ihnen während einer Meditation in der Abgeschiedenheit oder in einer Fastenperiode ein Gott oder Deva erschien und ihnen eine wichtige Lehre oder Erkenntnis überbrachte, nach der sie gesucht hatten.

In der judaischen Tradition empfing Moses die Offenbarung der Zehn Gebote durch eine solche Vision, während auch viele christliche Heilige göttliche Offenbarungen hatten, in denen ihnen die Gestalt Christi oder Mariens erschien oder bei denen sie eine Stimme oder himmlische Musik vernahmen.

Die indianische Tradition der Visionssuche strebt in ähnlicher Weise durch eine Vision, die als Übergangsritual in das Erwachsenenalter aufgerufen wird, nach Offenbarungen, eine Praxis, die heute viele amerikanische Sucher begeistert übernommen haben.

Dies alles sind Visionen, bei denen der Suchende passiv empfänglich ist. Die Manifestation der Vision wird kosmischen Kräften überlassen, die jenseits der Macht und Erkenntnisfähigkeit gewöhnlicher Menschen liegen.

Eine aktivere Form der Vision findet man bei einigen indischen spirituellen Traditionen, in denen der Suchende oder Adept sich auf einen bestimmten Gott oder eine be-

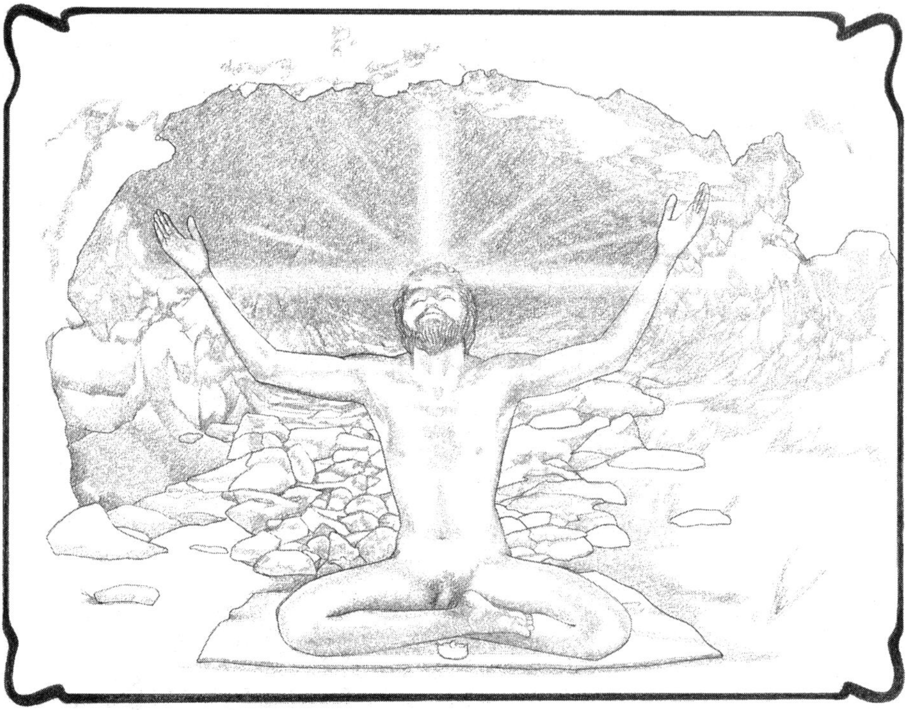

Ein Sadhu (spirituell Initiierter), der in einer Höhle im Himalaya die göttliche Offenbarung empfängt.

stimmte Göttin konzentriert, deren Eigenschaften er zu erlangen versucht. Das Bild des »Deva« wird dann durch Rezitieren heiliger Mantras oder durch spezielle Opfer mit Energie aufgeladen, bis der Suchende das Gefühl hat, daß er die gewünschten Eigenschaften in sich aufgenommen hat. In den meisten Fällen wird von dem Suchenden dabei verlangt, die Vision des Deva beständig vor seinem geistigen Auge zu haben, bis die Übertragung vollzogen ist.

Im Reich der Magie handelt man ebenfalls aktiv, indem man eine Vision des gewünschten Ergebnisses erzeugt. In der Magie legt man fest, was man erlangen will, und konkretisiert dann diesen Wunsch durch Visualisierung und andere in diesem Kapitel beschriebene Techniken. Je klarer, fester und detaillierter diese Vision ist, desto größer ist die Wahrscheinlichkeit, daß sie sich verwirklicht.

Magie, Sex und Visionen

Die Sexualmagie ist mehrdimensional. Sie kann die verschiedensten Wünsche Wirklichkeit werden lassen, unter anderem:

- ▷ Persönliche Heilung und Transformation.
- ▷ Neue Liebesbeziehungen.
- ▷ Vertiefte Intimität und Harmonie bei bestehenden Beziehungen.
- ▷ Materielle Manifestationen wie zum Beispiel Befreiung von Geldsorgen, eine neue Wohnung oder einen neuen Arbeitsplatz.

Vor kurzem verhalf ich zwei Liebespartnern, Jeffrey und Laura, ein sexualmagisches Ritual zu erzeugen, das Jeffrey ein berufliches Fortkommen ermöglichen sollte. Er hatte fünf Jahre im Produktionsteam einer bekannten Filmgesellschaft in Los Angeles gearbeitet. Die Stelle war nicht schlecht, aber es gab keine kreativen Möglichkeiten. Darüber hinaus hatte seine Partnerin Laura gerade bei einer anderen Firma eine Arbeit als Beraterin bei einem aufregenden neuen Videoprojekt aufgenommen.

Die Liebenden träumten davon, daß Jeffrey auch in dem Produktionsteam arbeiten könnte, in dem Laura tätig war.

Ein erster Kontakt mit Lauras Arbeitgeber war erfolglos geblieben. Er zeigte kein Interesse, Jeffrey einzustellen.

Dann begannen sie mit meiner Hilfe sorgfältig eine Vision zu erzeugen, in der dargestellt war, wie Jeffrey bei seinem bisherigen Arbeitgeber kündigte und zu der neuen Firma ging. Ich ermunterte Jeffrey, den Wechsel an bestimmte Bedingungen zu knüpfen wie zum Beispiel ein höheres Gehalt und eine kreative Position, an der er seine Begeisterung und sein Talent einsetzen könnte.

Nachdem sie ihre Vision eingerichtet hatten, leitete ich Jeffrey und Laura an, wie man ein magisches Symbol erzeugt, das die gewünschte Vision ausdrückt, und wie man dieses Symbol mit sexueller Energie auflädt. Dann begannen sie, täglich sexuelle Magie zu praktizieren. Nach etwa

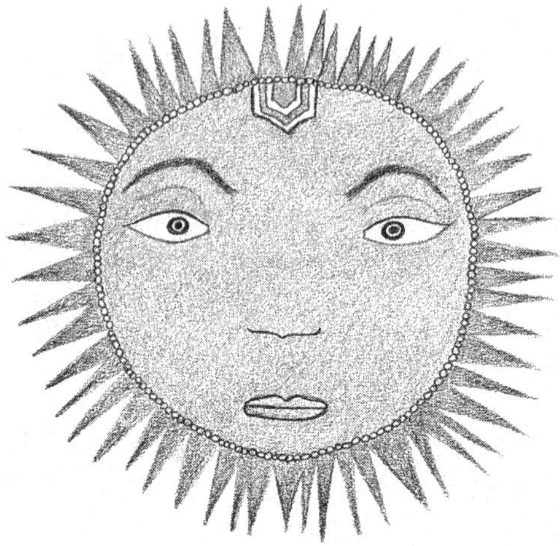

Die Sonne,
das Strahlen und
die Macht
der Meditation.

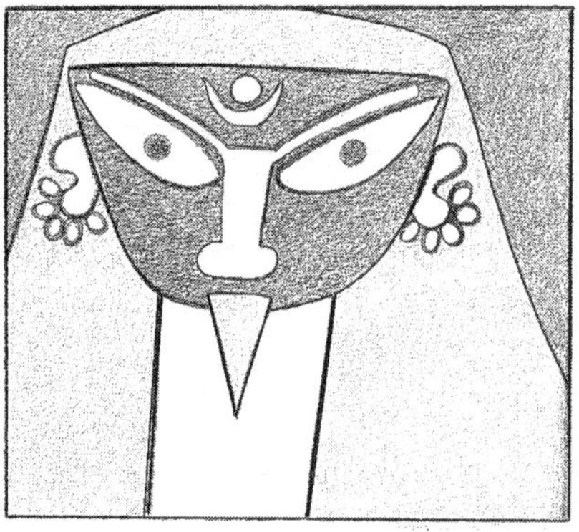

Das Gesicht *The Wildness of Kali* der zeitgenössischen Künstlerin Ajit Mookerjee.

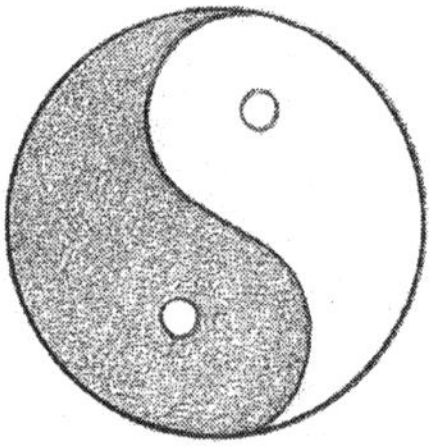

Das Yin-Yang-Symbol des Gleichgewichts und der Harmonie, dem die Vorstellung zugrunde liegt, daß Gegensätze wie männlich und weiblich komplementär sein können.

einer Woche geschah etwas völlig Unerwartetes: Ein Filmregisseur, der für Lauras Firma arbeitete, ging zum Chef und setzte sich für Jeffrey ein.

Zunächst geschah nichts, doch Laura und Jeffrey fühlten sich ermutigt und setzten die Praxis ihrer Sexualmagie fort. Eine Woche später bekam Jeffrey einen Telefonanruf – er war eingestellt. Unnötig zu sagen, daß die beiden Liebenden überglücklich waren.

Verdichtung der Vision zu einem Symbol

Einer der Schlüssel zum Erfolg in der Magie liegt in der Fähigkeit, die Vision des gewünschten Ziels zu einem Symbol zu verdichten. Symbole bilden eine Art Stenogramm, das etwas Umfassenderes und Komplexeres bündig zusammenfaßt. Dadurch können sie zu einem außerordentlich mächtigen Werkzeug werden.

Unser Leben ist voller Symbole: Das Kreuz, das für das Christentum steht, die Flagge, die ein bestimmtes Land symbolisiert, der Geldschein, der für eine bestimmte Kaufkraft steht, das »Logo« einer Firma oder eines Produkts. Jeder kennt den Mercedesstern, den Coca-Cola-Schriftzug, das Bild der Clara Schumann auf dem Hundertmarkschein. Ob man will oder nicht – diese Zeichen sind in unserem Bewußtsein fest eingeprägt.

Symbole haben die Fähigkeit, sich tief in das Unbewußte einzuprägen. Sie sind Zeichen, die Menschen und Ideen sehr nachdrücklich miteinander verbinden können. Wenn man zum Beispiel in den Nachrichten im Fernsehen sieht, daß Menschen die Fahne des Landes verbrennen, dessen Bürger man ist, dann ist man vielleicht beleidigt, empört oder wird unter Umständen sogar aggressiv, obwohl es doch nur ein Stück buntes Tuch ist. Wenn andererseits dieselbe Fahne zur Feier eines Sieges aufgezogen wird, weil zum Beispiel ein Sportler eine Goldmedaille gewonnen hat, dann fühlt man Stolz in seiner Brust. In beiden Fällen erregt nicht das Tuch, sondern dasjenige, wofür es steht, intensive Empfindungen in uns.

Im esoterischen, spirituellen und magischen Bereich werden Symbole besonders intensiv benutzt, wie zum Beispiel astrologische Zeichen, Runen, Tarotkarten, Hexagramme, das Yin-Yang-Symbol des Taoismus, der Kelch des heiligen Grals, das indische Rad des Lebens und des Todes, die Lehr-Räder der schamanischen Rituale.

In der Magie sind die häufigsten und wirksamsten Symbole sogenannte »Sigille«, die Destillation oder

Essenz einer magischen Vision, die man in Worten ausdrückt.

Wenn man zum Beispiel mit seiner Arbeit nicht zufrieden ist, könnte man die Vision einer neuen, befriedigenderen Stelle erzeugen. Wenn die Vision deutliche Konturen angenommen hat, kann man ein Sigill machen, das für diesen intensiven Wunsch steht. Hierfür nimmt man Stift und Papier und schreibt die Aussage auf, die den Wunsch ausdrückt:

»Ich möchte einen Arbeitsplatz erzeugen, an dem ich mich glücklich und erfüllt fühle.« (Vielleicht können Sie gleich einmal versuchen, ein Sigill zu schaffen, während ich den Vorgang erkläre. Nehmen Sie einfach einen Stift und ein Blatt Papier, und versuchen Sie es.)

Verdichten Sie jetzt die Aussage auf einen einfachen Satz, der möglichst nur noch aus zwei oder drei Worten besteht, wie zum Beispiel »erfüllende Stelle«.

Gott ist der Liebhaber, der Liebende und der Geliebte in einem.

SUFI-LIED

Dann nehmen Sie alle Buchstaben weg, die in diesem Satz mehrfach vorkommen. In »erfüllende Stelle« sind dies die Buchstaben L und E. Reihen Sie dann die restlichen Buchstaben aneinander, so daß Sie »erfülndst« erhalten.

Lassen Sie jetzt Ihren künstlerischen Talenten freien Lauf, und schaffen Sie aus diesen Buchstaben ein Symbol, wie eine Firma ein Logo erzeugt. Sie haben jede Freiheit, ein Symbol zu erzeugen, das Ihnen gefällt und das Ihre Wünsche ausdrückt (siehe Abbildungen). Die Buchstaben brauchen nicht gleich groß zu sein; man kann das Ü groß schreiben und es mit den übrigen Buchstaben ausfüllen. Man kann die Schleife des d verwenden und um das ganze Symbol ziehen. Wichtig ist nur, daß man ein Sigill erzeugt, mit dem man glücklich ist und in dem der Kern Ihres Wunsches eingefangen ist.

Sigille sprechen Menschen mit scharfem Verstand an, die gerne mit Worten und Buchstaben spielen. Andere neigen vielleicht mehr zu abstrakteren, intuitiveren Symbolen.

Wenn Sie zu letzterem Typ gehören, dann gibt es für Sie eine andere und ebenso wirksame Möglichkeit, ein magisches Symbol zu schaffen: Malen oder zeichnen Sie ein Bild des gewünschten Ergebnisses.

Dieses Bild kann eine lebensgetreue Darstellung des Objektes Ihres Wunsches oder aber ein abstraktes Gemälde sein, das nicht die Form, sondern die Empfindung ausdrückt. Vielleicht ist es nichts weiter als eine Aura goldenen Lichts, die ein warmes, in einem rosa Ton gehaltenes Zentrum der Energie umgibt. Es ist gleichgültig, wenn Ihr Gemälde anderen Menschen nichts sagt. Wichtig ist nur, daß es von Ihrer Vision erfüllt ist.

Hilfreich ist es oft, häufige Symbole wie Kreise, Quadrate, Dreiecke, Monde und Sterne zu verwenden. Diese Symbole haben gewisse Grundbedeutungen, die Ihnen helfen können, Ihren Wunsch auszudrücken. Nachfolgend einige Beispiele:

▷ Kreis: Erfüllung, Ganzheit, Lebenszyklen, Unabhängigkeit.
▷ Quadrat: Macht, Geschütztsein, Gleichgewicht, Strukturiertheit, Potential.
▷ Dreieck: Aufsteigende Energie, die Bewegung aus einer festen Grundlage auf ein ganz bestimmtes Ziel hin, Transformation, Alchemie.
▷ Sterne: Magie, Licht, Güte, spirituelle Sehnsucht.
▷ Sonne: Herz, Wärme, Feuer, Reichtum, Ausdehnung, Mitgefühl.
▷ Mond: Die innere Welt, Mysterium, weibliche Eigenschaften, Kühle, tiefe Einsichten, unbewußte Antriebe.
▷ Wasser: Gefühle, Emotionen, Tiefe.
▷ Delphine: Verspieltheit, Glücklichsein, Harmonie, glücklicher Ausgang.
▷ Löwe: Mut, Kraft, Macht.
▷ Drache: Feuer, Energie, Kreativität, Macht.
▷ Schlange: Weisheit, Intelligenz, sexuelle Energie.
▷ Adler: Scharfblick, umfassende Schau, Freiheit, Raum.

Eine dritte Möglichkeit zur Schaffung eines magischen Symbols besteht in der Verbindung eines Sigills mit einem Bild. Man kann entweder erst das Sigill schaffen und dann mit einem Bild umgeben oder aber ein Bild malen und dann das Sigill hinzufügen.

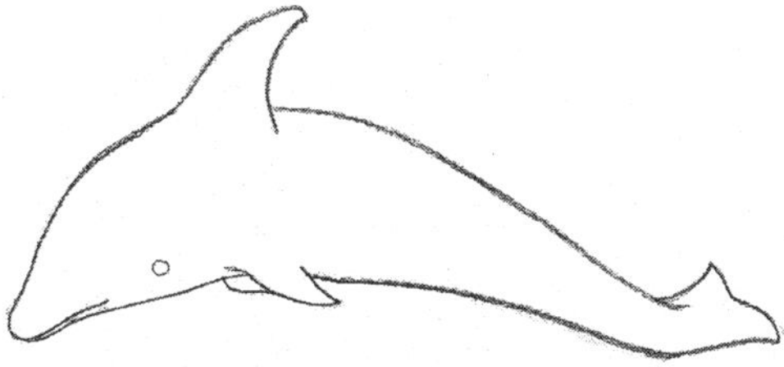

Der Delphin, Symbol der unschuldigen Verspieltheit, des inneren Kindes.

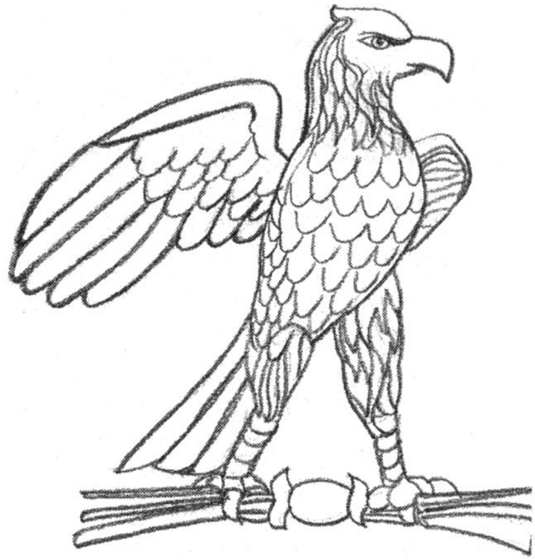

Der Adler, Symbol der Weitsicht und Klarheit.

Der Drache, Symbol der Macht und des Mutes.

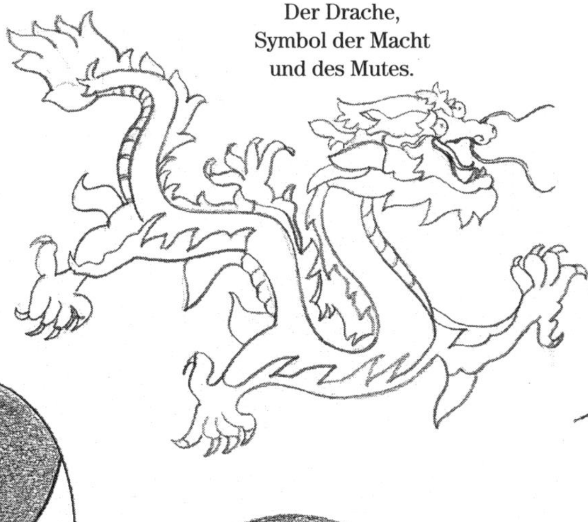

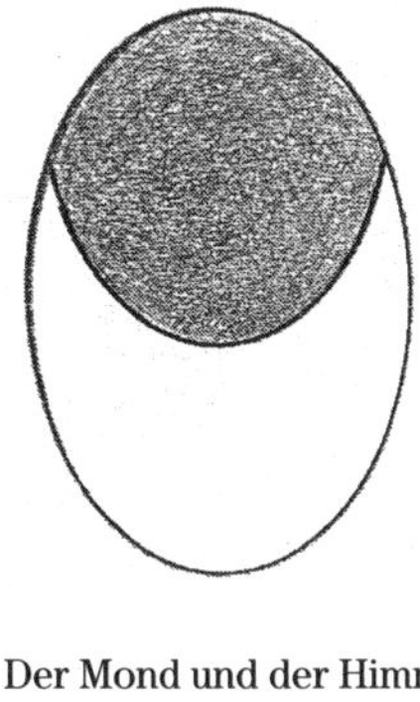

Der Mond und der Himmel, die sich spiegeln

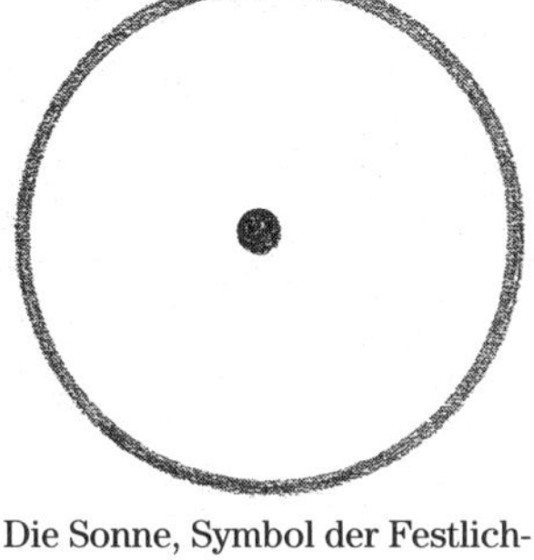

Die Sonne, Symbol der Festlichkeit und der Elastizität.

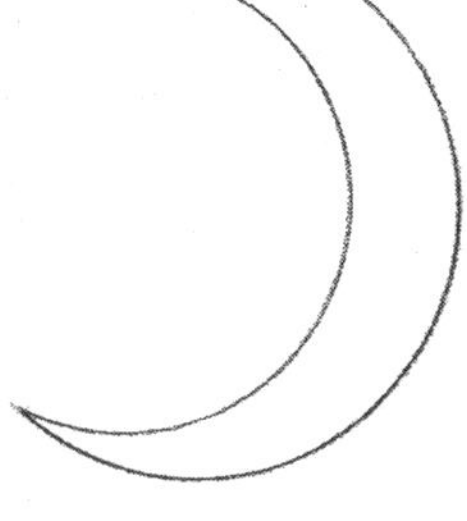

Der Mond, Symbol der Empfänglichkeit, Reflexion und Sanftheit.

Nachdem wir uns nun mit den Grundgedanken auseinandergesetzt haben, wie man eine Vision erzeugt und zu einem Symbol verdichtet, können wir kurz innehalten und darüber nachdenken, warum wir überhaupt eine Vision erzeugen wollen. Letztlich gibt es nur einen einzigen Grund hierfür: unsere Wünsche.

Wünsche: Die Triebkraft der Magie

Wünsche sind die Triebkraft der Magie. Wir bedienen uns magischer Fähigkeiten letztlich nur zu dem Zweck, unsere Wünsche zu erfüllen, unsere tiefsten Sehnsüchte.

In der Geschichte der Spiritualität haben Wünsche jedoch einen schlechten Ruf, indem sie mit Begierden gleichgesetzt werden. Oft gelten sie als Hindernis zur Erlösung und Erleuchtung. Viele angehende Heilige klagten über die »Begierden des Fleisches«, die sie an das irdische Leben ketteten, wo sie doch nach der Schrift fähig sein sollten, solchen Versuchungen zu widerstehen und sich von der irdischen Knechtschaft zu befreien.

Meiner Erfahrung nach hat es aber keinen Zweck, Begierden zu bekämpfen und sie unterdrücken zu wollen. Nach Abraham Maslows berühmter »Hierarchie der Bedürfnisse« beginnen wir uns erst dann für höhere geistige, ästhetische und spirituelle Dinge zu interessieren, wenn unser materielles Bedürfnis nach Nahrung und Obdach befriedigt ist.

Begierden sind eine Tatsache des menschlichen Lebens, und selbst jene asketischen Seelen, die den Versuchungen des Lebens widerstehen, tun dies nur, weil sie spirituellen Lohn begehren. Das Objekt der Begierde kann sich ändern, aber die Energie der Begierde bleibt dieselbe. Es besteht also keine Notwendigkeit, sich seiner Begierden zu schämen. Man kann jede Begierde annehmen und sich an ihr freuen, und wenn wir ihrer überdrüssig geworden sind, können wir sie auch wieder ablegen.

Drei Arten von Wünschen

Im Zusammenhang mit der Magie lassen sich drei allgemeine Arten von Wünschen unterscheiden:

1. Der Wunsch nach Selbsttransformation
Hier besteht das Verlangen, negative psychische oder emotionale Zustände zu heilen und sein Bewußtsein zu steigern, indem man seine Grundhaltungen ändert und liebevoller, empfänglicher, nachdenklicher, stärker und orgastischer wird.

2. Der Wunsch nach erfüllenden Beziehungen
Hierzu zählen die Schaffung neuer Beziehungen zu Menschen und die Steigerung der Intimität, Intensität und Liebe in bestehenden Beziehungen.

3. Der Wunsch, seine Umgebung zu transformieren
Hierzu zählen größere finanzielle Unabhängigkeit und materielles Wohlergehen, Möglichkeiten einer neuen beruflichen Tätigkeit, der befriedigende Einsatz der persönlichen Fähigkeiten und Begabungen, die Verwirklichung bestimmter materieller Wünsche wie eine Wohnung, ein neues Auto und so weiter.

Am einfachsten gelingt die Einführung in die Schaffung einer Vision mit der dritten Kategorie, dem Wunsch, die Umgebung zu verwandeln. Bei den beiden anderen Formen von Wünschen müssen bestimmte Dinge berücksichtigt werden, mit denen wir uns später in diesem Kapitel befassen.

Vielleicht wenden Sie jetzt ein: »Ja, aber ich bin überhaupt nicht so stark daran interessiert, meine Umgebung zu verwandeln. Ich möchte vor allen Dingen mich selbst heilen und transformieren und meine Beziehungen zu anderen Menschen verbessern.«

Ich verstehe diesen Einwand, vor allem da Sie ja in den letzten beiden Kapiteln so viel Zeit und Energie für die Heilung sexueller Wunden und die Erweckung Ihres wilden Selbst aufgewandt haben. Daß Sie sich nun plötzlich mit materiellen Dingen befassen sollen, mag zunächst befremdlich erscheinen.

Eine Ihrer Fähigkeiten als Magier besteht aber gerade darin, daß Sie sich auf verschiedenen Wirklichkeitsebenen zu Hause fühlen und schnell zwischen ihnen hin und her wechseln können. Wenn Sie Ihre Fähigkeiten in der sexuellen Magie gesteigert haben werden, besteht die nächste Anforderung darin, in einer sehr physischen, sexuellen Weise lebendig zu werden, dabei aber stets Ihre Wünsche in einer klaren Vision geistig vor Augen zu haben. Diese beiden sehr unterschiedlichen Dimensionen schaffen erst die Alchemie der sexuellen Magie. Es ist daher eine gute Übung, zwischen verschiedenen Aspekten Ihrer Kunst zu wechseln.

Das Mögliche anstreben

Wie ich schon in Kapitel 3 erwähnt habe, liegt ein Hindernis für die Magie in einer unterschwelligen Empfindung der Wertlosigkeit. Einerseits wünschen wir uns positive Veränderungen in unserem Leben, während wir andererseits glauben, sie nicht verdient zu haben; dies schafft eine innere Spaltung, die unsere Energie zersplittert.

Die Übungen in Kapitel 3 helfen sehr, dieses Problem zu beseitigen. Es gibt aber noch eine andere, ebenso wirksame und einfache Lösung: Beginnen Sie Ihre magischen Übungen mit bescheidenen Wünschen, und streben Sie Transformationen an, die keine innere Zersplitterung auslösen.

Statt sich also Visionen von großem Reichtum, einem plötzlichen Aufstieg an die Spitze eines Konzerns, von der Villa an der Côte d'Azur und dem Privatjet zu machen – Dinge, die für Meister der Magie kein Problem sind, wohl aber für Zauberlehrlinge –, werden Sie sich wohler dabei fühlen, wenn Sie zunächst mit einfacheren, realistischeren Zielsetzungen beginnen wie zum Beispiel einer Ablösung Ihrer Schulden, einer neuen Wohnung in einer schönen

Gegend, einem Urlaub im sonnigen Süden oder einer positiven Veränderung an Ihrem Arbeitsplatz.

Wenn Sie diese Ziele erreicht haben und das Vertrauen in Ihre magischen Fähigkeiten wächst, dann werden Sie Ihre Ziele höher stecken können, ohne auf innere Widerstände zu treffen.

Wichtig ist es, mit Dingen zu beginnen, die Sie erste Erfolge haben lassen, denn dies öffnet Ihnen die Tür zu immer größeren Leistungen.

Beginnen wir jetzt mit den Übungen, in denen Sie lernen werden, eine klare Vision Ihrer Wünsche zu schaffen und Ihre Vision in ein mächtiges magisches Symbol zu verwandeln.

ÜBUNG: ERZEUGUNG EINER VISION ZUR VERWANDLUNG IHRER UMGEBUNG

Sinn und Nutzen

Diese Übung führt Sie in genau angegebenen kleinen Schritten durch die Schaffung einer Vision. Anschließend lernen Sie, Ihre Vision zu einem magischen Symbol zu verdichten, das Ihnen helfen wird, Ihre Wünsche Wirklichkeit werden zu lassen.

Wenn Sie geübt sind, wird die Schaffung einer Vision zur Verwandlung Ihrer Umgebung nicht mehr viel Zeit in Anspruch nehmen. Zu Beginn ist es jedoch hilfreich, langsam und sorgfältig, Schritt für Schritt vorzugehen, so daß Ihr Vertrauen in Ihre Fähigkeiten als Magier wachsen kann.

Vorbereitungen

▷ Sie können diese Übung allein oder mit Ihrem Partner durchführen.
▷ Richten Sie Ihren magischen Kreis her.
▷ Halten Sie genügend Zeichenpapier, Pinsel, Stifte und Farben bereit. Dieses Material sollte neu sein und nicht für andere Zwecke verwendet werden. Alle Mittel, die Sie für magische Zeremonien oder Übungen benutzen, sollten getrennt von Ihren sonstigen Habseligkeiten aufbewahrt werden. Dadurch laden Sie sie mit Kraft auf, verleihen ihnen Energie und Bedeutung.
▷ Tragen Sie Ihr Magiergewand.
▷ Nehmen Sie sich für die Übung etwa eine Stunde Zeit.

Die Übung

STUFE 1: EINE VISION WÄHLEN

Treten Sie in Ihren magischen Kreis.

Setzen Sie sich bequem nieder, schließen Sie die Augen, atmen Sie mehrmals langsam und tief ein, und entspannen Sie bei jedem Ausatmen Ihren Körper. Nehmen Sie sich Zeit, um ganz ruhig zu werden.

Denken Sie jetzt über Ihre Wünsche nach. Fragen Sie sich: »Was brauche ich, um mein Wohlbefinden zu steigern? Was wünsche ich mir am meisten?«

Manchen Menschen fällt die Antwort auf diese Frage nicht schwer. Vielleicht denken Sie schon eine ganze Weile über ein bestimmtes Ziel nach: eine neue Stelle, eine neue Fertigkeit, eine Wohnung in einer anderen Gegend, ein bestimmter Computer, ein bestimmtes Auto oder eine Stereoanlage.

Andere haben mit dieser Frage Probleme. Wir wünschen uns schließlich dauernd etwas. Es fällt uns wie einem Kind im Süßigkeitenladen schwer, aus all den Köstlichkeiten genau ein Bonbon auszuwählen.

Vielleicht hilft Ihnen folgendes: Stellen Sie sich vor, daß Sie wirklich ein Kind in einem Süßwarenladen sind oder ein Erwachsener in einem riesigen Jahrmarkt der Sehnsüchte. Versetzen Sie sich in die Szene: Es ist ein sonniger Nachmittag; Sie können ganz entspannt und locker von Stand zu Stand gehen, ein Objekt Ihrer Begierde in die Hand nehmen, es wieder hinlegen, ein anderes aufheben, und Sie wissen, daß Sie alle Zeit der Welt haben und jederzeit auf einen früheren Wunsch zurückkommen können, wenn Sie Lust haben.

Merken Sie sich beim Stöbern die Dinge, die Sie am meisten reizen, und machen Sie auf einem Stück Papier eine kurze Liste. Wenn Sie fertig sind, können Sie sich in eine ruhige Ecke zurückziehen und den Wunsch auswählen, mit dem Sie arbeiten wollen. Dies ist die materielle Manifestation, die Sie in Ihrem Leben verwirklichen wollen.

STUFE 2: DEN WUNSCH FORMULIEREN

Sprechen Sie Ihren Wunsch deutlich in einem ganzen Satz aus:

»Ich, ____________ (Ihr Name), möchte eine neue Stelle.«

Oder:

»Ich, ____________ (Ihr Name), möchte ein Haus finden.«

STUFE 3: HABE ICH ES VERDIENT?

Wenn Sie Ihr Ziel klar identifiziert haben, prüfen Sie, ob Sie es verdient haben könnten, daß dieser Wunsch in Erfüllung geht. Fragen Sie sich: »Habe ich dies verdient?« Oder, wenn Sie es vorziehen: »Bin ich hierfür bereit?«

Wenn Sie Schwierigkeiten haben, eine Vision Ihres Wunsches zu schaffen, wenn das Bild undeutlich bleibt, wenn Sie das Gefühl haben, daß Ihre Bemühungen von einem geistigen Stimmengewirr oder einer subtilen Empfindung des Pessimismus und des Zweifels eingehüllt sind – »Ich kann mein Leben nicht so sehr verändern«, »Dieser Wunsch geht niemals in Erfüllung, was ich auch anstelle« –, dann ist dies ein Hinweis auf Widerstände in Ihrem Unbewußten.

Bekämpfen Sie solche Gedanken nicht. Nehmen Sie einfach zur Kenntnis, daß Sie einen Wunsch gewählt haben, der in Ihnen eine Spaltung verursacht, und gehen Sie wieder auf den Jahrmarkt, um noch ein wenig zu bummeln. Tun Sie dies notfalls noch mehrmals, bis Sie einen Wunsch gefunden haben, bei dem Sie sich wohl fühlen.

STUFE 4: SCHAFFUNG EINER UMFASSENDEN VISUALISIERUNG

Nehmen Sie sich Zeit dafür, in Ihrer Phantasie ein genaues Bild Ihres Wunschobjekts zu erzeugen. Wenn Sie sich zum Beispiel ein neues Haus wünschen, dann lassen Sie dieses Haus vor Ihrem geistigen Auge entstehen. Sehen Sie jedes Detail Ihres Hauses: Steht es in einer ebenen Landschaft oder an einem Hang? Ist es von Bäumen umgeben, oder ist es eine Wohnung in der Stadt? Wie viele Stockwerke hat es? Hat es einen Zufahrtsweg? Ist es ein Fertighaus oder ein Massivhaus? Sehen Sie sich im Inneren um, als wenn Sie ein Makler umherführen würde.

Sehen Sie den ganzen Grundriß: die Wohnzimmer, Schlafzimmer, Badezimmer, die Küche, die Badewanne ... Lassen Sie sich Zeit. Genießen Sie den Rundgang und nehmen Sie alles auf.

Nehmen Sie mit allen Ihren Sinnen wahr. Berühren Sie die Sofakissen, die Tagesdecke auf dem Bett, die Handtücher im Badezimmer, die Tapeten im Wohnzimmer, riechen Sie den Duft des Holzes der rückwärtigen Veranda. Hören Sie das behagliche Summen Ihres Computers im Arbeitszimmer oder die Musik, die aus Ihrer neuen Stereoanlage erklingt.

Wenn Ihre Phantasie nicht ohne weiteres auf eine sensorische Stimulation anspricht, können Sie das gewünschte Objekt auch laut oder in Gedanken beschreiben. Sagen Sie zum Beispiel: »Ich gehe aus der Tür hinaus auf den Hof, drehe mich um und sehe das ganze Haus vor mir. Es ist ein Blockhaus mit zwei Stockwerken ...«

STUFE 5: »JA! ES HAT GEKLAPPT!«

Nach der Schaffung einer ausführlichen Vision besteht der nächste Schritt darin, so tief wie möglich zu fühlen, daß es geklappt hat. Dies ist ein sehr wichtiger Schritt. Indem Sie sich in das Gefühl versetzen, daß Sie Ihr Ziel schon erreicht haben, indem Sie das Ergebnis erleben, bevor es noch eingetreten ist, verleihen Sie Ihrer Vision Wirklichkeit. Sie erzeugen den Gefühlszustand, in dem sich Ihr Wunsch schon konkretisiert hat, und diese Botschaft kann man in ein magisches Symbol übersetzen.

Sagen Sie zu sich selbst: »Ja! Es hat geklappt!«

Dann können Sie sich die Frage stellen: »Wie fühle ich mich, nachdem ich jetzt erlangt habe, was ich mir gewünscht habe?«

Schließen Sie die Augen und nehmen Sie wahr, wie es sich anfühlt, das Objekt Ihrer Begierde erlangt zu haben. Sehen Sie die Szene jetzt so, als wenn Sie schon eingetreten wäre: Sie sind glücklich, aufgeregt, jubelnd, dankbar. Lassen Sie diese Empfindungen in sich aufsteigen.

Stellen Sie sich vor, daß Sie in der Küche Ihres neuen Hauses stehen, das Telefon abnehmen, eine Freundin anrufen und sagen: »Also, ich sage dir, das neue Haus ist einfach phantastisch. Alles ist genau so, wie ich es mir immer gewünscht habe...« Beschreiben Sie Ihrer Freundin, wie es ist, in dem neuen Haus zu leben.

Oder stellen Sie sich vor, daß Sie in Ihrem luxuriösen neuen Auto sitzen und auf Ihrer Lieblingsstraße fahren. Fühlen Sie die Wonne, die aus der Erfüllung dieses Wunsches entsteht. Vielleicht sitzt Ihr Freund oder Ihre Freundin neben Ihnen, und Sie sprechen begeistert darüber, wie gut der neue Wagen ist: »Einfach Waaahhnsinn, wie er durch die Kurven zieht ...«

Versenken Sie sich ganz intensiv in die Erfahrung des Ergebnis-Zustandes. Lassen Sie in sich die Überzeugung wachsen, daß es wirklich geklappt hat. Sie dürfen hier nicht Zuschauer oder Beobachter sein. Sie müssen dies wirklich erleben. Sie müssen ganz beteiligt sein und ganz intensiv spüren, wie es ist, das Ziel erlangt zu haben.

Spüren Sie, wie Sie durch das Büro gehen und endlich die Stelle bekommen haben, die Sie immer haben wollten. Ihre Kollegen beglückwünschen Sie oder werfen Ihnen neidische Blicke zu. Erwidern Sie das Lächeln Ihrer Sekretärin mit einem freundlichen Nicken, während Sie die Tür zum Chefzimmer öffnen und über den dicken Teppichboden zu Ihrem Schreibtisch schreiten ...

Was auch immer Sie sich gewünscht haben – stellen Sie sich die Wonne, die Aufregung und die Freude vor, die Sie spüren werden, wenn Ihre Vision Wirklichkeit geworden ist, und verleihen Sie diesen Empfindungen ungehindert Ausdruck. Tanzen Sie durch das Zimmer, kichern Sie, lächeln Sie – genießen Sie!

Wenn Sie das Gefühl haben, diese Erfahrung ganz ausgekostet zu haben, ziehen Sie sich langsam wieder aus der imaginierten Szene zurück. Lassen Sie Ihre Gefühle abklingen. Holen Sie tief Atem, entspannen Sie sich, und bringen Sie sich wieder in die Realität des gegenwärtigen Augenblicks zurück. Nachdem Sie das Ergebnis durchlebt haben, sind Sie bereit zum nächsten Schritt, der Erzeugung eines magischen Symbols.

STUFE 6: EIN MAGISCHES SYMBOL SCHAFFEN

Wie in diesem Kapitel schon gesagt, kann ein magisches Symbol ein Sigill, ein Gemälde oder eine Kombination von beidem sein.

Wenn Sie sich entscheiden, ein Sigill zu schaffen, dann schreiben Sie Ihren Wunsch eindeutig formuliert auf ein Blatt Papier. Wenn Sie sich zum Beispiel vorgestellt haben, in einem schönen Haus zu leben, dann schreiben Sie: »Ich möchte in einem schönen Haus leben.«

Wenn Sie diese Aussage niedergeschrieben haben, verkürzen Sie sie auf zwei bis drei Worte wie zum Beispiel »schönes Haus«. Schreiben Sie diese Worte nieder.

Nehmen Sie als nächstes alle Buchstaben heraus, die mehrmals vorkommen. In diesem Fall sind die Buchstaben S und H mehrfach vorhanden. Schreiben Sie die restlichen Buchstaben hintereinander, also »schöneau«.

Wenn ich nicht für mich selbst da sein soll, wer soll dann für mich da sein? Wenn nicht jetzt, wann dann?

Fritz Perls

Schaffen Sie aus diesen Buchstaben ein Symbol, und lassen Sie Ihren graphischen Begabungen freien Lauf. Denken Sie daran, daß Sie einige Buchstaben größer machen können. Alle Arten von Schriften und Formen sind zulässig. Schaffen Sie ein Symbol, mit dem Sie glücklich sind.

Wenn Sie Ihre Vision lieber zeichnen oder malen, nehmen Sie Stifte oder Pinsel zur Hand. In unserem Beispiel malen Sie ein Bild des Hauses, in dem Sie gerne leben möchten. Vielleicht stellen Sie auch sich selbst dar, wie Sie sich über Ihr neues Haus freuen.

Möglich ist auch eine Kombination eines Sigills mit einem Bild.

STUFE 7: DAS SYMBOL AKZEPTIEREN

Wenn Sie ein magisches Symbol geschaffen haben, das Ihre Vision ausdrückt, prüfen Sie, ob Sie damit zufrieden sind. Stellen Sie sich in die Mitte Ihres magischen Kreises, nehmen Sie das Symbol in beide Hände und betrachten Sie es.

Haben Sie bei diesem Symbol ein gutes Gefühl? Gibt es Ihren Wunsch richtig wieder? Wenn ja, dann werden Sie es gewissermaßen in Ihren Knochen als eine Bestätigung

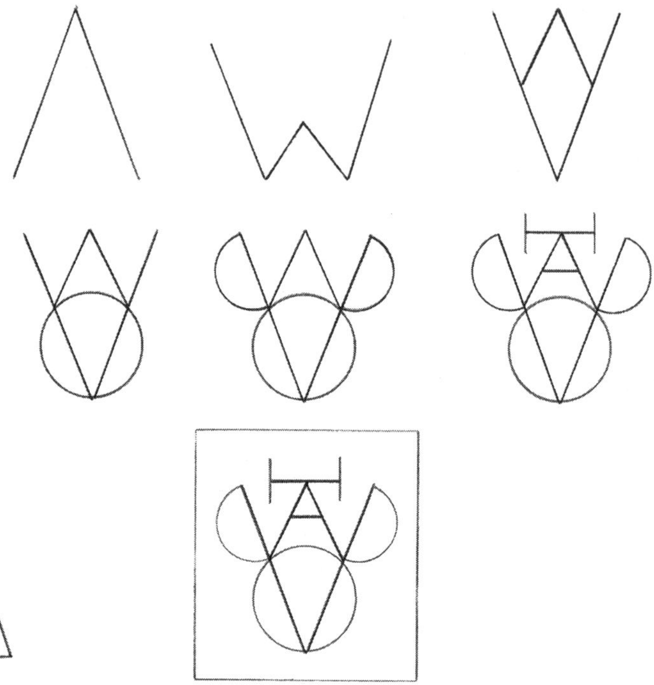

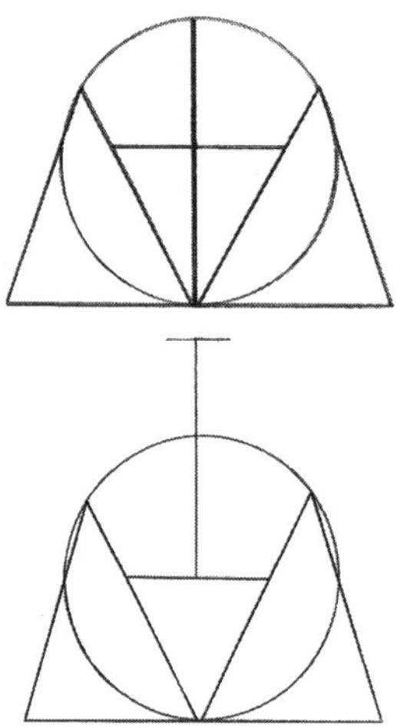

Beispiele für Sigille.

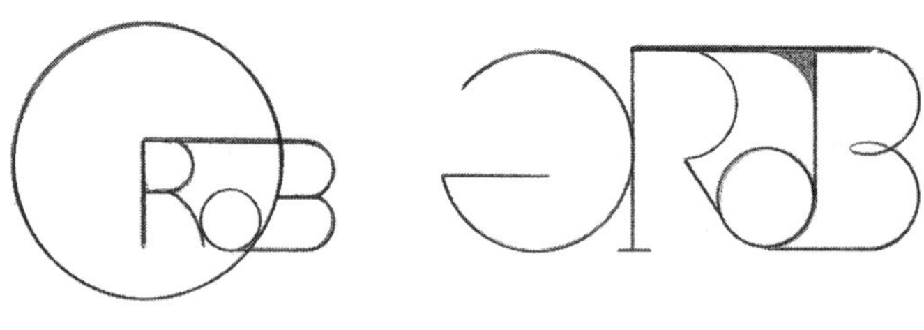

oder eine Aufwallung schöpferischer Kraft aus einer unbekannten Quelle spüren. Sie werden in sich ein Ja spüren.

Wenn Sie sich unsicher sind, werfen Sie dieses Symbol weg und beginnen wieder von vorne. Erzeugen Sie ein neues Symbol, bei dem Sie ein gutes Gefühl haben.

Wenn Sie ein Symbol geschaffen haben, das Ihnen gefällt, werfen Sie alles an schriftlichen Aufzeichnungen und Zeichnungen weg, was Sie bisher angefertigt haben. Stellen Sie sich jetzt in die Mitte Ihres magischen Kreises, halten Sie Ihr Symbol in beiden Händen, und betrachten Sie es wieder. Wenn Sie das Gefühl haben, bereit zu sein, halten Sie das Symbol hoch und sprechen Sie laut: »Dies ist mein magisches Symbol. Ich akzeptiere es als den Ausdruck meines Wunsches.«

STUFE 8: DAS SYMBOL EINPRÄGEN

Nachdem Sie Ihr magisches Symbol akzeptiert haben, sind Sie bereit, es in die tieferen Schichten Ihrer Seele einzuprägen.

Legen Sie das Symbol so auf Ihren Altar, daß Sie es betrachten können, während Sie bequem in Ihrem magischen Kreis sitzen.

Beginnen Sie Ihr magisches Symbol in einer sanften, entspannten Weise zu betrachten, so wie Sie einen Freund oder einen Gegenstand ansehen, der Ihnen ein gutes Gefühl gibt.

Blicken Sie das Symbol zwei bis drei Minuten in dieser Weise an. Vielleicht interessiert es Sie zu wissen, daß dies der östlichen Praxis der Betrachtung von *Tantras*, *Mandalas* und anderen spirituellen Objekten ähnelt, die Einprägungen in die tiefsten Schichten der menschlichen Seele schaffen.

Schließen Sie jetzt die Augen, und stellen Sie sich vor, daß Ihr magisches Symbol immer größer und größer wird. Fahren Sie fort, bis das Symbol größer als Ihr eigener Körper ist.

Stellen Sie sich jetzt vor, daß Sie nach vorne schweben oder gehen, bis Sie im Inneren Ihres magischen Symbols sind. Bleiben Sie im Symbol stehen. Fühlen Sie sich in ihm ganz behaglich. Entspannen Sie sich in dieser neuen Beziehung zu dem Symbol Ihres Wunsches.

Dies ist eine sehr wirksame Methode, das magische Symbol Teil von sich selbst werden zu lassen. Man schafft in sich einen Abdruck des Neuen, das geschehen soll, eines Ergebnisses, das sich im eigenen Leben konkretisieren soll.

Wenn Sie fertig sind, treten Sie wieder aus Ihrem Symbol heraus. Lassen Sie es immer kleiner werden und zu einem winzigen Punkt schrumpfen, der schließlich überhaupt verschwindet.

Schließen Sie mit einer Herz-zu-Herz-Begrüßung, und verbeugen Sie sich gegenüber Ihrem magischen Symbol.

Hinweise Es dauert möglicherweise mehrere Sitzungen, bis Sie schließlich ganz mit Ihrem Symbol zufrieden sind. Nehmen Sie sich Zeit, haben Sie Geduld, und experimentieren Sie, bis Sie sicher sind, daß Ihr magisches Symbol den wahren Geist Ihrer Vision ausdrückt.

Vielleicht beginnen Sie mit einem ganz einfachen Symbol, das Sie täglich um neue Züge ergänzen, bis Sie das Gefühl haben, daß es fertig ist.

Das magische Symbol vervielfältigen

Um sich Ihr magisches Symbol noch tiefer einzuprägen, können Sie mehrere Exemplare davon anfertigen und diese an strategischen Punkten in Ihrer Wohnung ablegen: neben dem Bett, im Badezimmer, in der Küche.

Sehen Sie das Symbol häufig an. Sie sollten Ihrem Symbol gegenüber in eine allgemeine Stimmung des freundlichen Akzeptierens und der beiderseitigen Zusammenarbeit kommen.

Bringen Sie täglich einige Minuten damit zu, das Symbol auf verschiedenen Objekten zu visualisieren, die in einer bestimmten Entfernung von Ihnen liegen. Stellen Sie sich zum Beispiel in Ihrem Garten vor, daß das Symbol einem Baumstamm eingeprägt ist, daß es sich auf einem fernen Hügel oder auf einer weißen Quellwolke befindet.

Sooft Sie Ihr Symbol sehen oder es sich vorstellen, prägen Sie es tiefer in Ihren Geist ein und geben ihm so größere Bedeutung und Energie. Dieser Prozeß der Einprägung wird außerordentlich hilfreich sein, wenn Sie beginnen, Ihr magisches Symbol mit Ihrer orgastischen sexuellen Energie zu verbinden.

Auslöschen eines Symbols

Ihr magisches Symbol ist ausgelöscht, wenn Sie es verbrennen. Durch das Feuer wird die Macht des Symbols zerstört, und der Zauber ist vorüber.

Dieses Verbrennen sollte in derselben bewußten, rituellen Weise geschehen, wie Sie das Symbol erzeugt haben.

Richten Sie eine spezielle Metallschale oder eine besondere Feuerstelle für diesen Zweck in Ihrem Haus oder im Freien her. Umgeben Sie die Feuerstelle mit einem magischen Kreis.

Legen Sie Ihr magisches Symbol in die Schale. Zünden Sie das Symbol an, treten Sie zurück, erheben Sie Ihre Arme zum Himmel, und sprechen Sie: »Ich erkläre die diesem Symbol übertragene Kraft für aufgelöst.«

Außerdem endet die Macht eines magischen Symbols automatisch, wenn sich Ihr Wunschobjekt konkretisiert hat.

Ein anderes Ergebnis akzeptieren

Wenn Sie eine Vision Ihres Wunsches erzeugen, ist es wichtig, alle Details auszuarbeiten. Sie müssen aber auch für die Möglichkeit offen sein, daß die Konkretisierung anders aussieht als Ihre Vision.

Dies scheint paradox zu sein. Vielleicht fragen Sie sich, warum man denn bei der Visualisierung so sehr ins Detail gehen muß, wenn die Wirklichkeit doch anders aussehen kann.

Ich kann hierauf nur antworten: So geschieht Magie eben. Ihre Energie muß vollständig auf die Schaffung der Vision konzentriert sein, und Ihre Vision muß so klar und konkret sein wie möglich. Nur dadurch entsteht ein wirksames Symbol für die Praxis der sexuellen Magie.

Gleichzeitig aber müssen Sie flexibel bleiben. Starre Haltungen können den Geist der Kreativität lähmen, aus dem Sie arbeiten. Die Essenz der Magie ist Transformation, die Möglichkeit einer kreativen Veränderung, die aber spontan und unerwartet eintreten kann. Im Dienst an der Magie muß man also immer offen und anpassungsfähig bleiben und sich dem verführerischen, aber falschen Gedanken entziehen, daß man jederzeit alle Ergebnisse steuern könnte. Der Kosmos könnte eine wunderbare Überraschung für Sie haben – seien Sie bereit, sie zu akzeptieren.

Nachdem Sie jetzt gelernt haben, wie man eine Vision erzeugt, um seine Umgebung zu verwandeln, sind Sie für die Erkundung eines tieferen Wunsches bereit: des Wunsches, sich selbst zu transformieren.

ÜBUNG: EINE VISION ZUR SELBSTTRANSFORMATION SCHAFFEN

Sinn und Nutzen Selbsttransformation in jeder gewünschten Weise, wie zum Beispiel Steigerung des Bewußtseins, Vertiefung der Selbsterkenntnis und Weisheit, Intensivierung der Liebes- und Orgasmusfähigkeit.

Der Wunsch nach einer Selbsttransformation kann auch als ein Versuch der Selbstheilung bezeichnet werden, denn die Tatsache, daß man liebevoller, mutiger, orgastischer werden will, besagt ja, daß derzeit ein Mangel an diesen Qualitäten besteht. Mit anderen Worten, es besteht ein negativer Zustand, der geheilt werden muß, damit sich ein positiverer und erfüllenderer Zustand konkretisieren kann.

Wenn Sie zum Beispiel orgastischer werden wollen, kann sich Ihr negativer Zustand in Äußerungen ausdrücken wie »Ich spüre meinen Körper beim Liebesspiel nicht richtig« oder »Ich habe nicht sehr oft einen Orgasmus« oder »Ich kann mich nicht in die Lust entspannen, die in mir ist«.

Die Heilung des negativen Zustandes und die Verankerung des positiven Zustandes sind wichtige Stufen der magischen Selbsttransformation.

Bei dieser Übung werden Sie sich auch mit Ihrem inneren Magier verbinden, dem Sie schon im zweiten Kapitel begegnet sind, und ihn um seine Unterstützung bitten.

Ihr innerer Magier wird für alle jene verborgenen Teile Ihrer selbst sprechen, Ihre verborgenen Dämonen, Ihr verletztes Kind, die tiefsten Schichten Ihres Unbewußten, so daß sie in Ihren Wunsch nach Transformation eingeschlossen werden können. Dies ist eine sehr wirksame Möglichkeit, Ihre Energien zu integrieren.

Vorbereitung

- ▷ Sie können diese Übung allein oder mit Ihrem Partner durchführen.
- ▷ Richten Sie Ihren magischen Kreis her.
- ▷ Halten Sie Bleistift und Papier bereit.
- ▷ Tragen Sie Ihr Magiergewand.
- ▷ Nehmen Sie sich für die Übung etwa eine Stunde Zeit.

Die Übung

STUFE 1: SICH FÜR DIE HEILUNG ENTSCHEIDEN

Treten Sie in Ihren magischen Kreis.

Setzen Sie sich bequem nieder, schließen Sie die Augen, und atmen Sie mehrmals tief.

Versetzen Sie sich ganz in den gegenwärtigen Augenblick, und lassen Sie alle Alltagssorgen los.

Wenn Sie soweit sind, benennen Sie Ihre Wünsche, Ihre persönlichen Zielsetzungen bezüglich Ihrer Transformation. Wer sind Sie? Welche Eigenschaften wollen Sie an sich verbessern? Wollen Sie liebevoller sein? Wollen Sie sinnlicher und sexuell lebendiger sein? Wollen Sie glücklich sein? Wollen Sie mehr Selbstvertrauen und Kraft haben? Brauchen Sie mehr Verständnis für die Menschen in Ihrer Nähe? Möchten Sie höhere, seligere Bewußtseinszustände erlangen?

Nehmen Sie sich Zeit, Ihre Wünsche zu prüfen, und schreiben Sie sie auf ein Blatt Papier. Wenn Sie nach einigen Minuten eine Kurzliste fertiggestellt haben, wählen Sie einen Wunsch aus, mit dem Sie gerne arbeiten würden. Schreiben Sie ihn getrennt auf ein neues Blatt Papier.

Prüfen Sie jetzt, ob Sie den negativen Zustand identifizieren können, der diesem Wunsch zugrunde liegt.

Wenn Sie zum Beispiel mehr Liebe in Ihrem Leben erfahren wollen, könnte die negative Beschreibung dieses Zustandes lauten: »Ich fühle mich nicht besonders liebenswert« oder »Ich fühle mich unfähig, Liebe zu geben und zu empfangen«.

Wenn Sie sich mehr Kompetenz und Selbstvertrauen wünschen, könnte die Beschreibung des negativen Zustandes lauten: »Ich fühle mich den Herausforderungen des Lebens nicht gewachsen.«

Schreiben Sie die negative Beschreibung auf ein Blatt Papier.

STUFE 2: MIT DEM INNEREN MAGIER SPRECHEN

Verbinden Sie sich jetzt mit dem inneren Magier.

Schließen Sie die Augen, und rufen Sie sich den Augenblick bei Ihrer Initiation als Magier zurück, als Sie vor der Pforte Ihres inneren Heiligtums standen. Sehen Sie sich durch die Pforte und durch den schönen Garten auf die kleine Lichtung treten, wo zwei Stühle stehen (Sie können Ihr Gedächtnis auffrischen, indem Sie die Initiationszeremonie in Kapitel 2 nochmals lesen).

Wenn du nur gut achtgibst, wird dein eigenes Herz antworten.
De Lubiez

Setzen Sie sich auf einen der Stühle, und bitten Sie Ihren inneren Magier still, zu Ihnen zu kommen. Spüren Sie die sich nähernde Gegenwart des Magiers; hören Sie das Rascheln der Gewänder, wenn er (oder sie) sich auf den anderen Stuhl setzt, und lassen Sie das Bild Ihres inneren Magiers vor Ihrem inneren Auge erscheinen. Er sitzt jetzt vor Ihnen.

Spüren Sie das starke Band der Liebe, das Sie verbindet.

Fragen Sie Ihren inneren Magier: »Bist du bereit, für alle jene verborgenen Teile meiner selbst zu sprechen – meine verborgenen Dämonen, mein verletztes Kind, die tiefsten Schichten meines Unbewußten? Ich brauche deren ganze Mitarbeit, um eine klare Vision der Transformation schaffen zu können.« Sehr wahrscheinlich wird Ihr innerer Magier sich sofort dazu bereit erklären. Vielleicht stellt er Ihnen einige Fragen, um Ihr Anliegen besser verstehen zu können. Nehmen Sie sich Zeit dafür, den Aspekt Ihrer selbst gut zu erklären, den Sie transformieren wollen.

Wenn Ihr innerer Magier Ihre Bitte um Unterstützung ablehnt, nehmen Sie dies als Zeichen, daß Sie nicht aufrichtig sind. Prüfen Sie, was in Ihnen vor sich geht. Vielleicht haben Sie es zu eilig, mit der Übung voranzukommen. Vielleicht sind Sie mit etwas anderem beschäftigt und nicht ganz bei der Sache.

Stehen Sie auf, nehmen Sie einige tiefe Atemzüge, schütteln Sie Ihren Körper aus, reinigen Sie Ihren Kopf von allen störenden Gedanken. Setzen Sie sich dann, schließen Sie die Augen, gehen Sie wieder in Ihr Heiligtum, und bitten Sie nochmals. Wenn Sie aufrichtig sind, wird Ihnen Ihr innerer Magier Ihre Bitte nicht noch einmal abschlagen.

STUFE 3: DIE POSITIVE ABSICHT ERKENNEN

Wenn sich Ihr innerer Magier zur Mitarbeit bereit erklärt hat, zeigen Sie ihm das Stück Papier, auf das Sie Ihren Wunsch und Ihren negativen Zustand geschrieben haben. Bitten Sie Ihren inneren Magier, Ihren negativen Zustand zu erhellen.

Negative Zustände haben eine bestimmte Funktion, die Ihnen vielleicht nicht klar ist. Sie haben sie mit einer positiven Absicht als Schutz oder zum Zweck des Überlebens geschaffen, vermutlich in der frühen Kindheit, als Sie verletzlich und hilflos waren.

Fragen Sie Ihren inneren Magier: »Was war die positive Absicht hinter dem negativen Zustand?«

Achten Sie nun sorgfältig auf die Antwort Ihres inneren Magiers. Diese Antwort kann in Form von Worten erfolgen; sie kann aber auch ein Gefühl oder eine stumme Übertragung sein, oder Ihr innerer Magier führt Sie in Ihre Kindheit zurück, so daß Sie neu erleben können, wie dieser negative Zustand entstand.

Wenn er zum Beispiel in einem Mangel an Sensibilität und Gefühl beim Liebesspiel besteht, könnte Ihr innerer Magier antworten: »Als du ganz klein warst, schenkten dir deine Gefühle viel Freude, aber sie brachten dir auch viele Schmerzen. Du fandest damals, daß es besser wäre, sich keinen Verletzungen auszusetzen, weshalb du dir angewöhntest, nicht mehr so tief zu empfinden. Jetzt hast du

Angst, dich dem Liebesspiel wirklich ganz hinzugeben. Du fürchtest, zu verletzlich zu werden. Du versuchst immer noch, dich zu schützen.«

Die Einsicht, daß es eine positive Absicht war, die ursprünglich den negativen Zustand schuf, ist ein wichtiger Schritt zur Heilung und Transformation. Hören Sie gut zu, wenn Ihnen Ihr innerer Magier erklärt, warum Sie den betreffenden negativen Zustand geschaffen haben.

Wenn Ihr innerer Magier fertig ist, können Sie ihn fragen: »Du sprichst für die verborgenen Teile meiner selbst, zu denen ich manchmal keinen Zugang habe. Du sprichst für das Kind in mir, für meine Dämonen, für mein Unbewußtes. Ist es diesen Gestalten recht, wenn ich jetzt beginne, neue, alternative Verhaltensformen, neue Lösungen zu erkunden? Kann ich auf ihre Mithilfe zählen?«

Wenn Sie aufrichtig sind, werden Sie wiederum ein Ja Ihres inneren Magiers vernehmen.

STUFE 4: BESCHWÖRUNG DER EIGENEN MACHT

Der nächste Schritt besteht in der Schaffung einer Vision des Wunsches, den Sie in Ihrem Leben konkretisieren wollen.

In der Magie bezeichnet man dies als »Beschwörung der eigenen Macht«.

Schließen Sie die Augen, und beginnen Sie langsam und tief zu atmen. Beschreiben Sie sich selbst laut den transformierten Zustand, den Sie erlangen wollen. Sagen Sie zum Beispiel: »Ich möchte liebevoller sein« oder »Ich möchte beim Liebesspiel orgastischer sein«.

Bitten Sie Ihren inneren Magier, Ihnen zu zeigen, wann Sie in Ihrem Leben diesen Zustand einmal erfahren haben. Diese Erinnerung kann ein wichtiger Schlüssel zur Selbstheilung sein.

Wenn Sie den erwünschten Zustand bisher nie erfahren haben, dann bitten Sie Ihren inneren Magier, Ihnen zu zeigen, wann Sie etwas ganz Ähnliches erlebt haben.

Geben Sie sich ganz der Erinnerung an diesen Augenblick hin, als Sie zum Beispiel beim Liebesspiel orgastisch waren oder aus Ihrem Herzen Liebe ausstrahlen fühlten.

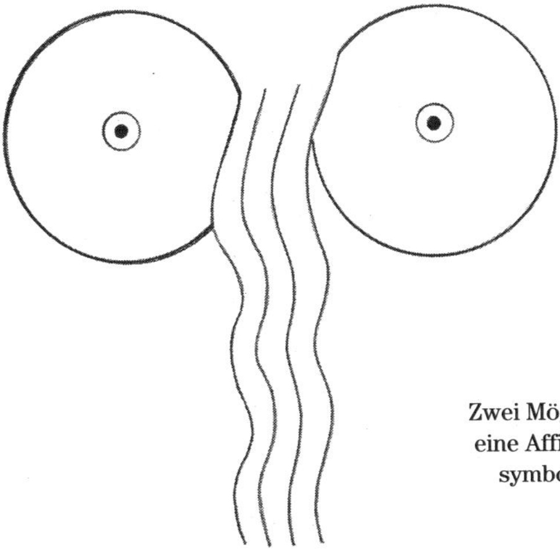

Ich bin eine orgastische Frau.

Zwei Möglichkeiten, eine Affirmation zu symbolisieren.

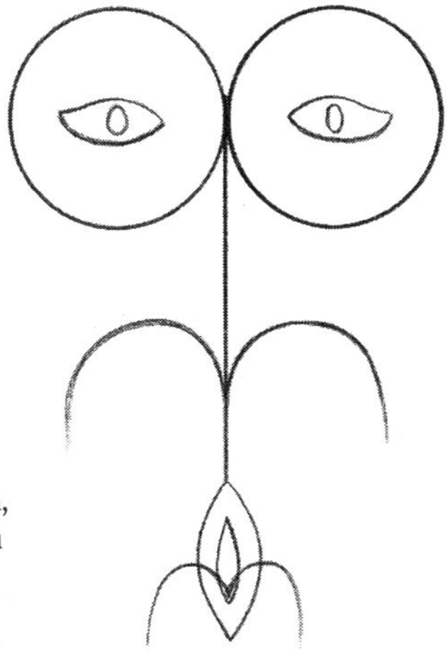

Ich bin eine orgastische Frau.

Tauchen Sie mit allen Ihren Sinnen in diese Erfahrung ein. Lassen Sie sie gegenwärtige Realität werden. Lassen Sie sich von ihr überwältigen, wie Sie dies schon in Kapitel 3 bei der Verankerung des magischen Zustandes gelernt haben.

Wenn es ein Augenblick des Liebesspiels oder der Wonne war, lassen Sie Ihren Körper sich entsprechend Ihren Erinnerungen bewegen. Vertiefen Sie Ihre Atmung. Geben Sie Seufzer von sich. Vielleicht sind mit dieser Erinnerung bestimmte Gerüche oder bestimmte Geräusche verbunden, die Sie von sich gaben, als Sie sich orgastisch fühlten. Rufen Sie die Empfindungen dieses kostbaren Augenblicks wach.

Wenn Sie das Gefühl haben, daß Sie den Gipfel dieser Erfahrung erreichen, berühren Sie Ihren Körper in einer angenehmen und angemessenen Weise, an einer wohltuenden Stelle, an der Sie sich geerdet und zentriert fühlen können. Vielleicht legen Sie die Hand auf Ihr Herz oder Ihren Bauch, oder Sie legen die Finger der einen Hand sanft auf den Rücken der anderen.

Durch diese Berührung verankern Sie die Erfahrung.

Machen Sie eine Affirmation, eine positive Aussage wie zum Beispiel: »Ich fühle mich in meinem Körper entspannt und orgastisch« oder »Ich bin von Liebe durchflutet«.

STUFE 5: SCHAFFUNG EINES SYMBOLS DER TRANSFORMATION

Wenn Sie den positiven Zustand verankert haben, können Sie ihn in ein magisches Symbol überführen. Hierfür brauchen Sie die weitere Mithilfe Ihres inneren Magiers.

Schließen Sie die Augen, und bitten Sie Ihren inneren Magier um ein Symbol, das den positiven Zustand repräsentiert, den Sie soeben erfahren haben und den Sie in Ihrem Leben konkretisieren wollen.

Warten Sie still, passiv, in einem Zustand der Unschuld. Sehen Sie zu, welche Bilder Ihr innerer Magier vor Ihrem inneren Auge zur Erscheinung bringt. Denken Sie daran, daß Ihr innerer Magier für Ihr Unbewußtes spricht, so daß diese Bilder aus den Tiefen Ihrer Seele aufsteigen können.

Das Symbol könnte ein Tier sein wie zum Beispiel ein Reh oder ein Delphin. Es könnte eine strahlende Sonne, ein leuchtender Silbermond, eine Blume oder ein Kornfeld sein, über das der Wind geht. Es könnte etwas Abstraktes wie ein bestimmtes Muster oder eine Farbe oder aber ein geheimnisvolles Symbol oder Sigill sein, das aus dem Nichts auftaucht. Es könnte aber auch etwas ganz Gewöhnliches wie ein Telefon oder eine Geldbörse sein. Widerstehen Sie der Versuchung, die aufsteigenden Bilder zu sichten oder zu verwerfen, denn sie sind die Schlüssel zu verborgener Macht.

Wenn Sie das Symbol beziehungsweise die Symbole empfangen haben, nehmen Sie Ihr Zeichenmaterial zur Hand, und beginnen Sie, die Bilder auf dem Papier festzuhalten. Verleihen Sie ihnen eine konkrete Wirklichkeit. Dies kann ganz plötzlich in Form einer Offenbarung geschehen oder aber in mehreren Schritten: Sie zeichnen eine Grundstruktur, schließen dann die Augen, verbinden sich wieder mit Ihrem inneren Magier und empfangen weitere Einzelheiten.

Fahren Sie fort, bis Sie das Gefühl haben, daß das Symbol Ihrem Wunsch entspricht, und den Geist, das Gefühl, die »Schwingung« Ihrer Transformation ausdrückt.

Wenn Ihr Symbol fertig ist, ist auch die Rolle Ihres inneren Magiers für diese Übung beendet.

Danken Sie ihm oder ihr, schenken Sie sich eine Verschmelzungsumarmung, und nehmen Sie Abschied.

STUFE 6: DAS SYMBOL ANNEHMEN UND EINPRÄGEN

Nehmen Sie Ihr fertiges Symbol in beide Hände, stellen Sie sich in die Mitte Ihres magischen Kreises, heben Sie Ihr Symbol zum Himmel, und sprechen Sie laut: »Dies ist mein magisches Symbol. Ich akzeptiere es als Ausdruck meiner Transformation.«

Jetzt können Sie damit beginnen, Ihr magisches Symbol Ihrem Geist einzuprägen. Legen Sie das Symbol auf Ihren Altar, setzen Sie sich in einer gewissen Entfernung davon bequem nieder, und betrachten Sie das Symbol in einer sanften und entspannten Weise, wie man einen Freund ansieht.

Stellen Sie sich nach zwei bis drei Minuten vor, daß das Symbol immer größer wird, bis Sie in es hineingehen können.

Bleiben Sie zwei bis drei Minuten in Ihrem Symbol, und nehmen Sie wahr, daß es jetzt zu einem Teil von Ihnen geworden ist.

Schließen Sie die Übung ab, indem Sie aus Ihrem Symbol heraustreten und es immer kleiner werden lassen, bis es zu einem winzigen Punkt schrumpft und schließlich verschwindet.

Beenden Sie die Übung mit einer Herz-zu-Herz-Begrüßung, und verbeugen Sie sich in Richtung Ihres magischen Symbols.

Hinweise

Diese Symbole haben eine gewaltige Macht. Ich denke hier etwa an Rachel, die mit ihrem Mann an einem meiner Kurse teilnahm und über ihre Neigung klagte, beim Liebesspiel ihren Orgasmus zu blockieren. Dieses Blockieren war meist mit einem stechenden Schmerz oder einer Krampfempfindung in ihrer Vagina verbunden.

Ich bat Rachel, sich an das letzte Mal zu erinnern, als sie diesen Schmerz spürte, und ich führte sie zu einer neuen Erfahrung dieses Erlebnisses hin. Nach einiger Zeit gelang es ihr, sich mit dem Schmerz zu verbinden. Dann fragte ich sie, ob in ihrer Seele irgendein Symbol, ein Tier, ein Gegenstand, ein Wort erscheinen wollte, während sie diesen schmerzhaften Zustand erlebte.

Im selben Augenblick empfing sie das lebhafte Symbol eines brüllenden Löwen. Ich sagte: »Hervorragend! Nutzen Sie den Mut und die Kraft des Löwen, um Ihren jetzigen Gefühlszustand auszudrücken.«

Sie begann sofort wie ein zorniger Löwe zu brüllen, wobei sie ihrem ihr gegenübersitzenden Mann direkt in die Augen blickte, der sie unterstützte und zurückbrüllte. Dies ging etwa zwanzig Minuten so weiter, wobei Rachel ihr Becken vor und zurück bewegte und sich auf die Empfindungen in ihrer Vagina konzentrierte.

Später erzählte mir Rachel, daß der Schmerz in ihrer Vagina verschwunden und ihr Liebesspiel magisch transformiert worden war. Das Symbol des Löwen hatte ihr die Kraft gegeben, die sie brauchte, um den aufgestauten Zorn zu zeigen und freizusetzen, der ihr Schmerzen bereitete.

Symbole sind etwas Geheimnisvolles. Man weiß nicht, woher sie kommen und warum sie überhaupt zu uns kommen. In der Magie haben sie jedenfalls außerordentliche Bedeutung, denn sie sprechen eine Sprache, die viel älter ist als Worte, viel mächtiger als alle Äußerungen unseres rationalen Verstandes.

Wenden wir uns nun dem dritten Typ von Wünschen zu, für die man eine magische Vision schaffen kann: dem Wunsch, sich tief mit einem anderen Menschen zu verbinden. Diesem Wunsch sind zwei Übungen gewidmet. Bei der ersten Übung stellen wir uns eine neue Liebesbeziehung vor, bei der zweiten die Intensivierung einer bereits bestehenden Beziehung.

ÜBUNG: EINE VISION EINER NEUEN BEZIEHUNG SCHAFFEN

Sinn und Nutzen

Indem Sie eine Vision eines neuen Liebespartners oder intimen Freundes schaffen, bereiten Sie sich auf die Konkretisierung einer dauerhaften, bereichernden und erfüllenden Beziehung vor.

Dabei gehen Sie nach demselben Verfahren vor, das schon in den bisherigen Übungen dargestellt wurde: Schaffen Sie zuerst eine ausführliche Vision Ihres Wunsches und verdichten Sie diese dann zu einem magischen Symbol.

Der Wunsch nach einer neuen Liebesbeziehung ist jedoch subtiler und komplexer, weil hier ein anderer Mensch im Spiel ist. Hierbei ist vor allem wichtig, daß man seine Anstrengungen, eine neue Beziehung anzuziehen, so breit wie möglich streut und nicht auf jemanden beschränkt, den man schon kennt.

Herrlich ist der
Augenblick, in dem
wir im Palast sitzen,
du und ich;
zwei Gestalten,
zwei Gesichter,
aber nur eine Seele,
du und ich;
und die Blumen
werden aufstrahlen,
und die Vögel werden
rufen und uns mit
Unsterblichkeit
überschütten
in dem Augenblick,
in dem wir den
Garten betreten,
du und ich.
Welch ein Wunder,
du und ich,
eine Liebe,
ein Liebender,
ein Feuer,
du und ich.
RUMI

Dadurch vermeidet man die Gefahr, sein Glück von einem bestimmten Menschen abhängig zu machen, davon, ob der oder die Betreffende sich in Sie verlieben wird oder nicht. Sie dürfen sich nicht von den Stimmungen, Haltungen und Reaktionen eines anderen Menschen abhängig machen, und Sie dürfen sich auch nicht auf den unerfreulichen Versuch einlassen, einem anderen Menschen Ihren Willen aufzuzwingen.

Ihr Wunsch nach einem neuen Liebhaber muß vielmehr an den Geist der Liebe gerichtet sein, der in jedem menschlichen Herzen wohnt, und in alle vier Winde geschickt werden, so daß er über Zeit und Raum hinaus an den unbekannten Partner gelangt, der schon auf Sie wartet. Dann sind alle Möglichkeiten offen, und die Magie kann sich in ihrer eigenen geheimnisvollen und unvorhersagbaren Weise entfalten.

Vorbereitungen

▷ Richten Sie Ihren magischen Kreis her.
▷ Halten Sie Schreibzeug bereit.
▷ Bereiten Sie Zeichenmaterial vor.
▷ Tragen Sie Ihr Magiergewand.
▷ Nehmen Sie sich für die Übung etwa eine Stunde Zeit.

Die Übung

STUFE 1: IHREN NEUEN LIEBHABER BESCHREIBEN

Treten Sie in Ihren magischen Kreis.

Setzen Sie sich bequem nieder, schließen Sie die Augen, und nehmen Sie sich einige Augenblicke Zeit, um Ihre Aufmerksamkeit ganz im gegenwärtigen Augenblick zu sammeln.

Richten Sie Ihre Aufmerksamkeit auf Ihren Atem, und beobachten Sie sein Kommen und Gehen. Dies ist eine gute Möglichkeit, um geistige Unruhe zu beenden, die Sie ablenken könnte.

Wenn Sie das Gefühl haben, bereit zu sein, nehmen Sie Schreibzeug und Papier, und schreiben Sie über den Menschen, den Sie in Ihr Leben ziehen wollen. Schreiben Sie zum Beispiel: »Ich ziehe einen reifen Mann an, vierzig bis fünfzig Jahre alt, gutaussehend, leidenschaftlich, finanziell unabhängig, gesund, Nichtraucher, der in einer Beziehung Intimität und Tiefe sucht, der den Mut hat, offen und aufrichtig zu sein, der gerne wandert, essen geht, Konzerte, Theater und Kino liebt ...«

Dies ist beinahe so, als wenn Sie eine Heiratsanzeige schreiben würden.

Lassen Sie sich Zeit, arbeiten Sie gründlich, und genießen Sie dieses schöpferische Tun. Es ist, als wenn Sie eine Romanfigur schaffen würden – und dieser Roman könnte bald Wirklichkeit werden. Vermeiden Sie es jedoch, Ihren neuen Liebhaber körperlich zu beschreiben, da dies die Möglichkeiten Ihrer magischen Anrufung beschränken könnte.

STUFE 2: EIN SYMBOL FÜR DEN NEUEN LIEBHABER SCHAFFEN

Wenn Sie die Eigenschaften Ihres Liebhabers aufgeschrieben haben, können Sie ein Symbol oder ein Gemälde schaffen, das den Betreffenden repräsentiert.

Dies ist in unterschiedlicher Weise möglich.

Sie können erstens mit geeigneten Worten wie zum Beispiel »neuer Liebhaber« oder »neue Beziehung« ein Sigill schaffen.

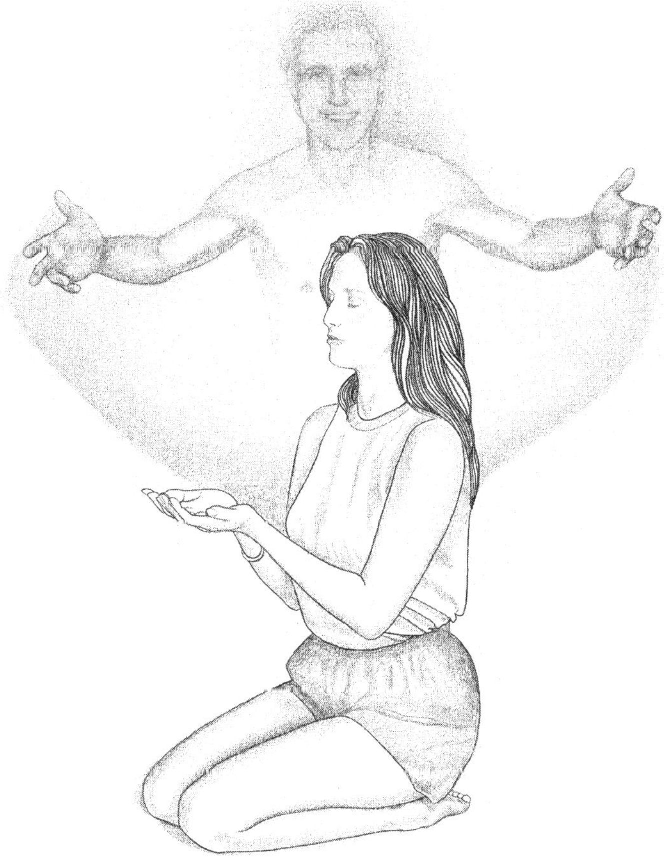

Malen Sie die neue Liebe, die Sie ersehnen.

Zweitens können Sie ein Gemälde schaffen, das Ihren neuen Liebhaber symbolisiert. Auch hier rate ich wiederum, kein lebensechtes Porträt zu schaffen. Besser ist es, etwas Abstraktes zu malen, das Ihre Gefühle bezüglich dieses Menschen ausdrückt – einen funkelnden Stern, einen schönen Vogel, ein phallisches Symbol, eine Rose auf einem vom Mond beschienenen Weg oder einen Sportwagen mit einer Kaffeetasse auf der Kühlerhaube.

Drittens kann man beides miteinander verbinden, indem man das Gemälde mit einem Sigill versieht.

Ihr Symbol soll Ihre Empfindungen und Sehnsüchte bezüglich der neuen Beziehung gut zum Ausdruck bringen. Zögern Sie nicht, unbefriedigende Versuche wegzuwerfen und nochmals von vorne zu beginnen.

Je zufriedener Sie mit Ihrem Symbol sind, desto einfacher wird es, einen neuen Liebhaber anzuziehen.

STUFE 3: DIE BOTSCHAFT IN DIE VIER HIMMELSRICHTUNGEN SCHICKEN

Wenn Sie das Gefühl haben, daß Ihr Symbol fertig ist, nehmen Sie es in beide Hände, erheben Sie es zum Himmel, und sprechen Sie: »Ich akzeptiere dieses Symbol als Ausdruck meines Wunsches nach einem neuen Liebespartner.«

Bringen Sie Ihr Symbol in einem speziellen Ritual dar. Stellen Sie sich in die Mitte Ihres magischen Kreises, und wenden Sie sich in die vier Himmelsrichtungen, nach Norden, Süden, Westen und Osten. Stellen Sie sich in jeder Himmelsrichtung vor, daß die Energie Ihres Symbols in diese Richtung ausstrahlt. Wenn Sie fertig sind, haben Sie Ihre Liebesbotschaft in die vier Winde geschickt.

Legen Sie Ihr Symbol auf den Altar, setzen Sie sich an einen Platz, an dem Sie es gut betrachten können, und beginnen Sie, es sich Ihrer Seele einzuprägen. Blicken Sie das Symbol zärtlich und liebevoll an, wie Sie Ihren Geliebten anblicken würden.

Schließen Sie die Augen, und stellen Sie sich vor, wie Ihr Symbol immer größer wird, bis Sie leicht hineingehen und dort bleiben können. Damit sind Sie in einer poetischen Weise schon in Ihrem Geliebten. Das Band ist geknüpft.

Verlassen Sie nach einigen Minuten Ihr Symbol, und lassen Sie es immer kleiner werden, bis es als Punkt verschwindet.

Schließen Sie mit einer Herz-zu-Herz-Begrüßung, und verbeugen Sie sich in Richtung Ihres magischen Symbols.

Hinweise Es ist wichtig, daß die schriftliche Festlegung Ihres/Ihrer Liebsten fertig ist, bevor Sie aus Wörtern wie »neuer

Liebhaber« oder »neue Beziehung« ein Sigill schaffen und bevor Sie ein Bild malen.

Ich habe schon erwähnt, wie wichtig es ist, eine klare Vision zu erzeugen, und in diesem Fall verleiht Ihre schriftliche Fixierung Ihres/Ihrer neuen Liebsten Ihrem Symbol Klarheit und Macht.

Wenn Sie sich für ein Gemälde oder eine Zeichnung entscheiden, sollte darauf auch ein kleines Buch oder ein Notizblock erscheinen, der für alles steht, was Sie über den Betreffenden geschrieben haben.

Seien Sie auf eine Überraschung gefaßt, wenn der Betreffende in Ihrem Leben erscheint. Er kann ganz anders aussehen, als Sie es sich vorgestellt haben, und trotzdem genau der Richtige für Sie sein.

ÜBUNG: EINE GEMEINSAME LIEBESVISION ZUR INTENSIVIERUNG IHRER BEZIEHUNG SCHAFFEN

Sinn und Nutzen

Die Schaffung eines magischen Symbols, um eine gemeinsame Vision von mehr Liebe und Intimität mit Ihrem/Ihrer Liebsten zu verwirklichen, ist vielleicht die schönste und eindrücklichste Art, in Ihrem Leben sexuelle Magie zu praktizieren. Wenn Sie mit Ihrem Liebespartner an einer gemeinsamen Vision arbeiten, setzen Sie die Macht der sexuellen Magie in einer ganz besonderen Weise ein: Sie wenden Tantra auf Tantra an.

Sexuelle Magie beruht auf dem Prinzip einer Verschmelzung männlicher und weiblicher Energie. Dasselbe gilt für eine Liebesbeziehung. Diese beiden Dimensionen verlaufen parallel, indem es beide Male um die alchemistische Verbindung des Männlichen mit dem Weiblichen geht.

Dadurch entsteht ein positiver und fruchtbarer Zyklus: Je mehr man sexuelle Magie auf seine Beziehung anwendet, desto besser wird die Beziehung, und je besser die Beziehung wird, desto mehr Energie bleibt für die sexuelle Magie. Dadurch kann eine unaufhörliche Spirale der Freude und Lust entstehen, die Sie weit über alle alten Schwierigkeiten und schädlichen Gewohnheiten in Ihrem intimen Umgang und Ihrem Liebesspiel hinaushebt.

Vorbereitungen

- ▷ Vereinbaren Sie mit Ihrem Partner, daß Sie während der ersten Phase dieser Übung fünfzehn bis zwanzig Minuten alleine in getrennten Räumen zubringen und dann zur zweiten Stufe zusammenkommen.
- ▷ Richten Sie Ihre Zeichen- und Malgerätschaften her.
- ▷ Duschen Sie vor der Übung, reiben Sie Ihren Körper mit Ihren Lieblingsölen oder -düften ein, und tragen Sie Ihr Magiergewand.
- ▷ Schaffen Sie in dem Raum, in dem Sie zusammenkommen werden, eine romantische Atmosphäre. Entzünden Sie Kerzen, verbrennen Sie Weihrauch, und lassen Sie eine stimmungsvolle Musik laufen.
- ▷ Nehmen Sie sich für die Übung etwa eine Stunde Zeit.
- ▷ Wenn Sie möchten, können Sie nach der Übung noch etwas zusätzliche Zeit einplanen, um sich dem Liebesspiel zu widmen.

Die Übung

STUFE 1: DEN WUNSCH VISUALISIEREN

Richten Sie Ihren magischen Kreis her, während Ihr Partner in einem anderen Raum dasselbe tut.

Setzen Sie sich bequem in die Mitte Ihres magischen Kreises, schließen Sie die Augen, und atmen Sie tief, wobei Sie Ihren Körper beim Ausatmen entspannen.

Schaffen Sie vor Ihrem geistigen Auge die Vision jener Liebesbeziehung, die Sie mit Ihrem Partner gerne hätten. Sprechen Sie die Eigenschaften, die Sie wünschen, laut aus.

Sie könnten zum Beispiel sagen: »Ich möchte neue Tore des gemeinsamen Genusses öffnen, damit wir einander mit Leidenschaft und orgastischer Wonne entzünden können.« Sie können die Vision haben, wie Sie vor sexueller Lust beben, wie Ihre Haut in heißer Erregung glüht, wie Sie in Ihrem Bauch eine tiefe Befriedigung spüren, wie eine Katze, die gerade eine Schüssel Sahne geschleckt hat.

Vielleicht wünschen Sie sich aber auch mehr Herz in Ihrer Beziehung, und Sie sagen: »Ich möchte in unserer Beziehung und in unserem Liebesspiel mehr Zärtlichkeit und Empfindsamkeit spüren. Ich möchte, daß wir füreinander warm und kuschelig sind, daß wir einander aufbauen und füreinander da sind.«

Wenn Sie sich eine größere Vertrautheit in Form einer offeneren Kommunikation wünschen, könnten Sie sagen: »Ich möchte, daß wir uns unsere Gefühle besser mitteilen, mehr Verständnis füreinander haben. Ich möchte, daß wir so sehr aufeinander abgestimmt sind, daß ich mich auch dann mit meinem/meiner Liebsten verbunden fühle, wenn wir nichts sagen.«

STUFE 2: DIE VISION MITTEILEN

Wenn Sie sich über Ihren Wunsch klargeworden sind, kommen Sie mit Ihrem Partner in Ihrem magischen Kreis zusammen.

Setzen Sie sich einander gegenüber.

Legen Sie fest, wer Partner A und wer Partner B ist.

Partner A fragt Partner B: »Welche Vision bringst du in unsere Beziehung? Wonach sehnst du dich?«

Partner B teilt seine Vision mit. Er könnte zum Beispiel sagen: »Ich habe eine Vision des Heilens und der gegenseitigen Unterstützung, die uns helfen kann, unsere Probleme zu überwinden und uns an unsere Ekstase zu erinnern.«

Nehmen Sie sich Zeit dafür, Ihre Vision ganz zu erklären.

Partner A hört offen und aufmerksam zu.

Wenn Partner B fertig ist, tauschen Sie die Rollen.

Partner B fragt: »Welche Vision bringst du in unsere Beziehung?«

Partner A antwortet.

Wenn Ihre Visionen ähnlich sind, können Sie zu Stufe 3 der Übung übergehen und miteinander ein magisches Symbol schaffen.

Möglicherweise sind Ihre Visionen aber unterschiedlich: Der eine Partner wünscht sich sehnlichst mehr Sex, während der andere sich mehr Intimität im nichtsexuellen Bereich wünscht.

Wenn Sie Ihre beiderseitigen Symbole akzeptieren können, können Sie zwei magische Symbole schaffen oder aber die beiden Visionen zu einem einzigen Symbol zusammenführen.

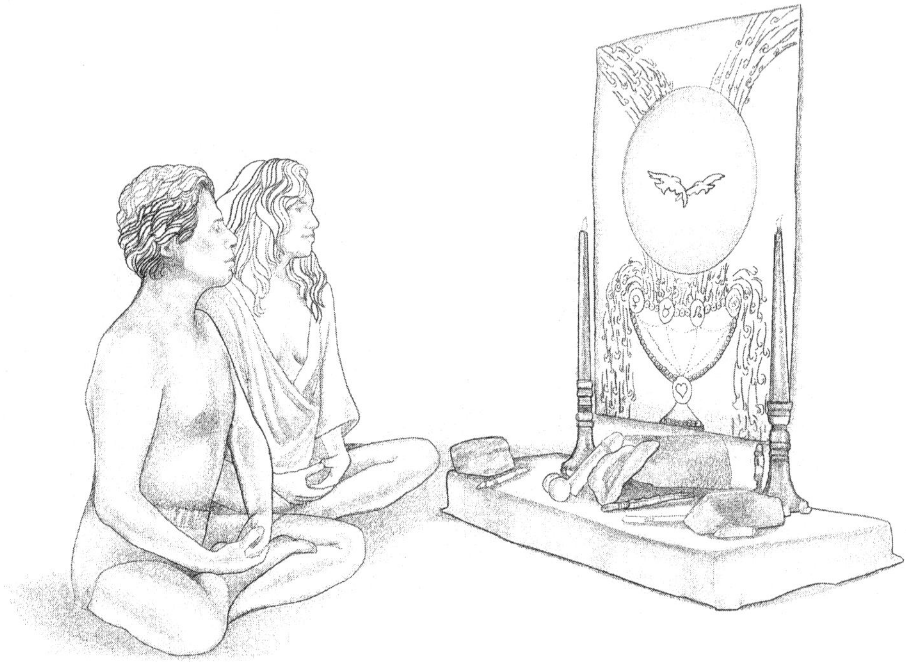

Ein Paar erzeugt eine gemeinsame Vision von Liebe und Überfluß. Kelch und Herz stehen für die Liebe; der Kreis ist die Sonne oder Leidenschaft. Die beiden Vögel stehen für Freiheit und Liebe, das in den Kelch strömende Wasser für Überfluß.

Wenn eine oder beide Visionen nicht akzeptiert werden können, dann müssen Sie weitere Erkundungen anstellen, bis die Visionen akzeptabel sind.

Seien Sie einander gegenüber großzügig und hilfsbereit. Helfen Sie einander, Visionen zu finden, die Ihre Wünsche erfüllen und es Ihnen ermöglichen, gemeinsam immer höheren Gipfeln der Wonne zuzustreben.

STUFE 3: EIN GEMEINSAMES SYMBOL SCHAFFEN

Beginnen Sie damit, das magische Symbol zu zeichnen oder zu malen, das Ihre Vision, Ihren Wunsch repräsentiert.

Wenn Sie eine gemeinsame Vision haben, zeichnen Sie sie gemeinsam auf ein Blatt Papier. Es kann großen Spaß machen, im Wechsel einem Symbol in kreativer Weise etwas hinzuzufügen. Vielleicht macht ein Partner lieber ein Sigill, der andere die Zeichnung. Sehen Sie zu, wie Sie am besten miteinander arbeiten können, um dem gemeinsamen Wunsch als magischem Symbol Gestalt zu verleihen.

Wenn Sie unterschiedliche Wünsche haben, schaffen Sie zwei magische Symbole auf getrennten Blättern. Wenn Sie fertig sind, zeigen Sie einander die Symbole, und erklären Sie, wofür sie stehen.

In meinen Workshops verarbeiten die Paare ihre Hoffnungen und Wünsche meist zu einem einzigen magischen Symbol. So hatten zum Beispiel Nick und Marissa, zwei begeisterte Neulinge in der sexuellen Magie, unterschiedliche Visionen. Nick wünschte sich mehr Intensität, Glut und Leidenschaft in ihrer Beziehung, während Marissa sich wünschte, daß sie beide die Freiheit des anderen mehr achteten und respektierten.

Sie schufen zusammen ein wunderschönes magisches Symbol. Sie malten einen großen, reichverzierten silbernen Kelch, in den sich Wasser ergoß, wieder über den Rand ausströmte. Sie schmückten die Seiten des Kelchs mit ihren astrologischen Zeichen und malten auf den Fuß ein rotes Herz. Über dem Kelch malten sie eine gelbe Sonne, durch die zwei Vögel flogen.

»Der Kelch symbolisiert unsere Liebe, und das hineinströmende Wasser zeigt unseren Willen, mehr Liebe, mehr Energie, mehr Überfluß zu erlangen«, erklärte Marissa. »Die Vögel symbolisierten unsere Freiheit, die Sonne unseren Wunsch nach Leidenschaft. Als unser Symbol fertiggestellt war, hatten wir beide das Gefühl, etwas ganz Besonderes geleistet zu haben. Wir konnten es kaum erwarten, mit ihm zu arbeiten.«

STUFE 4: DAS GEMEINSAME SYMBOL EINPRÄGEN

Schaffen Sie ein magisches Symbol, mit dem Sie beide glücklich sind, und nehmen Sie sich Zeit dafür. Zögern Sie nicht, nochmals von vorne zu beginnen, wenn Sie mit den Ergebnissen Ihrer ersten Bemühungen nicht zufrieden sind.

Wenn Sie fertig sind, stellen Sie sich in die Mitte Ihres magischen Kreises. Halten Sie Ihr gemeinsames Symbol hoch, und sprechen Sie: »Dies ist unser magisches Symbol. Wir nehmen es als den Ausdruck unserer Vision an.«

Stellen Sie Ihr gemeinsames Symbol auf den Altar, und setzen Sie sich zusammen in einer bestimmten Entfernung davon nieder. Betrachten Sie das Symbol liebevoll, und lassen Sie das Bild sich Ihrer Seele einprägen.

Wenn Sie zwei Symbole geschaffen haben, führen Sie die Zeremonie des Annehmens getrennt durch. Legen Sie dann beide Symbole auf den Altar, betrachten Sie sie liebevoll, und prägen Sie die Bilder Ihrer Seele ein. Betrachten Sie in den ersten Minuten Ihr eigenes Symbol. Betrachten Sie dann das Symbol Ihres Partners. Nehmen Sie beide Symbole in Ihr Herz, in Ihre Seele auf.

Schließen Sie mit einer Herz-zu-Herz-Begrüßung, und verbeugen Sie sich in Richtung Ihrer Symbole.

Hinweise Experimentieren Sie auch einmal mit der Schaffung einer Vision, die Sie gemeinsam nur bei einer einzigen Liebesspiel-Sitzung festhalten. Indem Sie gemeinsam vorab das Ziel festlegen, dem Sie diese eine sexuelle Vereinigung widmen wollen – zum Beispiel einer größeren Empfänglichkeit für die Bedürfnisse des anderen, einem verlängerten Vorspiel oder einer bestimmten Variante der sexuellen Liebe –, werden Sie feststellen, daß Sie dadurch Ihre Intimität und Ihren sexuellen Genuß erheblich steigern können. Ihre Energie wird konzentrierter sein, Ihre Empfindungen intensiver, und an die Stelle alter Gewohnheiten beim Liebesspiel treten neue, belebende Reaktionen. Versuchen Sie es, und überzeugen Sie sich!

ÜBUNG: LIEBESSPIEL MIT DEM MAGISCHEN SYMBOL

Sinn und Nutzen Sie haben in diesem Kapitel gelernt, wie Sie für jeden Aspekt Ihres Lebens magische Symbole schaffen können, um sich selbst, Ihre Beziehungen und Ihre Umgebung zu transformieren.

Jetzt können Sie beginnen, diese Symbole für die Alchemie der sexuellen Magie zu verwenden. Machen Sie Ihr magisches Symbol zu einem wesentlichen Bestandteil Ihres Liebesspiels, zu einer lebendigen Kraft, die tanzend die Leidenschaft und Lust Ihrer sexuellen Vereinigung durchschweben und diesem intimsten aller Akte Würze, Magie und Geheimnis verleihen kann.

Hierdurch geben Sie Ihrem magischen Symbol Macht und laden es mit sexueller Energie bis hin zu Ihrem abschließenden orgastischen Höhepunkt auf. Damit gehen Sie einen kraftvollen Schritt in Richtung der neuen Wirklichkeit, die Sie schaffen wollen.

Sie sind hier gewissermaßen der Gärtner, der die Pflanze seines Wunsches mit der nährenden Flüssigkeit der sexuellen Energie begießt. Sie helfen Ihrem Symbol, Ihre Adern, Muskeln, Organe, Ihr Gehirn und alle Zellen Ihres Körpers zu durchdringen. Sie laden es mit der Ekstase und dem Saft Ihrer Liebe auf.

Sie können diese Übung beim Liebesspiel mit einem Partner, aber auch alleine durchführen, wenn Sie sich selbst sexuelle Wonne schenken.

Vorbereitung

▷ Richten Sie Ihren magischen Kreis her.
▷ Erzeugen Sie eine romantische, sinnliche Atmosphäre mit Dämmerlicht, stimmungsvoller Musik und Räucherwerk.
▷ Schaffen Sie einen bequemen, luxuriösen Bereich in Ihrem magischen Kreis, auf dem Sie sich lieben können. Dies kann Ihr Bett sein. Es kann aber auch ein bequemer Teppich oder eine Matratze auf dem Boden sein. Es kann sogar draußen im Garten oder im Wald sein.
▷ Wählen Sie das magische Symbol, mit dem Sie mit Ihrem Partner oder für sich alleine arbeiten wollen.
▷ Tragen Sie Ihr Magiergewand.

Die Übung

STUFE 1: SICH MIT DEM MAGISCHEN SYMBOL VERBINDEN

Treten Sie mit Ihrem Partner in den magischen Kreis.

Stellen Sie sich einander gegenüber in die Mitte des Kreises. Schließen Sie einen Augenblick die Augen. Nehmen Sie einige tiefe, langsame Atemzüge, und richten Sie Ihre ganze Aufmerksamkeit auf den gegenwärtigen Augenblick. Schütteln Sie Ihren Körper ein wenig, und lockern und entspannen Sie Ihre Muskeln.

Wenn Sie sich zentriert und gegenwärtig fühlen, öffnen Sie die Augen, und blicken Sie Ihren Partner liebevoll an.

Machen Sie eine Herz-zu-Herz-Begrüßung, verbeugen Sie sich voreinander, und genießen Sie dann eine lange Verschmelzungsumarmung.

Holen Sie das gewählte magische Symbol, und legen Sie es zwischen sich in die Mitte des Kreises.

Setzen Sie sich mit dem Symbol in der Mitte einander gegenüber.

Bei dieser Übung ist es gut, auf einem Kissen zu sitzen, nahe an der Erde zu sein, damit man vom Sitzen leicht in die liegende Stellung auf dem Teppich übergehen kann.

Betrachten Sie zwei bis drei Minuten lang gemeinsam Ihr Symbol.

Schließen Sie die Augen. Sehen Sie weitere zwei bis drei Minuten das Symbol vor Ihrem geistigen Auge, als wenn Sie eine innere Filmleinwand betrachten würden.

Öffnen Sie Ihre Augen wieder, und sagen Sie einander, wie Sie das Symbol erleben: ob Sie es als Bild sehen, ob Sie es irgendwo in Ihrem Körper spüren, ob Sie in Worten darüber nachdenken oder ob Sie es als Klang oder Mantra hören.

STUFE 2: ÜBERGANG ZUM LIEBESSPIEL

Legen Sie das Symbol zur Seite, und rücken Sie näher zusammen.

Gehen Sie nun langsam zum Liebesspiel über: Öffnen Sie die Kleider des Partners, streicheln Sie einander, bringen Sie einander in Stimmung, tun Sie, was Ihnen Spaß macht und Sie als angenehm empfinden.

Wenn Ihre sexuelle Energie erwacht, geben Sie sich ganz diesen angenehmen Empfindungen hin. Versuchen Sie jetzt nicht, an Ihr magisches Symbol zu denken. Lassen Sie Ihre sexuelle Energie anwachsen, bis sie intensiv zwischen Ihnen fließt.

Wenn Sie beide das Liebesspiel so richtig genießen, hören Sie auf. Machen Sie einen Augenblick Pause. Be-

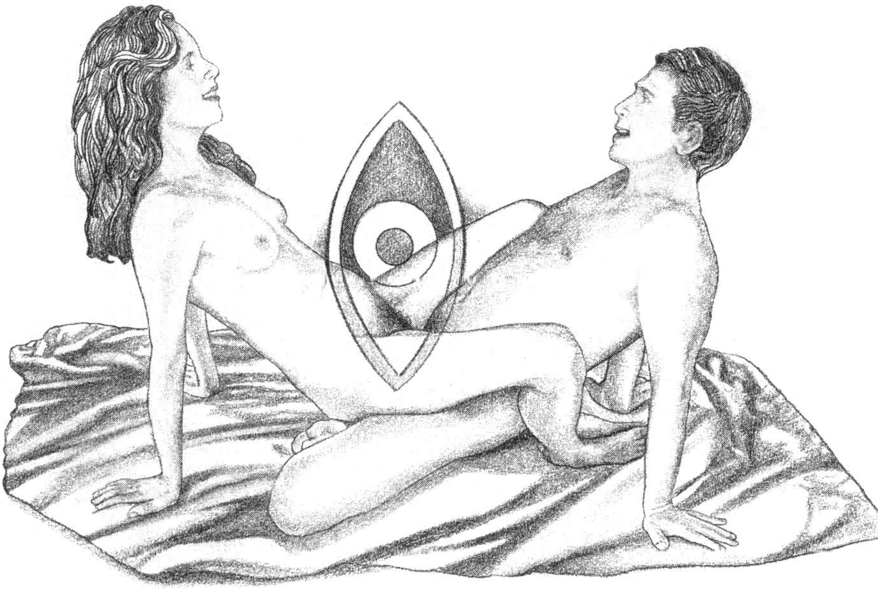

trachten Sie entspannt Ihr Symbol. Sie brauchen jetzt nichts zu tun. Sehen Sie es einfach an.

Das Symbol mit der sexuellen Energie verbinden. Hier das Symbol der Yoni mit Sonne und Mond. Die magische Vermischung des Amrita, der männlichen und weiblichen Energien.

Schließen Sie nach einigen Augenblicken die Augen, und sehen Sie das Symbol in sich selbst. Lassen Sie dann das Bild des Symbols wieder los, und geben Sie sich wiederum den Wonnen des Liebesspiels hin.

Wiederholen Sie dies mehrmals – Liebesspiel, aufhören, das magische Symbol betrachten, erneutes Liebesspiel –, bis Sie beide das Gefühl haben, daß Sie das Symbol in sich aufgenommen haben und es leicht in Ihrem Inneren aufrufen können.

STUFE 3: DAS SYMBOL MIT IHRER SEXUELLEN ENERGIE VERBINDEN

Stellen Sie sich jetzt während des Liebesspiels vor, daß Sie das Symbol in Ihr Sexualzentrum ziehen. Spüren oder sehen Sie das Symbol in Ihren Genitalien, wie es in Ihnen wirbelt und mahlt, vom Tanz Ihrer sich vermischenden sexuellen Energien gestärkt. Überschütten Sie Ihr Symbol mit den strömenden Energien Ihrer Sexualflüssigkeiten.

Vielleicht möchten Sie aussprechen, was geschieht. Die Frau könnte zum Beispiel sagen: »Ah, ja, ich sehe, wie unser Symbol in meiner Yoni (Vagina) mit der Energie deines Vajra (Penis) aufgeladen wird.«

Der Mann könnte antworten: »Ich spüre, wie die Hitze unseres Liebesspiels sich in das Symbol ergießt.« Es ist wichtig, daß Sie auch Ihre Stimme für die Intensivierung Ihrer Energien einsetzen.

Wenn Sie das magische Symbol zeitweilig vergessen, ist dies völlig in Ordnung und nur natürlich. Genießen Sie die Unterbrechung in dem Bewußtsein, daß das Symbol Ihrem Unbewußten doch fest eingeprägt ist. Es wirkt dort weiter, auch wenn Sie nicht bewußt daran denken.

STUFE 4: DAS SYMBOL IN DEN ORGASMUS HEREINNEHMEN

Beschließen Sie gemeinsam, wann Sie in die abschließende Intensität der orgastischen Entspannung übergehen wollen. Machen Sie es klar verständlich, wenn Sie sich beide bereit fühlen. Vielleicht sagt der eine: »Sollen wir jetzt?« Der andere antwortet vielleicht: »Warte noch. Ich bin noch nicht ganz soweit. Entspannen wir uns noch einen Augenblick und stimulieren wir uns dann nochmals eine Runde, bis wir endgültig loslassen.«

Liebende Menschen sind glücklich, und glückliche Menschen lieben.
KEN KEYES

Wenn Sie soweit sind, werfen Sie einen letzten Blick auf das magische Symbol in Ihrer Nähe; schließen Sie dann die Augen, und ziehen Sie das Symbol nochmals in das sexuelle Zentrum. Spüren Sie, wenn Sie auf den Höhepunkt zugehen und Ihre Energie freigesetzt wird, wie das Symbol in tausend Stücke zerspringt, in den Kosmos zerstiebt, von der explosiven Kraft Ihrer orgastischen Entladung getragen.

Wenn Ihr Orgasmus abklingt, lassen Sie auch alle Spuren des Symbols verschwinden, es sich im Kosmos auflösen und die Botschaft Ihres Wunsches hinaussenden.

Beenden Sie die Übung mit einer Herz-zu-Herz-Begrüßung, und verbeugen Sie sich voreinander.

Ich gratuliere! Dies war Ihre erste Erfahrung in sexueller Magie!

Hinweise

Wenn Sie alleine sind, können Sie dieselben Schritte befolgen und Ihr magisches Symbol ebenfalls in Ihren sexuellen Genuß integrieren. Auch wenn Sie einen Partner haben, möchten Sie vielleicht gelegentlich alleine üben, sich in Stimmung bringen, während Sie das magische Symbol betrachten, und sich dann das Symbol in Ihrem Sexualorgan vorstellen.

Während des Liebesspiels braucht man nicht darüber nachzudenken, was das Symbol bedeutet. Wichtig ist nur, daß Sie das Bild Ihres magischen Symbols festhalten und es mit Ihrer sexuellen Energie aufladen.

DIE SEXUELLE ENERGIE KANALISIEREN

Nachdem Sie jetzt die Kunst gelernt haben, ein magisches Symbol zu schaffen, lernen Sie im nächsten Kapitel, Ihre sexuelle Kraft zu kanalisieren. Bald werden Sie fähig sein, Ihr magisches Symbol mit dieser mächtigen Energie zu vermischen und es in Ihrem Körper nach oben zu leiten, wobei es auf seinem Weg zum Astralen Netz durch die sieben Energiezentren geht.

Bei der Vorbereitung auf diesen aufregenden Schritt in die Alchemie der Magie wird es hilfreich sein, wenn Sie ein magisches Symbol wählen, mit dem Sie gerne arbeiten wollen. Wählen Sie unter den Symbolen, die Sie in diesem Kapitel geschaffen haben.

Vielleicht gibt es ein Symbol, das Sie als besonders kraftvoll oder bedeutsam vor Augen haben. In diesem Fall könnten Sie sich mit Ihrem/Ihrer Liebsten dazu entschließen, in allen restlichen Übungen dieser Schulung mit diesem speziellen magischen Symbol zu arbeiten. Wenn man sich auf ein bestimmtes Symbol festlegt, ist es leichter, das Bild vor dem inneren Auge zu behalten, und dies erleichtert wiederum das Erlernen jeder neuen Übung.

6. Sexuelle Alchemie

Das magische Symbol aufladen

Es ist jetzt an der Zeit, eine alchemistische Verschmelzung zwischen Ihrer sexuellen Energie und der magischen Vision durchzuführen, die Sie im vorigen Kapitel geschaffen haben. Die auf dieser Stufe der sexuellen Magie angewandten Verfahren bilden eine dynamische, moderne Vorgehensweise auf der Grundlage der alten Kunst des Tantra.

Zunächst werden Sie lernen, die sieben Energiezentren oder Chakren Ihres Körpers zu erwecken und die sexuelle Energie kreisen zu lassen, so daß Sie einen Ganzkörperorgasmus erleben können. Dann werden Sie lernen, mit Hilfe Ihrer sexuellen Energie Ihr magisches Symbol durch die Chakren zu führen, so daß es sich mit sieben verschiedenen Energien auflädt. Schließlich schicken Sie Ihr stark aufgeladenes magisches Symbol in das Astrale Netz, das unermeßliche, ungreifbare, schwingende Kraftfeld, durch das Sie Ihre Wünsche konkretisieren können.

Die drei Übungen dieses Kapitels, die Chakramassage, die Chakraatmung und die Chakrawelle, lehren Sie sehr viel. Wenn Sie diese Übungen durchgeführt haben, wird Ihnen folgendes gelingen:

- ▷ Eine klare Wahrnehmung und Erfahrung Ihrer Chakren.
- ▷ Erweckung Ihres sexuellen Feuers.
- ▷ Harmonisierung der Rhythmen Ihres Körpers und Ihrer Atmung.
- ▷ Steigerung der Genußfähigkeit und Lebensfreude.
- ▷ Öffnung Ihres inneren Energiekanals.
- ▷ Verbindung Ihres Wurzelchakras oder Sexualzentrums mit Ihrem Scheitelchakra, dem Ekstasezentrum.
- ▷ Ihr magisches Symbol mit Hilfe einer Visualisierung durch die sieben Chakren zu führen.

▷ Das Astrale Netz zu erfahren.
▷ Mit einem Partner zu arbeiten, füreinander empfänglich zu sein, anzuleiten und die Initiative zu ergreifen, einander Liebe zu schenken und einander in einem ekstatischen Höhepunkt zu tragen.

Diese Übungen werden Sie zu völlig neuen orgastischen Erlebnissen führen. Wenn sexuelle Energie durch Ihre Chakren, die Energiezentren Ihres Körpers geleitet wird, haben Sie zwangsläufig ganz neue Formen orgastischer Empfindungen, die Ihre Möglichkeiten als Liebhaber/in erweitern und das Liebesspiel zu einer Kunst werden lassen.

Wenn Sie Ihren kinästhetischen Sinn und Ihren Gehörsinn entwickelt haben, dann tasten und lauschen Sie nach Bildern des Geliebten. Vielleicht hören Sie Worte oder Musik, oder vielleicht spüren Sie den Drang zu tanzen.

JEAN HOUSTON

Das Wissen, wie Sie Ihre sexuelle Energie durch die Chakren transformieren können, kann wahrhaft Ihr Leben verändern. Es ist eigentlich kaum zu glauben, daß neunundneunzig Prozent desjenigen, was die meisten Menschen unter Liebe verstehen, sich in den drei untersten Chakren abspielt. Kaum einmal verlassen wir diese beschränkten Dimensionen und stoßen in das Reich der spirituellen Transformation vor.

So erfahren wir zum Beispiel den genitalen Orgasmus normalerweise als eine Explosion von Lustenergie, die durch unsere Geschlechtsorgane pulsiert und deren Triebfeder unser Verlangen nach Vollständigkeit und Entspannung ist. Dieser Wunsch ist oft mit dem Drang verbunden, den anderen zu besitzen, genommen zu werden, sich in den wilden, animalischen Aspekt unserer Natur fallen zu lassen, im primitivsten, ursprünglichsten Sinne zu »bumsen«.

Diese Leidenschaft hat allerdings ihre Tücken, die der sexuelle Magier erkennen und transzendieren muß. Wir sagen oft: »Du gehörst mir und kannst niemand anderem gehören« oder »Ich kann ohne dich nicht leben« oder »Ich brauche dich« oder »Wenn du mich liebst, kannst du niemand anderen lieben«.

Mit anderen Worten, die Energie des Liebesspiels ist oft mit eifersüchtigen und besitzergreifenden Empfindungen vermischt, die ihren Ursprung in unseren ersten drei Chakren haben. Wir geraten hier in ein komplexes sexuelles

Wechselspiel von Begierde und Macht, Bedürfnis und Mangel, Selbstüberschätzung und Abhängigkeit.

Dies muß aber nicht sein. Wenn man lernt, seine orgastische Energie zum Beispiel in das vierte Chakra zu leiten, dann kann man einen »Orgasmus des Herzens« erleben. Das Einströmen der pulsierenden, erregten Energie kann uns eine Empfindung schenken, wie man sie etwa hat, wenn man mit dem Fallschirm aus einem Flugzeug springt: Man läßt los, fällt immer tiefer in das Reich des Hinnehmens und entspannt sich in Empfindungen der Liebe, der Freude, der Tränen und des Lachens. In diesem Zustand fehlt jedes Bedürfnis, den anderen besitzen zu wollen, weil man alles, was man braucht, in sich selbst findet. Es entsteht eine Empfindung der Fülle, der überströmenden Liebe, einer innigen Verschmelzung, in der kein Unterschied mehr zwischen Liebendem und Geliebtem ist.

Wenn schon solche außerordentlichen Erfahrungen in nur einem der höheren Chakren möglich sind, dann kann man sich leicht vorstellen, welche Wonnen möglich sind, wenn man sein magisches Symbol durch seinen Körper führt und dabei mit den Qualitäten aller Chakren auflädt.

Liebe und das Selbst sind eines, und wer eines davon entdeckt, hat beides verwirklicht.

INDISCHES SPRICHWORT

Zunächst mag es abwegig oder schwierig erscheinen, innere Pfade öffnen und sexuelle Energie kanalisieren zu wollen. Dies ist verständlich, denn die meisten Menschen sind heute mit solchen tantrischen Praktiken noch nicht vertraut. In Wirklichkeit ist es aber ganz einfach – um so mehr, als hier äußerst wirksame Übungen angegeben werden. Sie werden bald feststellen, daß es nicht schwieriger ist als zum Beispiel Radfahren, Energie vom Sexualzentrum nach oben durch den Körper zu kanalisieren.

Bill und Judie: Hingabe an die Lust

Solche Erlebnisse sind keineswegs erfahrenen *Tantrikas* mit jahrelanger Praxis vorbehalten. Jeder kann sie haben. Nehmen wir zum Beispiel Bill, der mit seiner Liebespartnerin Judie zu einer Privatberatung zu mir kam. Sie waren beide sehr daran interessiert, die Kunst der sexuellen Magie zu lernen, aber es zeigte sich wie so oft, daß sie zuerst einige sexuelle Probleme lösen mußten.

Bill machte sich Sorgen wegen einer Blockierung seiner sexuellen Energie, denn in den letzten beiden Monaten war sein Interesse am Liebesspiel deutlich zurückgegangen. Im Gespräch ergab sich, daß Bill in einem Dilemma war: Er war es einerseits müde, der »Boß« zu sein, der Steuermann bei ihrem Liebesspiel, der für Judies Orgasmen zu sorgen hatte, während er andererseits Angst davor hatte, die Kontrolle abzugeben und sich Judie zu unterwerfen.

Es war mir rasch klar, daß Bills eigentliche Schwierigkeit nicht bei Judie, sondern bei ihm selbst lag. Er sehnte sich danach und sträubte sich gleichzeitig dagegen, sich zu entspannen und sexuelle Lust *geschehen* zu lassen, statt sie jedesmal zu *machen*.

In einer Reihe von Sitzungen führte ich sie durch die Übungen in diesem Kapitel, die in der »Chakrawelle« gipfeln. Bei dieser Übung saß Bill mit überkreuzten Beinen am Boden, und Judie saß hinter ihm, so daß er sich entspannen und seinen Rücken an ihrer Brust anlehnen konnte. Unter meiner Anleitung legte Judie eine Hand auf Bills Vajra (Penis), die andere auf seinen Unterleib. Dann zeigte ich Bill die Technik, wie man die sexuelle Energie erweckt und sie nach oben durch die Chakren zieht, während Judie ihn unterstützte, mit ihm atmete und Bills Vajra sanfte Impulse gab, um seine sexuelle Energie zu stimulieren.

Lassen wir Bill weitererzählen: »Sooft wir gemeinsam einatmeten, spürte ich den Impuls von Judies Hand auf meinem Penis wie einen sehr angenehmen, erotischen Kitzel, der mich wie ein regelmäßiger Trommelrhythmus stimulierte. Eine Empfindung warmer Wonne begann sich in meinem Becken auszubreiten, wie ich sie nie zuvor erlebt hatte. Normalerweise konzentrieren sich meine Empfindungen beim Liebesspiel ganz auf meinen Penis.

Ich wußte nicht viel von Chakren, aber Margo führte Judies Hand erst zu meinem Bauch, dann an mein Sonnengeflecht, und bald spürte ich, wie sich meine sexuelle Energie nach oben durch meinen Körper ausbreitete. Es war herrlich, mir diese Entspannung zu erlauben und zu spüren, was geschah, statt alles selbst gewollt herbeizuführen.

Als Margo Judies Hand auf mein Sonnengeflecht legte, hatte ich zuerst eine Empfindung der Angespanntheit, und ich hatte das Gefühl, schreien zu müssen. Ich hörte Margo sagen: ›Laß deine Kraft heraus.‹ Ich atmete tief in meine Brust und begann zu schreien, ich weiß nicht, was, und plötzlich war es, als wenn die Sonne in meinem Sonnengeflecht explodieren würde.

Da war ein Strahlen, eine Ausdehnung, die sich sehr männlich und bestimmt anfühlte, und dabei tat ich gar nichts. Es geschah mir einfach. Ich fühlte mich auf eine neue Art stark, und ich spürte, wie diese Energie zu meinem Penis hinabwanderte, der in meiner Hose steif stand. Dies kam mir plötzlich sehr lustig vor, denn dies war genau jene Art männlicher Sexualität, die ich mir immer gewünscht hatte. Ich lachte also los und schrie ›Uiuii!‹ und machte wilde Bewegungen mit meinen Armen. Auch Judie mußte lachen, und es war, als wenn wir uns in einer ganz neuen Art lieben würden. Es war einfach herrlich.

Margo führte mich durch alle Chakren; dann lag ich mit Judie eine lange Zeit auf dem Boden, und wir genossen, was sich zwischen uns ereignet hatte, und wir fühlten uns sehr weich und friedlich.«

Damit begann für Bill eine neue Ära sexuellen Erlebens. Er war jetzt fähig, sowohl zu geben als auch zu empfangen, sexuelle Empfindungen spontan entstehen zu lassen als auch eine orgastische Entspannung bei sich selbst und seiner Partnerin gewollt herbeizuführen. Diese neue Dimension öffnete auch den Weg zu ihrer Initiation für die sexuelle Magie, die sie heute regelmäßig und mit beeindruckenden Ergebnissen praktizieren.

Wie schon angedeutet, verlangen die Übungen in diesem Kapitel zunächst eine gewisse körperliche Anstrengung, Atemtechnik und Bewegung. Es ist eine Art sexueller Aerobic Dance. Wenn man es aber einmal verstanden hat, dann geht es ganz mühelos. Es genügt, sich vorzustellen, wie sich der innere Kanal öffnet, und die Energie beginnt zu fließen, ob man allein ist oder mit einem Partner. Die Übung wird zu einer mühelosen Meditation.

Auf der inneren Flöte spielen: Den Energiekanal öffnen

Viele Kulturen wissen, daß der physische Körper über Meridiane oder Leitbahnen verfügt, auf denen Energie fließt. So verbindet in der Akupunktur ein komplexes System von Meridianen wesentliche Organe wie zum Beispiel Nieren und Lunge miteinander, die als wichtige Energiequellen für den ganzen Körper gelten. Wenn auf diesen Meridianen an Schlüsselpunkten Nadeln eingestochen werden, wird die Energie der Organe stimuliert und befreit, so daß sie in das Netz einströmen und mögliche Ungleichgewichte beseitigen kann. Dadurch kann man die Gesundheit des physischen Körpers wiederherstellen.

Wenn jetzt eintausend vollkommene Männer erschienen, würde es mich nicht erstaunen.
Wenn jetzt eintausend schöne Frauengestalten erschienen, würde es mich nicht erstaunen.
Ich habe das Geheimnis erkannt, wie man die besten Menschen hervorbringt:
Man muß im Freien aufwachsen und mit der Erde essen und schlafen.

Walt Whitman
Song of the Open Road

In ähnlicher Weise gibt es feine Meridiane, die die sexu elle Energie im Körper verteilen. Der Hauptmeridian ist eine senkrechte Bahn, die am Perineum beginnt, dem Punkt zwischen den Genitalien und dem Anus, und durch die Körpermitte über die Mitte des Kopfes zum Scheitel aufsteigt. Ich bezeichne diese Bahn als »innere Flöte«, denn wenn man gelernt hat, dieses Instrument zu spielen, kann man dadurch die herrlichste orgastische »Musik« erzeugen und sich außerordentlich lustvolle Erfahrungen verschaffen.

Wie ich schon gesagt habe, gibt es auf dieser inneren »Autobahn« sieben Zentren oder »Tankstellen«, die Ihre sexuelle Energie transformieren und steigern und nach oben befördern. In der traditionellen hinduistischen und buddhistischen Terminologie bedeutet das Wort Chakra »Rad« oder »Wirbel«, ein Hinweis darauf, wie sich die Energie an diesen strategischen Punkten konzentriert und dreht. Die Chakren entsprechen auch neueren Entdeckun-

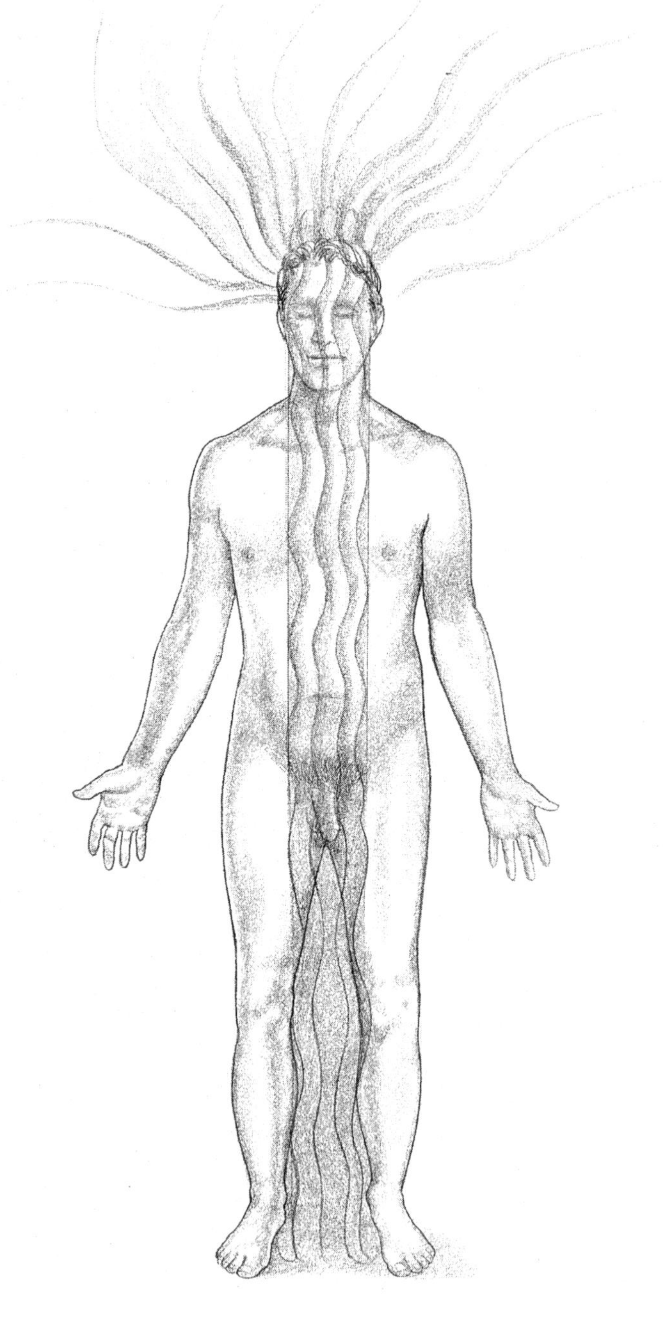

Die innere Flöte.

gen wie zum Beispiel dem Körpersegmentsystem, das der bahnbrechende Psychotherapeut Wilhelm Reich entwickelt hat.

Wenn ich in meinen Workshops die Teilnehmer mit dem Gedanken vertraut mache, daß man die sexuelle Energie durch die sieben Chakren leiten kann, bitte ich sie oft, sich vorzustellen, daß sie mit ihrem oder ihrer Liebsten in Flitterwochen sind und eine Reise von Paris nach Rom unternehmen. An jedem Tag kommen sie durch andere Landschaften, und weil dies eine magische Reise ist, stellen sie fest, daß die äußere Landschaft ihre inneren Stimmungen widerspiegelt.

Am ersten Tag machen sie halt, um in einem Wald spazierenzugehen, wo sie spontan zu verspielten Tieren werden, die einander zwischen den Bäumen jagen und sich auf einem Lager aus Farn und Moos wild und gierig lieben. Am zweiten Tag gehen sie in einem alten Städtchen spazieren, und sie sind in einer milden, warmen und behaglichen Stimmung, wie beim Genuß von rotem Jahrgangswein. Am dritten Tag kommen sie ans Mittelmeer, wo sie das Wasser und die Sonne genießen und sich jubelnd und weit fühlen. Am vierten Tag besuchen sie ein Restaurant, in dem ein Geiger romantische Weisen spielt, und ihr Herz ist von Liebe erfüllt und von einer leisen Trauer um verflossene Liebhaber angerührt. Am fünften Tag singen sie laut in ihrem Auto, während sie über die *Autoroute* gleiten. Am sechsten Tag klettern sie auf einen Berg in den französischen Alpen, und ihre Liebe wird rein und klar und zu neuen Höhen geführt. Auf dem Gipfel genießen sie eine herrliche Rundsicht. Am siebten Tag fahren sie nach Rom, wo sie das Gefühl haben, zu Hause angelangt und erfüllt zu sein.

Mit dieser Geschichte illustriere ich eine bestimmte Tatsache bezüglich des Stroms der sexuellen Energie durch die sieben Chakren, und diese innere Reise ist noch aufregender als die eben beschriebene. Sie werden dabei erfahren, wie sich sexuelle Energie an jedem Chakra verwandelt. Jede Etappe bietet eine einzigartige Erfahrung, eine neue Spielart orgastischer Wonne.

Außerdem werden Sie lernen, wie Sie Ihre Energie in einer kraftvollen Wellenbewegung zur höchsten Steigerung der orgastischen Empfindungen einsetzen und dadurch den Weg zur sexuellen Magie ebnen können. Wenn Sie diese Fähigkeit beherrschen, dann wird Ihr magisches Symbol auf einer Welle orgastischer Energie von Ihrem Sexualzentrum zu Ihrem Scheitel und darüber hinaus in den Kosmos getragen werden.

Wenn Sie dieses Ziel erreicht haben, können Sie Ihre magische Vision durch die schwingenden Kraftfelder aussenden, die ich als das Astrale Netz bezeichne. Angesichts der geheimnisvollen Art dieses Netzes dürfte es hilfreich sein, wenn ich zunächst seine Funktion erkläre, bevor wir uns den einzelnen Chakren zuwenden.

Das Astrale Netz

Das Astrale Netz ist der endgültige Empfänger all jener wunderbaren orgastischen Energie, die Sie bei der Praxis der sexuellen Magie zusammen mit Ihrem magischen Symbol durch Ihren Körper schicken.

Man kann sich diesem Netz aus unterschiedlichen Blickwinkeln nähern. So stammt etwa von C. G. Jung der Begriff der Synchronizität, mit dem er ein sinnvolles Zusammentreffen zweier anscheinend nicht miteinander zusammenhängender Ereignisse bezeichnete, wenn sich ihr Auftreten nicht mit bloßem Zufall erklären läßt.

In seinen Niederschriften gibt Jung viele Beispiele für Synchronizität, unter anderem die Erfahrung des Engländers J.W. Dunne, der während des Burenkrieges in Südafrika im Jahre 1902 träumte, daß er auf einem Vulkan stand, der kurz vor einem verheerenden Ausbruch stand. In seinem Traum versuchte er verzweifelt, französische Beamte, die auf einer nahe gelegenen Insel stationiert waren, zu einer Evakuierungsaktion zu veranlassen, die Tausende von Menschenleben hätte retten können. Einige Tage später bekam Dunne ein Exemplar einer Zeitung in die Hand, die die schockierende Schlagzeile trug: »Vulkanausbruch auf Martinique: Stadt von einer Feuerlawine fortgerissen, 40 000 Tote.«

Offensichtlich gab es hier einen sinnvollen, wenn auch unerklärlichen Zusammenhang zwischen Dunnes Traum und dem tatsächlichen Ausbruch.

Versuche mit Gruppentelepathie, Astrologie und außersinnlicher Wahrnehmung überzeugten Jung, daß Synchronizität eine äußerst wirksame universelle Kraft ist, die nicht nur als Verbindung zwischen Menschen und Naturereignissen wie der Katastrophe auf Martinique besteht, sondern auch als zwischenmenschliches, psychisches Kommunikationsnetz.

Der Begriff der Synchronizität sagt uns eindrücklich, daß es ein verborgenes Kraftfeld geben muß, das die sichtbare und die unsichtbare Welt durchzieht und uns mit einem unermeßlichen und äußerst empfindsamen Netz verbindet, über das wir wenig wissen. Damit unterstützt Jungs Gedanke auch meine Auffassung von Magie, denn wenn ein Mensch durch dieses Netz die Vision eines Ereignisses empfangen kann, dann muß umgekehrt ein Mensch auch fähig sein, eine Vision zu schaffen, die über dasselbe Netz Ereignisse beeinflußt. Mit anderen Worten, wenn ein Ereignis eine Vision verursachen kann, dann muß auch eine Vision ein Ereignis verursachen können.

Als ich in Kapitel 1 den Gedanken des Astralen Netzes vorstellte, erwähnte ich auch Rupert Sheldrakes Theorie der morphogenetischen Felder, denen zufolge jegliche menschliche Erfahrung, wenn sie lange genug wiederholt wird, in dem schwingenden Gewebe elektromagnetischer Felder, das den Stoff des Universums ausmacht, eine Energieeinprägung oder ein »morphogenetisches Feld« erzeugt. Wenn man weiß, wie man Visionen schaffen kann, die in Resonanz zu solchen morphogenetischen Feldern treten, dann kann man meiner Auffassung nach alle beliebigen Erfahrungen reproduzieren.

Ich habe auch Deepak Chopras Weltsicht erwähnt, die den menschlichen Körper nicht als festes, getrenntes Objekt betrachtet, sondern als Erweiterung »unendlicher Energie- und Informationsfelder, die den Kosmos durch-

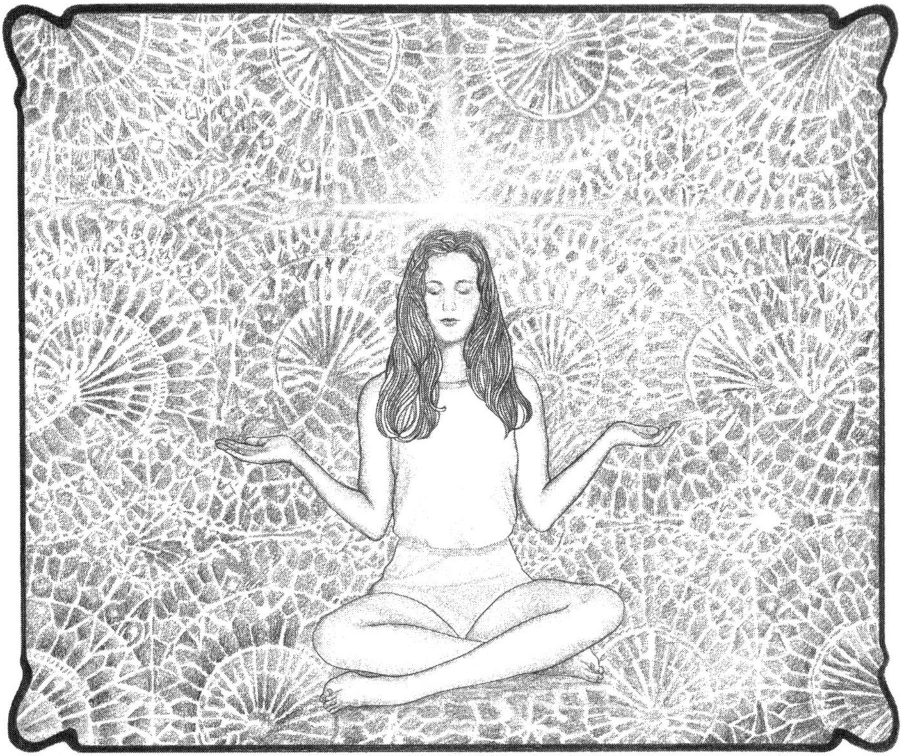

Sich öffnen, um Zugang zum achten Chakra im Astralen Netz zu erlangen.

ziehen«. Meiner Meinung nach gibt es keinen Grund, warum ein Mensch keinen Zugang zu den unendlichen Energie- und Informationsfeldern haben sollte, deren wesentlicher Bestandteil er ist, und warum er dabei nicht gewaltige universelle Kräfte für seine Zwecke einsetzen und Ereignisse nach seinem Willen gestalten können sollte.

Der beste Beweis für die Existenz des Astralen Netzes ist die eigene Erfahrung. Ein wirkliches Begreifen entsteht, wenn man sexuelle Magie praktiziert, eine Vision erzeugt, die in Resonanz zum Astralen Netz tritt und die entsprechende Antwort auslöst. Eine einzige persönliche Erfahrung dieser Art ist viel wertvoller als tausend theoretische Argumente.

Aus praktischer Sicht muß man über das Astrale Netz vor allen Dingen wissen, daß man sich Zugang zu ihm verschaffen kann, indem man eine kraftvolle, verdichtete Vision seines Wunsches wie zum Beispiel das magische Symbol schafft, das wir im ersten Kapitel erzeugt haben.

Gott achtet mich,
wenn ich arbeite,
aber er liebt mich,
wenn ich singe.
RABINDRANATH TAGORE

Die Verbindung des magischen Symbols mit der eigenen sexuellen Energie leitet dann einen Prozeß der alchemistischen Transformation ein, der weitergeht, wenn man sein Symbol auf der inneren Flöte durch die sieben Energiezentren nach oben führt, wobei es immer mehr verfeinert wird, bis man es durch den Scheitel entläßt, das siebte Chakra.

Am siebten Chakra, dem obersten Energiezentrum des Körpers, verschmilzt und vereinigt sich unser individuelles Bewußtsein mit dem Kosmos, weshalb es der natürliche Verbindungspunkt zu einem universellen Kraftfeld wie dem Astralen Netz ist. Der beste Ort für den Zugang zum Astralen Netz ist eigentlich der Raum unmittelbar über unserem Kopf, den ich daher manchmal als »achtes Chakra« bezeichne.

Ihr Symbol, Ihre Vision, der Abdruck Ihres Wunsches wird als starke Einprägung oder Resonanz im Astralen Netz wirksam. Es wird sich auf jeden und alles in Ihrer Umgebung auswirken.

Wenn Ihr magisches Symbol in das Astrale Netz gelangt, nehmen Sie vielleicht akustisch nichts wahr, auch wenn dieses Netz ständig benutzt wird. Es ist etwa so, als wenn man in eine hervorragend ausgestattete Telefonzentrale geht, in der man von den Hunderten von Gesprächen, die ein- und ausgehen, nichts hört. Man nimmt höchstens ein leises Summen oder einen einzelnen schwingenden Ton wahr. Sehr wahrscheinlich aber wird man diese Zentrale als einen leeren, stillen Raum erfahren, wie eine tiefe Höhle, die man betritt.

Nachdem ich Ihnen nun so gut, wie es mir möglich war, den Bestimmungsort Ihres magischen Symbols beschrieben habe, werde ich mich wieder der inneren Flöte zuwenden und, bei den Genitalien beginnend, die transformierende Funktion ihrer sieben Energiezentren erläutern.

Die Energiezentren: Die Töne der inneren Flöte lernen

Wenn man Magie praktiziert, bleibt man nicht auf der physischen Ebene, der Ebene der materiellen Dinge stehen. Man dringt auf unsichtbaren Pfaden in andere Dimensionen vor, zapft verborgene Ströme von Lebensenergie an, um Einfluß auf die Beziehungen zwischen sich selbst und der umgebenden Welt zu nehmen. Man bedient sich unsichtbarer Kräfte, um gewünschte Ergebnisse herbeizuführen. Man spielt als Alchemist mit feinstofflichen Energien in verschiedenen Dimensionen.

Aus dieser Perspektive ist die Fähigkeit, Energie durch die innere Flöte nach oben zu leiten, sehr wertvoll, denn in dieser Weise wird die Energie verfeinert, subtiler und erlesener, weniger roh, weniger physisch. Je höher man geht, desto subtiler wird die Energie. Als Magier muß man diese subtilen Transformationen erleben, damit man lernt, mit Energie auf mehreren Dimensionen zu arbeiten.

Wenn man die Energie durch seine Chakren leitet, spült man energetische und emotionale Blockierungen fort, durch die man bisher gehindert wurde, sein ganzes Potential auszuleben. Um sich klarzumachen, was ich mit diesen Blockierungen meine, braucht man nur einen Blick auf die Einstellung der Gesellschaft gegenüber der Sexualität zu werfen. In den letzten Jahrtausenden der gesellschaftlichen Entwicklung hat das Kollektiv beschlossen, die sexuelle Energie des ersten Chakras abzulehnen. Unschuldiger, tierhafter, natürlicher Sex wurde insbesondere von der organisierten Religion verdammt, weil er angeblich den hohen Idealen, denen alle zivilisierten Menschen nachstreben sollten, widerspricht. Die »fleischlichen Sünden« behindern die spirituelle Reinigung, die wir zu unserer Erlösung brauchen.

Trotz aller Bemühungen ist es uns bisher nicht gelungen, die sexuelle Energie über das dritte Chakra hinauszuführen, das, wie wir noch sehen werden, in einem engen Zusammenhang mit einer Machtproblematik steht. Die

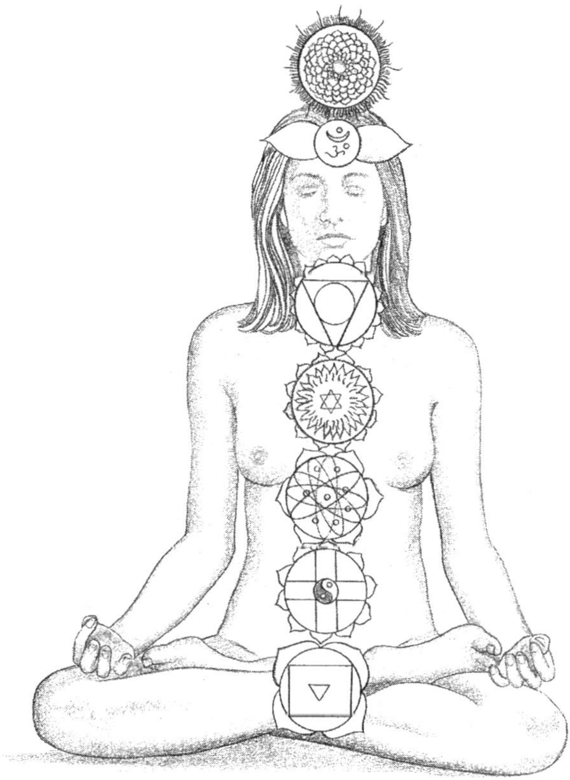

Die sieben Chakren. Das erste symbolisiert Überleben, Gleichgewicht und Geerdetsein, das zweite (Nabel) Fließen und Gleichgewicht, das dritte Ausstrahlung und Ausdehnung, das vierte Liebe und Mitgefühl, das fünfte Kommunikation, die Äußerung der Wahrheit, das sechste Schöpfung, das siebte (Scheitel) Transzendenz.

Folge davon ist, daß Sex heute durch Machtkämpfe nachhaltig verderbt ist, die vom Kampf über die Vorherrschaft im Bett zwischen Mann und Frau – »heute abend nicht, Liebling, ich habe Kopfschmerzen« – bis zu einem immer schwerwiegenderen Tribut an sexuellem Mißbrauch, sexueller Belästigung und Vergewaltigung reicht.

Die Umkehr wird möglich sein, wenn wir sexuelle Energie zum vierten Chakra leiten können, dem Herzzentrum, dessen grundlegende Qualität Liebe ist. Aus einer solchen umfassenderen Sicht können wir das erste Chakra wieder in all seiner natürlichen Schönheit annehmen, ohne in die Fallstricke der Leidenschaften zu geraten, die normalerweise unsere sexuellen Urinstinkte regieren.

Wahrscheinlich werden Sie in einigen Ihrer Chakren Energieblockierungen wahrnehmen, während sich andere Chakren frei anfühlen. Wenn Sie diese Blockierungen verstehen und auflösen können, dann werden alle Ihre Chakren harmonisch und lebenskräftig arbeiten und Ihre Energie nach oben steigen lassen.

Nachfolgend also eine Beschreibung der Qualitäten der sieben Chakren oder Energiezentren.

1. SEXUALCHAKRA

Dieses Chakra hat seinen Sitz in den Genitalien, umfaßt aber auch Becken, Beine und Füße. Reich bezeichnet es als das »Beckensegment«. Im Sexualchakra erfahren wir unsere Verbindung mit der Erde und unsere Sexualität. Hier ist auch der Ursprung unserer Lebensenergie und unseres körperlichen Wohlbefindens.

Negativer Zustand: Wenn das Sexualchakra blockiert ist, leben wir in einem Zustand chronischer unterschwelliger Überlebensangst. Wir machen uns Sorgen, daß wir nicht genug haben, daß wir mehr brauchen, ob dies nun Sex, Essen oder Geld ist. Wir sind mißtrauisch und halten unsere Energie zurück. Möglicherweise neigen wir auch dazu, unseren Körper zu verstecken und schämen uns unserer Genitalien und unserer sexuellen Begierden.

Positiver Zustand: Wenn das Sexualchakra offen und die Einprägungen traumatischer sexueller Erinnerungen geheilt sind, überwindet man seine Ängste und wird orgastisch. Man empfängt, was man vom Leben braucht, und führt ein erfülltes Leben. Man spürt, daß man lebendig, sexy, extravertiert und verführerisch sein kann, ohne sich deshalb zu schämen.

Zu diesem Chakra gehört die Farbe Dunkelrot.

2. NABELCHAKRA

Dieses am Abdomen drei Fingerbreit unterhalb des Nabels befindliche Chakra nennt Reich das »Bauchsegment«. Über dieses Chakra ist man mit seinen Gefühlen verbunden; es verleiht die Empfindung des körperlichen Gleichgewichts und die Anmut der Bewegungen. Dieser

Bereich ist der »Ofen« des Körpers. Auf der physischen Ebene nimmt der Bauch Brennstoffe auf und verbrennt sie, doch regiert dieser Bereich auch unsere emotionale »Verdauung«; er reguliert unsere Empfindungen und die von uns geäußerten Gefühle.

Negativer Zustand: Wenn dieses Chakra blockiert ist, hat man Angst, seine Gefühle zu zeigen, insbesondere Furcht und Zorn. Die natürliche Leichtigkeit und das natürliche Gleichgewicht des Körpers sind verloren, und man fühlt sich nicht wohl dabei, wie man sich durch die Welt bewegt.

Positiver Zustand: Wenn sich dieses Chakra öffnet, tritt meist eine Reinigung ein, da zurückgehaltene Emotionen durch Schreien, Knurren und so weiter freigesetzt werden. Es entsteht eine neue Flüssigkeit und natürliche Anmut in den Bewegungen, und man hat das Gefühl, daß die Energie wieder frei durch den Körper strömt. Das Liebesspiel wird zum Tanz zweier Körper, die sich in natürlicher Weise miteinander bewegen.

Die zugehörige Farbe ist Orange.

3. DAS SOLARPLEXUSCHAKRA

Dieses in der Vertiefung in der Mitte unterhalb des Brustkorbs befindliche Chakra bezeichnet Reich als das »Zwerchfellsegment«. Das dritte Chakra hat mit Atmung, Ausdehnung, Energie und Macht zu tun. Es bestimmt, wieviel Macht man sich selbst gönnt, wieviel Macht man in Gegenwart anderer ausstrahlt und wie gut das Selbstgefühl entwickelt ist.

Negativer Zustand: Wenn dieses Chakra blockiert ist, ist der Zugang zu einem natürlichen Zustand persönlicher Macht behindert, und es besteht die Neigung, andere zu manipulieren, um sich stark und dominant fühlen zu können. Man lebt aus dem unterschwelligen Gefühl der Unzulänglichkeit, was ein niedriges Selbstwertgefühl und ein beständiges Bedürfnis nach Aufmerksamkeit zur Folge hat. Mit einem blockierten dritten Chakra ist es schwierig, sich zu entspannen und auf seine sexuelle Energie zu vertrauen. Die Folge ist bei Männern, daß sie Schwierigkeiten haben, eine Erektion zu halten, während Frauen dazu neigen, einen Orgasmus vorzutäuschen.

Positiver Zustand: Wenn sexuelle Energie dieses Chakra durchflutet, stellt sich unmittelbar eine Empfindung des Selbstbewußtseins und Selbstvertrauens ein. Plötzlich hat man keine Angst mehr, sich selbst, seine Gedanken und Empfindungen auszudrücken. Man ist von der Notwendigkeit befreit, andere zu manipulieren oder sich auf sie zu stützen. Man ist zufrieden, so zu sein, wie man ist. Wenn man Sexualität und Macht in einer gesunden Weise miteinander verbinden kann, dann kann man seine wilde Macht zeigen und beim Liebesspiel Gleichberechtigung gelten lassen.

Die zugehörige Farbe ist Gelb.

4. DAS HERZCHAKRA

Das Herzchakra in der Mitte der Brust, das Reich »Brustsegment« nennt, wirkt als der alchemistische Transformator des Körpers. Dies ist der Wendepunkt beim Aufstieg der Energie, denn es liegen drei Chakren darunter und drei darüber. Unterhalb des Herzens steht die sexuelle Energie unter dem Zwang einer Schwerkraft, einer Tendenz, nach unten zur Ejakulation zu drängen, statt nach oben zur Wonne. Im Herzen wird die Energie befreit, so daß sie mühelos durch die übrigen drei Chakren aufsteigen kann.

Das Herz hat mit Liebe, Mitgefühl, Vertrauen, Fürsorge und Hilfsbereitschaft zu tun. Viele dieser Eigenschaften entwickeln wir als kleine Kinder durch unsere Beziehung zu unserer Mutter. Als Erwachsene werden sie durch die kindlichen Zustände der Verspieltheit, der Verletzlichkeit und Unschuld neu entzündet, wie sie insbesondere beim Liebesspiel auftreten.

Negativer Zustand: Wenn dieses Chakra geschlossen ist, besteht eine Empfindung der Traurigkeit, des Verlorenseins und der Sehnsucht, insbesondere im Zusammenhang mit gescheiterten Beziehungen und früheren Liebespartnern. Es besteht oft die Empfindung der Einsamkeit und des Ausgestoßenseins. Der Sex wird mechanisch und flach.

Positiver Zustand: Wenn sexuelle Energie das vierte Chakra öffnet, wird oft Trauer durch Tränen freigesetzt, begleitet von einer Empfindung der Erleichterung. Hierauf folgt ein befreiendes Gefühl der Fröhlichkeit, das die Tür zu Verständnis, Mitgefühl, Selbstachtung, Ganzheit und Dankbarkeit öffnet. Beim Liebesspiel nimmt man eine starke Verbindung zwischen Sex und Liebe wahr, und es besteht die Empfindung, daß sich alle Grenzen zwischen den beiden Liebenden auflösen.

Die zugehörige Farbe ist Grün.

5. DAS KEHLKOPFCHAKRA

Dieses in der Mitte des Halses befindliche Chakra nennt Reich das »Halssegment«; es umfaßt Kiefer, Mund und untere Gesichtshälfte. Hier empfängt unsere Energie Klang und Farbe, wenn sie anderen über die Stimme mitgeteilt wird. Das fünfte Chakra ist auch das Sprungbrett zu Kreativität und höheren Dimensionen unserer Seele und unseres Geistes.

Negativer Zustand: Wenn dieses Chakra geschlossen ist, neigt man dazu, beständig sein authentisches Wesen zu unterdrücken, um es anderen recht zu machen. Dies ist das Chakra, an dem wir als Kinder gelernt haben, unsere Selbstäußerungen gemäß den Wünschen unserer Eltern zu ersticken.

Positiver Zustand: Wenn sexuelle Energie das Kehlkopfchakra öffnet, werden die verschiedensten Formen stimmlichen Ausdrucks freigesetzt. Man kann sagen, was man möchte, was man braucht, wie man sich Dinge vorstellt, insbesondere beim Liebesspiel und den intimen Beziehungen. Freude am Sex wird durch Singen, Rufen, Stöhnen, Kichern, Albernheiten oder kindisches Plappern ausgedrückt. Zwischen der Sexualität und der Stimme besteht ein enger Zusammenhang, als wenn man durch die Erzeugung von Tönen einen Orgasmus im Hals haben könnte. Der ganze Kieferbereich lockert sich, und es besteht der Drang, Gesichter zu schneiden und die Gesichtsmuskulatur zu dehnen.

Die zugehörige Farbe ist Blau.

6. DAS STIRNCHAKRA

Das sechste Chakra, das Stirnchakra oder »Dritte Auge«, befindet sich in der Mitte zwischen den Augenbrauen; Reich bezeichnet es als das »Augensegment«. Dies ist unser persönliches »Kino«, in dem Phantasie, Intuition und Wahrnehmung bestimmen, wie wir uns selbst und die uns umgebende Welt erleben. Hier werden Visionen und Symbole unserem Unbewußten eingeprägt, und plötzliche Erkenntnisse können wie aus dem Nichts auftauchen. Dies ist auch das Zentrum für die tiefe, nonverbale Kommunikation über die Augen, die »Fenster der Seele«.

Negativer Zustand: Wenn dieses Chakra geschlossen ist, neigt man dazu, sich zu verbergen; man möchte anderen Menschen nicht in die Augen sehen und sein inneres Wesen nicht preisgeben. Der Blick hat etwas Müdes, Totes und verrät einen Verlust der inneren Perspektive; man weiß nicht, wohin man geht und was man vom Leben erwarten soll. In diesem Zustand fehlt der eigenen Sexualität die Wahrnehmung des Heiligen.

Positiver Zustand: Wenn sexuelle Energie das sechste Chakra öffnet, dann entsteht oft eine Empfindung der Ausdehnung im Kopf, als wenn der Schädel plötzlich sehr groß und weit geworden wäre. Man gelangt mühelos in einen Zustand der Meditation, des Friedens und des Schweigens. Das physische Auge erlangt neue Klarheit und Vitalität, während das innere Auge Licht und Farben wahrnehmen kann. Im Liebesspiel besteht eine intensive Empfindung der Freiheit, der Überwindung der körperlichen Grenzen. Man stellt auch fest, daß man einander tief in die Augen blicken kann, wodurch man die Tür zu wahrer Intimität und zu gegenseitigem Verständnis öffnet.

Die zugehörige Farbe ist Purpurrot.

7. DAS SCHEITELCHAKRA

Dieses Chakra befindet sich an der höchsten Stelle des Kopfes. Von Reich als das »Brauensegment« bezeichnet, ist dieses Chakra der Sitz der Seele und die Pforte zum Kosmos. Dadurch ist es der Berührungspunkt von Stoff und Geist, von Erde und Himmel. Es ist die Pforte, durch die wir höhere Energien empfangen wie zum Beispiel Durchgaben von erleuchteten Wesen, von Lehrern und Führern, und durch die wir in Zustände tiefer Trance eintreten können. Es ist auch der Zugang zum Astralen Netz.

Negativer Zustand: Wenn das siebte Chakra geschlossen ist, fehlt die Empfindung, ein bedeutsamer Teil eines organischen, kosmischen Ganzen zu sein. Man bringt das Vertrauen nicht auf, daß das Leben gibt, was man braucht. Man hat die Empfindung, in einer feindlichen Welt abgeschnitten und isoliert zu sein.

Positiver Zustand: Wenn sexuelle Energie das siebte Chakra öffnet, entsteht eine ekstatische Kommunion mit dem ganzen Dasein, eine Erfahrung, die man auch als »kosmischen Orgasmus« bezeichnen kann. Die Grenzen des Selbst lösen sich auf, und es entsteht eine wonnevolle Empfindung der Verschmelzung mit allen Dingen.

Die zugehörige Farbe ist Weiß.

Mit den Chakren arbeiten

Die Chakren bilden eine faszinierende und unaufhörlich sich wandelnde »Landkarte« der Energie, mit der man in vielerlei Weise arbeiten kann. Einige der alten indischen und tibetischen Praktiken zur Erweckung der sieben Chakren sind mit ihren Labyrinthmustern, den geheimen Mantren, den reichhaltigen Ritualen und der Anrufung von Gottheiten außerordentlich komplex. Bei einem anderen System, das mit Chakrapolaritäten arbeitet, hat jedes Chakra eine positive oder negative Ladung, und der Adept lernt, den Energiestrom zwischen ihnen zu steuern.

Wenn man nur eine Sache durch und durch verstanden hat, hat man alles verstanden.

ZEN-SPRUCH

Für die Zwecke der Entwicklung sexualmagischer Fähigkeiten verwende ich jedoch ein einfaches und dennoch wirksames Verfahren zur Erweckung der Chakren, das alle angehenden Magierinnen und Magier leicht erlernen können.

Um Ihnen Mut zu machen, will ich Ihnen die Geschichte von Celeste erzählen, einer französischstämmigen Frau in Neumexiko, die in einem meiner Workshops die Chakrawelle (ein Verfahren, das Sie in diesem Kapitel lernen werden) übte. Nach einigen Tagen fühlte sie sich frustriert: Nichts schien zu geschehen, und, schlimmer noch, sie hatte das Gefühl, daß sie die Chakrakarte, mit der sie arbeitete, überhaupt nicht verstand. Trotzdem übte sie weiter.

Sie saß mit geschlossenen Augen auf einem Teppich, wippte mit dem Becken und atmete kraftvoll, um Energie von ihrem Sexualzentrum zu ihrem Scheitelchakra zu leiten, um dadurch die Blockierung ihrer Energiebewegung zu überwinden.

Sie berichtet: »Ich war nahe daran zu glauben, daß ich nur meine Zeit vergeudete, als ich plötzlich wahrnahm, wie sich eine schlangenähnliche Energie an der Basis meiner Wirbelsäule entrollte und durch meinen Körper raste. Sie bewegte sich mit Lichtgeschwindigkeit wie flüssiges Feuer, das durch meinen Hals und meinen Kopf wie ein Laserstrahl senkrecht nach oben schoß.

Ich hörte, wie seltsame, erstaunliche Laute aus meiner Kehle kamen, aber ich war irgendwie davon getrennt, als wenn ich mit einem inneren Auge zusehen würde, von dem ich bisher nichts gewußt hatte. Dann begann mein Körper sich aufzuheizen. Eine aufbrandende Woge der Energie hüllte mich ein. Energie glühte von meinen Fingerspitzen bis zum Scheitel. Als ich mit dieser Energie erfüllt war, schien mein Körper aus Licht und nicht mehr aus physischer Substanz zu bestehen.

Dann sah ich meine Chakren. Sie waren gewölbt wie die Linse einer Lupe, größer als eine Hand und bestanden aus einem dicken, aber durchscheinenden Material, und sie drehten sich wie Flugzeugpropeller. Auch sah ich Farben wie grüne und goldene Funken in meinem Herzen tanzen. Ich verspürte einen ungeheuren Drang, mich zu lieben und zu akzeptieren und mir klarzumachen, daß diese Erfahrung keine Illusion, sondern etwas Wunderbares, etwas Wirkliches und Kostbares war.

Danach kam ich in einen zeitlosen Raum, der mit völliger Gelassenheit, mit Frieden und Einheit erfüllt war, als wenn ich Teil des ganzen Kosmos geworden wäre. Als ich wieder in meinen Körper zurückkam, fragte ich mich, ob ich dies alles geträumt hätte, aber ich stellte fest, daß ich mich immer noch mit meiner inneren Schau auf die Chakren konzentrieren und die kreisenden Farben ihrer Scheiben sehen konnte.«

Das Wesen des Lebens ist Leidenschaft. Leidenschaft ist das unbedingte Gefühl, in jeder Faser seines Wesens lebendig zu sein, eine gesteigerte Bewußtheit und die Fähigkeit, sich gleichzeitig gelassen und voller Spannung zu fühlen. Es ist die Empfindung, daß das Selbst ein rhythmisches Fließen in Harmonie mit dem Fließen des Kosmos ist.

AZUL

Solche Erfahrungen sind häufiger, als Sie vielleicht glauben würden. Sie entstehen spontan und unerwartet, aber sie sind dennoch das Ergebnis einer soliden und sorgfältigen Vorbereitung. Celestes Erfahrung sollte alle jene logischen und rationalen Geister unter uns ermuntern, die sich insgeheim wünschen, in mystische Bewußtseinszustände versetzt zu werden, aber davon überzeugt sind, daß dies vielleicht anderen Menschen, nicht aber ihnen zustoßen könnte.

Doch es kann und wird geschehen, wenn Sie nur bereit sind, die hier angegebenen Übungen durchzuführen. Darüber hinaus möchte ich betonen, daß man keineswegs versuchen muß, dieselbe Erfahrung wie Celeste zu erlangen. Möglicherweise »sehen« Sie die Chakren nicht in derselben Weise wie sie. Vielleicht machen Sie ganz andere Erfahrungen. Vielleicht werden Sie von kraftvollen, herrlichen Gefühlen durchflutet, die sich von Chakra zu Chakra verwandeln. Vielleicht hören Sie herrliche Klänge oder Musik, wie sie etwa tibetische Mönche erzeugen, die ein vollständiges System von »heilenden Glocken« für die sieben Chakren benutzen. Sie könnten tiefe Einsichten in den Sinn Ihres Lebens haben. Sie könnten einen Zustand seliger Zufriedenheit und des Wohlbefindens erfahren, als wenn Sie nach einer langen Reise heimgekommen wären. Niemand kann die Erfahrungen vorhersagen, die eintreten werden, wenn man seine sexuelle Energie zu kanalisieren lernt.

Vorhersagbar ist allerdings, daß die Beherrschung der Technik zur Öffnung der Energiekanäle es möglich machen wird, orgastische Energie zum Scheitelchakra und darüber hinaus in das Astrale Netz zu schicken, ganz gleichgültig, was sich beim Durchgang der Energie durch ein bestimmtes Chakra ereignen mag.

Ich lade Sie jetzt ein, eine Folge von Übungen zu erkunden, durch die Sie direkt erfahren können, wie Sie Ihre sexuelle Energie und Ihr Symbol durch die sieben Chakren leiten können. Diese Übungen sind leicht zu verstehen, bestehen aber aus verschiedenen Schritten, und es ist wichtig, daß man langsam vorgeht und erst dann zum nächsten Schritt übergeht, wenn man den vorangegangenen gut beherrscht.

Ich möchte auch betonen, daß diese Übungen eine sehr günstige Wirkung auf Ihren physischen Körper und Ihre seelische Gesundheit haben. Sie kräftigen Ihre Muskeln, verbessern die Sauerstoffversorgung Ihres Gehirns, vitalisieren Ihr Hormonsystem, steigern Ihre Fähigkeit zu orgastischem Genuß und helfen Ihnen, das Wunder zu zelebrieren, in einem lebendigen, pulsierenden Körper zu sein. Darüber hinaus machen sie einfach Spaß, vor allem mit einem Partner.

ÜBUNG: DIE CHAKRAMASSAGE

Sinn und Nutzen

Die Chakramassage ist eine sehr angenehme Übung, die Ihre sieben Chakren energetisiert und den Weg zur sexuellen Magie freimacht. Bei dieser Übung benutzen Sie eines der magischen Symbole, die Sie im letzten Kapitel geschaffen haben.

Bei der Chakramassage prägen Sie Ihr magisches Symbol nacheinander jedem Chakra ein und steigern und verfeinern dabei die Macht des Symbols, während es zum Astralen Netz aufsteigt.

Vorbereitungen

- ▷ Diese Übung wird mit einem Partner durchgeführt.
- ▷ Richten Sie Ihren magischen Kreis her.
- ▷ Sie brauchen einen Massagetisch; falls Sie es vorziehen, können Sie auch eine Matratze auf dem Boden verwenden. Der Massagetisch beziehungsweise die Matratze sollte sich innerhalb des magischen Kreises befinden und mit einem sauberen Laken bedeckt sein.

- ▷ Sie brauchen ein größeres und ein kleineres Kissen, damit Sie bei der Massage bequem liegen können.
- ▷ Weiterhin brauchen Sie ein Massageöl. Es gibt spezielle Öle für jedes Chakra (siehe Anhang), doch kann man ohne weiteres auch jedes andere gute Massageöl verwenden.
- ▷ Der Raum sollte gut temperiert sein, so daß man sich nackt wohlfühlt.
- ▷ Verwenden Sie bei dieser Übung Ihr magisches Symbol.
- ▷ Nehmen Sie sich Zeit dafür, in dem Raum eine magische und sinnliche Atmosphäre zu schaffen. Entzünden Sie eine Kerze, verbrennen Sie Weihrauch, stellen Sie sanfte Musik an, tragen Sie frische, seidige Kleider, die Ihrer Haut schmeicheln. Die ganze Massage muß etwas Sinnliches, Erotisches und Spielerisches haben.
- ▷ Der Zeitaufwand beträgt etwa vierzig Minuten für jeden Partner.

Die Übung

STUFE 1: SEXUELLE ERWECKUNG

Legen Sie fest, wer Partner A (Empfänger) und wer Partner B (Gebender) ist. Die Rollen werden anschließend vertauscht.

Setzen Sie sich auf Kissen einander gegenüber. Legen Sie das magische Symbol von Partner A, der als erster die Massage empfängt, zwischen sich auf den Boden. Schließen Sie die Augen. Nehmen Sie sich Zeit, um sich zu zentrieren und zu entspannen, und atmen Sie langsam und tief.

Öffnen Sie auf ein vorher abgesprochenes Zeichen, zum Beispiel eine sanfte Berührung am Knie, die Augen, und blicken Sie gemeinsam auf das Symbol zwischen Ihnen.

Schauen Sie mit aufnahmebereiten Augen, so daß Sie das Symbol durch Ihre Augen und durch Ihren Atem in Ihren Körper aufnehmen können.

Lösen Sie nach einer Weile den Blick von dem Symbol, und schauen Sie einander in die Augen. Lassen Sie eine Empfindung des Vertrauens und der Liebe zwischen sich entstehen. Sie werden nun miteinander sexuelle Magie durchführen.

Partner A, Empfänger, stehen Sie auf, und streifen Sie langsam die Kleider ab, die Sie tragen; genießen Sie das sinnliche Vergnügen, Ihren nackten Körper zu zeigen, während Ihr Partner Ihnen zusieht. Streicheln Sie dann mit geschlossenen Augen langsam und erotisch Ihren Körper, und genießen Sie seine Empfänglichkeit.

Partner B, Gebender, betrachten Sie den Körper von Partner A. Sehen Sie die verborgenen Quellen sinnlicher, sexueller Energie, die in diesem köstlichen Instrument zum Zwecke der Alchemie und Magie erweckt werden kann. Sie werden dieses Instrument als versierter Musiker spielen und verborgene Harmonien in ihm wachrufen.

STUFE 2: EINSTIMMUNG

Partner A, Empfänger, wenn Sie bereit sind, legen Sie sich mit dem Gesicht nach unten auf den Massagetisch oder die Matratze. Körper, Hals und Kopf müssen eine gerade Linie bilden, so daß Ihre Energie ungehindert fließen kann. Achten Sie darauf, daß Sie ganz bequem liegen. Schieben Sie ein großes Kissen unter Ihre Brust und ein kleineres Kissen unter die Stirn.

Partner B, Gebender, wenn Sie an einem Massagetisch arbeiten, stehen Sie links von Ihrem Partner. Wenn Sie auf einer Matratze arbeiten, sitzen Sie links von ihm. Legen Sie die rechte Hand auf das Steißbein von Partner A. Legen Sie die linke Hand in die Mitte des Rückens direkt hinter das Herzchakra.

Partner A, Empfänger, beginnen Sie langsam und tief durch den Mund zu atmen, und bleiben Sie dabei entspannt und empfänglich.

Partner B, Gebender, nehmen Sie sich Zeit, sich in den Rhythmus der Atmung Ihres Partners einzustimmen, wobei Sie durch den Mund ein- und ausatmen. Schließen Sie die Augen, und geben Sie sich einer Empfindung tiefer Synchronizität mit Ihrem Partner hin. Bewegen Sie sanft das Becken hin und her, und führen Sie beide Hände mit einer sinnlichen Massagebewegung leicht über den ganzen Körper. Genießen Sie die Wonne, die Sie Ihrem/Ihrer Liebsten schenken.

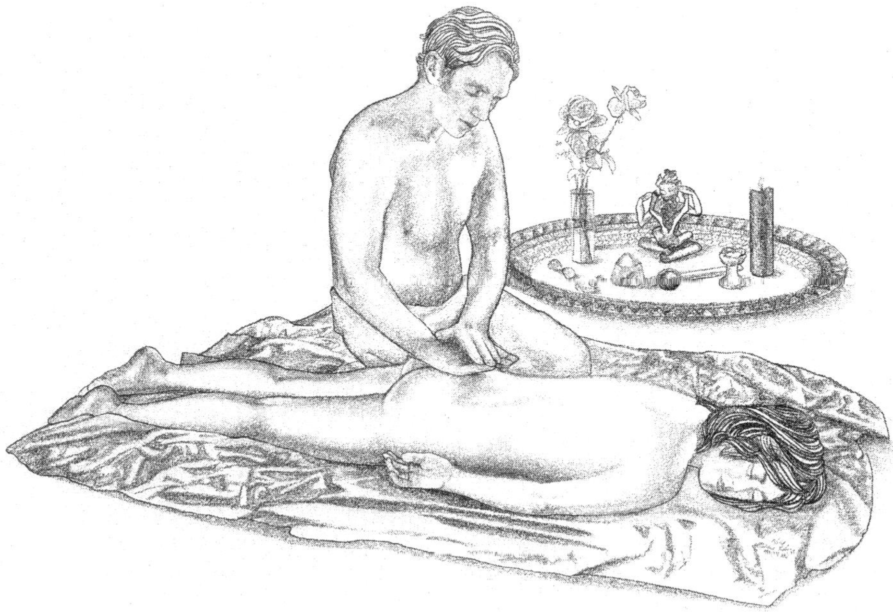

Die Chakramassage: Die Chakren energetisieren.

STUFE 3: DIE CHAKREN ENERGETISIEREN

Wenn Sie bereit sind, legen Sie beide Hände auf das Kreuzbein an der Basis der Wirbelsäule zwischen den Gesäßbacken. Sie werden jetzt das erste Chakra Ihres Partners energetisieren.

Beginnen Sie mit reichlich Öl und übereinandergelegten Händen den Kreuzbeinbereich mit kleinen kreisenden Bewegungen zu massieren. Massieren Sie mit beiden Händen im Uhrzeigersinn oder im Gegenuhrzeigersinn. Atmen Sie beim Massieren tief durch den Mund, und bleiben Sie im Rhythmus Ihres Partners. Nehmen Sie sich Zeit, um einen angenehmen Atem- und Massagerhythmus zu finden.

Partner B, Gebender, wenn Sie bereit sind, stellen Sie sich vor, wie eine dunkelrote Farbe aus Ihren Händen ausfließt und sich im ersten Chakra Ihres Partners ausbreitet. Sehen Sie, wie sich das Rot über das Kreuzbein, die Gesäßbacken, die Genitalien und das Becken ausbreitet, während Sie diesen Bereich massieren. Sprechen Sie mit

Ihrem Partner: »Sieh, wie die Farbe Rot aus meinen Händen in dein erstes Chakra fließt.«

Partner A, Empfänger, stellen Sie sich eine dunkelrote Farbe vor, die diesen ganzen Bereich Ihres Körpers durchflutet und Ihrem Sexualzentrum Lebendigkeit und Heilung bringt.

Fahren Sie fort, bis sich beide Partner bei der Visualisierung wohl fühlen.

Partner B, Gebender, wenn Sie sich bereit zum nächsten Schritt fühlen, visualisieren Sie das magische Symbol Ihres Partners, und stellen Sie sich vor, daß Sie es in sein erstes Chakra einmassieren. Stellen Sie sich das Symbol vor, das in der roten Energie schwebt, die sich in diesem Chakra bewegt. Sagen Sie dies Ihrem Partner: »Ich sehe, wie dein Symbol in deinem Sexualzentrum schwebt.«

Partner A, sehen Sie, wie Ihr Symbol in Ihren Genitalien und in Ihrem Becken- und Kreuzbereich schwebt und wirbelt und sich mit der dunkelroten Energie vermischt, die dort jetzt erregt wird. Führen Sie diese Visualisierung durch, solange Ihr erstes Chakra massiert wird.

Partner B, Gebender, beenden Sie nach zwei bis drei Minuten die Massage. Halten Sie einen Augenblick inne, während Ihre beiden Hände auf dem Kreuzbein ruhen.

Beide Partner stimmen sich jetzt auf das erste Chakra ein und nehmen wahr, was dort geschieht. Vielleicht besteht dort eine Empfindung der Wärme, oder es zeigt sich ein Schimmer roten Lichts. Vielleicht sehen Sie das Symbol in einem See von Energie schwimmen. Vielleicht haben Sie eine Empfindung von Licht oder Dunkelheit oder einer Energie, die sich in einer Spirale bewegt oder zwischen der Vorder- und Rückseite des Körpers hin und her fließt. Nehmen Sie einfach wahr, was geschieht.

Partner B, lassen Sie jetzt die Hände langsam auf dem Rücken von Partner A nach oben gleiten, und stellen Sie sich dabei vor, daß Sie das Symbol Ihres Partners zu seinem zweiten Chakra führen. Dieses Chakra befindet sich im Kreuzbereich gegenüber dem Nabel. Sagen Sie Ihrem Partner, daß dies geschieht.

Partner A, Empfänger, stellen Sie sich vor, daß Ihr Symbol vom ersten Chakra zum zweiten aufsteigt, während Sie die Hände von Partner B an Ihrem Rücken nach oben gleiten fühlen.

Partner B, lassen Sie die Hände einige Augenblicke auf dem zweiten Chakra Ihres Partners ruhen. Stimmen Sie sich auf die Atmung Ihres Partners ein; achten Sie darauf, daß Sie in Harmonie gemeinsam atmen, und beginnen Sie dann langsam mit der Massage.

Stellen Sie sich vor, daß die Farbe Orange aus Ihren Händen fließt, sich in diesem Bereich ausbreitet, das zweite Chakra Ihres Partners durchflutet, es mit Vitalität und Kraft erfüllt und das Symbol färbt, das dort schwebt. Sagen Sie Ihrem Partner, daß dies geschieht, damit Sie gemeinsam diese Visualisierung haben können.

Nur die Liebenden können durch das Feuer des Mandala-Rings gelangen. Öffne dein Herz. Gott sucht Gott in dieser Schöpfung.

Sufi-Tradition

Wiederholen Sie diese Schritte an jedem Chakra Ihres Partners. Bringen Sie das Symbol zu jedem Chakra, durchfluten Sie jeden Bereich mit der entsprechenden Farbe, und prägen Sie das Symbol jedem Energiezentrum ein.

Die Reihenfolge der Farben ist wie folgt:

Erstes Chakra – Rot, zweites Chakra – Orange, drittes Chakra – Gelb, viertes Chakra – Grün, fünftes Chakra – Blau, sechstes Chakra – Purpurn, siebtes Chakra – Weiß.

Machen Sie langsame und sorgfältige Bewegungen, genießen Sie die Massage, und atmen Sie tief durch den Mund.

STUFE 4: VERBINDUNG MIT DEM ASTRALEN NETZ

Partner B, Gebender, wenn Sie zum siebten Chakra kommen, massieren Sie nur mit den Fingerspitzen den Scheitel Ihres Partners mit einer federleichten kreisenden Bewegung. Wenn Sie fertig sind, lassen Sie die Fingerspitzen noch eine Weile leicht auf dem Scheitel ruhen.

Partner B, schließen Sie die Augen. Nehmen Sie Ihre Fingerspitzen sanft vom Kopf des Partners weg, und stellen Sie sich vor, wie das Symbol aus dem Scheitelchakra Ihres Partners aufsteigt. Sagen Sie Ihrem Partner, daß dies geschieht.

Partner A, Empfänger, atmen Sie tief ein, und stellen Sie sich vor, wie sich Ihr Symbol aus Ihrem Scheitelchakra erhebt und über Ihrem Kopf im Raum schwebt. Halten Sie einige Augenblicke den Atem an, und sehen Sie, wie das Symbol hell und klar leuchtet, weil es auf dem Weg durch Ihre Chakren energetisiert und gereinigt wurde. Dies ist der Bereich des »achten« Chakras, die Stelle, an der Sie sich mit dem Astralen Netz verbinden können. Entspannen Sie sich, und atmen Sie normal.

Stellen Sie sich nun beide noch einige Augenblicke das magische Symbol an der Position des achten Chakras vor.

STUFE 5: DIE ENERGIE ERDEN

Partner B, Gebender, wenn Sie fertig sind, gehen Sie zu den Füßen Ihres Partners. Nehmen Sie sanft beide Füße in die Hände, und massieren Sie sie energisch einige Minuten. Dadurch wird die Energie geerdet, die durch den Körper nach oben gestiegen ist.

Partner A, Empfänger, atmen Sie tief ein und aus, und stellen Sie sich vor, wie Ihre Energie vom Kopf durch den ganzen Körper zu Ihren Füßen wandert.

Partner B, wenn Sie fertig sind, setzen Sie sich still einige Augenblicke neben Partner A, und nehmen Sie sich Zeit, diese intensive Erfahrung ganz in sich aufzunehmen.

Wenn Sie soweit sind, setzen Sie sich einander gegenüber, und sprechen Sie über Ihre Erfahrungen.

Partner A, danken Sie Partner B für diese schöne Erfahrung.

Schließen Sie mit einer Verschmelzungsumarmung und einer Herz-zu-Herz-Begrüßung.

Tauschen Sie nun die Rollen. Partner B ist jetzt der Empfänger, während Partner A die Massage gibt. Nehmen Sie sich die Zeit, mit der Übung wieder ganz von vorne zu beginnen, wobei Sie einander gegenübersitzen und das Symbol zwischen Ihnen liegt.

Hinweise Sehr oft fühlen sich beide Partner bei der Chakramassage sexuell erregt, vor allem bei der Massage der beiden ersten Chakren. Dies ist völlig in Ordnung. Akzeptieren Sie diese sexuellen Empfindungen. Sie helfen Ihnen, die Chakren zu stimulieren, und regen den Energiefluß an.

Wenn Sie der Empfänger sind, nehmen Sie vielleicht einige Ihrer Chakren stärker wahr als andere. Dies ist normal, vor allem am Anfang. Achten Sie darauf, diejenigen Chakren zu energetisieren und zu kräftigen, die sich schwach oder nicht sehr empfänglich anfühlen.

Wenn Sie der Gebende sind, setzen Sie Ihren ganzen Körper für die Massage ein, nicht nur Ihre Hände und Arme. Bewegen Sie sich aus dem Bauch, und drehen Sie sich parallel zu den kreisenden Bewegungen Ihrer Hände aus den Hüften.

Die Chakramassage besteht aus mehreren Elementen: Atem, Massage, Visualisierung von Farben und Visualisierung des Symbols. Dabei kann es leicht geschehen, daß die beiden Partner eines oder mehrere Elemente vernachlässigen, während sie sich auf einen anderen Aspekt konzentrieren.

Wenn Sie feststellen, daß Sie vergessen haben, tief zu atmen, das Symbol oder eine bestimmte Farbe zu visualisieren, dann brauchen Sie nicht das Gefühl zu haben, einen Fehler gemacht zu haben. Denken Sie wieder an Ihre Atmung. Diese ist die Quelle, zu der Sie in Augenblicken der Unsicherheit zurückkehren können. Atmen Sie tief, genießen Sie die Empfindungen, die die Massage auslöst, visualisieren Sie dann die zu dem entsprechenden Chakra gehörige Farbe, und rufen Sie das Symbol wieder auf.

Nachdem Sie jetzt die Energiezentren durch die Chakra-Massage sensibilisiert haben, können Sie zu einer sehr wirkungsvollen Chakra-Übung übergehen.

ÜBUNG: CHAKRAATMUNG

Sinn und Nutzen

Bei dieser Übung setzen Sie die Energetisierung der sieben Chakrapunkte fort. Sie öffnen die innere Flöte, so daß Ihre sexuelle Energie und Ihr magisches Symbol gemeinsam durch die sieben Energiezentren zum Astralen Netz aufsteigen können.

Diese Übung ist speziell auf die Verwendung der drei Schlüssel Atmung, Bewegung und Laute abgestimmt, die ich in Kapitel 3 vorgestellt habe. Wie Sie sehen werden, sind diese Schlüssel sehr wertvolle Hilfen, um Ihre Energie zu erwecken und ihr einen Weg zu bahnen.

Vorbereitungen

- ▷ Man kann diese Übung allein oder mit einem Partner durchführen.
- ▷ Richten Sie Ihren magischen Kreis her.
- ▷ Für diese Übung kann rhythmische Musik hilfreich sein. Es gibt eine spezielle Tonkassette für die Chakraatmung (siehe Anhang). Man kann aber auch ohne Musik arbeiten.
- ▷ Kombinieren Sie bei der Bearbeitung der einzelnen Chakren Atmung, Bewegung und Visualisierung. Für jedes Chakra sind etwa zwei bis drei Minuten erforderlich, wobei man am besten eine Uhr zu Hilfe nimmt.
- ▷ Verwenden Sie Ihr magisches Symbol.
- ▷ Bei dieser Übung wird Ihnen warm werden, weshalb Sie am besten nackt arbeiten oder nur leichte, lockere Kleidung tragen.
- ▷ Am besten arbeiten Sie mit leerem Magen oder mindestens eine Stunde nach dem Essen. Die beste Zeit ist vor dem Frühstück.
- ▷ Sie werden vielleicht Geräusche von sich geben, weshalb Sie darauf achten sollten, daß Sie niemanden stören und auch nicht gestört werden können. Es ist wichtig, daß Sie die ganze Übung in einer einzigen Sitzung ohne Unterbrechung durch Telefonanrufe, Klingeln an der Tür oder Fragen von neugierigen Zuschauern zu Ende führen können.
- ▷ Diese Übung ist mit einer intensiven körperlichen Aktivität verbunden. Auf Zuschauer könnte dies eigentümlich wirken, doch sollten Sie jegliche Befangenhheit ablegen und ganz bei der Sache sein. Setzen Sie Ihren ganzen Körper ein. Wenn es Ihnen hilft, können Sie sich vorstellen, daß Sie an einer Atemtherapie wie zum Beispiel einer Rebirthing-Sitzung teilnehmen oder daß Sie ein Stammeskrieger bei einem Kriegstanz sind.
- ▷ Diese Übung wird normalerweise im Stehen ausgeführt. Wer schnell ermüdet oder Kreuzbeschwerden

hat, kann sie auch auf dem Rücken liegend ausführen, Knie angezogen, Füße flach auf den Boden aufgesetzt.

▷ Sie werden intensiv durch den Mund atmen, wodurch Sie einen trockenen Hals bekommen können. Es empfiehlt sich also, ein Glas Wasser griffbereit zu haben.

▷ Nehmen Sie sich für die Übung eine Stunde Zeit.

Die Übung

STUFE 1: AUFWÄRMEN MIT DER PC-PUMPE

Treten Sie in die Mitte Ihres magischen Kreises. Die Füße sind schulterbreit geöffnet, die Fußsohlen liegen flach auf dem Boden auf. Die Knie sind leicht gebeugt, und die Arme hängen locker seitlich herab. Am besten halten Sie die Augen geschlossen, weil Ihnen dies hilft, sich auf die inneren Empfindungen zu konzentrieren, die in Ihrem Körper erregt werden.

Atmen Sie mehrmals tief ein, entspannen Sie Ihren Körper, und konzentrieren Sie die Aufmerksamkeit auf Ihren Genitalbereich, insbesondere auf den großen Muskel zwischen Ihrem Anus und Ihren Genitalien, der diese beiden Bereiche mit Ihrem Becken verbindet. Ich nenne diesen Muskel nach seiner anatomischen Bezeichnung »Pubococcygealmuskel« den PC Muskel. Prüfen Sie, ob Sie diesen Muskel anspannen und entspannen können. Er fühlt sich wie ein Ventil an, das den Genitalbereich öffnet und schließt. Dies ist der Muskel, den Sie anspannen, wenn Sie den Harnfluß unterbrechen wollen.

Nehmen Sie sich einige Augenblicke Zeit, um Ihren PC-Muskel in einer Reihe von kurzen Reflexen anzuspannen und wieder zu entspannen. In *Die Kunst der sexuellen Ekstase* habe ich diesen Reflex als »PC-Pumpe« bezeichnet.

Führen Sie die PC-Pumpe zehnmal aus. Dieses Pumpen stimuliert Ihre sexuelle Energie und hilft Ihnen, die Aufmerksamkeit auf Ihren Genitalbereich auszurichten.

Halten Sie einen Augenblick inne, und pumpen Sie dann nochmals zehnmal, wobei Sie diesmal Ihr Becken nach hinten und oben schieben und das Kreuz leicht vorwölben. Spannen Sie Ihren PC-Muskel an, und schieben Sie das Becken zurück. Entspannen Sie den PC-Muskel, und

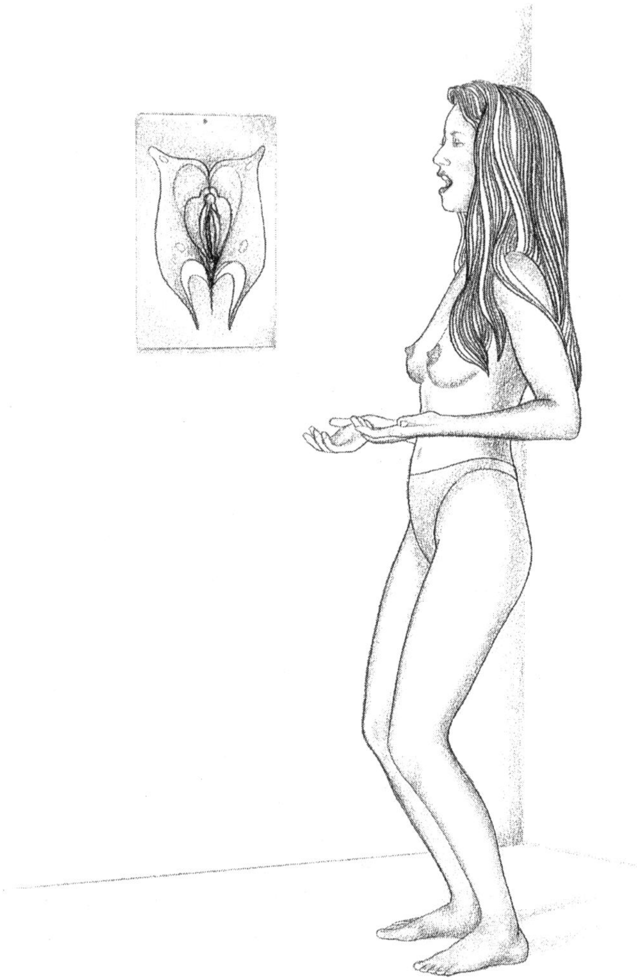

Chakraatmung und die Integration des magischen Symbols in die Chakren.

lassen Sie Ihr Becken nach unten und vorne sinken. Sie werden bald feststellen, daß diese Bewegungen ganz leicht und natürlich ablaufen (siehe Zeichnung).

Beginnen Sie nach einer kurzen Ruhepause eine dritte Serie von zehn PC-Pumpbewegungen, wobei Sie diesmal die Atmung zu den Bewegungen dazunehmen. Atmen Sie kräftig durch den Mund ein, während Sie den PC-Muskel anspannen, und drücken Sie das Becken nach hinten.

Atmen Sie aus, entspannen Sie den PC-Muskel, und schieben Sie Ihr Becken nach vorne.

Üben Sie diese Kombination von PC-Pumpe, Beckenbewegung und Atmung. Dies fügt sich ganz mühelos zusammen. Lassen Sie Ihren ganzen Körper teilnehmen; gehen Sie leicht in die Knie, wenn Sie Ihr Becken nach vorne schieben, und bewegen Sie Ihre Arme im Rhythmus Ihres Atems. Lassen Sie beim Ausatmen Ihre Stimme mitschwingen, und machen Sie ein Geräusch wie »Huh!«, »Ah!« oder »Ha!«, und spüren Sie, wie das Geräusch in Ihrem ersten Chakra vibriert.

Wenn Sie herausbekommen haben, wie es geht, sind Sie für die eigentliche Übung bereit.

STUFE 2: CHAKRAATMUNG MIT IHREM MAGISCHEN SYMBOL

Stellen Sie Musik an, wenn Sie dies möchten.

Bringen Sie Ihr magisches Symbol in den Kreis, und legen Sie es auf den Boden.

Stellen Sie sich mit gespreizten Beinen über Ihr Symbol.

Nehmen Sie die vorige Haltung wieder ein, das heißt Füße flach auf dem Boden, Knie leicht gebeugt, Arme locker seitlich herabhängend.

Atmen Sie tief ein, spannen Sie Ihren PC-Muskel an, und schieben Sie das Becken nach hinten.

Atmen Sie mit einem Geräusch kräftig aus, entspannen Sie Ihren PC-Muskel, und schieben Sie das Becken nach vorne.

Fahren Sie nun in einem kraftvollen Rhythmus fort, zu atmen und sich zu bewegen. Je unbedingter Sie in diesen ersten wenigen Minuten sind, desto mehr sexuelle Energie wird erwachen, und desto kraftvoller wird die Wirkung sein. Machen Sie ein Geräusch, das in Ihrem Sexualzentrum, in Ihren Genitalien, Vibrationen erzeugt.

Spüren Sie, wie ein Prickeln, Wärme und Energie sich in Ihrem Becken ausbreiten und Ihr Sexualzentrum vitalisieren. Visualisieren Sie diese Energie als dunkelrote Farbe.

Wenn Sie das Gefühl haben, daß Ihr erstes Chakra erweckt und energetisiert ist, betrachten Sie das magische

Symbol zwischen Ihren Beinen. Atmen Sie ein, und stellen Sie sich vor, daß Sie das magische Symbol in Ihren Körper und in Ihr Sexualzentrum saugen.

Visualisieren Sie Ihr Symbol in Ihren Genitalien. Spüren Sie, wie sich das Symbol mit sexueller Energie auflädt und mit der Farbe Rot durchtränkt wird. Spannen Sie Ihren PC-Muskel an. Bewegen Sie Ihre Hüften.

Nehmen Sie sich Zeit, um Ihr Symbol fest in Ihrem Sexualzentrum zu verankern. Dies nimmt für jedes Chakra meist etwa zwei bis drei Minuten in Anspruch, wobei Sie möglicherweise für das erste Chakra länger brauchen, da dies der Anfangspunkt ist.

Wenn Sie das Gefühl haben, daß Ihr magisches Symbol mit sexueller Energie aufgeladen ist, konzentrieren Sie Ihre Aufmerksamkeit auf Ihr zweites Chakra unterhalb des Nabels. Dies ist Ihr Hara, der Gleichgewichtspunkt in den Kampfkünsten.

Machen Sie einen Laut, der in Ihrem Bauch Vibrationen erzeugt. Spielen Sie mit der Tonhöhe, bis Sie eine Resonanz im zweiten Chakra wahrnehmen. Sehen Sie die Farbe Orange sich in Ihrem Bauch ausbreiten. Spüren Sie das Fließen, die anmutigen Körperbewegungen, die in Ihrem Hara entstehen.

Wenn Sie soweit sind, stellen Sie sich vor, wie Ihr magisches Symbol von Ihren Genitalien aus durch Ihren Körper zum Unterleib aufsteigt, wo es sich mit der von Ihnen erzeugten Energie aufladen kann.

Atmen Sie dabei kraftvoll durch den Mund, führen Sie die PC-Pumpe aus, und bewegen Sie Ihr Becken (achten Sie bei dieser Übung darauf, daß Sie nicht langsamer werden!). Durchtränken Sie Ihr Symbol mit oranger Energie, während es in Ihrem zweiten Chakra schwebt.

Richten Sie nach zwei bis drei Minuten Ihre Aufmerksamkeit auf Ihr Sonnengeflecht. Dies ist das Zentrum Ihrer Macht, und Sie können jetzt die Wahrnehmung Ihrer Macht kräftigen. Dehnen Sie die Brust, atmen Sie kraftvoll, bewegen Sie Ihren Körper, machen Sie einen höheren Ton, der Ihr drittes Chakra in Schwingungen versetzt. Der Laut ist jetzt vielleicht eher ein »Hoh!« als ein »Hah!«.

Wählen Sie einen Laut, der Ihnen geeignet erscheint. Sehen Sie die Farbe Gelb in Ihrer Brust erstrahlen.

Wenn Sie soweit sind, stellen Sie sich vor, wie Ihr Symbol durch Ihren Körper vom Bauch zum Sonnengeflecht aufsteigt. Laden Sie Ihr Symbol mit der gelben Macht auf, die Sie hier erzeugten. Atmen Sie kraftvoll durch den Mund ein und aus, und konzentrieren Sie sich auf Ihr Sonnengeflecht.

Richten Sie nach zwei bis drei Minuten Ihre Aufmerksamkeit auf Ihr Herzzentrum, Ihr viertes Chakra. Ändern Sie die Tonlage Ihrer Stimme, um dieses Chakra in der Mitte Ihrer Brust vibrieren zu lassen. Der Laut kann ein explosives »Ah!« sein, als wenn Sie von dem Gefühl der sexuellen Energie überrascht wären, die in Ihr Herz aufgestiegen ist. Bewegen Sie Schultern und Arme, dehnen Sie beim Ein- und Ausatmen Ihre Brust, und durchfluten Sie Ihr Herzzentrum mit grüner Energie. Ziehen Sie dann Ihr Symbol zu diesem Chakra hoch, damit es sich mit den Eigenschaften des Herzens aufladen kann.

Achten Sie darauf, ob Ihre Atmung und Ihre Bewegungen beim Aufstieg durch die Chakren schneller werden. Dies ist in Ordnung, solange dabei die Atmung nicht flach wird.

Richten Sie nach zwei bis drei Minuten Ihre Aufmerksamkeit auf Ihre Kehle, Ihr fünftes Chakra. Nehmen Sie wahr, wie die Farbe Blau sich in Ihrem Halsbereich ausbreitet.

Atmen Sie kraftvoll, aber lassen Sie Ihren Hals entspannt und Ihren Mund weit geöffnet. Je mehr Sie Ihr Halszentrum energetisieren, desto mehr können Sie Ihr Sexualzentrum öffnen. Zwischen diesen beiden Chakren besteht ein enger Zusammenhang.

Führen Sie Ihr Symbol nach oben in Ihr Halschakra, und durchtränken Sie es mit der Farbe Blau. Spüren Sie beim Einatmen, daß Sie in großen Schlucken Leben einatmen und dadurch Ihren Wunsch ausdrücken, ganz lebendig zu sein.

Richten Sie nach zwei bis drei Minuten Ihre Aufmerksamkeit auf den Punkt zwischen Ihren Brauen, Ihr sechstes Chakra oder »Drittes Auge«. Heben Sie die Tonhöhe Ihres Lauts an, so daß er hinter Ihrer Stirn vibriert. Atmen Sie kraftvoll. Nehmen Sie wahr, wie die Farbe Purpurrot Ihr sechstes Chakra durchflutet.

Führen Sie Ihr magisches Symbol in die Mitte Ihres Kopfes. Schließen Sie die Augen, und richten Sie Ihre Aufmerksamkeit nach innen. Vielleicht beginnen Ihre physischen Augen sich hinter den Lidern sanft nach oben zu drehen. Vielleicht sehen Sie, wie purpurnes Licht Ihr Symbol umgibt, wie es im Raum schwebt, und vielleicht verspüren Sie ein Kribbeln hinter der Stirn. Möglicherweise empfangen Sie auch neue Erkenntnisse bezüglich Ihres Symbols. Lassen Sie dies geschehen, wobei Sie weiter atmen und sich bewegen.

Dehnt eure Liebe zueinander aus, bis sie die menschliche Liebe übersteigt, bis sie die ganze Menschheit, alle Lebewesen, alle Dinge als das Werk des Schöpfers einschließt.

KRIYANADA

Richten Sie nach zwei bis drei Minuten Ihre Aufmerksamkeit auf Ihren Scheitel, Ihr siebtes Chakra. Heben Sie die Tonhöhe Ihres Lauts an, so daß er von innen an Ihrem Schädel widerzuklingen scheint. Führen Sie Ihr Symbol an diesen Punkt. Vielleicht sehen Sie ein weißes Licht. Vielleicht haben Sie das Gefühl, daß sich die Grenze zwischen Ihrem Kopf und dem ihn umgebenden Raum auflöst. Vielleicht haben Sie das Gefühl, daß Ihre physische Gestalt nur ein Teil einer erweiterten Selbstwahrnehmung ist, die jetzt ohne Grenzen zu sein scheint. Genießen Sie diese Empfindungen der Auflösung, wobei Sie fortfahren zu atmen und sich zu bewegen.

Atmen Sie nach zwei bis drei Minuten tief ein, und schießen Sie jetzt Ihr magisches Symbol aus dem höchsten Punkt Ihres Kopfes. Lassen Sie es frei im Raum schweben. Halten Sie Ihren Atem einige Sekunden an; sehen Sie, wie Ihr Symbol leuchtend, strahlend, energetisiert und klar über Ihrem Kopf schwebt und sich über unsichtbare Wellenlängen mit dem Astralen Netz verbindet.

Wenn Sie das Gefühl haben, daß Ihr magisches Symbol frei über Ihrem Kopf schwebt, atmen Sie normal, und entspannen Sie sich. Bewegen Sie sich nicht mehr. Lassen Sie diesen Augenblick zeitlos sein. Behalten Sie einfach Ihr magisches Symbol im Bewußtsein, das über Ihrem Kopf schwebt und mit dem Astralen Netz in Resonanz ist.

Lassen Sie nach einer Pause Ihr Symbol davonziehen wie einen Vogel, der zu einem entfernten Baum fliegt, und kleiner und kleiner werden. Sehen Sie, wie es zu einem winzigen, weit entfernten Punkt schrumpft und dann völlig verschwindet.

Atmen Sie tief ein.

Atmen Sie langsam aus, und lassen Sie Ihre Energie durch Ihren Kopf in Ihren Körper absinken. Beobachten Sie, wie Ihre Energie durch Ihr Kehlkopfchakra, Ihr Herz, Ihr Sonnengeflecht, Ihr Hara und Ihr Sexualzentrum nach unten fällt. Beobachten Sie, wie sie langsam in Ihre Beine, in Ihre Füße und in die Erde geht. Spüren Sie, daß Ihre Energie die Erde durchtränkt und Sie klar und leer zurückbleiben.

Ruhen Sie einige Augenblicke aus, und wiederholen Sie dann die ganze Übung noch zweimal. Achten Sie jeweils darauf, daß Sie, nachdem Sie das Astrale Netz über Ihrem Kopf erreicht haben, Ihre Energie wieder durch Ihren Körper nach unten in die Erde führen. Diese dreimalige Chakraatmung nimmt etwa eine Stunde in Anspruch.

Hinweise

Manchmal werde ich gefragt: »Was ist, wenn ich bei dieser Übung nichts in mir sehe?«

Denken Sie in diesem Fall daran, daß man Energie auf vielerlei Art erfahren kann: in Form von Farben, Geräuschen, Körperempfindungen, Bildern, Gestalten, Botschaften, Worten, ja auch als Geschmacks- und Geruchswahrnehmungen. Man sollte nicht versuchen, alles auf einmal geschehen zu lassen. Richten Sie Ihre Aufmerksamkeit zunächst auf die drei Schlüssel Atmung, Bewegung und Laute, und lassen Sie dann die Erfahrung sich in beliebiger Weise entfalten.

Wichtig ist, daß Sie während der ganzen Übung aktiv und tief durch den Mund atmen. Dadurch bekommen Sie die Energieaufladung, die Sie brauchen, um in erweiterte Bewußtseinszustände einzutreten, während Sie sich mit den Chakren verbinden.

Gelegentlich klagen Menschen darüber, daß sie bei dieser Übung im unteren Brustbereich oder im Bauch

Krämpfe bekommen. Wenn dies geschieht, verlangsamen Sie die Übung, entspannen Sie den betreffenden Bereich, und machen Sie erst weiter, wenn die Verkrampfung abgeklungen ist.

Wie bei jeder Übung, bei der Energie durch den Körper aufsteigt, muß man abschließend die Energie in der Erde verankern. Wenn Sie Energie in Ihr Drittes Auge oder Ihr Scheitelchakra führen, ohne sie anschließend zu erden, kann dies zu Schwindel oder Kopfschmerzen führen. Es könnte auch sein, daß Sie Schwierigkeiten bekommen, sich auf alltägliche Aufgaben zu konzentrieren.

Wenn Sie sehr wenig Zeit haben, können Sie die Chakraatemübung auch nur einmal durchführen. Besser ist es jedoch, die ganze Übung in einer einzigen Sitzung dreimal durchzuführen.

Wenn Sie Musik aufnehmen möchten, können Sie sieben verschiedene musikalische Stimmungen für jedes Chakra auf einem Band aufnehmen und bei der Übung abspielen. Jeder Abschnitt sollte etwa zwei bis drei Minuten dauern. Der Atem beschleunigt sich oft auf dem Weg durch die Chakren, und die Stimmlage wird höher. Dies sollte sich im Rhythmus der aufgenommenen Musik niederschlagen, der bei jedem Stück schneller werden sollte.

ÜBUNG: DIE CHAKRAWELLE

Sinn und Nutzen

Die Chakrawelle ist eine sehr schöne gemeinsame Übung mit dem/der Liebsten, die die Erfahrungen der beiden vorangegangenen Übungen krönt. Sie lernen jetzt, die sexuelle Energie durch die Chakren zu leiten, orgastische Energie zu entwickeln und kreisen zu lassen und einander dabei zu helfen, ein magisches Symbol durch die sieben Chakren zum Astralen Netz zu führen. Dies ist ein wichtiger Schritt zur endgültigen Beherrschung der sexuellen Magie.

Vorbereitungen

- ▷ Diese Übung wird mit einem Partner durchgeführt.
- ▷ Sie können nackt oder bekleidet sein. Tragen Sie in letzterem Fall lockere Kleidung, die Sie um die Taille

nicht beengt. Wenn Sie nackt sind, sollten Sie in einem warmen und behaglichen Raum üben.

- Sie brauchen einen dicken Teppich, eine Matratze oder einen Futon und müssen Kissen verfügbar haben.
- Außerdem brauchen Sie Massageöl und gegebenenfalls für die sexuelle Stimulierung ein Gleitmittel auf Wasserbasis.
- Musik spielt bei dieser Übung eine wichtige Rolle. Meine Lieblingsstücke für diese Übung sind im Anhang genannt. Sie können ein einzelnes Stück für die ganze Übung wählen oder aber für jedes Chakra ein eigenes Musikstück.
- Sie brauchen Ihr magisches Symbol.
- Nehmen Sie sich für diese Übung etwa eine Stunde Zeit.

Die Übung

STUFE 1: DIE CHAKRAWELLEN-SITZHALTUNG ERMITTELN

Treten Sie gemeinsam in Ihren magischen Kreis.

Stellen Sie sich in der Mitte des Kreises einander gegenüber.

Begrüßen Sie einander mit einer Herz zu Herz Begrüßung, und schließen Sie eine Verschmelzungsumarmung an. Spüren Sie vor dieser aufregenden Übung die Liebe und das Vertrauen zwischen Ihnen.

Legen Sie fest, wer Partner A und wer Partner B ist.

Partner A, Sie haben die Führung und durchlaufen die Chakrawelle zuerst. Partner B, Sie unterstützen diese Übung durch Sensibilität und Ermunterung.

Partner B sitzt im halben Lotossitz mit überkreuzten Beinen als Unterstützender auf dem Boden. Wenn Sie möchten, können Sie sich an eine Wand anlehnen oder Ihr Kreuz in einer anderen Weise gut abstützen.

Partner A, setzen Sie sich als Führender vor Ihren Partner, so daß Ihr Rücken an seiner/ihrer Brust lehnt und Ihr Gesäß sich zwischen dessen/deren Oberschenkeln befindet (siehe Abbildung). Lehnen Sie sich nicht zu schwer gegen Ihren Partner. Halten Sie die Wirbelsäule ohne Anspannung gerade.

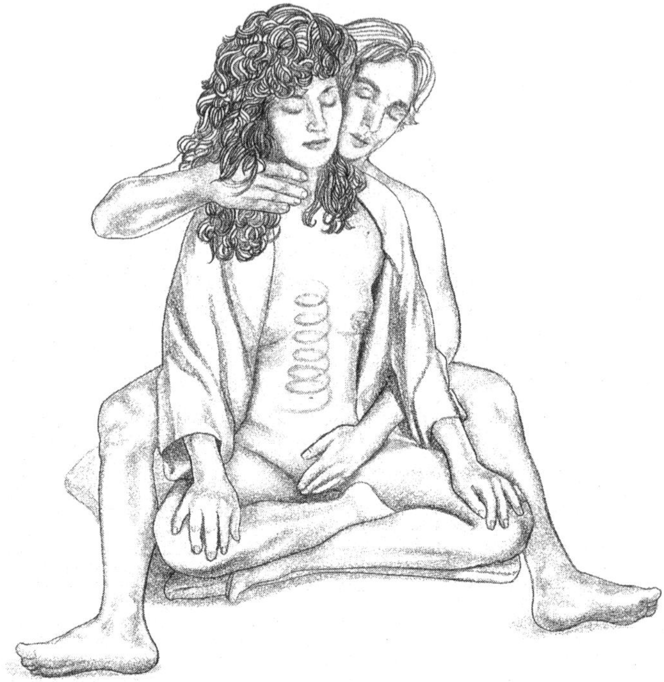

Die Chakrawellen-Übung: Erzeugung von Energiekreisen zwischen dem Wurzelchakra des Sexualzentrums und den übrigen Chakren.

Partner B, wenn Sie möchten, legen Sie ein kleines Kissen vor Ihre Genitalien, und polstern Sie sie gegenüber dem Kreuz Ihres Partners ab, da diese Übung ziemlich stürmisch werden kann. Sie können auch die Beine weit spreizen und Ihren Partner dazwischen Platz nehmen lassen.

Beide Partner nehmen sich Zeit, bis sie eine ganz bequeme Sitzhaltung gefunden haben.

Legen Sie Ihr magisches Symbol vor sich auf den Boden.

Partner A, Führender, wenn Sie bereit sind, nehmen Sie die linke Hand Ihres Partners, und legen Sie sie auf Ihren Genitalbereich. Wählen Sie eine Stelle, an der Sie den Kitzel sexueller Erregung spüren, ähnlich dem ersten Impuls, bevor Sie zum Liebesspiel übergehen. Die Frau legt am besten die Fingerspitzen ihres Partners leicht auf die Klitoris oder »Cleo«, wie ich sie nenne. Wenn sich dies zu aufdringlich anfühlt, lassen Sie die Hand auf Ihrem »Venusberg« oder Schamhügel oberhalb der Klitoris ruhen.

Der Mann drückt am besten die Fingerspitzen seiner Partnerin gegen das Perineum in der Mitte zwischen Hoden und Anus. Wenn dies unangenehm ist, umschließen Sie den Penis mit der Hand oder legen Sie die Hand über den Penis auf das Schambein. Genießen Sie diese köstliche Empfindung, die ersten sexuellen Regungen, die Verheißung von Lust.

Nehmen Sie jetzt die rechte Hand des Partners, und legen Sie sie unterhalb des Nabels auf den Bauch. Wenn Sie sich beide bequem fühlen, können Sie mit der Chakrawelle beginnen.

STUFE 2: DAS SEXUELLE FEUER ERWECKEN

Partner A, Führender, schließen Sie die Augen, entspannen Sie sich, und atmen Sie langsam und tief durch den Mund. Spüren Sie beim Einatmen, daß Ihr Atem nach unten zu Ihrem Sexualzentrum fließt.

Partner B, Sie haben eine unterstützende Rolle, weshalb es wichtig ist, daß Sie der Führung Ihres Partners folgen. Schließen Sie die Augen, und stimmen Sie sich auf die Atmung des Partners ein. Diese Übung ist eine wunderbare Gelegenheit, ganz empfänglich zu sein und den eigenen Willen zurückzustellen. Atmen Sie im selben Rhythmus wie Ihr Partner, und beginnen Sie, seinen Genitalbereich sanft zu stimulieren, indem Sie mit den Fingern der linken Hand drücken und streicheln. Lassen Sie sich von Partner A führen.

Nehmen Sie sich beide Zeit, um zu einem harmonischen Atemrhythmus und zu einer sanften Stimulierung der Genitalien zu gelangen.

Partner B, vermeiden Sie jedoch eine zu starke Stimulierung, da dies den Drang nach sexueller Entspannung erregt, wodurch es für Partner A schwierig wird, die Energie nach oben zu leiten. Es ist nur ein ganz leichter Impuls am Sexualzentrum notwendig, um die sexuelle Energie zu erwecken. Seien Sie zurückhaltend.

Partner A, Führender, erwecken Sie ein sexuelles Feuer in Ihrem ersten Chakra. Atmen Sie kraftvoll durch den Mund. Atmen Sie ein, spannen Sie Ihren PC-Muskel an, schieben Sie Ihr Becken nach hinten, und ziehen Sie Energie in Ihr erstes Chakra. Atmen Sie aus, und entspannen Sie Ihren PC-Muskel und Ihr Becken. Fahren Sie solange fort, bis Sie im Becken ein warmes und lebendiges Prickeln verspüren.

STUFE 3: DURCH DIE CHAKREN GEHEN

Das erste Chakra

Partner A, wenn Sie das Gefühl haben, daß Ihr erstes Chakra erweckt ist, stellen Sie sich vor, wie die vitale Kraft der Farbe Rot Ihr Becken mit Leben und Kraft erfüllt. Spüren Sie, wie Sie in Ihrem Sexualzentrum Feuer, Wärme, Lust und Erregung erzeugen. Machen Sie Geräusche, stöhnen, murmeln, knurren Sie, wie es Ihren Empfindungen entspricht. Nehmen Sie sich Zeit, um in Ihrem ersten Chakra eine starke Aufladung mit sexueller Energie zu erzeugen.

Wenn Sie soweit sind, öffnen Sie die Augen, und betrachten Sie Ihr magisches Symbol vor Ihnen. Atmen Sie kräftig durch den Mund ein, und spüren Sie, wie Sie das Symbol in Ihr erstes Chakra saugen und in dessen feurige rote Energie einprägen.

Das Leben ist ein Fest! Feiere das Leben in allen seinen Formen. Lasse den Fluß in dir strömen, vertraue auf das Leben. Akzeptiere dich, wie du bist, und der Fluß wird von selbst den Weg zum Meer finden.

OSHO

Partner B, Unterstützender, Sie können helfen, indem Sie sich vorstellen, wie sich die Farbe Rot unter Ihren Händen ausbreitet und das Sexualzentrum Ihres Partners ausfüllt. Fahren Sie fort, dem Sexualorgan Ihres Partners stimulierende Impulse zu geben.

Beide Partner atmen weiter kraftvoll und gemeinsam.

Partner A, Führender, schließen Sie die Augen, und verankern Sie das Bild Ihres Symbols fest in Ihrem ersten Chakra. Atmen Sie, führen Sie die PC-Pumpe aus, bewegen Sie die Hüften, stöhnen Sie, und laden Sie Ihr Symbol mit der warmen roten Energie auf.

Das zweite Chakra

Partner A, wenn Sie soweit sind, richten Sie Ihre Aufmerksamkeit auf Ihren Bauch, Ihr zweites Chakra, auf dem die rechte Hand Ihres Partners ruht.

Atmen Sie ein, und ziehen Sie die sexuelle Energie nach oben in Ihren Bauch. Stellen Sie sich dabei vor, wie die Farbe dieser Energie von Rot nach Orange umschlägt. Spüren Sie, wie das brennende Orange Feuer in Ihren Bauch trägt und Ihre tiefsten Emotionen erregt. Atmen Sie aus, und lassen Sie die sexuelle Energie wieder in Ihr Sexualzentrum fließen.

Spüren Sie beim Ein- und Ausatmen, wie Ihre sexuelle Energie zwischen Ihrem ersten und zweiten Chakra kreist. Atmen Sie ein, und ziehen Sie die Energie hoch zum Bauch. Atmen Sie aus, und lassen Sie die Energie wieder nach unten in Ihr Sexualzentrum fließen.

Wenn Sie das Gefühl haben, daß Ihr Bauch mit Wärme und Energie aufgeladen ist, stellen Sie sich vor, daß Ihr magisches Symbol durch Ihren Körper aufsteigt und in Ihrem zweiten Chakra ruht. Lassen Sie Ihr Symbol ganz von der Farbe Orange durchtränkt sein.

Halten Sie die Augen weiterhin geschlossen. Bleiben Sie auf sich selbst und Ihre genitalen Empfindungen konzentriert. Erregen Sie sich durch die PC-Pumpe, durch Körperbewegung, Tiefatmung und Visualisierung, und vereinigen Sie alle diese Instrumente der sexuellen Magie zu Ihrem persönlichen Orchester. So macht man Musik in seinen Chakren!

Die Verbindung der ersten beiden Chakren ist erreicht, wenn Sie in Ihrem Bauch ein Feuer brennen spüren. Es kann ein kühles oder ein heißes Feuer sein; in beiden Fällen fachen Sie die Flammen weiter an, lassen Sie den Kessel brodeln, so daß Energien freigesetzt und transformiert werden. So gelangen Sie zu der wilden Frau oder dem wilden Mann in sich, zu den Urenergien des Lebens und der Liebe.

Wenn Ihr zweites Chakra erwacht ist, werden dessen besondere Eigenschaften frei. Sie knurren vielleicht wie ein wildes Tier, erfahren ein plötzliches Aufwallen aufgestauter Gefühle oder spüren eine fließende Bewegung, die aus Ihrem Hara ausstrahlt und Ihren Körper in einem exotischen Tanz erfaßt.

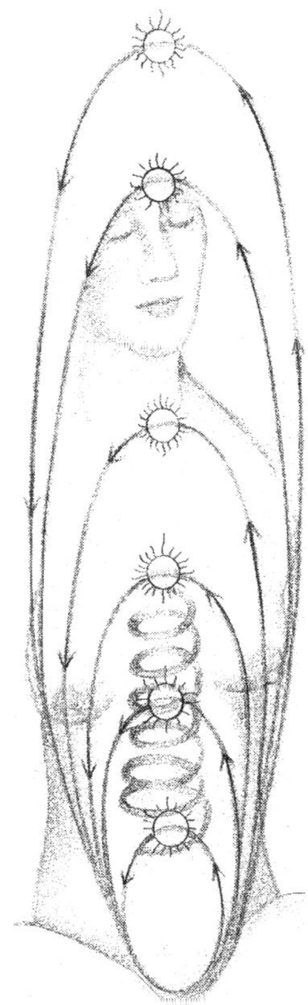

Energie zwischen dem ersten und dem siebten Chakra kreisen lassen.

Lassen Sie Ihren ganzen Körper beteiligt sein. Kreisen Sie die Hüften, bewegen Sie den Rumpf, malen Sie mit den Händen Kreise in die Luft, um Ihre Visualisierung zu stimulieren und das Kreisen der Energie anzuregen. Bauen Sie die Aufladung in Ihrem zweiten Chakra auf, bis sich Ihr Bauch warm und vibrierend anfühlt. Sehen Sie, wie Ihr Symbol in Ihrem zweiten Chakra in einem orangen Feuer brennt.

Partner B, Unterstützender, bleiben Sie auf die Atmung Ihres Partners eingestimmt und fahren Sie fort, Partner A's Sexualorgan leicht mit Ihrer linken Hand zu stimulieren.

Das dritte Chakra

Partner A, Führender, wenn Sie das Gefühl haben, daß Ihr Bauch mit Energie gefüllt ist, nehmen Sie die rechte Hand Ihres Partners, und führen Sie sie an Ihr Sonnengeflecht, Ihr drittes Chakra, Ihr Machtzentrum. Atmen Sie tief ein, und stellen Sie sich vor, wie Ihre Sexualenergie von Ihrem ersten zu Ihrem dritten Chakra aufsteigt. Wenn die Energie Ihr Sonnengeflecht erreicht, visualisieren Sie eine strahlend gelbe Farbe, die sich in diesem Bereich ausbreitet.

Ihre Energie durchläuft jetzt eine größere Schleife und kreist zwischen Ihrem ersten und Ihrem dritten Chakra. Atmen Sie ein, und ziehen Sie die Energie über die Wirbelsäule nach oben. Atmen Sie aus, und lassen Sie die Energie an der Vorderseite Ihres Körpers nach unten strömen. Erzeugen Sie in dieser Weise große Kreise mit Ihrer Energie. Wenn der Kreis hergestellt ist, stellen Sie sich vor, wie Ihr magisches Symbol in Ihrem Körper aufsteigt und in Ihrem dritten Chakra ruht. Sehen Sie, wie es als strahlend gelbe Sonne in Ihrem Sonnengeflecht leuchtet.

Ihre sexuelle Energie begegnet nun der Herausforderung, Ihr Machtzentrum zu erwecken, die Wahrnehmung des »Ich bin!« als strahlender Ausdruck des Selbst. Spüren Sie Ihre Kraft. Verbinden Sie sich mit Ihrer inneren Macht. Spüren Sie das wachsende Selbstvertrauen. Lassen Sie diese Empfindung zu einem freudigen Schrei anwachsen, zu einem Ausruf: »Ja! Ich bin ich, und das ist großartig!«

Wenn Empfindungen der Unzulänglichkeit ausgelöst werden, können sich diese in Form einer Einschnürung oder Blockierung im dritten Chakra äußern. Erlauben Sie es sich, zu knurren oder zu schreien, und machen Sie Laute, um die Einschnürung zu durchbrechen und die dort aufgestaute mächtige Energie zu befreien.

Das vierte Chakra

Partner A, wenn Sie spüren, daß die Kraft, das Strahlen Ihr Sonnengeflecht erfüllt, nehmen Sie die rechte Hand Ihres Partners, und legen Sie sie auf Ihr Herzzentrum in der Mitte der Brust. Während Ihr Partner weiterhin Ihren Genitalien häufige Impulse gibt, atmen Sie tief ein, nehmen Sie die Empfindung mit Ihrem Atem auf, und ziehen Sie sie von den Genitalien zum Herzen.

Wenn die Energie Ihr Herzzentrum erreicht, stellen Sie sich vor, wie eine schöne grüne Farbe Ihre Brust durchflutet. Spüren Sie die Heilung, die Liebe, die Empfindung der Hoffnung und Erneuerung, die diese Farbe hier erweckt. Lassen Sie die Energie zwischen Ihrem ersten und vierten Chakra kreisen. Wenn Sie das Gefühl haben, bereit zu sein, holen Sie das magische Symbol zur Mitte Ihrer Brust, und erfüllen Sie es mit der Farbe Grün.

Atmen Sie tief und kraftvoll, um Ihre Brust zu öffnen. Lassen Sie Ihre Hände und Arme Kreise ausführen, die dadurch die Bewegung der Energie und den Rhythmus Ihrer Atmung betonen.

Oft löst die sich in Ihrer Brust ausdehnende Energie Empfindungen der Trauer oder Sehnsucht aus. Es können Tränen aufsteigen. Lassen Sie diese Tränen ungehindert fließen. Lassen Sie sie die Anspannung lösen und alte Wunden heilen, wodurch Tränen der Trauer in Tränen der Dankbarkeit dafür verwandelt werden, daß man sich so tief zu öffnen vermag. Wenn sich Ihr Herzzentrum öffnet, können Sie sich mit dem Kind in Ihnen verbinden – der Unschuld, der Verspieltheit und dem Lachen. Drücken Sie auch dies aus. Halten Sie nichts zurück.

Das fünfte Chakra

Partner A, nehmen Sie die Hand Ihres Partners, und legen Sie sie auf Ihr Kehlkopfchakra. Atmen Sie ein, und ziehen Sie sexuelle Energie von Ihrem ersten Chakra zu Ihrer Kehle. Sehen Sie, wenn die Energie dorthin gelangt ist, wie Ihre Kehle in eine tiefblaue Farbe gebadet ist. Lassen Sie die Energie zwischen Ihrem ersten und Ihrem fünften Chakra kreisen; wenn Sie bereit sind, holen Sie Ihr magisches Symbol von Ihrer Brust nach oben, und versetzen Sie es in Ihre Kehle, wo Sie es mit einem strahlend blauen Licht durchtränken.

Magie ist Selbstsuche. Mystik ist Selbstunterwerfung.
THE BOOK OF MAGIC

Die Öffnung des Kehlkopfchakras befreit Ihre wirkliche Stimme, die stimmliche Äußerung dessen, der Sie wirklich sind und der von den Ermahnungen der Eltern, »Ruhe zu geben«, so lange unterdrückt wurde. Jetzt ist die Zeit, dies auszudrücken, davon zu singen, dies mitzuteilen. Äußern Sie alles, was sich aufdrängt. Vielleicht verspüren Sie eine würgende Empfindung, wenn Ihre Energie sich zu befreien versucht. Helfen Sie dieser Energie durch Laute. Reden Sie Unsinn, Quatsch. Spüren Sie die Freude auszudrücken, wer Sie sind, in einem Orgasmus der Kehle, der alles heilt, was Sie je zurückhalten mußten.

Das sechste Chakra

Partner A, nehmen Sie die Hand Ihres Partners, und führen Sie die Fingerspitzen leicht zu Ihrem Dritten Auge. Es genügt hierfür die Spitze des Mittelfingers. Atmen Sie ein, ziehen Sie sexuelle Energie zu Ihrem Dritten Auge, und stellen Sie sich vor, wenn die Energie in dieses Zentrum gelangt ist, wie sich die Farbe Purpurrot in Ihrem Kopf ausbreitet. Atmen Sie tief, und lassen Sie die Energie zwischen Ihrem ersten Chakra und dem Dritten Auge kreisen. Diese Energie muß jetzt einen langen Weg zurücklegen; bleiben Sie also mit Ihrem Sexualzentrum verbunden, indem Sie Ihren Körper bewegen, die PC-Pumpe ausführen und mit Ihren Händen und Armen Kreise vollführen, während Sie weiter ein- und ausatmen.

Wenn Sie soweit sind, ziehen Sie Ihr Symbol in die Mitte Ihres Kopfes, so daß es in einem Meer von Purpur schweben kann. Wenn Ihr Drittes Auge erwacht, entsteht eine Empfindung der Weiträumigkeit, der Freiheit und einer globalen Vision, wie sie ein Adler hat, der hoch über der Erde schwebt. Alles ist friedlicher und weiter. Alle Probleme scheinen weit entfernt zu sein, als wenn man sich über die Wolken in einen klaren und unendlichen Himmel erhoben hätte.

Das siebte Chakra

Partner A, führen Sie die Hand Ihres Partners ganz sanft zu Ihrem Scheitelchakra, so daß nur die Fingerspitzen den höchsten Punkt Ihres Kopfes berühren. Atmen Sie ein, und ziehen Sie Sexualenergie in Ihrem Körper nach oben. Wenn sie an Ihren Scheitel gelangt, stellen Sie sich vor, wie der höchste Punkt Ihres Kopfes in einem weißen Licht erstrahlt. Spüren Sie die Leichtigkeit, die Reinheit dieser Farbe. Spüren Sie Ihre Ganzheit, die alle Farben des Regenbogens in sich schließt.

Lassen Sie Ihre Energie zwischen Ihrem ersten und Ihrem siebten Chakra kreisen, und atmen Sie tief und kraftvoll. Wenn Sie soweit sind, holen Sie Ihr magisches Symbol zum Scheitel. Stellen Sie sich vor, wie es in einem hellen weißen Licht erstrahlt.

Jetzt herrschen ein unendliches Schweigen und grenzenloser Friede. Sexuelle Energie wird in zeitlose Ekstase verwandelt. Sie sind mit dem ganzen Universum verbunden, als wenn alles, was jemals geschaffen wurde, jetzt Teil von Ihnen wäre, als wenn jede Zelle in Ihrem Körper eine Widerspiegelung des Sie umgebenden kosmischen Tanzes wäre.

Das Astrale Netz

Von diesem Raum aus schicken Sie Ihr magisches Symbol in das Astrale Netz. Spannen Sie Ihren PC-Muskel an, atmen Sie tief ein, und schicken Sie Ihr magisches Symbol durch Ihren Scheitel in den darüber befindlichen Raum. Halten Sie Ihren Atem einige Augenblicke an, und sehen Sie, wie Ihr Symbol über Ihrem Kopf schwebt und in weißem Licht erstrahlt.

Entspannen Sie sich, und atmen Sie normal, von Ihrem Partner unterstützt. Jetzt ist Ihre Arbeit getan. Ihr Symbol hat alle Energie, die es braucht, um sich in das riesige Energiefeld des Astralen Netzes einzuprägen, um sich in diesem mehrdimensionalen telepathischen Kommunikationsnetz aufzulösen, über das Sie mit dem ganzen Universum verbunden sind. Sie können sicher sein, daß Ihre Botschaft ankommt, daß Ihr Ruf gehört wird und die Antwort nicht ausbleiben wird.

Bleiben Sie einige Minuten in diesem tiefen, entspannten, tranceartigen Zustand, und visualisieren Sie dabei weiterhin Ihr Symbol, das über Ihrem Kopf schwebt.

Wenn Sie soweit sind, visualisieren Sie, wie Ihr magisches Symbol langsam von Ihrem Kopf wegschwebt. Beobachten Sie, wie es sich immer weiter entfernt, kleiner und kleiner wird, bis es nur noch ein winziger Punkt in der Ferne ist und schließlich im Raum verschwindet.

STUFE 4: DIE ENERGIE ERDEN

Atmen Sie tief ein, und bringen Sie beim Ausatmen Ihre sexuelle Energie durch den Körper wieder nach unten. Stellen Sie sich vor, wie die Energie durch Ihren Scheitel, Ihr Drittes Auge, Ihr Kehlkopfchakra, Ihre Brust, Ihren Bauch und Ihr Becken nach unten sinkt. Lassen Sie sie in die Beine, in Ihre Füße und weiter in die Erde wandern.

Wenn Sie sich geerdet fühlen, ziehen Sie sich langsam von Ihrem Partner zurück. Beide Partner sollten sich jetzt auf den Boden legen und sich etwa zehn Minuten entspannen, ohne irgend etwas zu tun. Dies gibt Ihnen die nötige Zeit, um die Erfahrung zu integrieren.

Wenn Sie fertig sind, setzen Sie sich auf, und sprechen Sie miteinander über Ihre Erfahrungen.

Schließen Sie mit einer Verschmelzungsumarmung und einer Herz-zu-Herz-Begrüßung.

Bevor Sie jetzt die Rollen tauschen, sollten Sie eine Pause machen. Duschen Sie, lüften Sie das Zimmer, um für eine völlig neue Erfahrung bereit zu sein.

Die Chakrawelle ist eine fortgeschrittene Energiearbeit. Als solche kann man sie nicht auf ein starres System beschränken, weil Energie oft unerwartete Wendungen nimmt und Aspekte von Ihnen selbst enthüllt, von denen Sie nie etwas ahnten.

Hinweise

Zum Beispiel könnten Sie mit der Absicht beginnen, die sexuelle Energie über alle Ihre Chakren in das Astrale Netz zu schicken, erleben aber plötzlich eine so außergewöhnliche, überwältigende orgastische Empfindung in Ihrem Herzen oder Ihrer Kehle, daß die ganze Erfahrung damit endet. Lassen Sie dies ruhig geschehen. Bewegen Sie sich spontan und natürlich mit der Energie. Die Anweisungen in dieser Übung sind nichts als Hinweise, die Ihnen helfen sollen, Ihr eigenes Potential, Ihre eigene Ekstase zu entdecken.

Wir müssen uns vor Augen halten, daß Magie letztlich die Entwicklung einer psychischen Fähigkeit ist, die es dem Menschen erlaubt, unter die Oberfläche der gewöhnlichen Wirklichkeit zu blicken.

COLIN WILSON

Möglicherweise verlieren Sie bei solchen Erfahrungen den Kontakt zu Ihrem magischen Symbol. Weil es aber Ihrem Unbewußten schon sehr tief eingeprägt ist, wird es weiter wirksam sein. Jeder Mensch sendet ständig auf telepathischen Wellenlängen, und die Tatsache, daß Sie ein Symbol geschaffen und mit sexueller Energie durchtränkt haben, ist die Gewähr dafür, daß eine kraftvolle Botschaft ausgesandt wird, insbesondere wenn sich das Symbol während eines Orgasmus in einem Ihrer Chakren auflöst.

Sie werden feststellen, daß Sie bei der Chakrawelle jedesmal andere Erfahrungen haben werden, die aber sämtlich im Dienste der sexuellen Magie eingesetzt werden können. Es braucht kein Widerspruch zwischen Ihrem Genuß, Ihrer Ekstase und Ihrem Wunsch zu bestehen, Magie zu erzeugen.

Partner B, der Gebende, muß sich darauf konzentrieren, Unterstützung zu geben und seine Körperbewegungen mit denjenigen des Partners zu harmonisieren. Vermeiden Sie es, eine Haltung oder Sitzposition einzunehmen, die für Ihren Partner nicht bequem ist. Sie können Ihrem Partner helfen, während der ganzen Übung tief und rhythmisch zu atmen, indem Sie am Ohr des Partners im selben Rhythmus mitatmen.

DEN ORGASMUS ERWEITERN

Nachdem Sie jetzt die grundlegenden Schritte der sexuellen Alchemie entdeckt haben, das Hindurchleiten sexueller Energie durch die sieben Chakren des Körpers, die Harmonisierung des Atems mit Bewegung und Visualisierung, sind Sie soweit, daß Sie Ihre sexuelle Kraftquelle weiter stärken können. In den nächsten beiden Kapiteln werden Sie lernen, wie Sie Ihr orgastisches Potential erweitern und starke Aufladungen für die sexuelle Magie erzeugen können. Sie sind jetzt auf dem Wege zur Meisterschaft als sexueller Magier.

7. Shaktis Magie

Die Alchemie des weiblichen Orgasmus

Jede Frau weiß, daß sie in sich eine ungeheure Liebesfähigkeit hat. Diese Liebe kann die unterschiedlichsten Formen annehmen, von der fürsorglichen Mutter über den hingebungsvollen Partner in einer festen Beziehung bis hin zur wilden und ekstatischen Liebhaberin. Wenn eine Frau sich dieser Liebe öffnen kann, sich in diese Liebe ausgießen, sich von ihr erfüllen lassen kann, dann ist dies vielleicht die größte Magie, die sie erreichen kann.

Der Schlüssel, mit dem sich die Tür der Liebe öffnen läßt, ist der erweiterte Orgasmus. Er ist die Wurzel des Liebesbaums einer Frau, ihre irdische Basis, ihre dunkle, fruchtbare, verborgene Quelle der Lebensenergie, aus der ihr Baum zu großen Höhen wachsen und mit den herrlichen, duftenden Blüten der Liebe in spektakulärer Fülle erblühen kann.

Auch wenn ich jetzt riskiere, den Rest dieses Buchs überflüssig erscheinen zu lassen, muß ich sagen, daß eine wahrhaft orgastische Frau keine weiteren Werkzeuge zur Magie mehr braucht. Ihre Ausstrahlung, ihre sprudelnde Energie, ihre sexuelle Vitalität, ihr überströmendes Herz verleihen ihr eine so magnetische Attraktivität, daß sie alles an sich heranzieht, was sie braucht.

Nur – wie viele Frauen können von sich behaupten, daß sie diesen magischen Zustand kennen, der unser Potential und unser Geburtsrecht ist? Selbst heute noch, in einer relativ liberalen Kultur, die sich der Unterdrückung der Frauen bewußt geworden ist und versucht, die Schäden zu heilen, die durch eine jahrhundertelange männliche Dominanz entstanden sind, ist es frustrierend zu sehen, daß der übergroßen Mehrzahl der Frauen die Kunst, einen wirklich befriedigenden Orgasmus zu erleben, versagt geblieben ist.

In diesem Kapitel lernen Frauen die Geheimnisse, wie man einen intensiven, langen und ekstatischen Orgasmus erleben kann, während ihre männlichen Partner die köstliche Kunst lernen, ihrer Liebsten diese äußerste Wonne zu schenken. Wenn dies als eine etwas einseitige Vorgehensweise erscheint, dann seien die Männer jetzt schon damit getröstet, daß sie im nächsten Kapitel das Geheimnis lernen werden, wie man den männlichen Orgasmus erweitert. Wie den meisten Frauen das Potential der orgastischen Wonnen verweigert wurde, so gibt sich die Mehrzahl der Männer nach wie vor mit einer unvollständigen sexuellen Erfüllung zufrieden und beschränken sich auf eine lokale, genitale, ejakulatorische Entspannung, statt in den außerordentlichen Empfindungen des totalen Orgasmus zu schwelgen.

Frauen und Männer können ihre erweiterte orgastische Energie in die Praxis der sexuellen Magie leiten. Bei der Chakrawellen-Übung im letzten Kapitel haben Sie gelernt, die sexuelle Energie zu stimulieren und durch die sieben Chakren zu leiten. Dies ist aber nur der Anfang. Nachdem Sie den inneren Pfad geöffnet haben, sind Sie jetzt bereit, ein Höchstmaß an orgastischer Macht als alchemistischen »Treibstoff« für Ihre Transformation zu erzeugen und das volle Spektrum Ihrer orgastischen Empfindungen zu benutzen, um Ihre Vision aufzuladen und ihr ungeheure Kraft und Potenz zu geben.

Venus ergibt sich Zärtlichkeiten, nicht dem Zwang.
PUBLILIUS
Moralische Reden

Ohne diese unglaublich mächtige Energie gleichen die Zeremonie und das Ritual der Magie einem flotten Auto ohne Motor. Es sieht vielleicht prächtig aus, und die Nachbarn bewundern es, aber man kann nirgendwohin damit fahren. Der Orgasmus liefert das Triebwerk, die PS, die pulsierende, dynamische Kraft, die das Fahrzeug Ihrer Magie an das von Ihnen gewünschte Ziel bringt.

In diesem Kapitel stehen die Grundlagen der Erweiterung des Orgasmus ganz im Vordergrund. Wir werden nicht mit einem magischen Symbol und den sieben Energiezentren arbeiten, weil die Aufgabe, orgastische Zu-

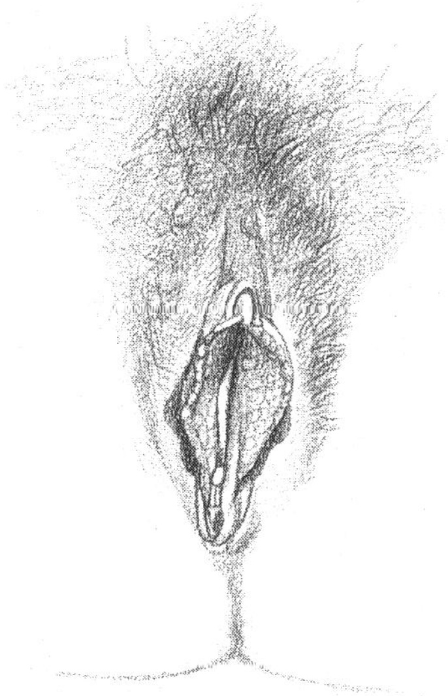

Yoni »natur«.

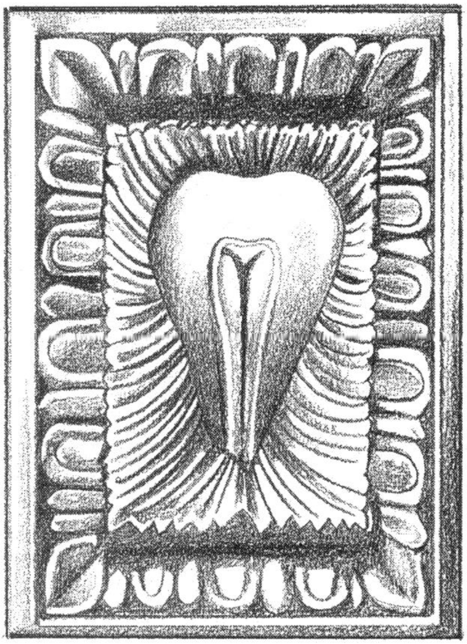

Darstellung einer Yoni, von der Energiestrahlen ausgehen. Südindische Schnitzerei aus dem 19. Jahrhundert.

stände zu erlernen, anspruchsvoll genug ist. Wenn Sie später diese Grundfertigkeiten beherrschen, ist es keine Schwierigkeit mehr, die restlichen Schritte der Sexualmagie hinzuzufügen.

Sie werden auch feststellen, daß während des Prozesses der Steigerung Ihres orgastischen Potentials in Ihrer Beziehung zu Ihrem Liebsten eine tiefe Heilung eintreten wird. Wenn zwei Liebespartner die heiklen Stufen bewältigen, die zu einem erweiterten Orgasmus führen, und die ebenso wichtigen Schritte der gegenseitigen Hilfestellung zu dieser Erfahrung durchlaufen, dann haben sie damit alles gelernt, was man für eine tiefe und erfüllende Beziehung braucht, wie zum Beispiel tiefe Kommunikation, Mut, Aufrichtigkeit, Sensibilität und Vertrauen.

Die Vergangenheit heilen

Die Frauen leben heute noch mit den Folgen einer jahrhundertelangen patriarchalischen Unterdrückung. Dies bedeutet, daß uns noch bis vor kurzem eine männlich beherrschte Gesellschaft glauben machen konnte, daß unser hauptsächlicher Lebenszweck darin bestünde, für die Bedürfnisse und Genüsse des Mannes dazusein, vor allem in bezug auf Sex. *Sein* Genuß spielte die überragende Rolle, sowohl was seine schnelle sexuelle Befriedigung als auch sein Streben betraf, männliche Erben zu zeugen, die seinen Namen, seinen Besitz und seinen gesellschaftlichen Status erben konnten. Wenn Frauen überhaupt zu sexuellem Genuß kamen, dann waren dies nur Brosamen, die vom Teller des Mannes fielen.

Eros ist die Kraft, die ein Kind dazu treibt, im Schoß der Mutter zu liegen, die magische Leidenschaft zwischen Liebenden jeden Alters erregt, die Kraft, die in ihren höheren Manifestationen die Seelen zur Liebe hinzieht. Eros ist die Macht der Shakti. Eros ist das Kind Aphrodites.

ANDREW HARVEY

In diesen Zeiten hatten die meisten Frauen keine Ahnung, daß es so etwas wie einen weiblichen Orgasmus überhaupt gibt, und wenn sie etwas davon wußten, dann waren sie meist klug genug, dies für sich zu behalten: Die Männer hatten keinerlei Interesse daran zu hören, daß ihre »minderwertigen« Partnerinnen mehr sexuellen Genuß haben konnten, als sie sich selbst erlaubten.

All dies ist zur Genüge dokumentiert, und ich brauche mich mit diesem traurigen und schmerzlichen Kapitel nicht mehr zu befassen. Allerdings müssen Frauen, wenn es um das erfüllende orgastische Potential geht, wissen, daß sie nach wie vor die Bürde dieser Konditionierung tragen, insbesondere in dem heiklen Bereich der sexuellen Befriedigung.

Diese Bürde hat religiöse Wurzeln, und zwar in dem historischen Übergang, als patriarchalische Religionen wie Judaismus, Christentum und Islam alle Formen von Religion auslöschten, die sich auf eine weibliche oder Muttergottheit richteten. Eine der Folgen dieses Umsturzes war die Verdammung der Sexualität. Dies war unvermeidlich, denn die Essenz der Religion der Muttergottheit war die Fruchtbarkeit und die Erneuerung des Lebens durch die sexuelle Vereinigung. Im Göttinnenkult spielte die Sexualität in der Religion und damit auch in der Gesellschaft eine natürliche und heilige Rolle.

Daß der Kult der Muttergöttin ausgelöscht werden konnte, beruhte zu einem ganz erheblichen Teil darauf, daß es der patriarchalischen Priesterschaft gelang, die Sexualität zu verdammen und den Menschen Schuldgefühle bezüglich ihrer natürlichen sexuellen Empfindungen einzuflößen. Durch eine gerissene Strategie, die so nachhaltig wirkte, daß man ihr eine gewisse Bewunderung nicht versagen kann, gelang es den Priestern und Propheten, einen mächtigen Mythos zu schaffen, der auch noch den Frauen die Schuld für unsere sexuelle Scham gab.

Durch die Verbreitung des Mythos von Adam und Eva verkündeten die Priester, daß die erste Frau den ersten Mann zur Ursünde verführte. Eva stachelte Adam an, Jehovas Gebot zu übertreten und vom Baum der Erkenntnis zu essen.

Und welche Erkenntnis dämmerte den beiden als erste? Nicht das plötzliche Verständnis der Naturgesetze, wie man zum Beispiel Feuer macht oder ein Rad formt. Nicht die Entdeckung der Musik, der Dichtkunst, des Tanzes oder der Malerei. Nein, die erste »Erkenntnis«, die Adam und Eva hatten, war die Entdeckung, daß sie nackt waren, daß sie, mit anderen Worten, sexuelle Wesen waren. Sie hatten Genitalien, Geschlechtsorgane, eine Vagina und einen Penis, und diese bedeckten sie voller Scham mit Feigenblättern. Dieses Verbergen war natürlich im Angesicht des allwissenden, rachsüchtigen Tyrannen nutzlos, und Adam und Eva wurden aus dem Garten Eden vertrieben. Alles nur wegen der Frau.

Dieses Erbe der Scham, der Verworfenheit lebt im Unbewußten aller Frauen fort. Auch heute noch neigen Frauen, die die Gleichberechtigung mit dem Mann einfordern wollen, stark dazu, sich dadurch zu beweisen, daß sie die Männer nachahmen und mit ihnen um den Erfolg in einer patriarchalischen Gesellschaft wetteifern, statt ihre ureigensten weiblichen Qualitäten anzuerkennen und wieder für sich zu reklamieren.

Im sexuellen Bereich manifestiert sich diese Tendenz als das Bestreben, dem Mann in einem sexuellen Wettkampf zu begegnen, wobei sich beide Partner auf Höchstleistung konzentrieren. Der Frau gelingt es vielleicht, zum Orgasmus zu kommen, der aber durch die beschriebene Haltung meist oberflächlich bleibt. Er überflutet nicht ihr ganzes Wesen mit jener Ekstase, deren sie fähig ist.

Unter der Oberfläche einer befreiten Haltung tragen die Frauen nach wie vor eine Wunde an ihrer Sexualität. Die verschiedensten tiefsitzenden Überzeugungen und Ängste hemmen den natürlichen Fluß ihrer orgastischen Energie. Überzeugungen wie »Ich kann das nicht verlangen, was ich möchte, weil ich es nicht verdient habe« oder »Ich sollte nicht so viel Lust empfinden« oder »Es ist die Rolle des Mannes, mir Lust zu schenken, und ich muß mich damit zufrieden geben, was er mir gibt« und Ängste wie »wenn ich wirklich meine orgastische Energie loslasse, dann denkt er, daß ich nicht mehr alle Tassen im Schrank habe«.

Aus meiner fünfzehnjährigen Erfahrung in der Arbeit mit Frauen kann ich sagen, daß dies ihr immer wieder auftauchendes dunkles Geheimnis ist: die Überzeugung, daß sie es nicht wert ist, Lust zu empfangen, und weil sie nicht wichtig ist, kann sie nur wertvoll werden, indem sie dem Mann dient und ihm zu Gefallen ist. Es ist an der Zeit, dieses Ungleichgewicht zu beseitigen. Es ist an der Zeit, daß Frauen eine wirkliche Befreiung als weibliche sexuelle Wesen erleben.

Die heilende Alchemie des Orgasmus

Der Schaden, der der menschlichen Gesellschaft durch die Verdammung der Sexualität zugefügt wird, ist kaum zu ermessen. Statt die sexuelle Vereinigung von Mann und Frau als einen natürlichen, gesunden und lustvollen Akt zu akzeptieren, haben wir Sex in etwas Heimliches und Schuldbeladenes verwandelt. Statt Sex als die schöpferische, fruchtbare Lebenskraft zu feiern, die er in Wahrheit ist, haben wir versucht, ihn hinter verschlossene Türen zu verbannen und sogar so zu tun, als ob es ihn nicht gäbe.

Die Wirkungen dieser schädlichen Haltung reichen weit über das Liebesspiel und auch weit über die Flut der Pornographie, Prostitution, Vergewaltigung, des sexuellen Mißbrauchs und der sexuellen Belästigung hinaus, die unsere Gesellschaft zur Zeit überschwemmt. Dies hat vielmehr Folgen für unsere ganze Weltsicht.

So werden heute zum Beispiel ungeheure und gutgemeinte Anstrengungen unternommen, die Umwelt zu heilen, die Zerstörung unserer Biosphäre aufzuhalten und sich bekriegende ethnische, nationale und religiöse Parteien zu befrieden.

Aber wie soll dies gelingen, wenn die Quelle der menschlichen Liebe selbst vergiftet ist? Wie kann Liebe zur Erde, Liebe zum Mitmenschen blühen und gedeihen, wenn die Grundlehre der organisierten Religion lautet, daß die sexuelle Lebenskraft selbst böse ist, daß unser Fleisch verderbt ist, daß eine riesige und unüberbrückbare Kluft zwischen der Welt des Geistes und der Welt des irdischen Genusses besteht?

Verstandesmäßig glauben wir vielleicht, daß wir uns von schädlichen Mythen wie Evas Ursünde befreit hätten, aber wir brauchen nur den beschädigten Zustand des menschlichen Sexualverhaltens zu betrachten, um zu erkennen, daß diese alte Propaganda nach wie vor in unserem Unbewußten ihr Unwesen treibt. Das alte Paradigma ist noch nicht über Bord geworfen. Wir haben das Gefängnis unserer patriarchalischen Geschichte noch nicht verlassen.

Zum Glück gibt es einfache und wirksame Methoden, um sich von dieser ursprünglichen Programmierung zu befreien. Frauen steht heute der Weg zu einer wahren sexuellen Befreiung offen, der mit den ersten Regungen sexueller Lust in ihren Genitalien beginnt und mit einem anhaltenden und zutiefst erfüllenden Orgasmus endet. Durch diesen kreativen Akt der liebevollen Hinwendung zu ihrem Körper, der Anregung ihrer eigenen Ekstase, kann sich die Frau wieder mit der Göttin im Inneren verbinden, die nicht irgendeine mythische Gottheit, sondern das lebendige Prinzip der weiblichen Ganzheit ist.

Das Wiederauftauchen des heiligen weiblichen Prinzips geht Hand in Hand mit der Wiedergeburt des weiblichen Lustprinzips und der Harmonisierung männlicher und weiblicher Ansprüche auf die Erfahrung sexuellen Genusses.

Die sexuelle Ekstase der Frau ist etwas außerordentlich Wertvolles. Sie ist eine magische und heilende Kraft. Wenn die Frau geliebt und sexuell befriedigt wird, wird sie selbst zu einer Göttin mit magischen Kräften, die Liebe, Andacht, Zuwendung, Dankbarkeit und Glück ausstrahlt. Sie hat die Fähigkeit, die Lebenskraft der Sexualität wieder an ihren angestammten Platz im Tempel des menschlichen Verständnisses zu versetzen und dadurch den Weg zu einer Heilung und Transformation des ganzen Planeten zu öffnen.

Ein wichtiges Element dieser Heilung ist die Einsicht, daß das männliche und das weibliche Prinzip nicht Gegensätze sind, die in einem endlosen Streit um die Vorherrschaft stehen, sondern komplementäre Kräfte, deren Bestimmung es ist, sich in einem tantrischen Tanz der Energie zu vereinigen und dadurch beide Partner mit orgastischer Wonne zu durchfluten.

Die Heilung geschieht auch in Form eines tiefen Verständnisses zwischen Mann und Frau. In den nachfolgenden Übungen lernen beide Partner neue Formen der Kommunikation. Insbesondere die Frau lernt, um das zu bitten, was sie braucht, und ihren Partner zu lehren, wie er ihr Lust schenken kann. Sie wird Ihre Empfindungen definieren, Widerstände anerkennen, die an die Oberfläche drängen können, während sie zu Zuständen gesteigerter orgastischer Wonnen aufsteigt, und sie wird die Kunst erlernen, sich der Ekstase zu unterwerfen und in ihr aufzugehen.

Der Mann lernt, das Sexualorgan seiner Partnerin zu streicheln und zu stimulieren, um sie zu neuen Gipfeln der Erregung zu führen. Dabei wird er die ungeheure Befriedigung erfahren, die daraus entsteht, daß man gerne und freiwillig einander dient, und er wird ein tiefes Verständnis für die wechselseitige Abhängigkeit erlangen, die zwischen Mann und Frau besteht, wenn sie sich wirklich gleichberechtigt dem Liebesspiel hingeben.

Nur auf der Grundlage einer solchen Gleichberechtigung können beide Partner ihr orgastisches Potential, ihre Erfüllung als sexuelle Wesen, ihre komplementären Rollen als Mitschöpfer der Ekstase erfahren.

Anatomie des weiblichen Orgasmus: Klitoris und G-Punkt

Vor der Einführung in die Alchemie zur Steigerung der weiblichen Orgasmuserfahrung möchte ich die Anatomie des weiblichen Sexualorgans beschreiben. Wie schon in *Die Kunst der sexuellen Ekstase* dargelegt, ist eine gute Kenntnis der Genitalien wichtig, wenn man sein orgastisches Potential erweitern will.

Wer immer an die Göttin denkt, wird in ein Bild der Göttin verwandelt.

INDISCHES TANTRA

Wir werden zwei orgastische Auslösepunkte am weiblichen Sexualorgan erkunden: die Klitoris, die Quelle des äußeren oder Klitorisorgasmus, und den sogenannten G Punkt, der die Quelle eines tieferen vaginalen Orgasmus ist. Sie werden lernen, wie man diese Punkte zunächst einzeln, dann gemeinsam zu einem umfassenden Orgasmus stimuliert, der den ganzen Beckenbereich und sogar den ganzen Körper erfüllen kann.

Ich bitte meine Leserinnen, die nachfolgende Beschreibung als eine Übung zu betrachten, indem Sie sich vor einen Spiegel setzen und die Vagina anhand meiner Beschreibungen erkunden. Männer können hier die Vagina ihrer Partnerin erforschen, die sich vielleicht bequem auf Kissen zurücklehnt und ihre Schenkel öffnet, damit der Mann diesen normalerweise unsichtbaren Bereich der weiblichen Sexualität erkunden kann.

Die Vagina ist von weichen Hautfalten umgeben, den Schamlippen. Wenn Sie diese auseinanderziehen, können Sie den Eingang zum Scheidenkanal sehen (siehe Zeichnung). Darüber, etwa dort, wo die inneren Schamlippen

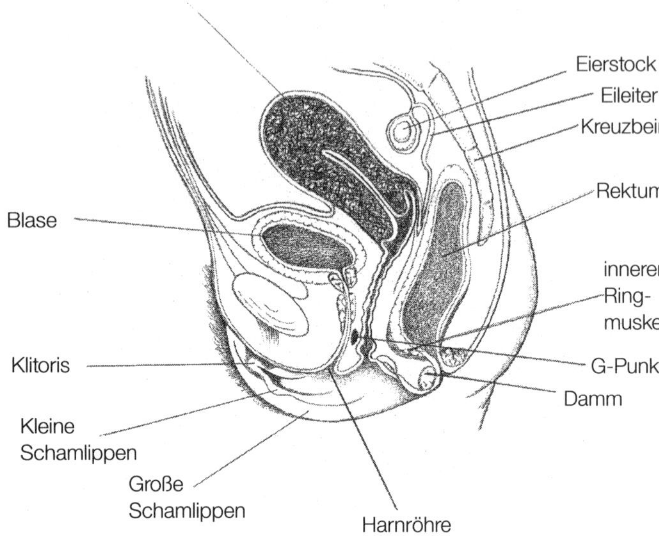

Die weibliche sexuelle Anatomie

zusammentreffen, manchmal auch etwas höher, befindet sich die Klitoris (Kitzler).

Die Klitoris sieht wie eine kleine runde Perle oder ein Knopf aus. Sie ist von einer Hautkappe bedeckt, hinter der, wenn sie zurückgeschoben wird, die Spitze dieses empfindlichen Mechanismus sichtbar wird. Unterhalb der Spitze liegt das Corpus, der sich in zwei beinähnliche Teile zu beiden Seiten des Scheidenkanals gabelt. Nur die Spitze ist sichtbar, doch kann man das Corpus unterhalb der Haut ertasten.

Gut belegte Forschungen haben ergeben, daß die große Mehrzahl der Frauen, die einen Orgasmus haben, diesen mit Hilfe manueller Stimulation der Klitoris entweder durch sich selbst oder durch ihren Partner erreichen. Nur eine kleine Minderheit der Frauen erlebt den Klitorisorgasmus durch die Penetration, und noch weniger Frauen erfahren einen tiefen Orgasmus in der Vagina.

Wie man durch sanfte Berührung der Spitze leicht feststellen kann, ist die Klitoris sehr beweglich. Sie kann sich beim Liebesspiel bewegen und tut dies auch, wobei sie in

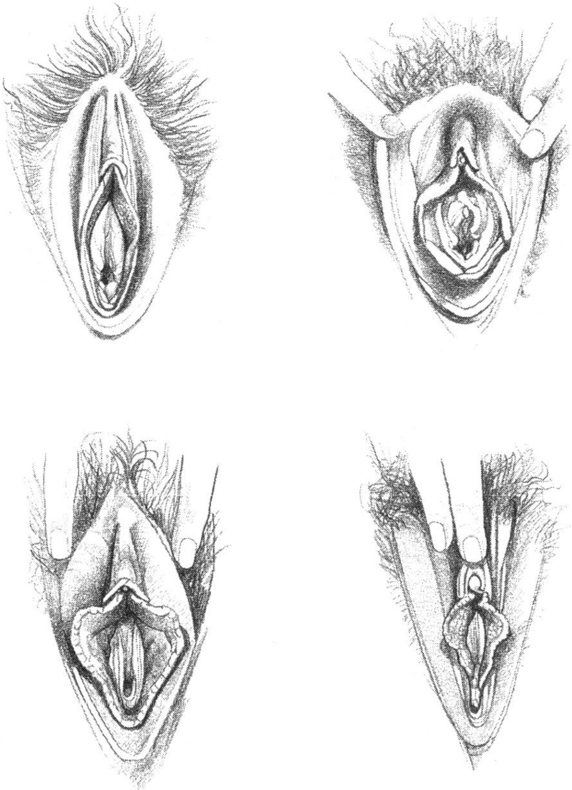

Verschiedene Yonis, die zeigen, wie unterschiedlich die weibliche sexuelle Anatomie sein kann.

die vaginale Öffnung hinein- und wieder herausgleitet. Wenn eine Frau sexuell erregt wird, vergrößert sich die Klitoris etwa um das Doppelte; wenn die Erregung sehr stark wird und sich dem sexuellen Höhepunkt nähert, zieht sich die Klitoris zurück, bis sie wieder unter der Klitoriskappe verborgen ist. Wenn die Frau weniger stark erregt ist, taucht die Klitoris wieder auf.

Die Anatomie der weiblichen Klitoris kann sehr unterschiedlich sein. Betty Dodson, Autorin von *Sex for One – die Lust am eigenen Körper*, berichtet über die Zusammenkunft mehrerer Frauen, die bei der Betrachtung und beim Vergleich ihrer Geschlechtsorgane feststellten, daß »sich erstaunliche Unterschiede zeigten, wenn die

Kappe zurückgezogen wurde und die Klitoris zum Vorschein kam, deren Größe sich zwischen winzigen Samenkörnern bis zu großen und vorstehenden Juwelen bewegte«.

Die Teilnehmer an Dodsons Gruppe konnten keinen Zusammenhang zwischen der Größe der Klitoris und dem Ausmaß der Lust feststellen, die sie erzeugen konnte. Es war nicht so, daß der Orgasmus um so besser war, je größer die Klitoris war. Alle Größen schienen gleich gut geeignet zu sein, wenn sie in der richtigen Weise stimuliert wurden.

Das Bemerkenswerteste an der Klitoris ist, wie viele Frauen wissen, ihre unglaubliche Empfindlichkeit. Wie Sie in der ersten Übung dieses Kapitels feststellen werden, wird die Reaktion und Sensibilität der Klitoris um so größer, je mehr diese Lustspenderin stimuliert wird.

Der zweite orgastische Auslösepunkt am Geschlechtsorgan der Frau ist der G-Punkt, der nach seinem Entdecker, dem deutschen Arzt von Gräfenberg, benannt ist. Der G-Punkt liegt in der Vagina hinter dem Schambein in der Vorderwand des Scheidenkanals.

Am besten findet man den G-Punkt, indem man einen Finger auf die Spitze der Klitoris legt und den Finger langsam nach unten in die Scheidenöffnung und oben am Scheidengewölbe entlang etwa vier bis fünf Zentimeter tief in den Scheidenkanal einführt. Das Merkmal des G-Punkts ist, daß das Gewebe an dieser Stelle sich gerippt oder hart anfühlt, wie ein kleiner Knopf mit winzigen Höckern, während die übrige Scheidenwand glatt ist. Am besten spürt man den G-Punkt unmittelbar nach dem Orgasmus der Frau, weil er dann etwas vergrößert und empfindlicher ist.

Es gibt verschiedene Theorien über die Sensibilität des G-Punkts, deren interessanteste lautet, daß die Nerven, die für die Lust an der Klitoris sorgen, auf dem Weg zur Wirbelsäule an diesem Punkt vorbeilaufen. Weiterhin besteht eine Nervenverbindung zwischen dem G-Punkt und der Blase, wodurch bei der Stimulation dieses Punkts der falsche Eindruck entsteht, daß man urinieren muß.

Der G-Punkt ist von einem schwammigen Gewebe umgeben, den sogenannten Bartholindrüsen, aus denen beim Orgasmus als »weibliche Ejakulation« Flüssigkeiten austreten können, die denjenigen der männlichen Prostata ähneln.

Die Herbeiführung einer sexuellen Erregung und des Orgasmus durch die Massage des G-Punkts ist eine hohe Kunst, die ich in der zweiten Übung dieses Kapitels beschreiben werde. Wenn Sie die Kunst erlernt haben, sowohl die Klitoris als auch den G-Punkt zu stimulieren, dann sind Sie soweit, daß Sie einen kombinierten, erweiterten Orgasmus erleben können, der durch die gleichzeitige Reizung beider Punkte entsteht.

Somit erlernt man die Praxis des erweiterten Orgasmus in drei Schritten:

1. Stimulierung der Klitoris und Klitorisorgasmus.
2. Stimulierung des G-Punkts und Scheidenorgasmus.
3. Gleichzeitige Stimulierung von Klitoris und G-Punkt, was zu einem erweiterten oder kombinierten Orgasmus führt.

Wenn Sie einmal die notwendigen Fähigkeiten erworben haben, können Sie alle drei Schritte in einer einzigen Sitzung durchführen.

Überwindung der anfänglichen Verlegenheit

Betrachte die Frau als eine Göttin, deren spezielle Energie sie ist, und ehre ihre Göttlichkeit.
UTARA-TANTRA

Wie Sie vielleicht schon bei den Übungen zur sexuellen Heilung in Kapitel 3 erfahren haben, kann es eine Frau sehr viel Überwindung kosten, die Beine zu öffnen und einen Mann ihre Yoni, ihre Vagina, untersuchen zu lassen. Die Darbietung der Genitalien zu einer eingehenden Untersuchung löst Empfindungen der Unsicherheit, der Verletzlichkeit und der Verlegenheit aus.

Beim normalen Liebesspiel ist die Frau von beruhigenden Empfindungen erfüllt, wenn der Mann sie nimmt und in engem Körperkontakt ihre Yoni streichelt und mit seinem Vajra in sie eindringt. Bei dieser Übung aber gehen

Mann und Frau geradezu wissenschaftlich vor. Sie nehmen gewissermaßen eine Lupe und halten sie vor die Genitalien, wodurch nicht nur die physische Anatomie sichtbar wird, sondern auch Ihre Haltung hinsichtlich Ihres Geschlechtsorgans und Ihres Rechts auf sexuellen Genuß – ob Sie ihn verdient haben, ob Sie ihn sich erlauben und ob Sie sich ihm unterwerfen können.

Diesen Zweifeln zum Trotz werden Sie es sich erlauben, sich zurückzulehnen und zu empfangen, sich von einem Mann so lange Lust bereiten zu lassen, wie Sie brauchen, um sich völlig orgastisch zu fühlen. Sie haben diesen Augenblick verdient. Sie haben lange genug geduldig auf ihn gewartet.

Das Reizvolle an dieser Übung ist, daß Sie, die Frau, hierbei verletzlich und empfänglich und doch die Handelnde sind. Sie sind diejenige, die entdecken wird, wie und wo sie berührt werden möchte, die jeden Millimeter ihres Sexualorgans erkundet und bewußt macht, die ihren Liebsten genau lehrt, wie er jeden Lustpunkt streicheln soll.

Das Bewußtsein, daß Sie die Handelnde sind, wird Ihnen den Mut verleihen, über alle Widerstände hinauszugehen, denen Sie bei der Stimulierung der Klitoris begegnen werden, weil Sie wissen, daß Sie jederzeit aufhören oder die Liebkosungen verändern können, die Sie empfangen.

Noch eines: Viele Frauen haben die Erfahrung gemacht, daß die Massage der Klitoris und der Vagina Narbengewebe in dem betreffenden Bereich heilt und sensibilisiert, das durch eine schwere Geburt entstanden sein könnte. Falls Sie jedoch ständig Beschwerden mit Scheideninfektionen oder andere gesundheitliche Probleme mit Ihrem Sexualorgan haben, sollten Sie diese Massage nur mit ausdrücklicher Erlaubnis Ihres Arztes durchführen.

ÜBUNG: DER KLITORIS LUST BEREITEN

Sinn und Nutzen

Als die Empfängerin bei dieser Übung werden Sie, die Frau, eine der aufregendsten und ekstatischsten Lustsitzungen Ihres Lebens erfahren. Jahrhundertelang war die Klitoris ein verborgener Teil unserer sexuellen Anatomie, die oft als unwichtiges und unvollkommenes Anhängsel mißachtet wurde. Sie war unser schuldbeladenes Geheimnis, eine Stelle, an der nur wir selbst volle Lust zu erzeugen verstanden.

Die meisten Frauen wissen nicht, daß man einen Mann lehren kann, diesem geheimen Körperteil geschickt und meisterhaft Lust zu bereiten.

Diese Übung gibt Ihnen jegliche Freiheit, die Lust zu genießen und zu zelebrieren, die an Ihrer Klitoris erweckt wird, und dadurch alle negativen Überzeugungen zu heilen, die Sie vielleicht bezüglich Ihres Geschlechtsorgans haben.

Als Frau und Magierin werden Sie jetzt in eine neue Ära eintreten, Ihre Selbstachtung steigern und die Alchemie Ihrer orgastischen Macht in Anspruch nehmen. Lassen Sie in dieser Sitzung die Göttin der Liebe in Ihnen aufblühen. Sie haben es verdient!

Sie müssen wissen, daß der Schlüssel für den Übergang von gutem Sex zu großartigem Sex darin liegt, daß Sie sich dieses Geschenk aus ganzem Herzen gönnen und Ihren Partner ermuntern, Ihnen genau das zu geben, was Ihnen Spaß macht. Dies wird wiederum seine Fähigkeiten als großer Liebhaber zur Geltung bringen.

Diese Übung

▷ verleiht genaue Kenntnis des weiblichen Geschlechtsorgans,
▷ bringt neue Bewußtheit in Bereiche, in denen sexueller Genuß möglich ist, und lehrt, diese Bereiche richtig zu liebkosen,
▷ öffnet den Weg zu ekstatischen Orgasmen,
▷ bringt psychische und emotionae Blockierungen zum Vorschein, die den Strom der orgastischen Energie behindern können, und löst sie auf,
▷ verbessert die Kommunikation zwischen Liebespartnern und vertieft ihre Intimität,
▷ lehrt Sie, die Frau, die Verantwortung für ihr sexuelles Wohlbefinden zu übernehmen,
▷ hilft Ihnen, der Frau, die Kunst des Vertrauens zu lernen,

▷ lehrt Sie, den Mann, eine Frau zu orgastischer Ekstase zu bringen,
▷ hilft Ihnen, dem Mann, sich als Gebender, Unterstützender und fähiger Liebhaber bestätigt zu fühlen.

Vorbereitungen und Durchführung

▷ Bei dieser Übung sprechen Sie einander mit Ihren magischen Namen an. Ich werde also auch hier wiederum die Namen Shakti und Shiva benutzen, der Gottheiten der tantrischen Vereinigung.
▷ Es kann Spaß machen und hilfreich sein, vor der Übung eine Atmosphäre der sexuellen Vorfreude zu schaffen, als wenn Sie eine ganz besondere Verabredung hätten. Vielleicht ruft Shiva tagsüber Shakti an und sagt ihr etwas, was sie heiß machen könnte, wie zum Beispiel »Ich will dich, ich will, daß deine Wonne über meine Finger rieselt, ich will deine Nässe, ich will, daß du ganz weit für mich bist ...«
▷ Shiva, vielleicht kaufen Sie Shakti sexy Unterwäsche, die sie zu der Übung tragen kann. Vielleicht möchten Sie sie auch in ein Restaurant ausführen, wo Sie mit ihr flirten und sie unter dem Tisch an verbotenen Stellen fassen. Denken Sie darüber nach, wie Sie eine Aura sexueller, erotischer Erregung zwischen Ihnen und Ihrer Partnerin schaffen können. Seien Sie kreativ.
▷ Shiva, Sie sind auch derjenige, der den magischen Kreis schafft. Nehmen Sie sich Zeit dafür, den Raum schön herzurichten und ihn mit Dingen zu schmücken, die Shakti liebt. Arrangieren Sie bunte Kissen, ein schönes Laken, auf das sie sich legen kann, Blumen, Räucherwerk und Kerzen, und lassen Sie im Hintergrund eine sanfte, unaufdringliche Musik laufen. Sorgen Sie dafür, daß Dinge vorhanden sind, die auf Ihre Liebste beruhigend wirken, wie zum Beispiel ihr liebster Teddybär oder bestimmte Tarotkarten, und natürlich ihr magisches Symbol. Sie können die Selbstachtung Ihrer Liebsten und ihre Liebe zu Ihnen vermehren, wenn sie sieht, mit wieviel Liebe Sie eine sichere und heilige Umgebung für ihren Genuß geschaffen haben.

- ▷ Shakti, duschen Sie sich, oder nehmen Sie ein entspannendes Bad, während Shiva den magischen Kreis herrichtet. Liebkosen Sie Ihren Körper mit Öl, legen Sie einen Hauch Parfum auf, gönnen Sie sich das Gefühl, daß Sie Luxus und Zuwendung verdient haben, als wenn Sie die wichtigste Person der Welt wären. Tragen Sie etwas Weiches und Seidenes wie zum Beispiel einen Morgenmantel im Kimonostil, der sich vorne öffnet.
- ▷ Shiva und Shakti, führen Sie die Übung in Ihrem eigenen Rhythmus durch.
- ▷ Es empfiehlt sich, einen Krug Wasser oder Fruchtsaft bereit zu haben, da man bei dieser Übung Durst bekommen kann.
- ▷ Der Raum muß warm genug sein, so daß man nur spärlich bekleidet arbeiten kann.
- ▷ Halten Sie reichlich Gleitmittel bereit. Für die Massage der Klitoris eignet sich ein Gleitmittel auf Ölbasis wie Vaseline am besten, weil Sie diesen Bereich ziemlich lange stimulieren werden und Gleitmittel auf Wasserbasis zu schnell trocknen.
- ▷ Shiva, achten Sie darauf, daß Ihre Fingernägel kurz geschnitten und glatt sind.
- ▷ Shakti, achten Sie darauf, daß Ihre Blase leer ist.
- ▷ Nehmen Sie sich für diese Übung sechzig bis neunzig Minuten Zeit, und stellen Sie sicher, daß Sie nicht gestört werden können.

STUFE 1: SINNLICHES VORSPIEL

Shiva, wenn der Raum vorbereitet ist, führen Sie Shakti in den magischen Kreis. Seien Sie zuvorkommend, verspielt, beruhigend. Tanzen Sie am besten einige Minuten miteinander, um alle Nervosität und Anspannung abzuschütteln.

Begrüßen Sie einander mit einer Herz-zu-Herz-Begrüßung.

Umarmen Sie einander mit einer langen Verschmelzungsumarmung, und atmen Sie dabei tief und im gleichen Rhythmus.

Shiva, nehmen Sie sanft Shaktis Gewand ab, und bitten Sie sie, sich auf die Kissen zu legen. Wenn sie den Morgenmantel lieber anbehält, schlagen Sie ihn zurück, so daß ihre Schenkel und ihr Becken sichtbar werden.

Setzen Sie sich mit überkreuzten Beinen links von ihr nahe zu ihrem Körper, und nehmen Sie sich einige Minuten Zeit, um eine Stellung zu finden, die für beide bequem ist. Nach meiner Erfahrung ist die beste Stellung für diese Übung wie folgt:

Shakti, öffnen Sie die Beine, und legen Sie das linke Bein auf ein Kissen, das auf Shivas linkem Knie liegt.

Shiva, lassen Sie Ihren linken Ellbogen und Unterarm auf diesem Kissen ruhen.

Shakti, legen Sie Ihr rechtes Knie auf ein weiteres Kissen, so daß Ihre Beine bequem gespreizt und Ihre Knie leicht gebeugt sind.

O Einsiedler, wenn du das Paradies ersehnst, dann eile schnell an den Ort, an dem die Spenderin der Lust wohnt.

KUTTNIMAHATYAN-TANTRA

Shiva, legen Sie ein Kissen auf Ihren rechten Oberschenkel, und stützen Sie damit den rechten Unterarm ab.

Shiva, fragen Sie Shakti: »Sitzt du bequem?« Wenn dies nicht der Fall ist, experimentieren Sie mit anderen Positionen, und verschieben Sie die Kissen, bis Sie beide bequem sitzen.

Achten Sie darauf, daß das Gleitmittel griffbereit ist, das Sie für die späteren Teile der Übung brauchen werden.

Shiva und Shakti, schließen Sie die Augen einige Augenblicke, und atmen Sie tief in den Bauch. Nehmen Sie sich Zeit, sich zu zentrieren und ganz auf die kommenden Ereignisse auszurichten.

Shiva, stimmen Sie sich auf Ihre Partnerin ein. Legen Sie die linke Hand sanft auf Shaktis Yoni und die rechte Hand auf ihr Herzchakra in der Mitte ihrer Brust. Blicken Sie ihr sanft in die Augen, und beginnen Sie, in ihrem Rhythmus zu atmen. Spüren Sie in Ihrem Herzen die Liebe zu dieser liebsten Freundin, die sich für Sie verletzlich macht.

Shiva, wenn Sie bereit sind, beginnen Sie Shaktis ganzen Körper sehr sanft mit Ihren Fingerspitzen oder mit Federn zu streicheln. Ermuntern Sie sie, dabei tief durch den Mund zu atmen und zugleich ganz entspannt und empfänglich zu bleiben. Sprechen Sie in einem sanften beruhigenden, flüsternden Ton: »Entspanne dich, Liebste, und empfange dieses Geschenk, das ich dir bringe. Du brauchst nichts zu tun, nichts zu erreichen ... nur dein Vergnügen zählt.«

Streicheln Sie mit einer sachten Berührung jeden Teil von Shaktis Körper. Berühren Sie ihre Lippen, ihren Hals, ihre Brustwarzen, ihren Bauch, ihren Schamhügel, wo Sie sanft an ihrem Schamhaar zupfen. Liebkosen Sie ihre Oberschenkel, ihre Füße. Lassen Sie keinen Teil ihres Körpers aus, und schenken Sie jedem Bereich Liebe und Beruhigung. Lassen Sie sich alle Zeit dafür.

Shakti, dies ist Ihre Gelegenheit, sich tief in eine Stimmung der Empfänglichkeit zu entspannen. Gönnen Sie es sich, zu genießen, womit Sie überschüttet werden, und lassen Sie alle Gedanken los, daß Sie etwas tun oder jemandem zu Gefallen sein müßten.

STUFE 2: ZUM RICHTIGEN ZEITPUNKT WEITERMACHEN

Shiva, achten Sie auf Shaktis Körpersprache, die Ihnen sagen wird, wann sie zur direkten Massage ihres Sexualorgans bereit ist. Durch Ihr sanftes Streicheln wird sie sexuell erweckt. Ihre Schenkel öffnen sich vielleicht noch ein wenig weiter, so daß ihre Yoni noch besser sichtbar wird. Sie schiebt ihr Becken leicht nach vorne und hebt das Gesäß vom Laken ab, um Sie einzuladen, ihre Genitalien zu erkunden.

Wenn Sie sich nicht sicher sind, fragen Sie Shakti: »Bist du jetzt soweit, Liebste?« Sie wird vielleicht nicken oder einen zustimmenden Seufzer von sich geben, oder sie sagt vielleicht: »Nein, streichle noch ein wenig meinen Hals und meine Schultern, es ist so schön.«

Shiva, denken Sie daran, daß Sie der Reagierende sind, der auf Shaktis Anleitung hört, der lernt, sie in einer Weise zu streicheln, die ihr den größtmöglichen Genuß schenkt.

Shakti, Sie empfangen Lust, indem Sie Ihrem Partner sagen, wie und wo er Sie berühren soll. Haben Sie keine Scheu, genau zu sagen, was Sie wollen. Jetzt ist die Zeit, daß Sie sich alles gönnen können.

STUFE 3: DIE KLITORIS NECKEN

Shiva, bedecken Sie die Finger Ihrer rechten Hand mit reichlich Gleitmittel. Beginnen Sie jetzt, Shaktis Genitalien sanft zu streicheln, die Oberfläche ihrer Yoni zu liebkosen, die Wölbung ihrer Lippen ganz sanft und federleicht zu berühren. Zupfen Sie sanft am Schamhaar. Legen Sie Ihre Hand flach auf die ganze Yoni, und lassen Sie die Hand leicht vibrieren.

Ziehen Sie die Lippen der Yoni wie die Flügel eines Schmetterlings auseinander, so daß die Yoni ganz geöffnet ist. Gehen Sie dann mit Ihren geschmierten Fingern zur Innenseite der Lippen am Eingang der Vagina selbst, umfahren Sie die Klitoris, und hauchen Sie sanft warme Luft aus Ihrem Mund auf die geöffneten Lippen.

Schließen Sie die Lippen der Yoni, drücken Sie sie sanft zusammen, und massieren Sie die Außenseite der Lippen von unten nach oben zur Klitoris. Setzen Sie die Massage an der Innenseite der Yoni fort, gleiten Sie leicht nach oben zum Schamhügel, dann nach unten zum Anus, wobei Sie stets reichlich Gleitmittel verwenden.

Shiva, necken Sie Shaktis Cleo, ihre Klitoris, mit einer flüchtigen Berührung, einem leichten Kitzeln oder Streicheln, das mehr verheißt, und gehen Sie dann zu einem anderen Bereich der Yoni, wie um zu sagen: »Ich werde dir Lust geben. Mit dieser Berührung, die leicht ist wie die Flügel eines Vogels im Flug, ehre ich deine Zartheit, deine Sensibilität. Mit dieser Berührung zeige ich dir, daß ich empfindsam und liebevoll sein kann, auf dich eingestimmt, aufmerksam, auf deinen Genuß bedacht.«

Reichlich Gleitmittel ist für Shakti angenehm. Wenn Ihre Finger trocken sind, ziehen und zerren Sie in einer unangenehmen Weise an ihrer Yoni.

STUFE 4: DIE KLITORIS STIMULIEREN

Shiva, Sie können jetzt beginnen, Shaktis Cleo leicht zu reiben, wobei sie von den Falten der Kappe bedeckt bleibt. Beginnen Sie sanft und streichelnd, und erkunden Sie dann die nachfolgenden Massagegriffe, die einer Frau so viel Lust schenken können.

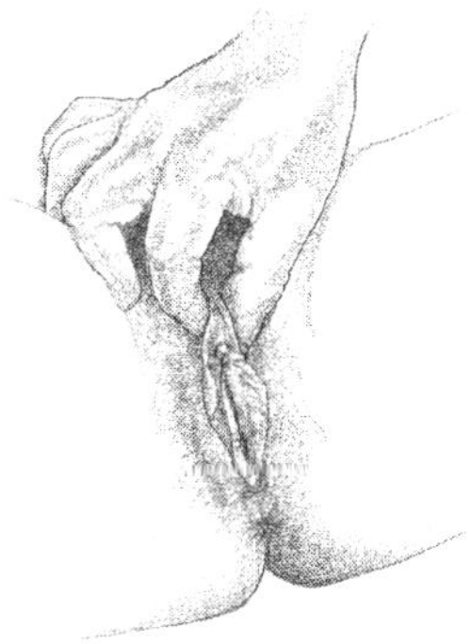

Der Klitorius Lust bereiten.

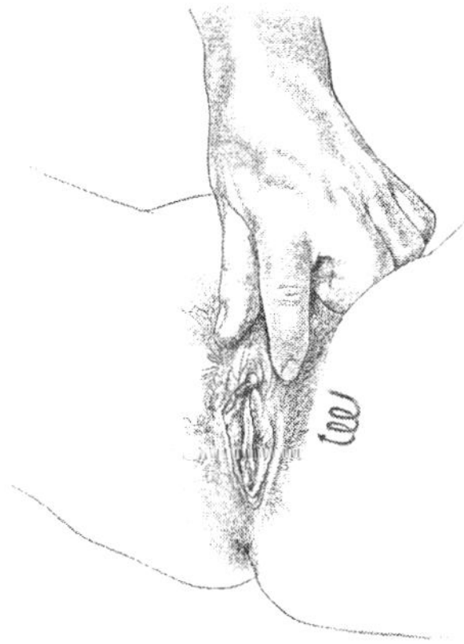

Die Zweifinger-Grundbewegung.

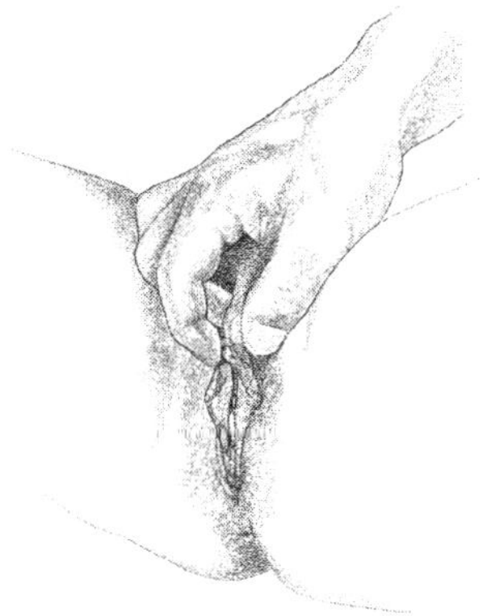

Streichbewegung von der Basis aus.

Zweifinger-Grundbewegung

Beginnen Sie mit der Zweifinger-Grundbewegung. Daumen und Zeigefinger liegen an der Stelle, in der die Klitoris im Körper verschwindet, das heißt etwas unterhalb der Spitze, wo das Corpus unter der Haut unsichtbar wird.

In dieser Stellung halten Sie das Corpus zwischen Daumen und Zeigefinger und reiben ihn leicht zwischen den Fingern. Experimentieren Sie, bis Sie diesen Punkt finden, und beginnen Sie dann langsam zu massieren, indem Sie zu beiden Seiten des Corpus auf und ab reiben, bis Sie einen angenehmen Rhythmus gefunden haben. Für viele Frauen ist eine Bewegung pro Sekunde am angenehmsten.

Diese Bewegung ist die leichteste und einfachste Art, einer Frau durch ihre Cleo Lust zu verschaffen.

Fragen Sie Shakti: »Wie fühlt sich dies an?« Ermuntern Sie sie, es Ihnen zu sagen, welche Berührung ihr den größten Genuß bringt.

Die doppelte Streichbewegung

Versuchen Sie es nach einer Weile mit einer anderen Bewegung.

Reiben Sie an einer Seite des Corpus mit dem Daumen auf und ab, während der Zeigefinger an der anderen Seite kreisförmige Bewegungen ausführt.

Streichbewegung von der Basis aus
Lassen Sie Ihren Daumen an einer Seite des Corpus ruhen, und streicheln Sie mit dem Zeigefinger die andere Seite in kleinen Kreisbewegungen, indem Sie von der Basis zur Spitze gehen.

Reiben an der Spitze
Halten Sie das Corpus der Cleo zwischen Daumen und Mittelfinger, und massieren Sie mit dem Zeigefinger die Spitze der Cleo ganz sanft, wobei die Kappe noch über der Spitze bleibt.

Kitzelndes Streichen mit drei Fingern
Halten Sie das Corpus der Cleo mit Daumen und Mittelfinger fest, während der Zeigefinger die Spitze der Cleo massiert.

Die Cleo direkt stimulieren
Wenn Shakti stark erregt ist, schieben Sie die Kappe der Cleo mit Daumen und Zeigefinger zurück, und stimulieren Sie die Spitze der Klitoris direkt durch leichtes und beständiges Reiben mit dem Zeigefinger.

Fragen Sie Shakti: »Wie fühlt sich das an, möchtest du es kräftiger oder leichter?« Denken Sie daran, daß Sie dies nur tun können, wenn Shakti erregt und ihre Cleo angeschwollen ist; andernfalls könnte die Berührung der Spitze zu direkt sein, als daß sie wirklich angenehm wäre.

Wenn Shakti erregt ist, werden Corpus und Spitze der Cleo steif und schwellen an, wie ein kleiner Hügel, der aus dem umgebenden Fleisch hervorsteht. Mit demselben Grundgriff können Sie senkrecht seitlich an diesem Hügel auf und ab streichen, ganz ähnlich, wie Sie einen erigierten Penis stimulieren würden. Sie können aber auch pulsierend und rasch drücken oder mit kreisförmigen Bewegungen arbeiten.

Mit zwei oder drei Fingern sind eine überraschende Vielzahl von Bewegungen möglich.

Die besten Varianten feststellen

Nehmen Sie sich Zeit dafür, alle möglichen Variationen zu erkunden, wobei Sie ständig miteinander darüber sprechen.

Shakti, die Versuchung ist groß, sich in der Lust zu verlieren, die Sie empfangen. Vielleicht fällt es Ihnen schwer, etwas zu sagen, oder Sie finden die Worte nicht, um sich Shiva mitzuteilen. Es ist aber wichtig, daß Sie für jede Empfindung wach bleiben und äußern, wie Sie sich fühlen, was Sie mögen, was Sie ändern möchten. Bei dieser Übung ist Kommunikation sehr wichtig.

Dies ist eine sehr anspruchsvolle Übung. Sie lehren hier Shiva die hohe Kunst, orgastische Erregung an einem außerordentlich empfindlichen und doch so kleinen Teil ihres Körpers zu erzeugen.

Reagieren Sie auf jede Bewegung und Liebkosung, die Sie empfangen. Wenn dies schwierig ist, bitten Sie Shiva, eine bestimmte Bewegung etwa eine Minute lang an derselben Stelle im selben Rhythmus zu wiederholen, bis Sie Worte finden, um Ihre Empfindungen zu beschreiben. Wenn dies gelungen ist, gehen Sie zu einer anderen Bewegung über, und fahren Sie systematisch fort, als wenn Sie eine Massagetechnik erlernen würden.

Shakti, Sie sind auf der Suche nach einer Stelle, die sehr klein sein kann, an der die lustvollsten Empfindungen entstehen. Es kann eine kleine kreisende Bewegung rechts am Klitoris-Corpus sein, oder eine beidseitige Bewegung mit Daumen und Zeigefinger am Corpus.

Nehmen Sie sich Zeit dafür, die Bewegungen und Rhythmen herauszufinden, die angenehm sind.

Die Lust-Uhr

Im Zusammenhang mit dem Streicheln der Yoni war schon die Rede davon, wie man »im Uhrzeigersinn fortschreiten« kann. Dieses Bild kann beim Auffinden von Bereichen sehr hilfreich sein, die auf oder an der Cleo besonders lustspendend sind.

Shiva, stellen Sie sich vor Ihrem geistigen Auge vor, daß ein Zifferblatt Shaktis Cleo umgibt, so daß der höchste

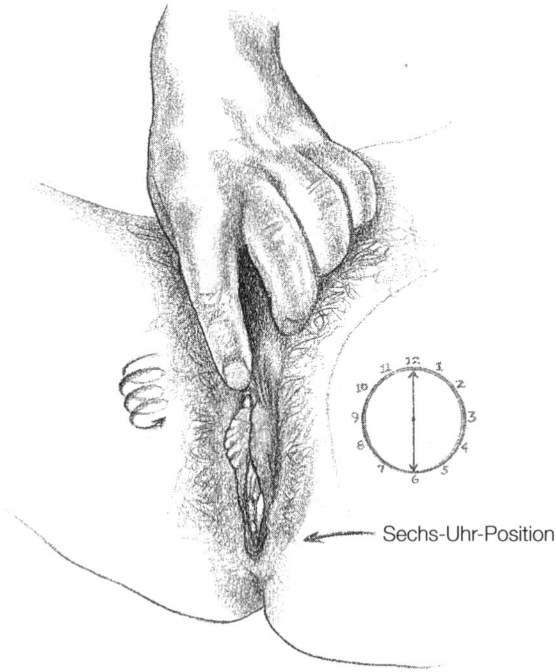

Shivas Finger umfährt die Schamlippen mit kleinen kreisenden Bewegungen von der Cleo (12 Uhr) nach unten zum Damm (6 Uhr).

Punkt an ihrem Schamhügel die Zwölf-Uhr-Stellung und der tiefste Punkt an ihrem Scheideneingang die Sechs-Uhr-Stellung ist.

Gehen Sie mit Ihren Fingern »um die Uhr«, und erkunden Sie jeden Punkt. Machen Sie mit dem Zeigefinger kleine kreisende Bewegungen. Wenn Shakti vor Lust stöhnt, sagen Sie ihr »Dies ist drei Uhr« oder »Dies ist neun Uhr.«

STUFE 5: DIE SCHRITTWEISE STEIGERUNG DER ERREGUNG

Shiva, wenn Sie das Gefühl haben, daß Sie die verschiedenen Schritte zur Massage von Shaktis Cleo beherrschen, wählen Sie einen dieser Schritte aus, und führen Sie diese Bewegung einige Minuten lang durch. Sie können jetzt Ihre Fähigkeit erkunden, Shaktis sexuelle Erregung stetig zu steigern.

Bringen Sie Shakti mit einem langsamen, stetigen Rhythmus von etwa einer Bewegung pro Sekunde zu einem Gipfel der Erregung. Wenn sie dann am Rande des Orgasmus ist, werden Sie langsamer, damit sie sich entspannen und diese Energie in sich aufnehmen kann.

Shakti, Sie können Shiva einen Hinweis geben, wann er langsamer machen soll, indem Sie sagen: »Ich bin jetzt kurz davor.«

Shiva, wenn Shakti fertig ist, steigern Sie die Stimulierung wieder, damit sie auf eine noch höhere Ebene der Lust gelangt, und werden Sie dann wieder langsamer.

Sie helfen Shakti dadurch, gewissermaßen mehrere orgastische Stufen hinaufzugehen, die jeweils lustvoller sind als die vorangegangene.

Das Lust-Punktesystem

Shakti, eine Möglichkeit, Shiva die Höhe Ihrer Erregung mitzuteilen, besteht in einem zehnstufigen Lust-Punktesystem.

Wenn Sie zum Beispiel sagen »drei«, dann weiß Shiva, daß Sie leicht erregt sind. Wenn Sie sagen »sechs«, dann weiß er, daß Sie richtig in Fahrt kommen, und »neun« warnt ihn, daß Sie dicht vor dem Orgasmus sind. »Zehn« bedeutet, daß Sie die Schwelle des Orgasmus überschritten haben.

Shiva, beobachten Sie gut, damit Sie lernen, Shaktis Erregungshöhe richtig zu deuten. Mit zunehmender Erregung können Sie die folgenden Anzeichen feststellen:

1. Die Brustwarzen richten sich auf und verfärben sich dunkel.
2. Das Becken geht nach unten und vorne.
3. Der Rücken wölbt sich.
4. Die Zehen und Finger krümmen sich.
5. Der Scheideneingang schwillt durch Blutandrang an und wird dunkel.
6. Der Scheidenkanal wird deutlicher sichtbar.
7. Die Klitoris wird steif und steht vor.

Ausdehnung der orgastischen Energie

Shiva, wenn Shaktis sexuelle Erregung sehr stark wird, verteilen Sie die sexuelle Energie, indem Sie mit den Fingern an den äußeren Schamlippen zur Basis am Anus gehen und in dieser Weise nach oben und unten streicheln.

Shakti, Sie können ebenfalls etwas für die Verteilung Ihrer orgastischen Energie tun. Atmen Sie tief, und lassen Sie jedes Ausatmen bis nach unten zu Ihrer Yoni gehen. Streicheln Sie Ihren Bauch, Ihre Brüste, Ihre Schultern. Sie werden feststellen, daß ein sexueller Zusammenhang zwischen Ihren Brustwarzen und Ihrer Cleo besteht, und vielleicht haben Sie Lust, erstere zu liebkosen und zwischen den Fingern zu drücken.

Bleiben Sie entspannt und empfänglich. Wenn Sie sich erregt fühlen, verspüren Sie vielleicht den heftigen Drang nach der orgastischen Entspannung. Versuchen Sie jedoch, sich in diese Energie zu entspannen, die in Ihnen erwacht; lassen Sie sie durch Ihr Becken sich ausbreiten, statt sich anzuspannen und die explosive orgastische Entladung zu suchen.

Die Frau, die man liebt, darf man nicht besitzen.

AZUL

Wenn Sie das Gefühl haben, daß Ihre Empfindungen zu intensiv werden, bitten Sie Shiva, den Rhythmus seiner Massage zu verlangsamen, einen anderen Griff anzuwenden oder mit seinen Fingern zu einem anderen Teil Ihrer Yoni zu gehen. Wenn er an der richtigen Stelle ist, sagen Sie: »Ja, ja!« oder geben Sie einen lustvollen Laut von sich. Laute helfen, die Erregung zu steigern, und ermuntern auch Ihren Partner.

STUFE 6: ORGASMUS DER KLITORIS

Shakti, Sie spüren, daß Sie sich dem Orgasmus nähern, wenn Sie ein Prickeln, ein Summen oder einen Strom der Erregung tief aus Ihrem Inneren an der Basis Ihrer Klitoris verspüren, der stetig nach oben steigt. Heißen Sie diese Empfindung mit Ihrer ganzen Aufmerksamkeit willkommen. Sagen Sie Shiva: »Ja, jetzt, ich komme!«

Shiva, beobachten Sie sorgfältig, damit Sie die Anzeichen des sexuellen Höhepunkts der Frau kennenlernen.

So wird zum Beispiel kurz vor dem Orgasmus Shaktis

Atmung flach, und ihr Körper wird ganz ruhig, als wenn sie hören und darauf warten würde, daß jetzt die äußerste Empfindung in ihr aufsteigt. Der Grund hierfür ist, daß die Empfindungen in ihrer Cleo so lustvoll werden, daß chaotische Körperbewegungen den Genuß ihrer Intensität stören würden. Vielleicht spannt sie auch ihre Oberschenkel und Beinmuskeln an und hebt die Füße von der Matratze.

Wenn bei Shakti der Orgasmus eintritt, spüren Sie, wie sich ihre Cleo und ihre Vagina in pulsierenden Kontraktionen zusammenziehen. Ihre Cleo wird so empfindlich, daß sie nur noch ganz leicht oder vielleicht gar nicht mehr stimuliert werden kann.

Nach dem Orgasmus möchte Shakti vielleicht eine gewisse Zeit, die zwischen drei und dreißig Minuten liegen kann, an diesem empfindlichen Auslösepunkt nicht berührt werden.

Shiva, halten Sie die Kommunikation mit Shakti aufrecht. Fragen Sie sie nach einigen Minuten, ob Sie mit der Massage fortfahren können. Manchmal besteht der Orgasmus einer Frau aus mehreren Miniorgasmen, die aufeinander aufbauen. Vielleicht sagt die Frau zunächst: »Ich habe doch meinen Orgasmus gehabt«; aber oft genügt schon eine kleine Stimulierung, und sie erkennt, daß sie weitermachen und sich einer noch größeren Erregung öffnen kann.

STUFE 7: ZÄRTLICHER ABSCHLUSS DER SITZUNG

Für Shiva und Shakti ist es wichtig, die Sitzung in Zärtlichkeit und Empfindsamkeit abzuschließen. Sie haben eine tief bewegende Erfahrung gemacht. Jede abrupte Bewegung, die den Energiestrom zwischen Ihnen abschneiden würde, könnte emotional schmerzhaft sein.

Shiva und Shakti, wenn einer von Ihnen das Gefühl hat, daß die Sitzung abgeschlossen ist, fragt er den anderen: »Wäre es jetzt gut, eine Pause zu machen? oder »Ich fühle mich befriedigt, sollen wir aufhören?«

Formulieren Sie Ihren Vorschlag als Frage, damit der Partner das Gefühl haben kann, daß Sie ihn einschließen und achten. Es muß Übereinstimmung bestehen, daß der richtige Zeitpunkt zum Beenden der Sitzung gekommen ist.

Es gibt ein einfaches Ritual zum Abschließen der Sitzung, das ich »Die Tür schließen« nenne.

Shiva, legen Sie Ihre rechte Hand auf Shaktis Herzzentrum. Lassen Sie die Handfläche der linken Hand auf Shaktis Venusberg ruhen, wobei Ihre Finger die Lippen ihrer Yoni mit leichtem Druck schließen, damit Shaktis sexuelle Energie wieder in sie zurückströmen kann.

Blicken Sie einander einige Augenblicke in die Augen. Schließen Sie dann die Augen, und spüren Sie, wie sich die Energie, die sich in Shaktis Cleo konzentrierte, jetzt in Ihren beiden Körpern verteilt.

Die fünf wichtigsten Punkte der Klitoris-Stimulierung

Nachfolgend fünf wichtige Punkte, die bei der Stimulierung der Klitoris zu beachten sind:

1. Erotisches Vorspiel.
2. Beherrschung der Streichbewegungen.
3. Rhythmische Stimulierung.
4. Stufenweiser Aufbau der Erregung.
5. Hinführung zum vollen Orgasmus.

Hinweise

SHIVA ANERKENNUNG AUSSPRECHEN

Shakti, am Ende der Sitzung ist es sehr wichtig, daß Sie Shiva dafür Anerkennung aussprechen, daß er so gute Arbeit geleistet hat. Zeigen Sie ihm Ihre Dankbarkeit und Wertschätzung. Überschütten Sie ihn mit Komplimenten, Umarmungen, und, wenn Sie dazu Lust haben, schenken Sie ihm die höchste Belohnung des Liebesspiels.

Denken Sie bei dieser Übung daran, daß der männliche Partner dabei oft ebenso verletzlich wird wie die Frau. Er ist wie ein musikalischer Anfänger, der lernen muß, auf Shaktis erotischem Instrument zu spielen und zu entdecken, wie er die richtigen Noten der orgastischen Lust erzeugt. Er möchte die Bestätigung dafür, daß sein Publikum das Konzert genossen hat.

BESTÄNDIGKEIT ZAHLT SICH AUS

Shiva, die Erforschung aller Handbewegungen, die zur Stimulierung der Klitoris zur Verfügung stehen, kann bis zu drei Sitzungen in Anspruch nehmen; fühlen Sie sich also nicht gedrängt, sofort alles »herauszubekommen«. Es dauert notwendigerweise eine gewisse Zeit, bis Sie diese neue Fähigkeit beherrschen.

Zu Beginn ist eine gewisse Geduld und Ausdauer notwendig. Seien Sie darauf vorbereitet, daß es nicht auf Anhieb klappt. Schenken Sie Shakti in einer stetigen, unterstützenden Weise Lust, damit sie sich entspannen, Vertrauen aufbauen, Widerstände überwinden und einen Punkt erreichen kann, an dem sie ihre orgastische Lust uneingeschränkt genießen kann.

Shakti, Sie sind diejenige, die bestimmt, wie lange die Stimulierung dauern soll. Sie wissen, daß Shiva zur Meisterschaft gelangt ist, wenn er Ihnen einen Klitoris-Orgasmus ebenso perfekt schenken kann, wie Sie dies selbst können. Dann können Sie sich ganz entspannt seinen kundigen Händen anvertrauen.

Shiva, wenn Sie Shaktis Cleo stimulieren, spüren Sie vielleicht, daß Ihre Finger zu empfindlichen Antennen werden, die Lust nicht nur spenden, sondern auch empfangen. Vielleicht spüren Sie, wie Shaktis warme, feurige Energie in Sie einfließt, Sie heiß macht, Sie eine Erektion bekommen läßt. Dies kann eine sehr schöne Erfahrung sein.

Andererseits kann eine Klitoris-Massage auch eine »technische« Herausforderung sein, weshalb Sie auch eine gewisse Geduld aufbringen müssen – Beharrlichkeit zahlt sich aber aus.

FÜR DIE LUST GEGENWÄRTIG BLEIBEN

Shakti, manchmal kann es schwierig werden, mit Shiva zu kommunizieren. Dies kann geschehen, wenn Sie in der Lust untergehen, wenn Sie Widerstände empfinden oder wenn ein bestimmter Gedanke Ihre Aufmerksamkeit fesselt und Sie von der Übung ablenkt.

Shiva, lernen Sie, Shakti zu »lesen«; achten Sie darauf, ob sie still wird, ob sie nicht mehr gegenwärtig zu sein scheint oder ob ihr Becken ruhig wird und sie Ihren Fingern auszuweichen beginnt.

Wenn Shakti nichts sagt, stellen Sie ihr sanft eine Frage wie zum Beispiel: »Wie fühlt sich das an?«

Machen Sie so wenig Worte wie möglich. Eine Unterhaltung kann Sie beide von der Übung ablenken und den Strom der sexuellen Energie abschneiden. Eine Frage wie zum Beispiel: »Was ist los?« fordert zu einer langen Erklärung heraus. Besser ist es, einfache, gezielte Fragen zu stellen wie: »Fühlt sich das gut an?« »Willst du mehr?« »Soll ich fester drücken?«

Das Ewigw-Weibliche zieht uns hinan.
GOETHE

Shakti, der Schlüssel zu einer guten sexuellen Kommunikation liegt darin, daß Sie immer zuerst sagen, was Ihnen gefällt, bevor Sie um eine Änderung bitten. Sagen Sie zum Beispiel: »Das ist schön, aber kannst du einmal versuchen, ...« statt zu sagen: »He, das ist unangenehm.« Dadurch erkennen Sie an, daß Shiva für Sie offen und für Sie da ist; kritische Äußerungen könnten ihn entmutigen. Wenn Sie positiv bleiben, respektieren Sie seine Bereitschaft zu geben.

Beobachten Sie, wie Ihr Geist Sie von der Ekstase wegführt. Sie fühlen sich zum Beispiel entspannt, genießen die Erregung und denken dann plötzlich an die Kinder in der Schule oder daran, was Sie noch zum Abendessen einkaufen müssen … ehe Sie es sich versehen, spüren Sie nichts mehr. Sie haben sich von Ihren Empfindungen abgeschnitten.

Seien Sie wach dafür, wenn dies geschieht, und kehren Sie wieder in die Gegenwart zurück. Hierzu ein guter Tip: Atmen Sie ganz aus. Richten Sie dabei Ihre ganze Aufmerksamkeit auf Ihre Yoni, und stellen Sie sich Ihre Yoni lebhaft vor Augen (wie in Kapitel 3 beschrieben). Visualisieren Sie, daß Sie Ihre ganze Energie in Ihre Yoni schicken, wie Ihr Blut in Ihre Cleo und Ihre Schamlippen strömt. Sie werden sofort wieder mehr fühlen. Dies ist ein ganz vorzüglicher Schlüssel zur Steigerung der weiblichen Lust.

DIE HALTUNG DES NEULINGS: LEERER KELCH

Shiva, vermeiden Sie es unbedingt, mit vorgefaßten Meinungen darüber in eine Sitzung zu gehen, was Shakti möchte, wie sie sich verhalten wird, welches Ziel erreicht werden muß oder daß Sie in der nächsten halben Stunde den endgültigen kosmischen Orgasmus auslösen müssen. Shakti, dasselbe gilt für Sie.

Ich habe die Erfahrung gemacht, daß viele Menschen diese Übung mit den unterschiedlichsten Erwartungen beginnen, und dies führt zu unnötigen Enttäuschungen, wenn etwas völlig anderes geschieht.

Die ursprünglich alles beherbergende Weite ist die Grundqualität des Weiblichen.

José Arguelles

Beginnen Sie jede Sitzung mit einem unbelasteten Geist, als Neuling, als leerer Kelch, der mit unbekannten Dingen gefüllt wird. Sie brauchen nicht zu wissen, was geschehen wird. Sie brauchen nichts zu »leisten«. Seien Sie einfach offen für alle entstehenden Empfindungen und Erfahrungen. Je entspannter und lockerer Sie sind, desto besser wird es.

BEHERRSCHUNG DER SEXUELLEN ERREGUNG

Shakti, wenn Sie gelernt haben, mühelos in den Orgasmus überzugehen, können Sie der Übung eine neue und aufregende Dimension hinzufügen. Erlauben Sie es jetzt Shiva, die Länge der Sitzung zu bestimmen und aufzuhören, wenn er sich müde oder nicht mehr behaglich fühlt.

Dies stellt eine Herausforderung für Sie dar, weil die Möglichkeit besteht, daß Sie in einem Zustand starker sexueller Erregung ohne orgastische Entspannung verbleiben müssen; Sie fühlen sich ziemlich aufgedreht, möchten mehr, bekommen es aber nicht.

Die Herausforderung besteht jetzt darin, sich in die eigene sexuelle Energie zu entspannen und sie in seinem Körper aufzusaugen. Dies ist nicht einfach, aber ein wichtiger Schritt, wenn man eine starke orgastische Aufladung für die sexuelle Magie aufbauen will. Es kann aber auch für sich genommen eine köstliche Empfindung sein.

Laura und Ted, zwei Partner in der sexuellen Magie, beschreiben die Schwierigkeiten und den Gewinn auf dieser Stufe. Sie hatten etwa zwei Wochen lang Klitoris-Stimulierung praktiziert, wobei viele Sitzungen mit einem vollen Klitoris-Orgasmus endeten. Laura erinnert sich weiter:

»Eines Abends hörte Ted nach etwa fünfzehn Minuten auf; er sagte, daß er müde sei und keine Kraft mehr hätte, um weiterzumachen. Dabei war ich an einem Punkt angelangt, an dem es gerade richtig spannend wurde und meine Erregung sich dem ersten starken Gipfel näherte.

Die weibliche Weisheit ist mit keiner jener abstrakten, zusammenhanglosen Gesetzmäßigkeiten vergleichbar, nach denen tote Sterne oder Atome im leeren Raum kreisen. Sie ist eine Weisheit, die an die Erde, an organisches Wachstum gebunden ist. Das matriarchale Bewußtsein ist die Weisheit der Erde.

Erich Neumann

Wir hatten zwar abgemacht, daß Ted den Ablauf bestimmen könne, aber ich hatte jetzt den starken Impuls zu sagen: ›Nein, das geht nicht, du kannst mich nicht in diesem Zustand zurücklassen.‹ Dann dachte ich: ›Nun gut, warum sollte ich nicht die Übung so durchhalten und abwarten, was geschieht?‹

Als ich von der Couch aufstand, spürte ich, wie meine Muschi vor Energie und Verlangen pulsierte. Ted ging sofort ins Bad, um sich zu duschen und fürs Bett fertigzumachen. Ich dagegen lief in diesem Zustand großer sexueller Erregung ruhelos im Haus umher. Ich fühlte mich so geil wie noch nie in meinem Leben, denn wir praktizierten seit zwei Wochen diese Massage, und ich genoß es ungeheuer.

Nach einer Weile überlegte ich mir, ob ich nicht einfach zu Ted gehen und ihn bitten sollte, es fertigzumachen. Irgendwie aber war mir dieser Gedanke zuwider, und ich fühlte mich fast wie eine billige Nutte, die um Sex betteln muß, und ich unterließ es. Plötzlich bekam ich eine Wut auf ihn und dachte mir: ›Was denkt sich dieser Kerl eigentlich, eine Frau in diesem Zustand zurückzulassen?‹

Dann mußte ich lachen, denn jetzt wußte ich plötzlich, wie sich Männer fühlen müssen, wenn sie vor Erregung fast platzen und die Freundin ihnen einen Kuß auf die Wange haucht und ›Gute Nacht‹ sagt. Meine Klitoris tat in diesem Augenblick richtig weh und wünschte sich nichts als die Entspannung des sexuellen Höhepunkts.

Ich überlegte mir, ob ich mir nicht selbst helfen sollte, aber irgendwie wollte ich jetzt wissen, wohin die Energie gehen würde, wenn ich einfach dieses Gefühl aushalten und nichts tun würde. Ich hörte, wie Ted zu Bett ging, und dann war es still im Haus.

Ich löschte das Licht unten, schlüpfte aus meinem Bademantel und öffnete dann die Vorhänge, so daß ich die Lichter der Stadt sehen konnte. Nach einiger Zeit ging ich langsam von Zimmer zu Zimmer, nackt, und berührte ab und zu leicht meinen Körper. Ich entspannte mich, sosehr es mir möglich war, in die pochenden Empfindungen in meinem Geschlecht. Ich gab mich der Situation hin, erlaubte es mir, in diesem Zustand zu sein.

Allmählich begann ich zu spüren, wie eine Art Sinnlichkeit sich in meinem ganzen Körper ausbreitete, ein köstliches, seidiges Gefühl, das nicht in meiner Muschi war, sondern überall. Ich nahm einen Seidenschal und begann mit ihm zu spielen; ich zog ihn langsam über meinen Körper, um meinen Hals, meine Beine hinab. Er fühlte sich kühl und weich auf meiner Haut an. Ich war jetzt in einer anderen Weise von Lust erfüllt, nicht so direkt, irgendwie exquisiter. Alles, was ich berührte, hatte etwas Sinnliches, die Glätte der Tischdecke, die feinen Borten der Vorhänge, die Weichheit des Teppichs …

Nach einiger Zeit wollte ich die sexuelle Entspannung nicht mehr. Ich fühlte mich immer noch sexuell – außerordentlich sexuell, sehr erotisch, aber ich wollte nichts daran ändern. Ich genoß einfach dieses neue Gefühl. Dies hielt noch einige Stunden an; dann begann ich mich müde zu fühlen und ging zu Bett. Als ich Ted dort liegen sah, eingerollt und tief schlafend, empfand ich ihm gegenüber Dankbarkeit, daß er zu müde war weiterzumachen, denn sonst wäre mir diese außerordentliche Erfahrung entgangen. Ich schlief sehr glücklich und zufrieden ein.«

Lauras Erfahrung ist ein Beispiel dafür, wie sexuelle Energie transformiert werden kann. Die Klitoris ist derjenige Teil der weiblichen Geschlechtsteile, der die stärkste Yang-Polarität besitzt. Mit anderen Worten, sie hat männliche Eigenschaften. Wenn sie erregt wird, kann sie sehr fordernd sein, Sie zum Höhepunkt drängen und Ihnen das Gefühl geben: »Ich muß hier sofort etwas tun!«

So fühlen sich Männer normalerweise, wenn sie sexuell erregt sind. Genießen Sie also diese Gelegenheit, Ihr Verständnis für die biologischen Zwänge Ihres Partners zu vertiefen. Das Wesentliche dieser Übung besteht darin, ganz hart am Rande der sexuellen Erfüllung zu bleiben, ohne in eine bestimmte Richtung zu wollen. Dann kann sich die Energie in eine ganz neue Richtung wenden.

DIE ÜBERWINDUNG SEXUELLER SABOTAGE

Wir sind Trägerinnen von Magie, und der uns unterstützende Kreis ist ein Kreis mystischer Macht. Es ist das Vorrecht der Frau, magisches Wissen zu haben und dieses Wissen dafür einzusetzen, der Welt zu helfen.

MARIANNE WILLIAMSON

Wie ich schon erwähnt habe, ist eine erstaunlich große Zahl von Frauen der Meinung, daß sie sexuellen Genuß nicht verdient hätten.

Auf der Bühne unserer Kindheitsjahre wurden wir oft nach einem Drehbuch erzogen, in dem Papa die Hauptrolle spielte und wir nur Statisten waren. Wir mußten immer etwas tun, etwas geben, jemanden bedienen, um überhaupt mitspielen zu dürfen. Die Folge ist, daß wir uns nicht vorstellen können, daß wir Genuß verdient hätten, daß wir uns nur hinlegen und empfangen können.

Darüber hinaus kultivieren viele Frauen heute einen dynamischen männlichen Aspekt in ihrer Persönlichkeit, um sich als Gleichberechtigte in einer Welt behaupten zu können, die nach wie vor ihrem Wesen nach patriarchalisch ist. Dadurch fällt es uns oft schwer, umzuschalten, weich, offen, verletzlich und empfänglich zu sein.

Diese Schwierigkeiten manifestieren sich oft in der Weise, daß sie uns in Situationen in die Quere kommen, in denen wir sexuelle Befriedigung empfangen.

So hatte zum Beispiel Renee, Schulpsychologin und Schülerin der sexuellen Magie, keine Schwierigkeiten, die in den ersten Kapiteln dieses Buchs beschriebenen Übungen zu erlernen. Als sie jedoch von ihrem Partner eine Stimulierung der Klitoris empfing, änderte sich alles.

Renee erzählt: »Ich hatte große Schwierigkeiten, meine Vereinbarung mit Mike, meinem Partner, einzuhalten, daß er es mir einmal täglich zwischen vierzehn und fünfzehn Uhr ›machen‹ würde. Um diese Zeit paßte es für uns am besten. Aber obwohl ich selbständig bin und meinen

Terminplan selbst mache, hatte ich Schuldgefühle, die Arbeit liegenzulassen und mich auf einen Orgasmus vorzubereiten.

Irgendwie schaffte ich es immer, nicht pünktlich zu sein; ich hing am Telefon bis zur allerletzten Minute, bevor ich zu Mike ging, so daß ich gar nicht in der Stimmung war, oder ich zettelte noch kurz vor der Sitzung einen Streit an, oder ich hatte Kopfschmerzen, bis Mike mich schließlich auf einen Stuhl drückte und sagte: ›Renee, was ist eigentlich los? Es ist so, als ob du mir einen großen Gefallen tätest, wenn du zu diesen Sitzungen kommst – aber du bist doch diejenige, die etwas bekommt!‹

Zunächst versuchte ich, alles abzustreiten, aber Mike legte mir auseinander, was ablief, und ich mußte bald zugeben, daß er recht hatte. Danach achtete ich mehr darauf, was ich vor den Sitzungen tat, und wiewohl ich immer noch Schuldgefühle hatte und mir Gedanken machte, daß ich die Zeit eigentlich nicht erübrigen könnte, achtete ich doch darauf, pünktlich zu den Sitzungen zu kommen, und gab mich ganz der Erfahrung hin.

Und doch gab es immer noch einen Augenblick des Unbehagens, wenn ich mich nämlich hinlegen und die Beine spreizen mußte. Es war, als wenn ich die Kontrolle über meinen intimsten Körperteil aufgeben müßte. Ich bemerkte auch Empfindungen der Scham und fühlte mich irgendwie billig, daß ich einfach hingehen, mich ausziehen und hinlegen und so präsentieren konnte. Aber dann sagte ich mir: ›Zum Teufel damit. Dies steht mir zu. Es ist mir egal, ob eine Frau *so etwas* tut oder nicht; es ist einfach ein herrliches Gefühl!‹

Eineinhalb Stunden später ging ich wieder in mein Büro, orgastisch und glücklich, und sah alles mit anderen Augen. Ich erkannte, daß die Probleme, mit denen ich in meiner Arbeit zu tun hatte, durchaus nicht überwältigend waren. Ich hatte sie übertrieben, um damit eine Rechtfertigung dafür zu finden, daß ich mir die Sitzungen nicht gönnte. Als schließlich einige meiner Klienten mir sagten, wie gut ich aussähe, konnte ich endlich eine entspanntere Haltung einnehmen.

Ich erinnere mich insbesondere an eine Sitzung, die für mich ein Durchbruch war. Wir waren eine ganze Weile damit beschäftigt, eine Massagebewegung zu finden, die ich wirklich mochte. Dann ging Mike zu einem stetigen Rhythmus über, der nicht aufzuhören schien. Ich durchlebte dabei so viele Ängste wie ›Das steht mir nicht zu, ich schaffe das nie, ich kann es nicht, ich bin kein wirklich orgastischer Mensch, ich brauche zu lang, es wird ihn langweilen ...‹

Aber Mike führte die Massage einfach in einer stetigen, entspannten Weise fort und beruhigte mich, bis ich schließlich losließ und den außergewöhnlichsten Orgasmus meines Lebens hatte. Es war eine wirkliche Lehre, daß ich nicht zu gering von mir denken sollte, und dies gab mir auch ein ungeheures Vertrauen in meinen Partner.«

Nachdem wir uns nun mit den verschiedenen Möglichkeiten zur Herbeiführung eines Klitoris-Orgasmus vertraut gemacht haben, wollen wir uns als nächsten Schritt der Erkundung des G-Punkts zuwenden.

ÜBUNG: DEM G-PUNKT LUST VERSCHAFFEN

Sinn und Nutzen Entdeckung der Lust, die Shakti durch die Massage und Stimulierung ihres G-Punkts zur Verfügung steht. Die Massage des G-Punkts heilt alle negativen oder schmerzlichen Empfindungen, die mit diesem Teil der Yoni verbunden sein können, und erlaubt es Shakti, ihr Spektrum sexueller Lust zu erweitern und einen vaginalen Orgasmus zu bekommen.

Diese Sitzung kann als Fortsetzung der vorigen Übung oder für sich alleine durchgeführt werden.

Vorbereitungen

- ▷ Shiva richtet auch den magischen Kreis her, um Shakti in einer Atmosphäre der Sinnlichkeit und Sicherheit willkommen zu heißen.
- ▷ Shakti verwöhnt sich in Vorfreude auf die Entspannung und den Genuß.
- ▷ Vergessen Sie nicht, etwas Wasser oder Fruchtsaft in Reichweite zu haben, um Ihren Durst zu stillen, und

sorgen Sie dafür, daß der Raum warm genug ist, so daß Sie bequem und ohne Kleidung arbeiten können.

▷ Wie bei der Klitoris-Massage hört Shiva zu und gibt Unterstützung, während Shakti führt und empfängt.

▷ Als Gleitmittel für die Massage innerhalb der Vagina eignen sich am besten wasserlösliche Mittel wie zum Beispiel Femilind. Gleitmittel auf Ölbasis können die Poren im Scheidenkanal verstopfen und dadurch die natürliche Schmierung behindern.

▷ Shiva, denken Sie an saubere, kurzgeschnittene, glatte Nägel.

▷ Shakti, achten Sie darauf, daß Sie Ihre Blase entleert haben.

▷ Nehmen Sie sich für diese Übung sechzig bis neunzig Minuten Zeit.

Die Übung

STUFE 1: SINNLICHES VORSPIEL MIT DER KLITORIS

Shiva, bitten Sie Shakti in den magischen Kreis. Helfen Sie ihr, sich in derselben Grundhaltung hinzulegen, wie sie für die Klitoris-Massage beschrieben wurde.

Für die Massage von Shaktis G-Punkt können Sie direkt zwischen ihren Beinen sitzen, oder Sie nehmen dieselbe Haltung wie für die Stimulation der Klitoris ein. Die Erfahrung wird Sie lehren, welche Stellung die geeignetste ist.

Achten Sie darauf, daß Sie genügend Kissen unter Ihren Unterarmen haben, um Ihr Gewicht zu stützen, so daß Ihre Hände nicht müde werden. Halten Sie beide Gleitmittel in Reichweite, das Mittel auf Ölbasis für Shaktis Cleo und das wasserlösliche Mittel für ihren G-Punkt.

Stimmen Sie sich auf Ihre Partnerin ein. Legen Sie eine Hand auf Shaktis Herzzentrum, die andere auf ihre Yoni. Synchronisieren Sie Ihre Atmung. Blicken Sie ihr in die Augen, spüren Sie das Band der Liebe, des gegenseitigen Akzeptierens und des Mitgefühls, das Sie bei diesem heiligen Experiment verbindet. Lassen Sie nur noch diesen kostbaren Augenblick in Ihrem Geist sein, und vergessen Sie alle eventuellen Sorgen und Probleme.

Shiva, streicheln Sie Shaktis Körper, und nehmen Sie sich viel Zeit dafür. Je mehr Shakti bei diesem Vorspiel erregt wird, desto leichter kann sie Genuß empfangen.

Liebkosen Sie jetzt mit reichlich Gleitmittel Shaktis Yoni. Beginnen Sie an den äußeren Lippen, ziehen Sie dann die Lippen auseinander und umkreisen Sie den Scheidenkanal. Wenn Sie spüren, daß Shakti bereit ist, konzentrieren Sie sich auf ihre Klitoris, spielen Sie mit verschiedenen Griffvarianten, und gehen Sie dann zu einer langsamen, gleichmäßigen, rhythmischen Massage über, die ihr Lust bereitet.

STUFE 2: SICH DEM G-PUNKT NÄHERN

Shiva, schieben Sie, während Sie die Cleo stimulieren, die freie Hand zwischen Shaktis Beinen hindurch so unter ihr Kreuzbein, daß Ihr Daumen leicht gegen die Öffnung ihres Scheidenkanals drückt.

Bringen Sie Shakti zu einer starken Klitoris-Erregung. Wenn ihre Lust größer und größer wird, wird Ihr Daumen allmählich durch eine Serie von Pulsationen oder Kontraktionen von Shaktis Yoni nach innen gezogen. Die Yoni heißt Ihren Daumen wie einen Penis willkommen.

Die Verbindung zwischen Ihrem Daumen und Shaktis Yoni kann Ihnen helfen, die Höhe von Shaktis Erregung zu erkennen. Wenn das Gewebe um ihre Vagina sich mit Blut füllt und anschwillt, wenn sie naß wird, wenn ihr Becken nach vorne drängt, als wenn sie Ihren Daumen verschlingen wollte, dann ist sie für die Stimulation des G-Punkts bereit.

Fragen Sie Shakti: »Darf ich dich besuchen?« Wenn die Antwort ja ist, ziehen Sie den Daumen sanft und langsam aus Shaktis Yoni. Dringen Sie jetzt mit Zeige- und Mittelfinger ein.

Ihre Handfläche weist nach oben, und Ihre beiden Finger sind leicht gekrümmt, so daß Sie nach dem Eindringen in der Zwölf-Uhr-Position gegen das Dach von Shaktis Yoni drücken können.

Vergessen Sie nicht, die Finger vor dem Eindringen gut mit einem wasserlöslichen Gleitmittel zu schmieren.

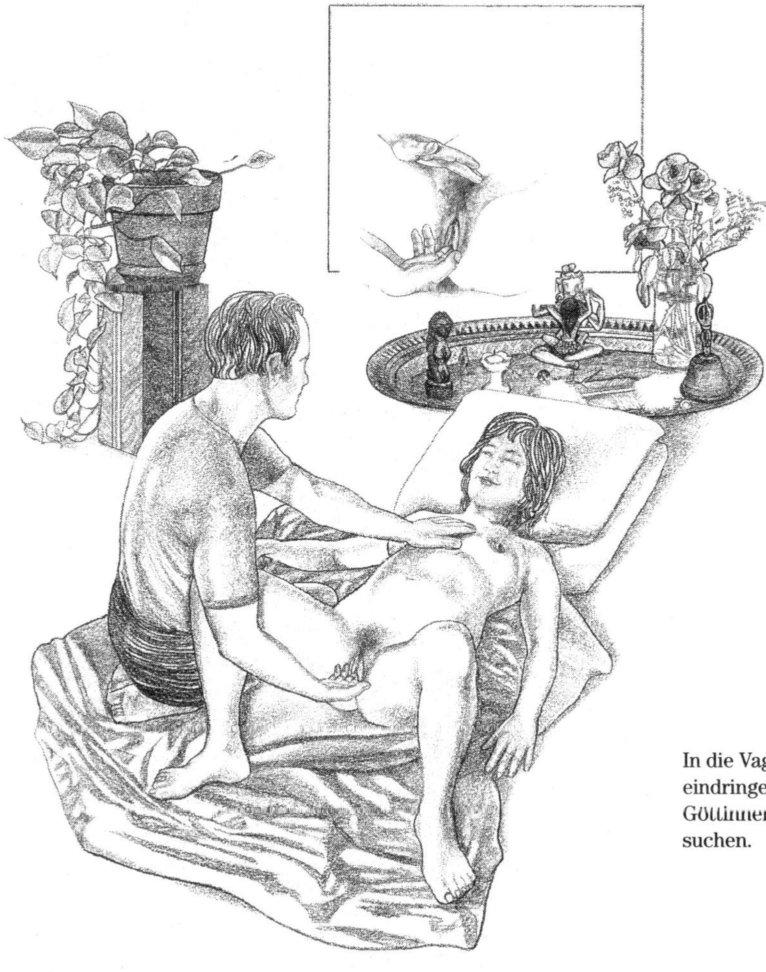

In die Vagina eindringen und den Göttinnen-Punkt suchen.

Fahren Sie fort, während Sie in Shaktis Yoni eindringen, ihre Cleo mit der anderen Hand zu massieren.

STUFE 3: DEN G-PUNKT FINDEN

Wie schon in der Beschreibung des weiblichen Geschlechtsorgans gesagt, fühlt man den G-Punkt als einen kleinen Höcker in der Größe einer Erbse am Dach des Scheidenkanals unterhalb des Schambeins. Das Gewebe ist hier rauh wie die Zunge einer Katze und unterscheidet sich dadurch von der umgebenden glatten Scheidenwand. Möglicherweise müssen Sie den Bereich mit relativ starkem Druck erkunden, bis Shakti eine besonders empfängliche Stelle spürt.

Shakti, wenn Sie bisher noch nie in diesem Bereich stimuliert wurden, kann sich der Druck von Shivas Fingern als eine brennende Empfindung oder eine scharfe Nervenreaktion äußern, die Ihre Yoni durchzuckt. Mit anderen Worten, die erste Berührung Ihres G-Punkts ist möglicherweise nicht angenehm. Es ist aber durchaus möglich, daß Sie sofort eine warme Lust oder aber nichts Besonderes wahrnehmen.

Wenn Sie einen Drang zu urinieren bekommen, dann denken Sie daran, daß dies wahrscheinlich eine Täuschung ist, die durch die Nervenverbindung mit Ihrer Blase entsteht, die Sie ja vor dieser Übung entleert haben. Wenn es geht, brechen Sie die Sitzung nicht ab, um ins Badezimmer zu gehen.

Lassen Sie sich durch die anfänglich unangenehmen Empfindungen am G-Punkt nicht entmutigen. Wie bei jedem Teil Ihres Körpers, der lange Zeit nicht berührt wurde, werden zunächst leichte Schmerzen auftreten, wenn sich die Spannungen auflösen.

Shiva, wenn Sie den G-Punkt gefunden haben, nehmen Sie die andere Hand von Shaktis Cleo weg, und legen Sie sie auf ihren Bauch. Shakti muß ihren G-Punkt ohne jede andere Stimulierung erfahren.

Shakti, meist hilft es, sich zu bewegen, während Shiva den G-Punkt stimuliert. Schieben Sie Ihr Becken vor und zurück, führen Sie die PC-Pumpe aus, atmen Sie kräftig, stöhnen und seufzen Sie, und entspannen Sie Hals und Nacken.

Denken Sie an die drei Schlüssel zur Steigerung Ihrer Empfindungen und körperlichen Wahrnehmungen – Atmung, Bewegung und Laute.

STUFE 4: GRIFFE ZUR STIMULIERUNG DES G-PUNKTS

Shiva, möglicherweise müssen Sie ziemlich tief drücken, tiefer, als Sie erwarten würden, bevor Ihre Partnerin etwas spürt. Es gibt drei Grundbewegungen für die Stimulierung des G-Punkts, die mit den beiden Fingern in Shaktis Yoni ausgeführt werden. Beginnen Sie zu experimentieren, und stellen Sie fest, was ihr die größte Lust bereitet.

1. Massieren Sie in Zick-Zack-Bewegungen über den ganzen Bereich. Dies entspannt den G-Punkt und das umliegende Gewebe.
2. Massieren Sie in einer stoßenden Bewegung, wobei Ihre Finger von der Scheidenöffnung bis zum Muttermund über die Vorderwand der Scheide gleiten. Dabei gleiten Ihre Finger über den G-Punkt, ohne auf ihm zu verharren.
3. Legen Sie beide Finger direkt auf den G-Punkt, und beginnen Sie mit kräftigem Druck in diesem Bereich zu pulsieren.

Shakti, Sie bestimmen, wie stark der Druck sein soll. Sie sind die Führerin. Sagen Sie Shiva alles, was Sie möchten.

Shiva, probieren Sie verschiedene Streichbewegungen und Druckintensitäten aus. Kreisen Sie um den G-Punkt. Pulsieren Sie auf diesem Punkt. Gleiten Sie hinein und wieder heraus.

STUFE 5: DIE ERREGUNG STEIGERN

Shiva, Sie wissen, daß Sie den richtigen Rhythmus und die richtige Bewegung gefunden haben, wenn Shakti das herrliche Gefühl bekommt, daß Sie sie mit Ihren Fingern lieben. Ihr Becken hebt sich, und sie wird mit ihren Hüften eine rhythmische Bewegung ausführen, als wenn Ihr Penis in sie stoßen würde.

Shakti, sagen Sie, was Sie wirklich möchten. Sie können zum Beispiel sagen: »Ja, ja, so, mach weiter« oder »Ja, das ist herrlich, tu es, mach es mir!« Es kann sehr schön sein, in dieser ungehemmten Weise nach Lust zu verlangen.

Shiva, dies ist Ihr Signal, Shaktis G-Punkt rhythmisch zu massieren und ihr zu helfen, neue Höhen der sexuellen Lust zu erreichen. Seien Sie jedoch auf unerwartete Veränderungen gefaßt. Am G-Punkt kann eine bestimmte Bewegung im einen Augenblick große Lust erzeugen, während er im nächsten plötzlich nicht mehr stimuliert.

Shakti, wenn dies geschieht, zögern Sie nicht, um eine Änderung zu bitten. Shiva, folgen Sie der Anleitung Ihrer Partnerin.

Shiva, benutzen Sie Ihre freie Hand, um von außerhalb der Yoni über Shaktis Unterleib auf den G-Punkt zu drücken. Dies ist eine gute Möglichkeit, die Empfindungen am G-Punkt zu steigern. Eine andere Möglichkeit besteht darin, ihr Abdomen und den Bereich ihrer Eierstöcke zu massieren.

Sie ist die ursprüngliche Shakti. Sie ist das Höchste, dessen Natur ungewordene und ungestörte Freude ist. Sie ist ewig völlig unvergleichlich, das Meer alles Beweglichen und Unbeweglichen, der makellose Spiegel, in dem sich die strahlende Gestalt Shivas offenbart.

KAMAKALAVISLASA-SUTRA

Shakti, lassen Sie die Empfindungen sich über Ihr Becken und Ihren Körper ausbreiten. Sie können dies unterstützen, indem Sie Ihre Brüste und andere Regionen massieren, die sich sinnlich und erotisch anfühlen.

STUFE 6: ORGASMUS DES G-PUNKTS

Shakti, fühlen Sie sich nicht unter Druck, einen G-Punkt-Orgasmus oder vaginalen Orgasmus zu bekommen, da dies unnötige Anspannung und Enttäuschung hervorrufen kann. In dieser Sitzung lernen Sie einfach Ihren G-Punkt und seine Reaktion auf Stimulation kennen.

Wenn Sie sich jedoch dem Orgasmus nähern, brauchen Sie vielleicht eine leichtere Berührung an Ihrem G-Punkt. Sagen Sie dies Ihrem Liebsten. Je größer die Erregung ist, desto leichter muß die Stimulierung sein.

Eine fortgesetzte leichte Stimulierung kann einen kraftvollen vaginalen Orgasmus auslösen, der mit Kontraktionen tief in Ihrem Scheidenkanal verbunden ist. Aus kleinen Drüsen in der Nähe Ihres Harnleiters wird vielleicht eine Ejakulationsflüssigkeit abgesondert. Entspannen Sie sich, und lassen Sie es geschehen. Diese Empfindungen können eine Minute, aber auch fünf Minuten und länger anhalten.

Shakti, lassen Sie weiter Ihren G-Punkt stimulieren, bis Ihre Lust auf sexuelle Wonnen befriedigt ist.

Erkennen Sie Shivas bedeutenden Beitrag zu Ihrer sexuellen Erweckung an.

Beschließen Sie die Sitzung mit einer Herz-zu-Herz-Begrüßung.

Fünf Stufen der G-Punkt-Stimulierung

Nachfolgend fünf wichtige Punkte, an die Sie bei der Stimulierung des G-Punkts denken sollten:

1. Erotisches Vorspiel.
2. Stimulierung der Cleo.
3. Den G-Punkt finden.
4. Die Streichbewegungen erlernen.
5. Die Erregung steigern.

EMPFINDUNGSEBENEN

Hinweise

Shakti, wenn Sie das Gefühl haben, daß im Bereich Ihres G-Punkts eine starke Anspannung oder aber Schmerzen oder ein Brennen bestehen, dann halten Sie die erste Sitzung eher kurz, zum Beispiel fünf Minuten oder wann Sie aufhören möchten. Nehmen Sie sich die Freiheit, in Schritten voranzugehen, die Ihnen angenehm sind.

Möglicherweise durchlaufen Sie viele Empfindungsebenen an Ihrem G-Punkt, die teils als Anspannung, teils als angenehm empfunden werden. Möglicherweise brauchen Sie drei bis vier Sitzungen, bis an diesem Punkt eine Lustempfindung eintritt.

Vergessen Sie nicht, daß die Reaktionen ganz unterschiedlich sein können. Manche Frauen empfinden sofort Lust, manche empfinden nie eine besondere Erregung, während wieder andere noch weitere Bereiche in der Vagina entdecken, die Lustempfindungen auslösen. Ich habe mehrere solcher Stellen entdeckt, insbesondere längs der Scheidenvorderwand auf der Linie des G-Punkts zwischen dem Scheideneingang und dem Muttermund.

JEDE SITZUNG IST EINE LEHRSTUNDE

Wie ich schon bei der vorigen Übung gesagt habe, ist eines der größten Hindernisse für den sexuellen Genuß der Erwartungsdruck. Jeder hat bestimmte Vorstellungen, was sich bei einer Übung ereignen soll, und wenn die Wirklichkeit anders aussieht, hat man das Gefühl, gescheitert zu sein.

Dies wäre ein Irrtum. Meiner Erfahrung nach enthält jede Sitzung eine tiefe Lehre, gleichgültig, wie sie endet. Am besten ist es, ganz unbelastet in jede neue Sitzung zu gehen, ohne einen Gedanken daran zu verschwenden, was geschehen soll. Ich gebe Ihnen hier eine grundsätzliche Routenbeschreibung, aber es gibt viele reizvolle Umwege, die man erkunden sollte. Sie begeben sich immer auf unbekanntes Gebiet.

ÜBUNG: ALCHEMIE DES KOMBINIERTEN ORGASMUS

Sinn und Nutzen

Diese Übung gibt einer Frau die höchste Erfahrung eines verlängerten Orgasmus, wobei durch die Stimulation ihrer beiden Haupt-Lustpunkte eine subtile und ständig wachsende orgastische Reaktion ausgelöst wird.

Vorbereitungen

▷ Shiva, richten Sie den magischen Kreis her, und schaffen Sie im Raum eine schöne Atmosphäre. Sorgen Sie dafür, daß reichlich Gleitmittel sowie ein Krug Wasser griffbereit sind.

▷ Shakti, gönnen Sie sich den Luxus eines langen Bades oder einer Dusche, verwenden Sie Ihr Lieblingsöl, und verwöhnen Sie sich.

▷ Nehmen Sie sich für diese Übung sechzig bis neunzig Minuten Zeit.

Die Übung

STUFE 1: DEN GARTEN BETRETEN

Shiva, führen Sie Shakti in den magischen Kreis, und helfen Sie ihr, sich bequem hinzulegen.

Shiva, wenn Sie es sich beide bequem gemacht haben, beginnen Sie mit dem Vorspiel, indem Sie Shaktis Körper sanft streicheln, ihre Yoni necken und reizen und sich allmählich immer mehr auf ihre Cleo konzentrieren.

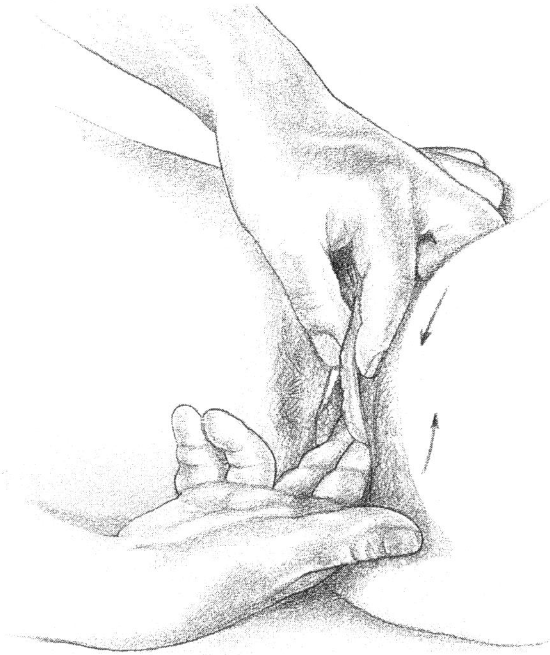

Doppelgriff:
Der Klitoris mit Abwärtsbewegungen Lust bereiten und den G-Punkt mit Aufwärtsbewegungen stimulieren.
An der Klitoris in Richtung der Scheidenöffnung streichen.
Nach oben in Richtung des G-Punkts streichen.

Wenn Shakti soweit ist, beginnen Sie ihre Cleo mit einer Bewegung zu streicheln, die sich gerade richtig anfühlt.

Lassen Sie Zeige- und Mittelfinger Ihrer freien Hand an der Pforte von Shaktis Yoni ruhen. Lassen Sie sich Zeit mit dem Eindringen. Warten Sie an der Pforte, und lassen Sie Shaktis Erregung wachsen, bis Ihre Finger durch eine pulsierende, saugende Bewegung in ihre Yoni gezogen werden. Dann ist der Augenblick gekommen, um sie zu fragen: »Darf ich hereinkommen?« oder, wenn Sie es poetischer lieben: »Darf ich deinen heiligen Garten betreten?«

Beginnen Sie dann mit der Stimulierung des G-Punkts. Prüfen Sie die beste Position der Finger, achten Sie auf den richtigen Druck, und massieren Sie Shaktis G-Punkt.

Finden Sie einen Rhythmus, mit dem Sie G-Punkt und Klitoris gleichzeitig stimulieren. Wenn Shakti es vorzieht, können Sie auch zwischen beidem abwechseln.

STUFE 2: DOPPELMASSAGE

Shiva, es gibt drei Grundgriffe, um Shakti zu einem kombinierten Orgasmus zu stimulieren:

1. Lassen Sie Ihre Finger mit einer nur geringen Bewegung oder nur mit leichtem Druck am G-Punkt, während Sie die Cleo rhythmisch stimulieren.
2. Lassen Sie Ihre Finger mit einer nur geringen Bewegung oder nur mit sanftem Druck an der Cleo, während Sie den G-Punkt kräftig stimulieren.
3. Erzeugen Sie eine rhythmische gleichzeitige Bewegung an beiden Stellen. Sie können zum Beispiel die Finger an der Cleo nach unten zur Öffnung der Yoni führen, während die Finger am G-Punkt nach innen stoßen. Dabei bewegen sich die Hände gegenläufig in einer Doppelmassage aufeinander zu.

Sie können aber auch das Corpus von Shaktis Cleo mit zwei Fingern fassen und die Spitze mit einem dritten Finger stimulieren, während die Finger der anderen Hand über dem G-Punkt hin und her gehen.

Hierzu gibt es viele subtile Variationen, die Sie erkunden können, während Sie lernen, Shakti mit geschickt kombinierten Bewegungen Lust zu bereiten. Es ist dabei so, als wenn die Finger Ihrer beiden Hände miteinander Zwiesprache halten würden.

Shakti, Ihre Aufgabe ist es, Shiva zu leiten und ihm zu sagen, wie Sie es möchten, welche Kombination am schönsten ist und ob Sie eine neue Variante erkunden möchten. Eine gute Kommunikation ist unerläßlich, wenn man die richtigen Bewegungen herausfinden will. Vergessen Sie dabei nicht, positiv zu bleiben: »Ja, es ist schön, versuch jetzt einmal ...«

STUFE 3: DEN ORGASMUS ERWEITERN

Wenn Sie die beste Kombination der Bewegungen entdeckt haben, lassen Sie dies Shiva wissen, damit er in diesem Rhythmus längere Zeit fortfahren kann. Sie brauchen eine gleichmäßige Stimulierung, damit Sie sich entspannen und langsam den Orgasmus aufbauen können.

Shiva, je intensiver Shaktis Erregung wird, desto gleichmäßiger müssen Ihre Bewegungen sein. Wenn Ihre Partnerin sich dem Höhepunkt nähert, werden Sie langsamer, reizen Sie sie, geben Sie ihr die Verheißung, aber lassen Sie sie warten. Bauen Sie ihre Erregung in Stufen auf, und bringen Sie sie mehrere Male an den Gipfelpunkt, ohne die Grenze zu überschreiten.

Shakti, Sie können eine wahrhaft erregende Empfindung erzeugen, die sich überall in Wellen ausbreitet, bis sie Ihren ganzen Körper durchflutet. Ihr Körper bewegt sich in eine immer tiefere Entspannung, während Ihre sexuelle Erregung sich immer höher aufbaut.

G steht für Größe, Güte, Glorie, Göttin. Finden Sie den G-Punkt, und Sie sind am Ziel.

DR. ZANGPO

Denken Sie daran, die drei Schlüssel und die PC-Pumpe einzusetzen, um Ihre orgastischen Empfindungen zu steigern und auszudehnen.

Ihr erster Orgasmus wird wahrscheinlich explosiv sein und mit pulsierenden Kontraktionen in Ihrer Yoni und einer großen Entladung von Energie durch Ihre Beckenregion einhergehen. Danach können Sie weitermachen. Sie können mehrere Orgasmen haben, weshalb Shiva seine Hände während des Orgasmus an ihrem Platz lassen, aber nicht bewegen soll.

STUFE 4: UNWILLKÜRLICHE STRÖMENDE EMPFINDUNGEN

Shiva, wenn Shaktis erster Orgasmus vorüber ist, beginnen Sie langsam, Cleo und G-Punkt wieder zu stimulieren und noch höhere Gipfel der Lust aufzubauen.

Shakti, Ihre orgastischen Empfindungen werden jetzt subtiler sein, wie strömende Energie, wie ein Strom lustvoller Empfindungen, die in Ihrem Becken und vielleicht auch in anderen Bereichen Ihres Körpers kreisen und pulsieren. Sie tun nichts. Dies geschieht unwillkürlich. Es geschieht mit Ihnen.

Sie treten so in einen ekstatischen Zustand ein, der zeitlos, schwebend, tief entspannt und meditativ ist, in dem Ihr Körper so sensibel ist, daß er nur sehr wenig Stimulierung braucht. Dies kann so lange anhalten, wie Sie es wünschen.

Eine Teilnehmerin in einer Gruppe beschrieb diesen Zustand einmal wie folgt:

»Es war eine unglaubliche Überraschung: Der Orgasmus ging einfach von selbst weiter. Ich hatte den Eindruck, mich auf eine neue Frequenz der Lust eingestimmt zu haben, als wenn mir die Ekstase die ganze Zeit zur Verfügung stehen würde, aber ich wußte nur noch nicht, wie ich den Wählknopf drehen mußte, um die richtige Wellenlänge zu finden.

Als die Sitzung zu Ende war, hielten die Empfindungen an. Ich versuchte langsam aufzustehen und beobachtete, ob die Empfindungen verschwinden würden. Sie hielten an, weshalb ich begann, mich langsam auf der Stelle mit erhobenen Armen wie ein Sufi zu drehen. Ich hatte die Empfindung, daß mein Orgasmus in meinem Körper auf- und niederstieg, von den Füßen zu meinem Kopf und durch mich von der Mitte der Erde bis zu den Sternen.«

Fünf Stufen des kombinierten Orgasmus

Nachfolgend fünf Punkte, die bei der Erzeugung eines kombinierten Orgasmus wichtig sind:

1. Die Klitoris stimulieren.
2. Kombinierte Stimulation von Klitoris und G-Punkt.
3. Stufenweiser Aufbau der sexuellen Erregung.
4. Erste orgastische Entladung.
5. Anhaltende subtile Empfindungen.

ES GESCHEHEN LASSEN

Hinweise

Zu Beginn ist eine gute Kommunikation notwendig, damit die richtige Kombination von Massagebewegungen an Klitoris und G-Punkt gefunden werden kann. Später ist es vorteilhaft, wenn Shakti nichts mehr zu sagen braucht und sich einfach entspannen kann, während Shiva in einem gleichmäßigen Rhythmus bleibt, so daß sie sich ganz dieser exquisiten Erfahrung hingeben kann.

Damit dies geschehen kann, müssen beide Partner sich in allen Aspekten der Stimulation von Klitoris und G-Punkt gut geschult haben. Dann kann Shakti sich zurücklehnen und es geschehen lassen.

SCHNELLERE ORGASTISCHE REAKTION

Einer der großen Vorzüge dieser Übung liegt darin, daß sie eine hervorragende Vorbereitung für das normale Liebesspiel ist. Nach der Erfahrung des kombinierten Orgasmus sind die meisten Frauen fähig, bei der Penetration mit dem Penis eine viel schnellere orgastische Reaktion zu erleben.

Darüber hinaus haben Forschungen gezeigt, daß eine solche Erweiterung des Orgasmus die linke und die rechte Gehirnhälfte miteinander harmonisiert und die Ausschüttung von Endorphinen steigert, wodurch man entspannter, gesünder und glücklicher wird und Anspannungen und Streß abgebaut werden. Dies ist für sich genommen schon Magie!

DER EINFACHE WEG ZUM ORGASMUS

Nachdem ich diese Verfahren zur Erweiterung des Orgasmus jahrelang praktiziert und gelernt habe, diese wunderbaren Erfahrungen in mein Liebesleben einzugliedern, wird mir jetzt deutlich, daß ich eine etwas andere Auffassung habe als andere Experten auf diesem Gebiet.

Ich genieße es, eine Frau zu sein. Ich genieße es, mit einem Mann zusammenzusein. Wenn ich meine sexuelle Energie erde, bin ich im Hier und Jetzt; sonst schweife ich nur umher. Geerdete sexuelle Energie gibt der Seele Frieden und Nahrung.

TAGEBUCH EINER TANTRIKA

So beschreiben zum Beispiel Alan und Donna Brauer in ihrem Buch *ESO* (Extend Sexual Orgasm – Erweiterter sexueller Orgasmus) einen dreistufigen Orgasmus der Frau. Das Merkmal der ersten Ebene sind dabei die rhythmischen Kontraktionen im Bereich des Scheideneingangs. Die zweite Stufe umfaßt unwillkürliche, nach außen drängende Kontraktionen im tieferen Bereich der Vagina und um die Gebärmutter. Die dritte Stufe ist ein fortwährender Strom von Lust im Scheidenkanal, der mühelos geschieht und bis zu dreißig Minuten anhalten kann.

Meine Erfahrung ist dagegen, daß Orgasmen nicht notwendig in einer logischen Abfolge von einem Schritt zum nächsten geschehen. Jede Stufe hat ihre spezielle Eigenart, und ich möchte bei meinen Leserinnen und Lesern keinen Erwartungsdruck erzeugen, indem ich sage: »So und so muß es sein.«

Selbstverständlich sind die Forschungsarbeiten der Brauers sehr wertvoll, weil sie das sexologische Wissen erweitern; im Zusammenhang der sexuellen Magie muß sich jedoch Ihre Aufmerksamkeit vor allem darauf richten, ein Höchstmaß an orgastischer Kraft so einfach und bequem wie möglich zu erzeugen.

Dabei kommt es nicht darauf an, wie dies geschieht. Ob Ihr Orgasmus drei, eine oder vier Stufen hat, ist nicht so wichtig. Entscheidend ist für Sie, die Frau, daß Sie fähig sind, schöne, erweiterte orgastische Reaktionen zu haben, die lustvoll, intensiv und frei von Schmerz und Anspannung sind.

Diese Reaktionen können einige wenige Sekunden, einige Minuten oder eine halbe Stunde dauern, doch ist die Verlängerung des Orgasmus nicht das Ziel. Das Ziel ist vielmehr, daß jede Frau mit Hilfe ihres Partners alle orgastischen Geheimnisse in ihrem Körper entdeckt und diese nacheinander in ihrer eigenen Weise entschlüsselt.

Dies ist nicht nur eine magische Erfahrung für sich, sondern auch eine sehr wichtige Hilfe zur sexuellen Magie, wie wir noch sehen werden. Zunächst müssen wir uns jedoch noch auf Shiva und die orgastischen Wonnen konzentrieren, die ihm erschlossen werden können, denn er hat Großes geleistet, als er Shakti Lust bereitet hat, weshalb es an der Zeit ist, daß ihm dies entsprechend vergolten wird.

8. *Shivas Magie*

Die Alchemie des männlichen Orgasmus

Männer, euch steht jetzt das, wie ich meine, größte Abenteuer überhaupt bevor, in das ihr euch stürzen könnt, größer als die Entdeckung Amerikas durch Kolumbus, größer als die Besteigung des Mount Everest oder die Landung auf dem Mond. Dieses Abenteuer besteht darin, daß ihr die magische Kraft entdeckt, die in eurem Vajra (wörtlich »Donnerkeil«), eurem männlichen Geschlechtsorgan zu finden ist, und daß ihr sie zu ehren und zu kultivieren lernt.

Diese Macht bringt, wenn ihr sie ganz ergreift, Männlichkeit, Herrschaft und Zauber in euer Liebesleben und verleiht euch eine intensive Wahrnehmung einer königlichen Würde. Gute Liebhaber sind die natürlichen Herrscher dieser Welt, denn sie stehen fest in ihrer Männlichkeit, sind mit sich im reinen und werden von ihren Partnerinnen in höchstem Maße geliebt und geschätzt.

Seit alten Zeiten wird der Vajra als Symbol der Fruchtbarkeit verehrt, durch das die Erde neue Früchte trägt, durch das sich die Herden vermehren und durch das der Stamm sich ernährt, gedeiht und stark wird. Auch wenn es der heutige westliche Mann kaum glauben kann, daß die männliche sexuelle Kraft einst so gefeiert wurde, ist es doch so. Während heute viele Männer das Gefühl haben, daß sie einfach nur deshalb angegriffen werden, weil sie Männer sind, war dies durchaus nicht immer so. Ihr habt eine spezielle Hymne verdient, eine »Hymne auf den Vajra«; also entspannt euch und genießt, während ich einige Verse für euch singen will.

Alljährlich wird im Frühjahr in Japan eure Männlichkeit in großen, zu gigantischen Ausmaßen aufgeblasenen Skulpturen dargestellt, eine wahrhaft kosmische Erektion, und durch die Straßen der Stadt geführt, um die Götter der Fruchtbarkeit und der Erneuerung mit Wein, Sake und Gesang zu feiern. Dionysos, der trunkene griechische Gott der Ekstase, verkörpert ebenfalls phallische Energie, die den Menschen hilft, zu tanzen, zu feiern, sich für eine Weile von den starren Formalitäten der Gesellschaft zu lösen und sich in einen hemmungslosen, orgiastischen und ekstatischen Zustand zu stürzen.

In Nordeuropa wird der gehörnte Gott Pan, halb Bock und halb Mensch, als lächelnde, lachende Gottheit dargestellt, die über die Natur und das Tierreich herrscht und mit einer gewaltigen Erektion umhergeht, die fortwährenden Genuß symbolisiert – ein Wesen, das allzeit zu sexuellen Taten bereit ist.

Diese mythologischen Wesen repräsentieren dynamische Energien, die Teil von euch sind. Sie repräsentieren eure phallische Kraft und die daraus hervorgehenden Qualitäten wie Männlichkeit, Macht, Potenz, Kreativität, Mut, Entscheidungskraft, Handlungswille, die Fähigkeit, Einfluß auf Ereignisse zu nehmen, mit großen Gewalten umzugehen und sie zu beherrschen.

Alle Gedanken, alle Leidenschaften und Wonnen, die diese sterbliche Hülle erregen, sind nur Diener der Liebe und nähren ihre heilige Flamme.

SAMUEL TAYLOR COLERIDGE
Love

Wenn dieser Lobgesang zu schön klingt, als daß er wahr sein könnte, dann liegt das nur daran, daß Männer heute bezüglich ihrer Rolle gegenüber Frauen in einer Phase der Verunsicherung stehen. Nachdem sie – in gewissem Umfang jedenfalls – anerkannt haben, daß sie in der Vergangenheit Frauen unterdrückt und ausgebeutet haben, versuchen sie heute vielfach zu zeigen, daß sie ebenso weich, sanft und empfindsam sein können wie ihre Liebespartnerinnen.

Man kann sich ihre Überraschung vorstellen, wenn sie entdecken, daß Frauen diese neumodische Männlichkeit gar nicht wollen, jedenfalls nicht auf Kosten der männlichen Kraft, die sie so sehr schätzen. Natürlich wollen sie nicht mehr von aggressiven und unterdrückenden Patriarchen beherrscht werden, aber sie wollen auch keine Männer, die so sehr damit beschäftigt sind, der Frau zu Gefallen zu sein, daß sie die Empfindung für ihre ureigene Identität, für ihre Kraft und ihre Aufgabe verlieren.

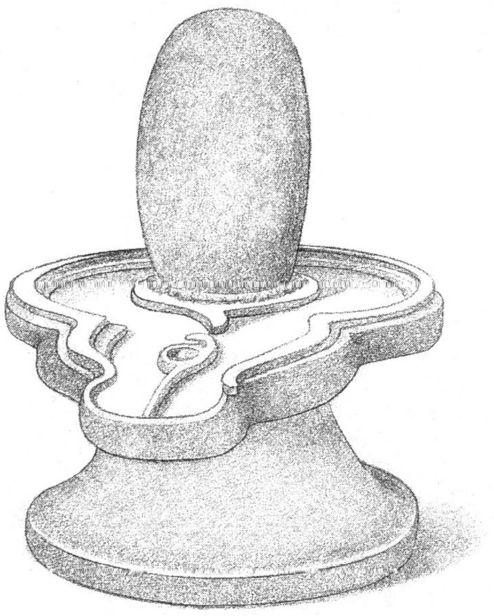

Ein traditionelles phallisches Symbol aus Indien, das den in der Yoni (Vagina) ruhenden Lingam (Penis) darstellt.

Man muß sich nicht wundern, wenn der heutige Mann ein etwas verunsichertes und zorniges Geschöpf ist. Man kann es ihm nachsehen, wenn er verzweifelt ausruft: »Gut also, ich gebe es auf! Was zum Teufel soll ich nun sein, hart oder weich, dominant oder passiv, männlich oder weiblich?« Dann verschwindet er, ohne die Antwort abzuwarten, zu seiner Ortsgruppe der Männerbewegung, um sich bei den gleichgesinnten Opfern der »neuen Sexualität« der neunziger Jahre auszuweinen.

Natürliche männliche Energie

In dieser Not, Männer, habe ich eine gute Nachricht für euch: Für eine sehr große Zahl von Frauen (und vielleicht betrifft es im tiefsten Grund ihres Herzens alle Frauen) gibt es nichts Schöneres, Aufregenderes und Großartigeres als einen Mann, der fest in seiner Sexualität steht, einen Mann, der feste Wurzeln in seiner kraftvollen, potenten, natürlichen männlichen Energie hat.

Es sollte indes klar sein, daß ich mit dem Ausdruck »natürliche männliche Energie« etwas ganz anderes meine als den *machismo*, der früher als Männlichkeit galt. Natürliche Männlichkeit erlangt man nicht dadurch, daß man zum Beispiel Steroide einwirft, um Muskelpakete aufzubauen, oder dadurch, daß man eine halbe Stunde auf einer Frau Liegestütze machen kann, ohne zu kommen, oder dadurch, daß man sich ein »cooles«, lässiges Image verschafft, indem man sich von seinen Gefühlen abschneidet. Dies sind bloß Symptome einer unnatürlichen Männlichkeit; es ist eine aufgelegte Fassade, eine chauvinistische Maske, ein stereotypes Macho-Image und ein sexueller Bluff.

Der Grund dafür, warum so viele Männer eine solche Fassade pflegen, liegt in einem tiefsitzenden Konflikt zwischen Biologie und Gesellschaft, zwischen Lust und Gesetz, zwischen animalischer Energie und den Idealen der Zivilisation. Es lohnt sich, einmal einen Blick auf diese widerstreitenden Kräfte zu werfen und die Dynamik aufzuhellen, deren Spielball unsere glücklosen Helden sind.

Aufgrund ihrer biologischen Zwänge gehören die Männer derselben Kategorie an wie jedes Rudel gesunder männlicher Tiere, die sich in geschlossenen Gruppen herumtreiben, herumalbern, einander herausfordern, ihre Kraft erproben, geil werden, wenn die Brunftzeit beginnt, und sich dann darum prügeln, wer als erster die Gunst der geduldig wartenden Weibchen erlangt.

Die Regeln der konventionellen Gesellschaft besagen jedoch, daß solches animalisches Verhalten, nun, eben animalisch und damit eines zivilisierten Mannes unwürdig ist. Sie verlangen auch, daß die männlichen sexuellen Empfindungen streng unter Kontrolle gehalten und die meiste Zeit unterdrückt werden müssen, insbesondere in jener anscheinend nicht enden wollenden Zeit des Heranwachsens, wenn der Körper junger Männer voller tobender Hormone ist, die eine intensive sexuelle Betätigung fordern.

Weiterhin besagen diese Regeln unmißverständlich, daß Männer ihren animalischen Wettbewerbstrieb nur auf bestimmten, genau festgelegten Schauplätzen austoben dürfen wie zum Beispiel auf dem Fußballplatz, an der Börse und gelegentlich einmal im Krieg. Im übrigen müssen sie ihre instinktiven Energien zurückhalten und sich in der Gesellschaft höflich und anständig verhalten, insbesondere in der Gesellschaft von Frauen.

Diese Kombination anscheinend widersprüchlicher Forderungen, der animalischen und der sozialen, hat eine Variante von Männlichkeit entstehen lassen, die im Tierreich einmalig ist. Das menschliche Männchen soll wie ein Mann aussehen, wie ein Mann handeln, sich aber nicht wie ein Mann verhalten. Er muß nicht nur seine sexuellen und aggressiven Triebe unterdrücken, sondern darüber hinaus auch noch andere unnatürliche Eigenschaften kultivieren. So darf ein Mann zum Beispiel niemals Furcht zeigen, selbst wenn dies die einzig angemessene Reaktion wäre, und niemals eine »Schwäche« erkennen lassen wie zum Beispiel Weinen, Traurigkeit oder Hilflosigkeit. Darüber hinaus muß er stets sich selbst und die Situation im Griff haben, in der er steht.

Ohne Liebe kann man nicht stark sein. Liebe ist keine belanglose Gefühlsregung; sie ist das Blut des Lebens, die Macht, die das Getrennte wieder zusammenführt.

PAUL TILLICH
The Eternal Now

Es braucht niemanden zu überraschen, daß diese künstlichen Zwänge dazu geführt haben, daß sich der Mann heute im Zustand gedämpfter Lebendigkeit befindet – zum Handeln bereit, ohne in der Regel handeln zu dürfen, seine Männlichkeit und sexuelle Potenz demonstrierend, die er doch nur selten ausleben darf. Unter diesen streßbeladenen Umständen ähnelt der männliche sexuelle Höhepunkt heute mehr einem Niesen, einer plötzlichen Entladung aufgestauter Anspannung, und die Lust, die Männern und Frauen eigentlich zur Verfügung steht, ist viel kürzer, als sie sein könnte. Aus diesem Grund dauert der männliche Orgasmus im statistischen Durchschnitt zwischen zwei und zehn Sekunden und tritt fünf bis zehn Minuten nach dem Beginn der ersten Erregung ein. Eine solche plötzliche und schnelle Ejakulation bietet natürlich wenig Raum für sexuelle Magie.

Zusätzlich bekommt es der Mann heute noch mit der feministischen Reaktion auf die langen Jahre seiner patriarchalischen Herrschaft zu tun. Im Krieg zwischen den Geschlechtern wird er als der Böse dargestellt, der Übeltäter, der im Gewand eines zivilisierten Menschen, in Anzug und Krawatte umherstreicht, dabei aber mit allen möglichen gefährlichen Hormonen und häßlichen Impulsen befrachtet ist, die ihn zu einem potentiellen Wüstling machen. Er ist von einer blinden, unbewußten Sexgier erfüllt, die eine Frau jederzeit zu seinem wehrlosen Opfer zu machen droht.

Zur Macht gezwungen, um sich paaren zu können?

Männer, wenn ihr meint, daß diese Exekution eures kollektiven Charakters beinahe einem Genozid gleichkommt, dann neige ich dazu, euch recht zu geben. Natürlich habt ihr eure Macht in der Vergangenheit mißbraucht, aber es scheint, daß euch dabei eine instinktive Neigung der Frauen entgegenkam, denjenigen Männern ihre Gunst zu gewähren, die die meiste Macht in Händen hielten.

Zum Beweis hierfür verweise ich auf ein interessantes weltweites Forschungsprojekt, das David M. Buss, Professor der Psychologie an der Universität Michigan, in Ann Arbor durchgeführt hat. In seinem Buch *Die Evolution des Begehrens* zeigt Buss, daß auch heute noch die überwältigende Mehrzahl der Frauen in der ganzen Welt, in allen Völkern und Kulturen, sich von Männern angezogen fühlt, von denen sie annehmen, daß sie für sie sorgen können, sie schützen und ernähren können.

Warum suchen Frauen mächtige Männer? Professor Buss zufolge ist die Antwort hierauf in unserer Evolutionspsychologie zu suchen, in einem Überlebensinstinkt, der sich in den Jahrtausenden entwickelte, in denen wir als nomadische Jäger und Sammler in einer wilden und oft auch feindlichen Umwelt lebten. Unter diesen primitiven Bedingungen, so Buss, war es nur natürlich, daß

Frauen Männern zuneigten, die sie in der Schwangerschaft und als Mütter am besten beschützen konnten, wenn sie wegen der Kinder nicht für sich selbst sorgen konnten.

Im Laufe der Zeit prägte sich diese alte, aber erfolgreiche Strategie unserer Psyche fest ein. Buss führt weiter aus: »Wenn Frauen im Laufe der Evolutionsgeschichte Männer bevorzugten, die über Ressourcen verfügten und die Macht und den Status hatten, über diese Ressourcen zu wachen, dann mußten sie im Laufe der Zeit beim Mann den Evolutionsmechanismus des Status- und Machtstrebens auslösen.«

Mit anderen Worten, weil unsere Schwestern in grauer Vorzeit die Paarung vom Kriterium der Macht abhängig machten, vermittelten sie ihren Männern die Botschaft, daß sie groß, stark, reich und Herr der Lage sein mußten. Dies bedeutete für die Männer den Ansporn, ein Verhalten zu entwickeln, das das schöne Geschlecht beeindrucken könnte; sie reagierten auf diese Botschaften in der Weise, daß sie chauvinistisch, autokratisch und herrisch wurden.

Buss' Schlußfolgerungen sind umstritten, doch erscheinen sie aus der Sicht des Laien plausibel. Sie ermöglichen eine ausgewogenere Perspektive bezüglich der Frage, wer für die jahrhundertelange Ungerechtigkeit zwischen den Geschlechtern verantwortlich ist – wiewohl ich mich entschieden dagegen verwahren würde, wenn man diese Theorie zur Rechtfertigung einer männlichen Vorherrschaftsideologie jeglicher Art mißbrauchen würde.

Es geht hier letztlich nicht darum, irgend jemandem die Schuld an den häßlichen und traurigen Ereignissen unserer Vergangenheit zuzuweisen, sondern darum, wie wir uns von den einengenden Gewohnheiten, Überzeugungen und Vorstellungen befreien können, die aus alten Zeiten überkommen sind, damit wir unsere wahre Fähigkeit zu sexueller Erfüllung entdecken können.

Jedenfalls leiden die Männer heute unter einem schlechten Ruf bei den Frauen. Um nun das Gleichgewicht wiederherzustellen, unternehmen viele Männer herkulische Anstrengungen, um ihre Partnerinnen sexuell befriedigen zu können. Statt sich in der großen Tradition der Stadtcowboys für einen schnellen Ritt in den Sattel zu schwingen, haben sie die Sexhandbücher sorgfältig studiert, in denen steht, wie man Frauen befriedigt, und sie führen geduldig und einfühlsam ihre Liebespartnerinnen zum orgastischen Höhepunkt, bevor sie sich selbst die ejakulatorische Entspannung erlauben.

Diese neue Haltung bedeutet einen erheblichen Fortschritt, was das Vergnügen der Frau betrifft, während sich die orgastische Erfahrung des Mannes in der Regel nach wie vor auf die schnellen genitalen Konvulsionen beschränkt, die er seit jeher gewöhnt war, bevor die historischen Worte »weiblicher Orgasmus« überhaupt jemals ausgesprochen wurden. Darüber hinaus machen ihm das atemlose Stöhnen und Seufzen seiner Liebsten unmißverständlich klar, daß ihre Fähigkeit zu sexuellem Genuß weit größer ist als seine eigene – ein Umstand, den er nicht zur Kenntnis zu nehmen brauchte, solange es nur um ihn allein ging.

Als sexuelles Wesen hält sich der Mann nach wie vor zurück, ist beherrscht und erbringt seine Leistung nach einem gesellschaftlich akzeptablen Ideal. Dieses Ideal ist erweitert worden, insofern es jetzt auch die Befriedigung der Frau einschließt, statt ihre sexuellen Bedürfnisse zu ignorieren. Die Orgasmuserfahrung des Mannes ist jedoch dieselbe geblieben. Statt also als Instrument zu endlosem Genuß gefeiert zu werden, wird für ihn sein Vajra, sein magisches Sexualorgan, oft zur Quelle der Frustration und Enttäuschung, insbesondere in jenen sensiblen und oft deprimierenden Augenblicken unmittelbar nach der Ejakulation, wenn er all sein »Pulver verschossen« hat.

Initiation in die neue Männlichkeit

Im Hinblick auf die sexuelle Magie ist es wichtig, daß die männliche sexuelle Macht wieder reklamiert, geehrt und erweitert wird, damit die Alchemie der Aufladung eines magischen Symbols mit der vereinten orgastischen Energie eines Mannes und einer Frau, die in einer tiefen tantrischen Umarmung ineinander verschlungen sind, mit größtmöglicher Kraft geschehen kann. Dieses Kapitel dient dem Zweck, eine gesunde, virile männliche Sexualenergie zu erzeugen, die der Energie der Frau in der ekstatischen Vereinigung ebenbürtig ist, so daß eine kraftvolle sexuelle Magie möglich wird.

Der Weg zu diesem Ziel ist mit vielen Freuden gepflastert. Darüber hinaus wird das ohnehin schon überlastete männliche Ego nicht durch zusätzliche Ansprüche belastet, durch den Zwang zu Leistung oder heroisches Streben hin zu einem schwierigen und fernen Ziel.

Es geht hier vielmehr um Entspannung, um Loslassen, darum, die Dinge geschehen zu lassen, statt zu erwarten, daß sie sich auf ein Stichwort hin ereignen. Ich möchte meinen männlichen Lesern zurufen: Sie haben genug geleistet. Sie haben genug gelitten. Sie haben genug gekämpft. Es ist jetzt an der Zeit, daß Sie sich zurücklehnen und empfangen.

Steigere deinen Genuß auf die höchste Ebene, und setze ihn dann als spirituellen Raketentreibstoff ein.

Maha Tantra Acana

Bei den nachfolgenden Übungen sind Sie eingeladen, passiv Lust zu empfangen, während Ihre Partnerin zuerst Ihren Penis, dann Ihre Prostata stimuliert und Ihnen schließlich einen kombinierten Orgasmus durch gleichzeitige Stimulation beider Bereiche schenkt. Dadurch werden Sie lernen, ganz empfänglich zu sein, so daß Ihre sexuelle Energie nicht in einer Ejakulation hinausgeschleudert, sondern in Ihren Körper aufgenommen wird, wodurch sich Ihre Orgasmusfähigkeit steigert.

Durch diese aufregende Reise bekommen Sie die Möglichkeit, in eine neue Form der Männlichkeit initiiert zu werden. Diese tantrische Initiation ist vielleicht manchmal schwierig. Es können Augenblicke auftreten, in denen Sie keine Erektion haben, wenn Sie glauben, eine haben zu müssen, Augenblicke, in denen Sie ejakulieren wollen und doch gebeten werden, die Energie bei sich zu behalten.

Wenn Sie diese Herausforderungen meistern, werden Sie eine tiefere Wahrnehmung sexueller Potenz erfahren. Sie werden in einen Aufwind der Lust geraten und zu immer größeren Höhen sexueller Erfüllung aufsteigen.

Der anspruchsvollste Teil dieser Initiation in die männliche sexuelle Alchemie ist die Entwicklung der inneren Kraft, die es Ihnen erlaubt, sich von Ihrem Ejakulationsdrang zu lösen, Ihrem Verlangen zu »kommen«, Ihrem Impuls, die sexuelle Spannung zu entladen. Der leichtere und lustvollere Teil besteht darin, für einen stetig wachsenden Vorrat an orgastischer Energie empfänglich zu werden, die sich aufbaut, wenn Sie Ihre Ejakulation zurückhalten.

Zu Beginn haben Sie vielleicht das Gefühl, daß es keinen Spaß macht, auf die Ejakulation zu verzichten, die vertraute Art Ihres genitalen Orgasmus. Sie werden frustriert oder vielleicht sogar zornig sein. Dies ist eine Schulung der Disziplin, und Sie müssen bereit sein, eine Zeit der aufgeschobenen Befriedigung zu überstehen, um zu lernen, Ihre sexuellen Empfindungen zu erweitern, und um sich auf einen Ganzkörperorgasmus vorzubereiten.

Der Lohn ist groß, und zwar nicht nur im Bereich der sexuellen Magie, sondern auch hinsichtlich des normalen Liebesspiels. Ihre neu erworbene Fähigkeit, Ihren Ejakulationsreflex zu beherrschen, bedeutet, daß Sie selbst die Entscheidung fällen, wann Sie endgültig loslassen wollen. Dadurch können Sie die Dauer des Liebesspiels verlängern und Ihre Partnerin voll befriedigen, während Sie selbst gleichzeitig gesteigerte orgastische Empfindungen genießen können.

Drei Stufen der Erweiterung des männlichen Orgasmus

Die Übungen zur Erweiterung des männlichen Orgasmus gliedern sich in drei Stufen.

Stufe 1: Die Frau stimuliert den Vajra oder Penis des Mannes und versucht, ihn an den Rand der Ejakulation zu bringen; dann hört sie am »Punkt ohne Wiederkehr« auf, so daß sich die erzeugte sexuelle Energie im ganzen Körper des Mannes ausbreiten kann.

Stufe 2: Die Stimulation des Vajra wird mit einer äußeren Stimulation der Prostata kombiniert, indem der

Bereich des Perineums (Damm) massiert wird, wodurch die Bandbreite der sexuellen Empfindungen des Mannes erweitert wird.

Stufe 3: Die Stimulation des Vajra wird mit einer direkten inneren Massage der Prostata kombiniert, was einen längeren und kraftvolleren Orgasmus zur Folge hat.

Durch diesen dreistufigen Prozeß kann der Mann seine orgastische Fähigkeit schrittweise steigern und zu immer neuen sexuellen Gipfeln fortschreiten, indem er jedesmal vor der Ejakulation aufhört, sich in die Empfindungen entspannt, die erweckt wurden, und dann zu einem neuen und höheren Gipfel fortschreitet.

Schließlich erreicht er einen Punkt, an dem keine Ejakulation mehr eintritt, sondern ein beständiger Strom orgastischer Wonne durch seine Geschlechtsorgane, sein Becken und seinen ganzen Körper rieselt. Wenn er dann beschließt, die Ejakulation zuzulassen, dauert sie viel länger und geht mit viel kraftvolleren orgastischen Empfindungen einher.

Bevor wir uns nun den Übungen zuwenden, wollen wir uns zunächst mit der Anatomie des männlichen Geschlechtsorgans befassen.

Anatomie der männlichen Sexualität

Der Vajra oder Penis ist ein relativ einfacher Mechanismus. Er besitzt weder Knochen noch Muskeln, sondern besteht hauptsächlich aus Schwellkörpergewebe. Wenn ein Mann sexuell erregt wird, füllt sich dieses Gewebe mit Blut, wodurch der Vajra steif wird und sich in ein wunderbar energiegeladenes, mächtiges Instrument der Lust verwandelt.

Beim heutigen Mann sind zwei Formen von Vajras zu unterscheiden: das »naturbelassene« Modell mit der Vorhaut und die beschnittene Version, bei der die Vorhaut ganz oder teilweise entfernt wurde. Beide Varianten sind für die sexuelle Befriedigung des Besitzers und seiner Liebsten gleich gut geeignet.

Der Schaft des Vajra beginnt am Körper unterhalb des Schamhügels und endet mit einem markanten Köpfchen, der Eichel, die wie die weiche Kappe eines Pilzes aussieht. Die normale Körperhaut geht hier in die glatte Rundheit der Eichel über. Diese Eichel ist meist deutlich dunkler als die Haut des darunter liegenden Schafts.

An der Spitze der Eichel befindet sich eine kleine Öffnung, das Ende der Harnröhre, durch die die von den Nieren gefilterten überschüssigen Flüssigkeiten des Körpers als Harn ausgeschieden werden. Dieselbe Röhre transportiert auch eine Mischung von Flüssigkeiten aus der Prostata und den Hoden, die bei der Ejakulation als Samen durch den Vajra ausgestoßen wird.

An der Unterseite des Penis, unterhalb der Stelle, an der die Vorhaut an der Eichel ansetzt, befindet sich eine besonders empfindliche Stelle, das sogenannte Frenulum. Wenn dieser Punkt richtig stimuliert wird, kann er die Quelle großer sexueller Lust sein, und aus diesem Grund betrachte ich ihn gerne als die männliche Entsprechung der Cleo oder Klitoris.

Unterhalb des Vajra liegt das Skrotum (Hodensack). Dieses enthält die beiden ovalen Hoden, die den Samen und das männliche Hormon Testosteron erzeugen. Die Hormone werden vom Körper aufgenommen, während der Samen in speziellen Kanälchen im Hodensack gespeichert wird, den sogenannten Nebenhoden.

Wenn der Mann sexuell erregt wird, wandert der Samen von den Hoden über den Samenleiter (Ductus deferens) zur Prostata. Diese Drüse hat etwa die Größe einer Kastanie und befindet sich im Becken zwischen Vajra und Anus.

Sie können Ihre Prostata fühlen, indem Sie auf den Perineumpunkt in der Mitte zwischen Hodensack und Anus drücken. Sie spüren dort einen weichen, schwammigen Bereich. Dahinter ist die Prostata verborgen. Wenn Ihr Vajra erigiert ist, fühlt sich die Prostata an, als wenn sie die Wurzel Ihrer Erektion wäre, Teil desselben Organs. Anatomisch ist dies nicht der Fall, doch bezüglich der Empfindungen besteht ein eindeutiger Zusammenhang zwischen Vajra und Prostata.

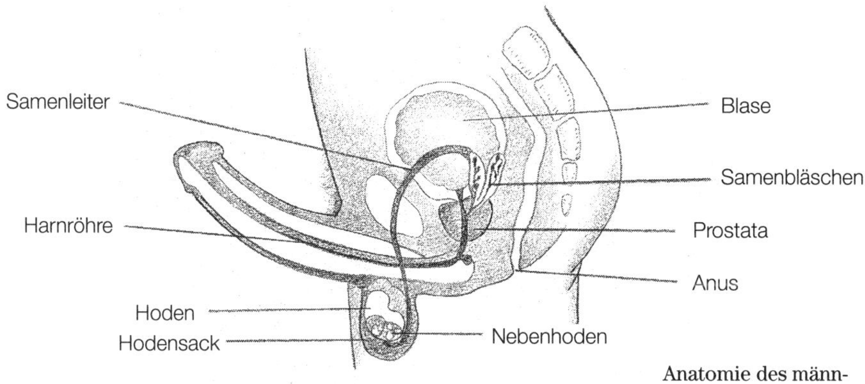

Anatomie des männlichen Sexualorgans

Wenn man das Frenulum des Mannes mit der Klitoris der Frau vergleichen kann, dann ähnelt seine Prostata dem G-Punkt, indem sie für tiefere und anhaltendere Empfindungen beim Orgasmus sorgen kann. Diese beiden Bereiche werden in den nachfolgenden Übungen erkundet.

Im Augenblick des sexuellen Höhepunkts wird durch Muskelkontraktionen im Bereich der Prostata eine Mischung aus Samen und Prostataflüssigkeit durch die Harnröhre und die Eichel des Vajra ausgetrieben.

ÜBUNG: DEN VAJRA STIMULIEREN

Sinn und Nutzen

Bei den nachfolgenden Übungen wird Ihre Liebespartnerin Ihr Geschlechtsorgan in einer neuen und köstlichen Weise stimulieren und Ihnen zur Vorbereitung auf die sexuelle Magie ein ganz neues Spektrum sexueller Empfindungen bieten und Ihre Orgasmusfähigkeit steigern. Sie wird Sie an den Rand der Ejakulation bringen und Ihnen dann helfen, sich zu entspannen, damit diese Energie von Ihrem Körper aufgenommen werden kann, bevor Sie auf einen neuen und noch höheren Gipfel zugehen.

Monogamen Paaren bietet sich hier eine großartige Möglichkeit, die sexuelle Routine mit neuer Begeisterung und Tiefe aufzuladen, indem Rollen und Verhaltensformen geändert werden, die starr und langweilig geworden sind. Erwecken Sie jetzt Ihre Begeisterung füreinander als

Sexualpartner neu und steigern Sie die beiderseitige Lust um ein Tausendfaches.

Diese Übung ist auch sehr gut für Männer im sechsten, siebten und achten Lebensjahrzehnt geeignet (aber natürlich nicht auf diese beschränkt), da es bei dieser Stimulierung nicht auf eine volle Erektion ankommt. Weiterhin ist keinerlei sexueller Leistungssport erforderlich, wie er manchmal beim sexuellen Verkehr praktiziert wird, beispielsweise häufige Änderungen der Stellung und langes Abstützen des Körpergewichts auf Armen, Schultern oder Knien.

Shiva, der Erfolg dieser wunderbaren Übung hängt von Ihrer Fähigkeit ab, passiv empfänglich zu werden, Ihre traditionelle Rolle als Anführer, Initiator und Erzeuger sexueller Lust abzulegen und statt dessen die weiblichen Qualitäten der Hingabe, Empfänglichkeit und des Vertrauens zu erfahren. Allerdings bleibt Ihnen die Aufgabe, Shakti anzuleiten und zu führen, wie sie Ihnen Lust schenken kann, indem Sie ihr ständig Rückmeldungen über ihre Maßnahmen geben.

Shakti, diese Übung ist eine hervorragende Möglichkeit, eine Empfindung des Selbstvertrauens und der Macht zu kultivieren. Sie sind die Mitschöpferin, die gleichberechtigte Partnerin, die Spenderin von Ekstase. Sie können diese Übung besser genießen, wenn Sie sich darüber im klaren sind, daß Sie sie für sich selbst durchführen, wenn Sie sagen: »Ja, ich bin neugierig, aufgeregt ... ich will die Kunst erlernen, einem Mann Lust zu schenken ... ich will wissen, wie sein Sexualorgan reagiert ... ich will, daß er durch meine Berührung vor Ekstase stöhnt ... ich will meine Fähigkeiten als Liebhaberin, als diejenige spüren, die diese Empfindungen in ihm erregt, während ich zugleich in mir selbst zentriert bleibe.«

Vermeiden Sie es jedoch unbedingt, Shiva die Kontrolle zu nehmen und aktiv in den Fortgang der Übung eingreifen zu wollen, da ihn dies daran hindern könnte, seine Bedürfnisse auszudrücken und seine Lust ganz zu genießen. Lassen Sie ihn sagen, wie Sie seinen Vajra stimulieren sollen, und führen Sie dies genau aus.

Shiva und Shakti, der Erfolg dieser Übung hängt davon ab, ob Sie fähig sind, eine aufbauende Herz-zu-Herz-Verbindung zueinander aufrecht zu erhalten. Ich betone dies ausdrücklich, weil viele Paare dazu neigen, die ersten Schritte dieser Übung zu überspringen, weil sie es nicht erwarten können, zur direkten Stimulierung des Vajra überzugehen. Die ersten Schritte, insbesondere die Verbindung der beiden Liebenden über das Herz, ebnen aber erst den Weg zu einer erfolgreichen Sitzung.

Vorbereitungen

▷ Für die Stimulation und Massage des Vajra ist viel gutes Gleitmittel erforderlich. Wasserlösliche Gleitmittel trocknen bei äußerlicher Anwendung schneller ein als Mittel auf Ölbasis. Ich persönlich bevorzuge ein reines organisches Öl wie zum Beispiel Olivenöl, das reichlich aufgetragen werden kann und der zarten Haut des Vajra nicht schadet. Man kann es auch zur Massage anderer Körperbereiche verwenden. Man kann jedoch auch jedes andere Massageöl guter Qualität nehmen.

▷ Vereinbaren Sie ein besonderes Codewort, das Shiva benutzen kann, wenn er am Rand der Ejakulation steht und möchte, daß Shakti aufhört, seinen Vajra zu stimulieren. Er kann zum Beispiel »jetzt« oder »halt« sagen, damit Shakti jegliche Stimulation beendet.

▷ Shakti, diesmal richten Sie für Shiva den magischen Kreis her. Holen Sie Gegenstände, die etwas ausgeprägt Männliches haben wie zum Beispiel Trommeln, männliche Figuren, Federn, Fotografien, phallische Symbole und so weiter. Schaffen Sie mit Räucherwerk, Kerzen und intimer Beleuchtung eine ansprechende Atmosphäre. Vielleicht nehmen Sie auch ein lustiges und passendes Spielzeug wie zum Beispiel ein Kingkong-Modell. Tragen sie sexy Kleidung wie zum Beispiel eine durchsichtige Bluse oder seien Sie nackt bis auf einen hübschen *Lungi* um die Hüften und eine Blume in Ihrem Haar. Achten Sie jedoch immer darauf, daß Ihre Kleider die Bewegungsfreiheit Ihrer Arme und Ihres Oberkörpers nicht behindern.

- ▷ Shiva, nehmen Sie sich Zeit, herrlich zu duschen, und reinigen Sie sich gründlich, insbesondere Genitalien und Anus. Legen Sie Ihr Lieblingsduftwasser auf und bereiten Sie sich darauf vor, von Shakti verwöhnt zu werden. Entleeren Sie Ihre Blase.
- ▷ Shakti, achten Sie darauf, daß Ihre Fingernägel kurz geschnitten und glatt sind.
- ▷ Nehmen Sie sich sechzig bis neunzig Minuten Zeit für diese Übung und stellen Sie sicher, daß Sie nicht gestört werden können.

STUFE 1: BEGEGNUNG DURCH DAS HERZ

Shakti, führen Sie Shiva in den magischen Kreis. Helfen Sie ihm, sich willkommen, entspannt und zuhause zu fühlen. Vielleicht tanzen Sie einige Minuten miteinander, um sich von allen Spannungen zu befreien.

Begrüßen Sie einander mit einer Herz-zu-Herz-Begrüßung.

Genießen Sie eine lange Verschmelzungsumarmung. Atmen Sie tief und synchron miteinander.

Setzen Sie sich auf Kissen einander gegenüber.

Shakti, legen Sie Ihre rechte Hand auf Shivas Herz und nehmen Sie dann seine rechte Hand und legen Sie sie auf Ihr eigenes Herz. Blicken Sie einander liebevoll in die Augen, harmonisieren Sie Ihre Atmung und hören Sie aufeinanders Herzschlag. Atmen Sie langsam und tief. Spüren Sie die Liebe und das Vertrauen, die vor diesem neuen und aufregenden Abenteuer zwischen Ihnen strömen.

Shakti, tauchen Sie Ihre Finger in ein besonderes Öl oder Parfum und segnen Sie Shivas drei Haupt-Chakren. Berühren Sie seinen Schamhügel und geben Sie Ihren Segen, indem Sie sagen: »Möge die Tür zu deiner Wonne an diesem Tag weit geöffnet sein.«

Salben Sie dann Shivas Herzzentrum mit Öl und sagen Sie: »Mögen unsere Herzen in Liebe und Vertrauen miteinander verschmelzen.«

Berühren Sie sein Drittes Auge leicht mit dem Mittelfinger und sagen Sie: »Möge dein Orgasmus deine Vision und dein Verständnis erweitern.«

Shakti, wenn die Segnung abgeschlossen ist, helfen Sie Shiva, sich bequem in einer halb sitzenden Position auf die Kissen zu legen. Sitzen Sie zwischen Shivas Beinen. Schieben Sie Ihre Beine unter seine Beine, und legen Sie Kissen auf Ihre Oberschenkel, so daß er seine Knie auf Ihnen ablegen kann. Wenn Sie wollen, können Sie auch im japanischen Stil mit einem Kissen unter Ihren Schenkeln sitzen. Manche Frauen sitzen lieber seitlich am Körper des Mannes. Manche arbeiten auch lieber mit einem Massagetisch, auf dem der Mann liegt, während die Frau steht.

Die intimste Position erhält man jedoch nach meiner Erfahrung, wenn sich Shiva auf großen Kissen zurücklehnt und Shakti an seinem Vajra zwischen seinen Beinen sitzt; allerdings werden Sie dabei während der Übung gelegentlich das Bedürfnis haben, die Position zu ändern.

Man kann nur in Zusammenarbeit mit dem Yin gedeihen, und das Yin kann nur in Gegenwart des Yang wachsen.

Der Gelbe Kaiser

Shakti, öffnen Sie langsam Shivas Gewand, so daß sein Körper vorne frei ist.

Beginnen Sie seinen Körper zu streicheln. Berühren Sie ihn überall, und halten Sie ihn an, tief durch den geöffneten Mund zu atmen. Atmen Sie synchron mit ihm.

Wenn Ihnen Shiva zu ernsthaft erscheint, necken Sie ihn ein wenig – blasen Sie in sein Ohr, knabbern Sie an seinem Ohrläppchen, beißen Sie sanft in seinen Hals, saugen Sie an seinen Zehen, necken Sie seinen Körper mit Ihren Brüsten, lassen Sie Ihr Haar über ihn gleiten, und schaffen Sie eine heitere und unbeschwerte Atmosphäre, durch die er Vertrauen gewinnt und sich entspannen kann.

Massieren Sie seine Brust, und necken und drücken Sie sanft seine Brustwarzen. Schieben Sie dann Ihre Hände unter sein Kreuz und massieren Sie kräftig den Kreuzbereich. Viele sexuelle Verspannungen haben ihren Sitz in der keilförmigen Vertiefung, an der das Kreuz in das Gesäß übergeht.

Nehmen Sie Shivas Hoden in die eine Hand, und berühren Sie sein Perineum mit der Spitze des Mittelfingers. In dieser Stellung können Sie mit der flachen Hand gegen den Vajra drücken. Legen Sie die andere Hand auf Shivas Herzzentrum in der Mitte seiner Brust.

Blicken Sie in dieser Haltung sanft in seine Augen, und schenken Sie diesem Menschen all Ihre Liebe und Aufmerksamkeit. Er ist der Eine, der Besondere, und all Ihre Energie richtet sich auf ihn. Lassen Sie diesen Augenblick alle hereindrängenden Gedanken und Ablenkungen fortspülen.

Shiva, öffnen Sie sich der Liebe Ihrer Partnerin. Spüren Sie, daß Sie empfänglich werden wie ein Glas, das darauf wartet, mit schwerem, dunklem Wein gefüllt zu werden.

STUFE 2: MASSAGEBEWEGUNGEN ZUR STIMULIERUNG DES VAJRA

Shakti, wenn Sie sich bereit fühlen, fragen Sie Shiva: »Sollen wir jetzt mit der Sitzung beginnen?« Wenn Shiva das bejaht, können Sie beginnen, seinen Vajra mit den nachfolgenden Bewegungen zu stimulieren.

Die kreuzweise Massage

Shakti, beginnen Sie mit der kreuzweisen Massage, einer schönen und einfachen Möglichkeit, sich dem Vajra zu nähern, die von zwei guten Freunden von mir entwickelt wurde, Terumi und Leonard Leinow.

Legen Sie Ihre Handflächen auf Shivas Knie. Die linke Hand ruht auf dem rechten Knie, die rechte Hand auf dem linken Knie.

Lassen Sie die rechte Hand an ihrem Platz, und lassen Sie die linke über Shivas rechten Oberschenkel, über seinen Vajra und seine Genitalien und über seinen Bauch zu seiner rechten Brustwarze gleiten. Sie streicheln ihn damit in einer Diagonalbewegung vom rechten Knie zur linken Brustwarze.

Wenn Ihre linke Hand über Shivas Genitalien gleitet, beginnt Ihre rechte Hand eine ähnliche Wanderung über Shivas linken Oberschenkel. Wenn die linke Hand an ihrem Zielpunkt angelangt ist, liebkost Ihre rechte Shivas Genitalien auf dem Weg zur anderen Brustwarze. Die linke Hand geht dann zurück an Shivas Knie und beginnt eine neue Wanderung, während die rechte Hand über den Bauch zur linken Brustwarze gleitet.

Griffe zur Stimulierung des Vajra.

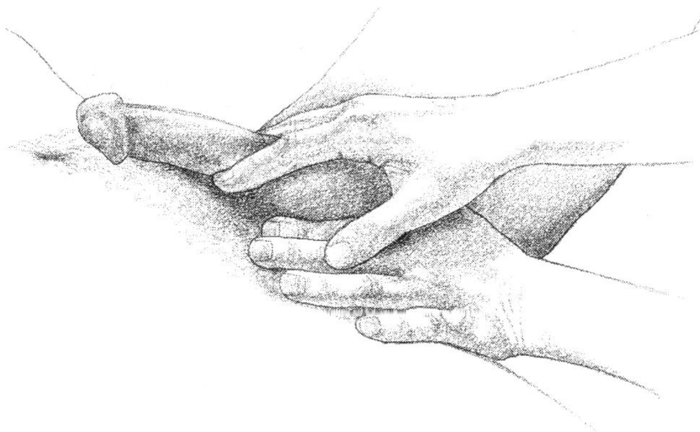

12-Uhr-Massage.

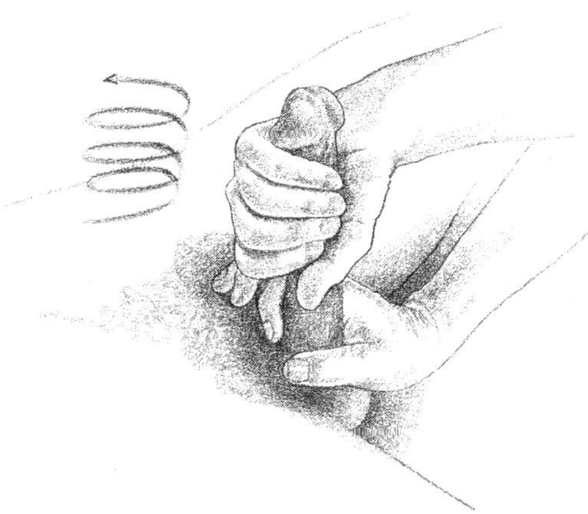

Den Stengel umkreisen.

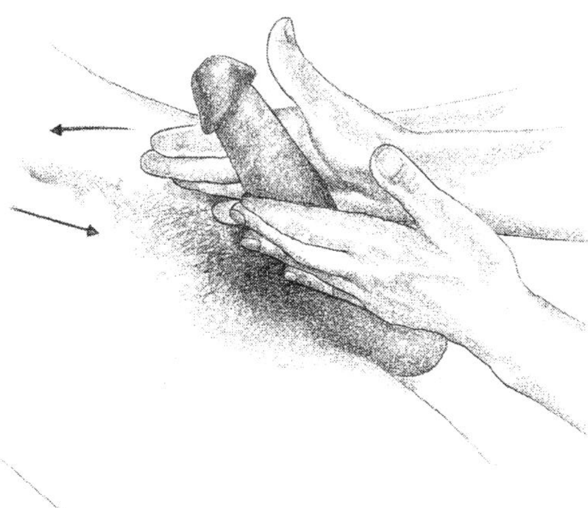

Feuer machen.

Dies klingt vielleicht kompliziert, doch ist diese Bewegung in der Praxis ganz einfach. Nehmen Sie sich Zeit, um einen gleichmäßigen Fluß der kreuzweisen Bewegungen zu erzeugen, wobei es wichtig ist, daß Ihre Hände im Vorübergehen Shivas Vajra liebkosen.

Zwölf-Uhr-Massage

Bei dieser Bewegung wird der Vajra direkt gestreichelt.

Streicheln Sie mit der Handfläche und den Fingern abwechselnd mit der linken und der rechten Hand in gleichmäßigen, stetigen Bewegungen von den Hoden zur Spitze des Vajra. Bei dieser Massage sollte Shivas Vajra auf seinem Bauch liegen. Verwenden Sie reichlich Öl.

Diese Bewegung ist besonders angenehm, weil Shaktis Hände dabei über das Frenulum an der Unterseite von Shivas Vajra am Übergang zwischen Eichel und Schaft gleiten.

Den Stengel wachsen lassen

Bedecken Sie Shivas Vajra mit reichlich Öl. Halten Sie die Basis des Vajra mit der einen Hand, drücken Sie leicht nach unten, und streichen Sie dann mit der anderen Hand von der Basis zur Spitze.

Den Stengel umkreisen

Halten Sie den Vajra mit einer Hand an der Basis fest, und führen Sie dann die andere Hand in einer kreisförmigen Bewegung von unten nach oben um den Vajra. Wenn Sie oben angelangt sind, streicheln Sie die ganze Eichel mit Ihrer Handfläche, wobei Sie reichlich Öl verwenden.

Das Karussell

Halten Sie den Vajra mit beiden Händen, und lassen Sie sie gegenläufig um den Stengel kreisen. Bewegen Sie Ihren Rumpf parallel zur Bewegung der Hände nach vorne und nach hinten.

Shakti, bei dieser Bewegung ist Ihr ganzer Körper beteiligt. Gehen Sie aus dem Becken vor und zurück, und atmen Sie jeweils ein und aus, während Ihre Hände um den Vajra kreisen.

Es kann sehr erheiternd und verspielt sein, wenn Sie bei dieser Technik Ihrem Partner in die Augen blicken, und jemand hat dies einmal mit dem Karussellfahren auf dem Jahrmarkt verglichen.

Feuer machen

Halten Sie die Handflächen senkrecht zu beiden Seiten des Vajra, drücken Sie gegen den Schaft, und reiben Sie Ihre Hände vor und zurück, als wenn Sie mit einem Stock Feuer machen wollten. Beginnen Sie an der Basis des Vajra, arbeiten Sie nach oben zur Eichel, und gehen Sie dann wieder nach unten.

Die Vajra-Trommel schlagen

Drücken Sie die Eichel von Shivas Vajra mit Zeige- und Mittelfinger einer Hand gegen seinen Bauch, und lassen Sie dann die Finger der anderen Hand über die Unterseite des Vajra tanzen. Sie können den Vajra auch wie eine kleine Trommel mit der ganzen Unterseite Ihrer Finger statt nur mit den Fingerspitzen schlagen.

Ohne die Kapuze streicheln

Wenn Shiva nicht beschnitten ist, ist die Eichel von der Vorhaut geschützt. Es ist reizvoll, die Eichel mit darüber liegender Vorhaut zu stimulieren. Wenn Shivas Erregung wächst, ziehen Sie die Vorhaut langsam zurück, und stimulieren Sie die Eichel direkt, indem Sie mit viel Öl auf und ab massieren.

STUFE 3: DIE SEXUELLE ERREGUNG STEIGERN

Jetzt ist es an der Zeit, daß Shiva sich stetig seinem ersten sexuellen Höhepunkt nähert. Dies geschieht am einfachsten durch anhaltende, rhythmische Stimulation des Vajra.

Shakti, ölen Sie Shivas Vajra gut ein, und halten Sie die Basis mit einer Hand fest. Umschließen Sie mit der anderen Hand den Schaft, und beginnen Sie, mit kräftigen Bewegungen aufwärts und abwärts zu gehen. Dies ist die Grundbewegung, die die meisten Männer brauchen, um zum Höhepunkt zu kommen, die jedoch in verschiedener Weise abgewandelt werden kann.

Sie können nur am Schaft auf und ab gehen oder die Eichel mit einbeziehen. Sie können abwechselnd den Schaft und Schaft und Eichel gemeinsam bearbeiten.

Eine andere Möglichkeit besteht darin, eine Bewegung zu finden, bei der Sie mit dem Daumen auf das Frenulum drücken, während die Hand vom Schaft zur Eichel wandert. Am Ende der Aufwärtsbewegung können Sie aus dem Handgelenk eine kleine »schnappende« Bewegung machen, die dem Frenulum einen köstlichen Lustimpuls vermittelt.

Shiva, lehren Sie Shakti die Bewegungen, die für Sie wirklich lustvoll sind. Geben Sie ihr möglichst umfassende Rückmeldungen über Rhythmen, Intensitäten und Schnelligkeiten, die Ihnen die größte Wonne verschaffen, so daß sie genau die richtigen Bewegungen auszuführen lernt.

Shakti, manche Männer lieben stetige kraftvolle und schnelle Bewegungen, während andere mehr Abwechslung wünschen. Verlieren Sie den Mut nicht, wenn Shiva nicht sofort dem Höhepunkt zustrebt oder wenn er nicht schnell genug erregt wird. Er ist jetzt der Empfangende, und es könnte für ihn dadurch schwieriger sein, sich dem Höhepunkt zu nähern. Bleiben Sie zentriert, haben Sie Vertrauen in sich selbst, und machen Sie sich damit vertraut, wie Sie Ihren Liebsten über eine längere Zeit stimulieren können. Finden Sie einen Rhythmus zur Stimulierung von Shivas Vajra.

Viele Frauen sind nicht daran gewöhnt, eine solche schnelle, kräftige Stimulierung zu geben; hören Sie daher auf Shivas Anleitung. Lassen Sie sich von ihm sagen, welchen Druck, welche Geschwindigkeit und welche Intensität er angenehm findet. Wenn er nichts sagt, fragen Sie ihn: »Ist es gut so?« »Ist es aufregend?« Sie brauchen eine präzise Kommunikation.

Shiva, während der Stimulation können Sie an einen Punkt kommen, an dem Ihr Penis unempfindlich wird. Wenn Sie nicht viel spüren, bitten Sie Shakti, Ihren Vajra loszulassen und ihren Körper von Ihrem Vajra aus in Richtung der Brust zu massieren, um die Energie zum Herzzentrum zu befördern. Dann kann sie nach einigen wenigen Minuten allmählich wieder zum Vajra zurückkehren, den Schaft necken, das Frenulum kitzeln, die Eichel liebkosen, bevor sie die rhythmische Stimulierung wiederaufnimmt.

STUFE 4: HÖHEPUNKT OHNE EJAKULATION

Shakti, gehen Sie jetzt von einer allgemeinen Reizung von Shivas Vajra zu einem exakten Verfahren der Stimulation über, das ihn an die Schwelle der Ejakulation bringt, ohne daß er den »Punkt ohne Wiederkehr« überschreitet.

Arbeiten Sie schneller, und stimulieren Sie seinen Vajra dynamischer, so daß er dem orgastischen Höhepunkt nahe kommt.

Shiva, jetzt ist die Zeit, wirklich erregt zu werden und sich dem Höhepunkt vor der Ejakulation zu nähern. Richten Sie Ihre ganze Aufmerksamkeit auf die Empfindungen in Ihrem Vajra. Geben Sie sich Ihrer Lust, Ihrer Erregung hin. Bewegen Sie Ihren Körper. Stoßen Sie Ihr Becken nach oben, so daß Sie Shaktis Hand an Ihrem Vajra noch intensiver spüren. Atmen Sie kraftvoll durch den Mund aus, und treiben Sie Ihre Energie nach unten in Ihre Genitalien. Wenn es hilft, führen Sie die PC-Pumpe aus, das heißt, ziehen Sie die Muskeln um Perineum und Anus in kurzen, kraftvollen, rhythmischen Kontraktionen zusammen.

Shakti, bringen Sie Shiva zu einem »Beinahe-Höhepunkt«, so daß er den Punkt der Ejakulation gerade nicht erreicht. Dies bedeutet, daß Sie spätestens drei bis fünf Sekunden vor dem Einsetzen des Ejakulationsreflexes jede Stimulierung beenden müssen. Die folgenden Anzeichen lassen Sie es erkennen, wenn Shiva sich dem Orgasmus nähert:

1. Seine Oberschenkel- und Bauchmuskeln beginnen sich anzuspannen.
2. Sein Rücken wölbt sich, um das Becken in Ihre Nähe zu bringen.
3. Die Hoden werden nach oben an den Körper gezogen.

4. Seine Atmung verändert sich. Manche Männer atmen auffällig schneller, andere langsamer.
5. Die Eichel des Vajra verfärbt sich dunkel.
6. Der Vajra wird sehr hart, die Adern wölben sich vor, weil er sich prall mit Blut füllt.
7. Der Vajra fühlt sich unglaublich lebendig und energetisiert an.
8. Aus der Öffnung der Harnröhre tritt immer wieder eine klare Flüssigkeit aus.

Shiva, wenn Sie das Gefühl haben, daß sich Ihre sexuelle Erregung dem höchsten Punkt nähert und Sie der Ejakulation nahe sind, benutzen Sie das Codewort, das Sie mit Shakti vereinbart haben. Sagen Sie »Halt!«.

Shakti, brechen Sie die Stimulierung des Vajra sofort ab. Drücken Sie mit Zeige- und Mittelfinger der einen Hand kräftig in Shivas Perineumpunkt, während Sie mit der anderen den Vajra halten. Dies hilft ihm, die Ejakulation zu vermeiden.

Falls nötig, können Sie auch mit Daumen und Fingern beider Hände unterhalb der Eichel gegen den Schaft des Vajra drücken. Diese Technik wird jedoch normalerweise nur dann eingesetzt, wenn Shiva der Ejakulation allzu nahe gekommen ist und zusätzliche Unterstützung braucht, um sie zu verhindern.

Shiva, atmen Sie kraftvoll und tief, und füllen Sie Ihre Lungen mit Luft, so daß sich die Energie in Ihrem Becken ausbreiten kann. Lassen Sie Ihren ganzen Körper sich bei jedem Ausatmen entspannen, völlig loslassen und ganz für die großartigen Empfindungen in Ihren Genitalien empfänglich werden.

Shakti, der Drang Ihres Partners zu ejakulieren wird in einigen Augenblicken vorüber sein. Wenn Sie das Gefühl haben, daß er soweit ist, fragen Sie: »Soll ich wieder beginnen?«

Wenn Shiva ja sagt, beginnen Sie seinen Vajra erneut zu stimulieren. Bringen Sie ihn in den nächsten zwanzig bis dreißig Minuten drei- bis sechsmal an den Gipfel der sexuellen Lust.

Wenn Sie beide das Gefühl haben, daß es an der Zeit ist,

können Sie die Sitzung beenden, indem Sie Shivas Vajra die endgültige Erlösung gewähren und ihn bis zum Punkt der Ejakulation stimulieren.

Shiva und Shakti, sitzen oder liegen Sie noch einige Minuten ruhig beieinander, und nehmen Sie die gewaltige Erfahrung in sich auf, die Sie soeben gemeinsam hatten.

Shiva, bezeigen Sie Shakti Ihre Dankbarkeit dafür, daß sie Ihnen so viel Lust bereitet hat. Belohnen Sie sie mit einer Verschmelzungsumarmung.

Erzählen Sie einander von Ihren Erfahrungen während der Übung.

Schließen Sie mit einer Herz-zu-Herz-Begrüßung.

DIE FÜNF WICHTIGSTEN PUNKTE FÜR DIE VAJRA-STIMULIERUNG

Nachfolgend fünf wichtige Punkte, die Sie bei der Stimulierung des Vajra beachten sollten:

1. Stellen Sie eine gute Herzensverbindung her.
2. Beginnen Sie mit einem spielerischen, erotischen Vorspiel.
3. Erkunden Sie verschiedene Massagebewegungen am Vajra.
4. Praktizieren Sie eine rhythmische Stimulierung.
5. Erreichen Sie mehrere Höhepunkte ohne Ejakulation.

Hinweise

ABKEHR VOM IDEAL DES »STARKEN UND STUMMEN« MANNES

Shiva, wie Sie vielleicht wissen, sprechen Männer normalerweise vor, während oder nach dem Sex nicht, weshalb es für Sie keine geringe Herausforderung sein könnte, dieses übliche männliche Verhalten aufzugeben und zu einer ungezwungenen fortlaufenden Kommunikation zu finden.

Hierbei könnte es Ihnen helfen, daß Sie die Augen offenhalten und Ihre Partnerin anblicken, während sie Ihnen Lust bereitet. Wenn Sie das Gefühl haben, in bestimmten Augenblicken die Augen schließen zu müssen, um die in Ihrem Sexualorgan entstehenden Empfindungen ganz genießen zu können, halten Sie sie abwechselnd offen und geschlossen.

Es ist sehr wichtig, daß Sie Ihre Empfindungen beschreiben, da Shakti sonst nicht die Fähigkeiten entwickeln kann, die sie braucht, um Sie zu immer höheren ekstatischen Gipfeln zu führen. Sprechen Sie bei jeder neuen Bewegung mit ihr: wie sie sich anfühlt, wie Sie berührt werden wollen, ob der Druck leichter oder fester sein sollte, welche Stimulierung Sie am meisten anmacht.

Die sexuelle Erektion ist mit Feuer und Wasser vergleichbar. Feuer und Wasser können einen Menschen töten oder ihm helfen – je nachdem, wie man damit umgeht.

PAO
The Plane Master

Widerstehen Sie der Versuchung, bei allem, was Shakti tut, zu sagen: »Das ist schön«, weil ihr dies nicht hilft, ihre Fertigkeiten zu entwickeln. Vergessen Sie aber nicht, bei Ihren Äußerungen positiv zu bleiben und Shaktis Bereitschaft anzuerkennen, Ihnen etwas zu schenken.

Shakti, wenn Ihr Partner beginnt, sich zu entspannen und zu genießen, wenn er in eine selige Trance versinkt, möchten Sie ihn vielleicht nicht mehr mit Fragen stören. Es ist aber wichtig, daß Sie sich weiterhin austauschen. Stellen Sie kurze, einfache Fragen, die mit wenigen Worten beantwortet werden können, wie zum Beispiel: »Ist das gut so?«, »Möchtest du es kräftiger?«, »Soll ich etwas anderes versuchen?«

EINE ERFOLGREICHE ERSTE ERFAHRUNG

Eine gelungene Erfahrung eines erweiterten orgastischen Zustandes entsteht durch ein subtiles Wechselspiel von Technik, Kreativität und Kommunikation. Bob und Sarah, ein Paar, das schon seit sieben Jahren beisammen war, hatten schon mit verschiedenen tantrischen Techniken experimentiert, aber noch nie die oben beschriebene Übung durchgeführt. Lassen wir Bob die Geschichte ihrer ersten Erfahrung erzählen:

»Ich duschte mich, während Sarah den Raum herrichtete. Wir hatten von Margo gehört, daß man Olivenöl als Gleitmittel verwenden könnte, und wir wollten es versuchen. Für alle Fälle hielten wir jedoch auch verschiedene Gleitmittel auf Öl- und Wasserbasis griffbereit.

Ich zog meinen Lieblingsbademantel an, und Sarah führte mich ins Schlafzimmer. Sie hatte das Bett mit einem weißen Satinlaken bezogen und ein Handtuch auf die Stelle gelegt, an der ich sitzen sollte, falls Öl auf das Bett tropfen sollte. Ein Stapel großer Kissen war am Ende des Bettes aufgeschichtet, so daß ich mich in einer halb sitzenden, halb liegenden Position ganz königlich zurücklehnen konnte. Musik lief, und die ganze Atmosphäre war sehr entspannend und einladend.

Es war sehr schön, so zu liegen, und ich sah, wie Sarah ihr Gewand ablegte, um ihren wohlgeformten Körper zu zeigen. Sie vollführte einen spontanen Tanz für mich, was ich sehr reizvoll fand. Dann kam sie und setzte sich zwischen meine Beine. Wir führten eine Herz-zu-Herz-Begrüßung aus und legten uns gegenseitig die Hände aufs Herz. Dann salbte sie die drei Chakren mit Öl, wobei sie jeweils eine Anrufung durchführte, und begann dann meinen ganzen Körper leicht zu massieren.

Ich genoß dies zwar, aber ich bemerkte auch, daß ich ungeduldig wurde und dachte: ›Ja, das ist ganz nett, aber wann geht es endlich richtig los? Wann wird sie zu meinem Vajra gehen?‹

Sarah spürte dies und fragte mich: ›Bob, machst du dir Gedanken wegen der Zeit?‹ Ich mußte zugeben, daß dies der Fall war, denn wir hatten eine Stunde für die Sitzung abgesprochen, und es war schon viel Zeit vergangen, weshalb ich fürchtete, daß der wirklich lustvolle Teil der Sitzung zu kurz käme.

Als klar war, was mich irritierte, lösten wir das Problem ganz einfach, indem wir absprachen, die Sitzung so lange fortzuführen, bis wir alle Stufen der Übung abgeschlossen hätten, und wir schätzten die hierfür nötige Zeit auf etwa eineinhalb bis zwei Stunden. Jetzt konnte ich mich völlig entspannen und jede einzelne Bewegung genießen.

Dies war auch wichtig für Sarah. Sie sagte mir, daß sie eine wirkliche Herz-Verbindung zwischen uns brauchte, um genießen zu können, was sie tat, und meine Ungeduld störte diese Verbindung.

Es gefiel mir, als sie meine Genitalien mit ihrer Hand umschloß und sich einstimmte, wobei sie in meine Augen blickte. Dann begann sie mit der kreuzweisen Massage, und mein Vajra wurde ziemlich schnell steif.

Ich fand schnell heraus, daß ich viel Öl auf meinem Vajra mochte. Je mehr Öl, desto erotischer und angenehmer waren die Empfindungen, weshalb ich immer wieder sagte: ›Bitte mehr Öl‹, und Sarah gab es mir.

Dann ging sie zur Erkundung der verschiedenen Streichbewegungen über. Ich fand es einfach herrlich, daß meinem Penis so große Aufmerksamkeit gewidmet wurde. Ich mußte mir endlich einmal keine Gedanken darüber machen, ob es Sarah auch Spaß machte. Ich konnte mich einfach dem Luxus ihrer uneingeschränkten Aufmerksamkeit und den Empfindungen in meinem Vajra hingeben.

Für Sarah war es wichtig, daß sie die Freiheit hatte, jede Bewegung ihrem eigenen Stil anzupassen, und einige gelangen gut, andere weniger gut. Besonders gefiel uns das Karussell, das nicht nur erotisch, sondern auch verspielt war, weil das Drehen und Kreisen uns wirklich an eine Karussellfahrt auf dem Jahrmarkt erinnerte.

Ich fühlte mich die ganze Zeit sehr sexuell; mein Vajra war hart, aber es bereitete mir überhaupt keine Schwierigkeiten, die Ejakulation zurückzuhalten. Ich war nicht am Rande des Orgasmus, und dies lag vermutlich daran, daß ich mich völlig entspannte und die ganze Show genoß, als Sarah meinen Vajra zu liebkosen begann.

Dies wurde aber dann zu einem Problem, als es an der Zeit war, daß ich mich auf einen orgastischen Höhepunkt zubewegen sollte. Sarah wandte die Grundbewegung an, die mich aber nicht besonders erregte. Ich bot ihr an zu zeigen, wie sie es machen sollte, aber ich stellte fest, daß dies wenig ausmachte. Ich war hart, aber ich konnte nicht zum Höhepunkt kommen.

An diesem Punkt sagte Sarah, daß sie es eigentlich nicht genoß, die Grundbewegung sehr lange zu wiederholen, weshalb sie begann, mit sehr viel Öl mit den verschiedensten Variationen zu spielen.

Dies hatte zur Folge, daß sich mein Körper in einer sehr sinnlichen Art zu bewegen begann. Zunächst bremste ich mich, weil es mir peinlich war, und ich dachte: ›So benehmen sich Frauen, wenn sie in Fahrt kommen, aber nicht

Männer‹, aber es war ein so herrliches Gefühl, daß ich mich ihm einfach hingab.

Sarah führte die verschiedensten Bewegungen an meinem Vajra aus, und ich schob ihr meine Hüften entgegen, wölbte meinen Rücken, fuhr mir mit den Händen über Gesicht und Brust, seufzte, stöhnte und grunzte, und plötzlich kam ich wirklich in Fahrt und war wirklich erregt.

Zu meiner Überraschung machte dies auch Sarah an. Sie sagte mir später, daß meine Bewegungen eine männliche Energie durch meine Genitalien schickten, die sie sehr erregend fand. Sie war also sehr glücklich, goß Öl über meinen Vajra und meinen Körper und ließ mich meine Hüften gegen ihren Bauch pressen, während sie meinen Vajra zwischen ihren Brüsten massierte und meine Brustwarzen zusammendrückte.

Es wurde richtig wild und erregend für uns beide. Ich näherte mich meinem ersten Höhepunkt, und sagte ›jetzt‹, und wir bewegten uns beide nicht mehr. In meinem Vajra war eine ganz außerordentliche Empfindung, aber ich konnte auch spüren, wie meine körperlichen Bewegungen Energiekanäle in meinem Körper geöffnet hatten. Mein Becken, mein Bauch, meine Brust und mein Hals fühlten sich offener an, lebendiger, so daß die Lust nicht mehr örtlich begrenzt war. Sie breitete sich überall aus.

Ich kam vier- bis fünfmal an den Höhepunkt, ohne zu ejakulieren, und dann sagte ich Sarah, daß ich nun den endgültigen Orgasmus wollte. Sie war jetzt so erregt, daß sie mit dem Gesäß auf dem Laken hin- und herrutschte, während sie meinem Vajra Lust bereitete, weshalb ich meine Finger in das Öl tauchte, zwischen Ihre Beine faßte und ihrer Klitoris Lust bereitete, während sie mich zum endgültigen Höhepunkt brachte.

Wir kamen beide gleichzeitig, lachten wild, von Krämpfen der Lust hin und her geschleudert, und alles triefte vor Samen und Öl. Es war phantastisch. Ich hatte noch nie eine solche Lust erlebt, und danach empfanden wir eine große Liebe und Zuneigung zueinander, als wenn wir wieder in Flitterwochen wären.«

Aufbruch zu einer verbotenen sexuellen Zone

Nachdem nun der »vordere« Teil von Shivas Sexualorganen versorgt ist, wollen wir Möglichkeiten entdecken, sexuelle Erregung im »hinteren« Teil zu erzeugen. Bei der nachfolgenden Übung massiert Shakti das Perineum zwischen Shivas Hoden und Anus und stimuliert dadurch die Prostata, die unmittelbar unter der Oberfläche liegt (siehe Zeichnung der männlichen Anatomie).

Bevor wir uns dieser Übung zuwenden, wird es hilfreich sein, sich mit einigen der gesellschaftlichen Haltungen zu befassen, die einen Mann daran hindern, Lust an der Prostata und im Analbereich zu empfinden. Sie werden feststellen, daß wir es hier mit lebenslangen Tabus, Verboten und negativen Impulsen zu tun haben.

Früh, oft schon zu früh, werden Kinder zur »Sauberkeit« erzogen, die in einer Zusammenziehung des Schließmuskels und der Muskeln um die Prostata besteht, um den Stuhl zurückzuhalten. Wenn ihnen dies nicht gelingt, begegnen die Erwachsenen ihnen fast immer mit einer Haltung der Abscheu und mit Vorwürfen, und das Kind begreift sehr schnell, daß solches Verhalten nicht akzeptabel ist. Bald setzt sich bei ihm das Bewußtsein fest, daß dieser Körperbereich irgendwie schmutzig ist.

Darüber hinaus wurde festgestellt, daß die Unterdrückung von Emotionen, insbesondere von Wut, oft mit einer Zusammenziehung der Analmuskeln einhergeht. Wenn Sie zum Beispiel in der Arbeit von Ihrem Chef einen Rüffel bekommen, sind Sie vielleicht zornig, ohne dies ausdrücken zu können. Dies führt automatisch zu einer Anspannung der Muskeln im Bereich des Anus. Dadurch wird die Atmung flach, Ihr Bauch spannt sich an, und der Energiestrom zum Anus, und Beckenbereich wird abgeschnitten.

Eine dritte Ursache der Anspannung ist die weitverbreitete »Missionarshaltung« beim Liebesspiel, wobei der Mann auf der Frau liegt, wiederholte Stöße ausführt und sein Becken einsetzt, um seinen Vajra dynamisch und kraftvoll in die Yoni zu treiben. Diese Art des Liebesspiels kann sehr viel Spaß machen und sehr angenehm sein. Wenn Sie aber gewohnheitsmäßig ausgeübt wird, entstehen Verspannungen um Gesäß und Anus, insbesondere im Bereich der Prostata, von der der Stoßimpuls ausgeht.

Auch die Angst vor Homosexualität ist eine Ursache der Anspannung. Der Gedanke, daß das Streicheln und Stimulieren dieses Bereichs Lust erzeugen könnte, wird von manchem Mann als bedrohlich empfunden, der sich für strikt heterosexuell hält.

Auch unangenehme und gefühllose Prostatauntersuchungen, denen sich praktisch alle Männer irgendwann einmal unterziehen müssen, können Spannungen erzeugen. Wenn Ihnen ein Arzt einmal unerwartet den Finger in den Anus gerammt hat, hat dies Folgen weit über den anfänglichen Schock und die anfängliche Verletztheit hinaus.

Aus all diesen Gründen fällt es uns sehr schwer, den Analbereich zu erkunden und zu genießen. Diese traumatische gesellschaftliche Konditionierung ist jedoch nicht unabänderlich. Eine neue Herausforderung liegt vor uns: es zuzulassen, daß dieser angespannte, verbotene Bereich geheilt, gestärkt und zu einer Quelle großer Lust wird.

Darüber hinaus ist in den letzten Jahren die Prostata durch die steigende Zahl der Krebserkrankungen dieses Organs immer stärker in das medizinische Interesse gerückt. Es ist an der Zeit, daß wir alle anerkennen, daß dieser Teil des männlichen Körpers ebensoviel Pflege und Zuwendung braucht wie jeder andere Körperteil.

ÜBUNG: ÄUSSERE STIMULIERUNG DER PROSTATA

Sinn und Nutzen

Diese Übung vertieft beim männlichen Partner die Erfahrung des passiv empfänglichen Aspekts seiner Sexualität. Die Prostata wird von außen durch die Massage des Perineums zwischen Hoden und Anus stimuliert. Diese Übung ebnet den Weg zur Erfahrung mehrfacher implosiver Orgasmen im Gegensatz zum explosiven Orgasmus der normalen Ejakulation.

Die Stimulierung der Prostata verleiht Ihnen, Shiva, eine Erfahrung, die mit der Empfindung der Frau am G-Punkt vergleichbar ist. Sie werden erfahren, wie sich die sexuelle Lust von Ihrem Vajra auf Ihre Prostata in derselben Weise ausdehnen läßt wie die Lust der Frau von ihrer Klitoris zu ihrem G-Punkt.

Die kombinierte Stimulierung Ihres Vajra und Ihrer Prostata erlaubt es Ihnen, zwei verschiedene Formen der Lust miteinander zu verbinden: Nach außen und nach innen gerichtete sexuelle Empfindungen.

Wenn Sie ejakulieren, tritt an den Muskeln um Ihre Prostata eine Reflexreaktion auf, eine Serie von Zusammenziehungen, die die Ausstoßung des Samens durch die Harnröhre unterstützen. Durch die Stimulierung der Prostata können Sie einen subtilen, anhaltenden Strom lustvoller Empfindungen erfahren, für die keine Ejakulation notwendig ist.

Vorbereitungen

▷ Gehen Sie bei der Erkundung dieses Bereichs einfühlsam und liebevoll vor. Wenn Sie eine Prostatamassage erhalten, können zunächst leicht unangenehme Empfindungen auftreten, die nur natürlich sind, wenn man einen vernachlässigten Teil des Körpers sensibilisiert. Am besten arbeiten Sie bei den ersten Sitzungen nicht länger als fünf bis sieben Minuten direkt an der Prostata.

▷ Wenn Sie in jüngster Zeit eine Entzündung der Prostata oder eine Infektion in diesem Bereich hatten, oder wenn Sie schon einmal Prostatabeschwerden hatten, sollten Sie diese Massage nur mit Erlaubnis Ihres Arztes durchführen.

▷ Shiva, duschen Sie sich, und reinigen Sie Genitalien und Anus sehr sorgfältig. Es hilft beiden Partnern sehr, wenn sie wissen, daß der Anus sauber ist.

▷ Shakti, vielleicht nehmen Sie die innere Haltung einer Medizinstudentin ein, die durch Versuche und entsprechende Rückmeldungen lernen will, wie man richtig stimuliert.

▷ Shakti, richten Sie den magischen Kreis her, während sich Shiva auf die Massage vorbereitet.
▷ Achten Sie darauf, daß Ihre Nägel kurz geschnitten und glatt sind.
▷ Wenn Sie möchten, können Sie als zusätzliche Hygienemaßnahme Latexhandschuhe tragen.
▷ Nehmen Sie sich für diese Übung fünfundvierzig Minuten Zeit.

Die Übung

STUFE 1: VORSPIEL MIT INTENSIVER MASSAGE

Shakti, heißen Sie Shiva in Ihrem magischen Kreis willkommen.

Beginnen Sie mit einer Herz-zu-Herz-Begrüßung und einer langen Verschmelzungsumarmung.

Shakti, nehmen Sie den Mantel Ihres Liebsten ab, und helfen Sie ihm, sich auf den Bauch zu legen. Wenn Sie möchten, können Sie auf einem Massagetisch arbeiten.

Erfahren Sie Ihre Individualität wie ein gesundes Blatt. Spüren Sie den Saft aus der Rebe Ihres innersten Selbst strömen.

THE BIRD TRIBE BOOK

Beginnen Sie nun, Shiva eine tiefe, dynamische Massage am ganzen Gesäß, am Kreuz, am Steißbein und oben an den Oberschenkeln zu geben. Dies ist eine wichtige Vorbereitung für den Zugang zur Prostata. Führen Sie Ihre Massagebewegungen aus dem Hara aus, und setzen Sie Ihren ganzen Körper ein.

Seien Sie verspielt. Genießen Sie es. Die Gesäßbacken zu massieren kann wie Teigkneten beim Brotbacken sein.

Schließen Sie damit ab, daß Sie auf jede Gesäßbacke eine Hand legen und zwei bis drei Minuten energisch schütteln; streichen Sie dann an Shivas Beinen vom Gesäß abwärts zu den Füßen. Klopfen Sie auf seine Fußsohlen, um die Energie zu erden.

STUFE 2: DEN DONNERKEIL WECKEN (VAJRA-STIMULIERUNG)

Shakti, wenn Sie fertig sind, bitten Sie Shiva, sich auf den Rücken zu legen und sich in einer halb liegenden Position gegen das Kissen zurückzulehnen.

Nehmen Sie sich Zeit dafür, sich auf Shiva einzustimmen, indem Sie sein Sexualorgan mit einer hohlen Hand umschließen, während Sie die andere Hand auf sein Herzzentrum legen. Blicken Sie ihm liebevoll in die Augen, und spüren Sie das Vertrauen und die Erregung, die zwischen Ihnen strömt. Sagen Sie ihm etwas Schönes, wie zum Beispiel: »Das ist nur für dich. Ich liebe dich; sei jetzt einfach nur empfänglich.«

Atmen Sie gemeinsam tief und harmonisch.

Shakti, es ist wie bei der Stimulierung Ihres G-Punkts wichtig, daß Shiva sexuell stark erregt ist, bevor Sie beginnen, seine Prostata zu streicheln. Wenn der Vajra prall mit Blut gefüllt ist, lockert und erweicht dies Spannungen im Bereich der Prostata.

Geben Sie reichlich Öl auf Shivas Vajra, und beginnen Sie, dieses Machtzepter in der Weise zu stimulieren, wie Sie es schon gelernt haben. Spielen Sie Ihr ganzes Repertoire an Fertigkeiten und Griffen aus, führen Sie Ihren Partner zu orgastischen Wonnen hin, und gehen Sie dann zu einem gleichmäßigen Rhythmus über, der Shiva an einen Gipfelpunkt der sexuellen Erregung bringt.

Shiva, benutzen Sie Ihr Codewort, um kurz vor dem Punkt ohne Wiederkehr abzubrechen.

Shakti, stimulieren Sie nicht mehr, und lassen Sie Ihre Hand auf Shivas Vajra ruhen.

Shiva, entspannen Sie sich, atmen Sie langsam und tief, und lassen Sie Ihre orgastischen Empfindungen sich in Ihrem Becken ausbreiten. Nun sind Sie soweit, daß Sie zur Prostata gehen können.

STUFE 3: MASSAGE DES PERINEUMS

Shakti, nachdem Sie den Vajra Ihres Partners fünfzehn bis zwanzig Minuten lang massiert und Ihren Partner an mehrere Höhepunkte gebracht haben, fragen Sie ihn: »Ich möchte mich nun auf deine Prostata konzentrieren. Ist es dir recht?«

Wenn er ja sagt, beginnen Sie den Damm zu erkunden.

Shakti, beginnen Sie damit, daß Sie die Haut zwischen Shivas Hoden und Anus streicheln. Spüren Sie den Hügel unterhalb der Hoden, der die Wurzel von Shivas Vajra bildet. Verfolgen Sie ihn zurück bis zum Anus, und achten Sie auf die Stelle, an der Ihre Finger auf einen weichen, fleischigen Bereich stoßen. Dies ist das Perineum, hinter dem die Prostata im Körper liegt.

Spüren Sie die beiden großen Sitzknochen an Shivas Becken unter seinem Gesäß, und verfolgen Sie sie weiter zum Damm. Auch hier finden Sie wieder einen weichen, fleischigen Bereich.

Shiva, vielleicht stellen Sie fest, daß Sie in diesem Bereich nur wenig empfinden, weil er nicht oft berührt wird. Lassen Sie Shakti viel Zeit, um sich zurechtzufinden. Je vertrauter sie mit diesem Bereich wird, desto mehr Lust kann sie Ihnen später schenken.

Shakti, die nachfolgenden Bewegungen dienen dazu, den Damm zu lockern und zu entspannen, ihn zu sensibilisieren und lebendig zu machen. Vielleicht legen Sie ein kleines Kissen unter Shivas Gesäß, damit der Bereich besser zugänglich wird.

Mit den Fingern drücken

Shakti, drücken Sie mit den Fingern in den Bereich zwischen Hoden und Anus, und spüren Sie, wo er sich hart und wo er sich weich anfühlt. Vielleicht stellen Sie fest, daß Sie in dem weichen Bereich, der vor der Prostata liegt, ziemlich tief und kräftig drücken können.

Finden Sie mit dem Druck Ihres Zeige- und Mittelfingers den angenehmsten Punkt heraus; stellen Sie mit der Anleitung Ihres Partners Erkundungen an: »Ja hier, jetzt noch etwas weiter nach oben, ein wenig tiefer ...«

Shiva, wenn Shakti mit der Massage beginnt, fangen Sie mit der PC-Pumpe an. Ziehen Sie rhythmisch die Muskeln um Perineum und Anus zusammen, wobei Sie tief durch den Mund einatmen. Lassen Sie den Mund geöffnet.

Stellen Sie sich beim Einatmen vor, daß Sie in Ihr Herz atmen. Stellen Sie sich beim Ausatmen vor, daß Sie die Energie nach unten zum Becken treiben. Dies wird Ihnen helfen, Anspannungen in jedem Teil Ihres Körpers abzubauen.

Leiten Sie Shakti an. Sagen Sie ihr, wie es sich anfühlt, wieviel Druck Sie brauchen.

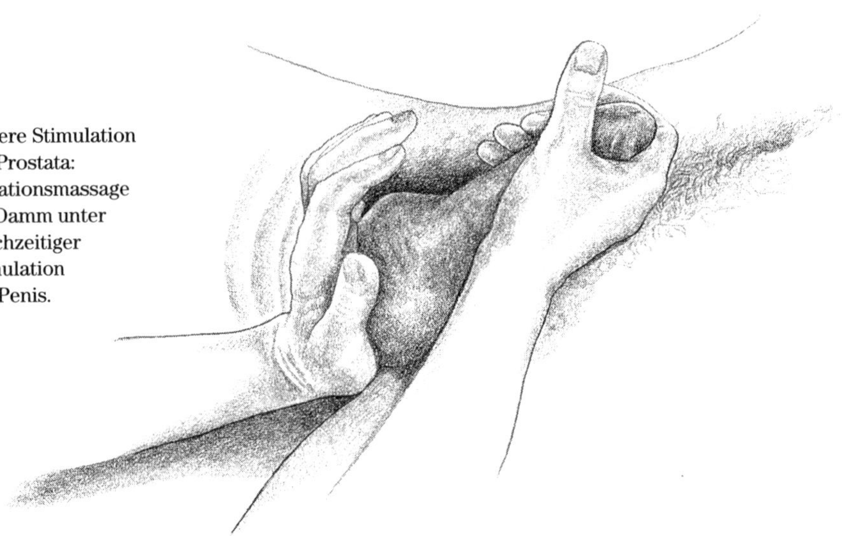

Äußere Stimulation der Prostata: Vibrationsmassage am Damm unter gleichzeitiger Stimulation des Penis.

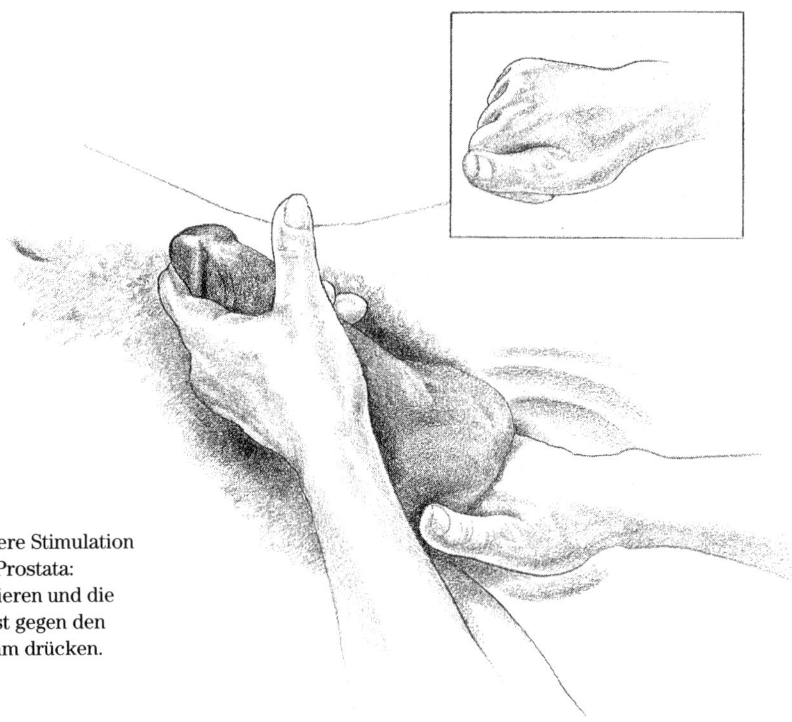

Äußere Stimulation der Prostata: Vibrieren und die Faust gegen den Damm drücken.

Mit den Knöcheln drücken

Shakti, machen Sie eine Faust, und beginnen Sie, leicht mit den Knöcheln in den ganzen Dammbereich zu drücken. Bleiben Sie mit Shiva im ständigen Gespräch, und fragen Sie ihn: »Ist dies kräftig genug? Wie ist es, wenn ich es so oder so mache?«

Wenn Sie den Punkt und den Druck herausgefunden haben, dann wissen Sie für die Zukunft, wie Sie mit dem Finger oder Knöchel verhindern können, daß Shiva im Zustand höchster Erregung ejakuliert.

Vibration mit der Faust

Machen Sie eine Faust, und drücken Sie mit dem flachen Bereich (den mittleren Fingergliedern) gegen den Damm. Schütteln Sie die Faust, und massieren Sie den ganzen Bereich vibrierend. Massieren Sie mit der anderen Hand Shivas Brust und Bauch.

Ermuntern Sie Shiva, seinen Körper zu bewegen, sein Becken vorzuschieben, Laute von sich zu geben, damit sich die Vibration fortpflanzen und sich in sein Becken und seine Brust ausdehnen kann.

Mit beiden Händen vibrieren

Schieben Sie die Finger so unter die Basis von Shivas Wirbelsäule (den Steißbeinbereich), daß Ihr Handballen gegen seinen Damm drückt. Legen Sie die linke Hand auf Shivas Unterleib. Nun haben Sie sein gesamtes unteres Becken zwischen Ihren beiden Händen. Schütteln Sie unter Einsatz Ihres ganzen Körpers und indem Sie sich aus dem Hara bewegen Ihre Hände, so daß dieser Bereich in Schwingungen versetzt wird.

STUFE 4: DIE SEXUELLE ERREGUNG STEIGERN

Shakti, Sie haben jetzt den Bereich um Shivas Perineum energetisiert, so daß Sie versuchen können, Vajra und Prostata gemeinsam zu stimulieren.

Ölen Sie zuerst den Vajra, und beginnen Sie, den Schaft in Ihrer bevorzugten Weise zu massieren, um diesen Zauberstab in einen Zustand erigierter Wachheit zu versetzen.

Wenn der Vajra steif ist, stimulieren Sie das Perineum mit der freien Hand, indem Sie mit Fingern oder Knöcheln kräftig drücken. Massieren Sie das Perineum in einer kreisförmigen Bewegung, wobei Sie aufwärts und abwärts massieren oder schnelle Pulsationsbewegungen ausführen.

Beginnen Sie, Shivas Vajra und das Perineum im selben Rhythmus zu massieren. Dieser stetige, harmonisierte Rhythmus kann ihm helfen, eine sexuelle Erregung aufzubauen, ohne sich allzusehr auf die Empfindungen in seinem Vajra zu konzentrieren.

Der Stein der Weisen verwandelt unedles Metall in Gold. Im Herzen des Juwels können Liebe und Leidenschaft den Menschen in reines Bewußtsein verwandeln.

Tantrische Alchemie

Versuchen Sie es mit folgender Bewegung: Nehmen Sie den Vajra in die rechte Hand, und halten Sie ihn an der Basis fest. Umschließen Sie mit Daumen und Zeigefinger der linken Hand den Hodensack unterhalb des Vajra, so daß das ganze Skrotum in Ihrer Handfläche liegt, während Sie mit dem flachen Teil der Finger (den mittleren Fingergliedern) gegen das Perineum drücken.

Experimentieren Sie mit dieser Position, und massieren Sie den Vajra mit Ihrer rechten Hand, während Sie mit der linken am Perineum eine vibrierende Bewegung ausführen.

Shiva, sagen Sie Shakti, wie es sich anfühlt, welche Schnelligkeit und welchen Druck Sie möchten.

Hier noch ein sehr guter Tip: Shiva, versuchen Sie einmal, in der Anfangsphase, während Shakti sich mit der äußeren Prostatamassage vertraut macht, Ihren Vajra selbst zu stimulieren. Sie können sich an den sexuellen Gipfelpunkt bringen und dabei gleichzeitig auf die neuen Empfindungen achten, die Shakti erzeugt. Dies kann für Sie sehr erregend sein und läßt Shakti zugleich mehr Freiheit, um sich auf das Perineum zu konzentrieren.

Shakti, wenn es für Sie schwierig ist, das Perineum direkt von vorne zu streicheln, bitten Sie Shiva, seine Beine weiter zu öffnen, so daß Sie im rechten Winkel zu seinen Genitalien sitzen können.

STUFE 5: KOMBINIERTER HÖHEPUNKT

Shakti, bringen Sie Shiva mit einer kräftigen, kombinierten Stimulation von Vajra und Perineum an den orgastischen Gipfelpunkt.

Shiva, genießen Sie Ihre Lust, atmen Sie kraftvoll, reiben Sie Ihr Perineum an Shaktis Händen, indem Sie Ihr Becken nach unten drücken, bewegen Sie Ihren Körper, machen Sie Laute. Konzentrieren Sie sich auf Ihre sexuellen Empfindungen, und versuchen Sie, sie zu steigern, wobei Sie Shakti ermuntern, Sie in jeder Weise zu stimulieren, die die Erregung steigert.

Brechen Sie am höchsten Punkt ab, sagen Sie das Codewort, und beenden Sie die Stimulierungen.

Shiva, entspannen Sie Ihren Körper, atmen Sie langsam und tief, und konzentrieren Sie sich auf die köstlichen Empfindungen, die durch Ihr Becken pulsieren. Lassen Sic dicsc Empfindungen zu, auch wenn sie Ihnen fremdartig und neu erscheinen. Geben Sie sich ihnen hin. Spüren Sie, wie Vajra und Prostata einander bei diesem orgastischen Tanz ergänzen.

Wiederholen Sie dies so oft, wie Sie möchten.

Beschließen Sie die Sitzung mit einer Verschmelzungsumarmung.

Shiva, danken Sie Shakti für ihre Bereitschaft, Ihnen neue Dimensionen der Lust zu erschließen.

Machen Sie eine kurze Pause, und besprechen Sie miteinander das Erlebnis.

Schließen Sie mit einer Herz-zu-Herz-Begrüßung.

FÜNF WICHTIGE PUNKTE FÜR DIE MASSAGE DES PERINEUMS

Nachfolgend fünf wichtige Punkte für die äußere Stimulierung der Prostata:

1. Beginnen Sie mit einer kräftigen Massage der Gesäßbacken.
2. Stimulieren Sie den Vajra, bevor Sie sich dem Dammbereich zuwenden.
3. Erkunden Sie verschiedene Bewegungen am Perineum.

4. Stimulieren Sie Vajra und Perineum gleichzeitig in einer rhythmischen Bewegung.
5. Nähern Sie sich dem Gipfelpunkt, ohne zu ejakulieren.

Hinweise

DIE VERBINDUNG INTENSIVER ERREGUNG MIT EMPFÄNGLICHKEIT

Shiva, wenn Shakti Ihr Perineum massiert, können Sie zunächst das Problem bekommen, daß die Erregung in Ihrem Vajra abnimmt, je entspannter Sie im Bereich von Anus und Prostata werden.

Sie können dem entgegenwirken, indem Sie Shakti bitten, Ihren Vajra während der Massage des Perineums weiterzustimulieren. Wenn Sie Ihre Erektion verlieren, brauchen Sie sich aber dennoch keine Gedanken zu machen. Dies ist, wie schon erwähnt, eine Phase, die Sie auf dem Weg zu einer ganz wesentlich gesteigerten orgastischen Lust durchlaufen.

Richten Sie Ihre Aufmerksamkeit jetzt weniger darauf, die Erektion zu erhalten, als auf die Erkundung und den Genuß der neuen Empfindungen, die in Ihrem Prostatabereich entstehen. Hier hilft Shakti Ihnen, den empfänglichen Aspekt Ihrer Sexualität zu entdecken.

Wenn Sie mit Shaktis Hilfe herausgefunden haben, wie Sie intensive sexuelle Erregung mit Entspannung und Empfänglichkeit kombinieren können, dann werden Sie fähig sein, eine anhaltende orgastische Lust zu erleben, die zehn bis zwanzig Minuten dauern kann. Dies geschieht, wenn der Bereich um Ihre Prostata und Ihren Anus entspannt und sensibilisiert ist.

SPEZIELLE HYGIENEMASSNAHMEN

Wir treten nun bei unserer Erkundung der Alchemie des männlichen Orgasmus in die dritte und letzte Phase ein, in der Shakti Shivas Prostata von innen stimulieren wird, indem sie sanft mit ihren Fingern in den Analkanal eindringt und die Drüse direkt massiert.

Davor möchte ich jedoch Shiva zu einer besonderen Hygienemaßnahme anhalten. Viele Frauen sind es gewöhnt, eine Scheidendusche anzuwenden, während eine gewisse Scheu besteht, dieselbe Technik für die Analpassage anzuwenden, vor allem bei heterosexuellen Männer. Solche Praktiken können homosexuelle Ängste oder die Befürchtung auslösen, daß man von seiner Partnerin für weichlich gehalten wird.

Ich kann Ihnen jedoch versichern, daß diese einfache Methode der Reinigung des Rektums von Ihrer Partnerin sehr geschätzt werden wird. Sie wird dankbar für Ihre Hygienemaßnahme sein, für das Wissen, daß Sie ihre Rolle bei dieser Übung ganz unterstützen. Darüber hinaus sensibilisiert eine Reinigungsdusche oder ein Klistier mit lauwarmem Wasser den Bereich um Ihre Prostata und steigert Ihr Lustempfinden.

Machen Sie sich klar, daß eine solche Reinigung Ihres rektalen Ausgangs, so schockierend oder peinlich sie Ihnen auch erscheinen mag, auch nichts anderes ist als eine Reinigung des Kellers Ihres Hauses. Sie reinigen sich von »emotionellem Müll« (in Form von Anspannungen und einer Panzerung, die durch aufgestauten Ärger, zu frühes Sauberwerden und so weiter entstanden sind), der sich seit der Kindheit in diesem Teil des Körpers angesammelt hat.

Meine Erfahrungen mit vielen Paaren, die ich in diese Übung eingeführt habe, haben gezeigt, daß die innere Massage nicht nur die sexuelle Lust des Mannes steigert, sondern auch helfen kann, Hämorrhoidalleiden zu lindern, und zugleich die Prostata gesund und energetisiert erhält.

ÜBUNG: INNERE STIMULATION DER PROSTATA

Sinn und Nutzen

Die Übung verleiht Shiva die äußersten, kombinierten orgastischen Empfindungen durch innere Stimulation seiner Prostata und gleichzeitige Stimulation seines Vajra. Sie verleiht Shiva die tantrische Erfahrung der Harmonisierung seiner eigenen männlichen und weiblichen Energien: In seinem Vajra wird intensive männliche Energie erregt, während in seinem Prostatabereich empfängliche, weibliche Empfindungen erzeugt werden. Nach dieser Erfah-

Lingam und Shakti sind füreinander geformt – wie sonst könnte neues Leben geboren werden? Die Begierde zwingt Mann und Frau in einer leidenschaftlichen Vereinigung zusammen.

KAMASUTRA

rung kann Shiva Shakti besser verstehen, denn jetzt weiß er, wie es ist, Lust durch Penetration zu empfangen. Ein weiteres Ergebnis dieser Übung ist die gesteigerte Sensibilität in Shivas Vajra während des Kontakts mit Shaktis Yoni beim Liebesspiel. Sie erzeugt auch die tiefsten und kraftvollsten Empfindungen des männlichen Orgasmus, die für die Praxis der sexuellen Magie von unschätzbarem Wert sein werden.

Shiva, bei dieser Übung gehen Sie an die tiefsten Wurzeln der männlichen schöpferischen Kraft, an den Bereich, an dem sich Samen mit Prostatasekret mischt, und Sie erweisen damit diesem Teil Ihres irdischen Tempels Ihre Ehre und Zuwendung. Dabei werden Sie die gesteigerte Erregung spüren, einen völlig neuen Bereich der Lust zu entdecken, von dem Sie bisher nichts wußten.

Vorbereitungen

▷ Shakti, für eine innere Prostatamassage ist es wichtig, daß Ihre Nägel kurz geschnitten und rund gefeilt sind.
▷ Wenn Sie möchten, können Sie für die innere Stimulierung der Prostata Latexhandschuhe tragen. Dies schützt zugleich das empfindliche innere Gewebe vor eventuellen rauhen Stellen an Ihren Nägeln.
▷ Halten Sie Papiertaschentücher bereit.
▷ Shiva, kaufen Sie für die Reinigung Ihres Analkanals ein kleines Klistier, wie es in jeder Apotheke erhältlich ist. Oder bitten Sie Shakti, es für Sie zu kaufen. Verwenden Sie einen halben Liter warmes Wasser, dem Sie einige Tropfen eines mild desinfizierenden ätherischen Öls (wie zum Beispiel Lavendelessenz) hinzufügen. Duschen Sie nach der Anwendung, und bereiten Sie sich darauf vor, sich verwöhnen zu lassen.
▷ Shakti, Ihre Aufgabe ist es, den magischen Kreis herzurichten. Bemühen Sie sich bei dieser kritischen Übung besonders, für Shiva eine aufbauende, schützende Umgebung zu schaffen.
▷ Nehmen Sie sich für diese Übung etwa neunzig Minuten Zeit.

Die Übung

STUFE 1: DEN VAJRA ERREGEN

Shakti, führen Sie Shiva in den magischen Kreis.

Beginnen Sie mit einem afrikanischen Tanz, bei dem Sie kraftvoll springen, um die Energie zu erden, so daß Sie sich beide energetisiert und zentriert fühlen.

Shakti, bitten Sie Shiva, sich auf großen Kissen zurückzulehnen, und setzen Sie sich wie bei der vorigen Übung zu seinen Sexualorganen. Wie bei der äußeren Stimulierung der Prostata beginnen Sie am besten mit der Stimulierung von Shivas Vajra. Dadurch füllt sich der Bereich um die Prostata mit Blut, lösen sich Verspannungen und steigert sich Shivas Bewußtsein für diese unsichtbare Drüse.

Sorgen Sie dafür, daß Shiva intensiv erregt wird, und bringen Sie ihn durch Massage seines Vajra zu einem Gipfelpunkt sexueller Erregung. Nähern Sie sich dem Punkt ohne Wiederkehr mindestens einmal.

Es ist wichtig, daß Sie den Kontakt mit dem Vajra während der ganzen Erkundung der Prostata aufrechterhalten und ihn immer wieder stimulieren, da dies Shiva hilft, sich seiner männlichen Sexualität sicher zu fühlen und sich Ihnen anzuvertrauen.

STUFE 2: AN DIE TÜR KLOPFEN

Shakti, ölen Sie den Anus und die Spalte zwischen Shivas Gesäßbacken. Beginnen Sie, den äußeren Teil des Anus langsam zu massieren und zu streicheln. Verwenden Sie reichlich Gleitmittel. Dies kann für Shiva eine neue und aufregende Empfindung sein, in ihm aber auch Ängste wecken, weshalb Sie sich Zeit lassen sollten.

Fragen Sie Shiva, wie es sich anfühlt.

Shiva, wenn Sie sich nervös fühlen, wenden Sie die PC-Pumpe an, und schieben Sie Ihr Becken vor und zurück, wobei Sie kraftvoll durch den Mund atmen und Laute von sich geben. Diese dynamische Vorbereitung steigert die Durchblutung dieses Bereichs, bringt neue Energie und Vitalität und hilft, Anspannungen abzubauen.

Shakti, wenn Sie bereit sind, lassen Sie Ihre Finger auf Shivas Anus liegen und an der Pforte warten, und fragen Sie: »Darf ich hereinkommen?«

Wenn Shiva ja sagt, drücken Sie mit dem Zeigefinger, den Sie gut eingeölt haben, leicht gegen die Analöffnung.

Shiva, wenn Sie die PC-Pumpe anwenden und die Muskeln im Bereich des Anus und des Perineums zusammenziehen, dann zieht diese Bewegung Shaktis Zeigefinger in die Analöffnung.

STUFE 3: IN DEN ANUS EINDRINGEN

Shakti, dringen Sie ganz langsam mit Mittel- oder Zeigefinger in den Anus ein. Dabei spüren Sie möglicherweise, wie sich Shivas Schließmuskel anspannt und verhärtet. Halten Sie in diesem Fall inne, und warten Sie, bis sich der Bereich wieder entspannt. Wenn die Anspannung abklingt, bewegen Sie den Finger einige Augenblicke ganz sanft hin und her, und dringen Sie dann ein wenig tiefer ein. Gehen Sie ganz langsam und empfindsam vor, und achten Sie darauf, daß der Bereich entspannt bleibt.

Wenn Ihr Finger etwa drei Zentimeter tief eingedrungen ist, krümmen Sie ihn, und beginnen Sie, den Schließmuskel von innen zu umfahren. Wenden Sie leichten Druck an. Nach einiger Zeit können Sie auch damit beginnen, mit dem Finger leicht zu vibrieren.

Shiva, atmen Sie tief durch den Mund, während Shakti den inneren Rand Ihres Schließmuskels massiert. Falls in diesem Bereich starke Verspannungen bestehen, müssen Sie vielleicht eine oder mehrere Sitzungen nur für die Entspannung dieses Bereichs verwenden. Setzen Sie sich über Unbehagen oder Schmerzen nicht einfach hinweg. Gehen Sie sanft mit sich selbst um. Leiten Sie Shakti an, so daß die Penetration und Stimulation in einem für Sie angenehmen Rhythmus geschieht.

STUFE 4: DER PROSTATA BEGEGNEN

Shakti, wenn Sie tiefer eindringen können, ist das für Sie ein Zeichen, daß Shivas Anus entspannt ist. Die Muskeln gewöhnen sich jetzt an Ihre Berührung. Ihr Eindringen ist willkommen.

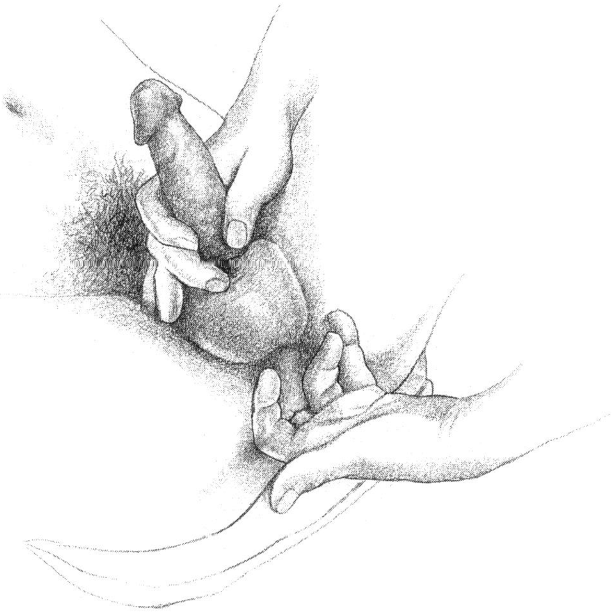

Gleichzeitige Stimulation von Prostata und Penis.

Erforschen Sie weiter den inneren Anus. Fragen Sie Shiva: »Wie fühlt sich das an?« Sprechen Sie ständig miteinander.

Gehen Sie mit dem Finger tiefer in den Analkanal, und krümmen Sie ihn leicht, bis Sie ein rundes, festes, kastanienförmiges Organ finden. Das ist die Prostata.

Shiva, vielleicht haben Sie eine intensive, ungewohnte Empfindung, die angenehm oder einfach nur eigentümlich sein kann, wenn Shaktis Finger gegen die Prostata drückt. Wenn dies eintritt, sagen Sie ihr, daß sie an der richtigen Stelle ist.

Nehmen Sie sich viel Zeit für die Erkundung des ganzen Bereichs.

Ich möchte Ihnen, Shiva, hier nochmals versichern, daß es nicht schlimm ist, wenn Sie Ihre Erektion verlieren. Wichtig ist es, jetzt ein gegenseitiges Verständnis für diese Region zu entwickeln.

Helfen Sie Shakti, die Prostata zu finden und sich mit ihrer Form und Größe und damit vertraut zu machen, wie stark sie drücken kann. Denken Sie daran, daß Sie der Führende sind.

STUFE 5: DIE PROSTATA STIMULIEREN

Shiva, anfänglich sind die Empfindungen, wenn Shakti auf die Prostata drückt, nicht unbedingt angenehm. Es kann ein eigenartiges Gefühl sein. Vielleicht spüren Sie auch kaum etwas. Wie beim G-Punkt erfordert die Stimulierung der Prostata manchmal zwei bis drei Sitzungen, bis sie zu einer angenehmen Erfahrung wird.

Shakti, beginnen Sie den ganzen Bereich der Prostata sanft zu stimulieren. Für diese Massage gibt es drei Grundtechniken:

1. Führen Sie auf der Prostata und am umliegenden Gewebe eine Zickzackbewegung mit dem Finger aus.
2. Fahren Sie mit dem Finger an der Prostata auf und ab.
3. Lassen Sie den Finger auf der Prostata liegen, und schütteln Sie die Hand leicht mit einer zitternden Bewegung, um die Prostata vibrieren zu lassen.

Shiva, wenn Sie möchten, führen Sie die PC-Pumpe aus, und lassen Sie Ihr Becken leicht kreisen, während Shakti die Prostata stimuliert. Wenn Sie möchten, können Sie auch ganz unbeweglich bleiben, um die Empfindungen besser wahrzunehmen.

Um eine Anspannung abzubauen, können Sie Shakti bitten, ihren Finger auf der Prostata vibrieren zu lassen, während sie mit der anderen Hand Ihren Penis stimuliert. Vielleicht möchten Sie sich aber auch ganz auf die Empfindungen in Ihrer Prostata konzentrieren, ohne den Penis zu stimulieren.

Atmen Sie kräftig durch den Mund, und schicken Sie neue Energie in Ihr Becken. Sagen Sie Shakti deutlich, wie sie Ihre Prostata berühren soll, um in diesem Bereich Lust und Sensibilität zu erzeugen. Ermuntern Sie Shakti zu Bewegungen, die Ihnen helfen, Ihre Prostata am intensivsten zu spüren.

Shakti, gehen Sie sanft vor, und verwenden Sie reichlich Gleitmittel. Am Anfang sollte die Prostatamassage höch-

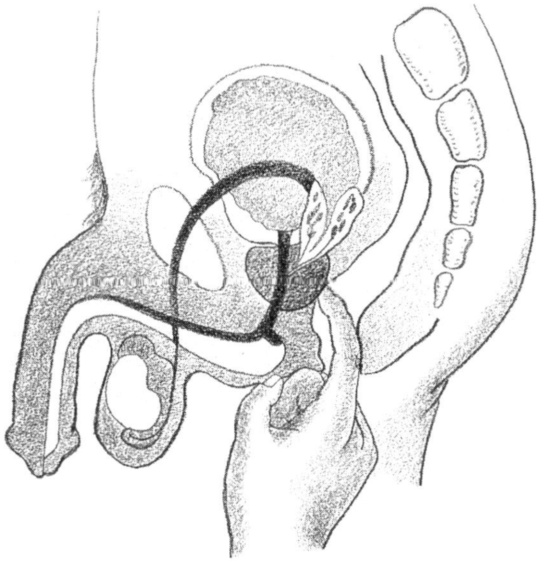

Stimulation der Prostata durch den Anus.

stens fünf Minuten dauern, und beenden Sie die Übung sofort, wenn sie für Ihren Partner irgendwie unangenehm oder schmerzhaft wird.

STUFE 6: KOMBINIERTE STIMULATION VON VAJRA UND PROSTATA

Shiva, wenn Sie Ihre Prostata zu spüren beginnen und mit diesem Bereich vertraut werden, können Sie Shakti bitten, zu einer neuen Erfahrung überzugehen, indem sie die Prostata massiert und gleichzeitig Ihren Vajra stimuliert.

Shakti, experimentieren Sie damit, einen Finger auf Shivas Prostata zu lassen, während Sie mit der anderen Hand seinen Vajra zu stimulieren beginnen. Verwenden Sie für beide Organe reichlich Gleitmittel.

Nachfolgend eine kombinierte Massage, die ich »Begegnung der beiden Freunde« nenne:

Begegnung der beiden Freunde

Nehmen wir zum Zwecke der Beschreibung dieser kombinierten Bewegung an, daß Shaktis rechte Hand den

Vajra hält, während der Zeigefinger ihrer linken Hand sich im Anus befindet und sanft gegen Shivas Prostata drückt.

Shakti, stimulieren Sie zuerst den Vajra kräftig mit der rechten Hand, während der Zeigefinger der linken Hand ruhig auf der Prostata liegt. Wenn sich im Vajra angenehme Empfindungen auszubreiten beginnen (er braucht nicht ganz erigiert zu sein), beginnen Sie mit den kombinierten Bewegungen: Stoßen Sie mit dem Zeigefinger der linken Hand in den Analkanal, und streichen Sie sanft über die Prostata, während die rechte Hand gleichzeitig am Schaft des Vajra abwärts geht.

Dadurch entsteht eine Bewegung, als wenn Ihr linker Zeigefinger in Shivas Analkanal sich mit Ihrer rechten Hand an der Basis seines Vajra verbinden möchte, wie zwei Freunde einander begegnen. Ziehen Sie dann den Finger zurück, während Sie am Schaft des Vajra nach oben gehen, als wenn zwei Freunde wieder auseinandergehen. Kehren Sie dann die Bewegungen wieder um und so weiter.

Diese Grundbewegungen können Sie in verschiedener Weise abwandeln, indem Sie zum Beispiel am Schaft des Vajra eine Streichbewegung ausführen, während Sie die Prostata pulsierend oder in einer Zickzackbewegung bearbeiten.

Shiva, Ihre Aufgabe ist es, Shakti deutliche Hinweise zu geben, ihr zu sagen, was wirkt, wie Sie es haben möchten, welcher Druck und welche Rhythmen sich gut anfühlen. Machen Sie so ausführliche Angaben, wie Sie möchten.

Vergessen Sie nicht, daß es einige Sitzungen dauern kann, bis Ihre Prostata sensibilisiert ist und bis Shakti genau die richtigen Bewegungen entdeckt hat, die Sie zum Orgasmus bringen. Lassen Sie sich also Zeit.

Noch ein Tip: Wie bei der vorigen Übung kann es für Shiva sehr erregend sein, wenn er seinen eigenen Vajra stimuliert, während Shakti an seiner Prostata eine rhythmische Stimulierung anwendet. Experimentieren Sie mit dieser Technik.

STUFE 7: ÜBERGANG ZU EINER STRÖMENDEN ORGASTISCHEN REAKTION

Shakti, finden Sie einen gleichmäßigen Rhythmus gleichzeitiger Massage mit einer Kombination von Bewegungen, die Shiva Lust bereiten.

Fragen Sie Shiva: »Bist du zum Höhepunkt bereit?«

Wenn er ja sagt, steigern Sie die Stimulierung in beiden Bereichen; nehmen Sie den Vajra fest in die Hand, streichen Sie auf und ab, während die Finger auf der Prostata vibrieren.

Shiva, wenden Sie die drei Schlüssel zur Intensivierung der sexuellen Empfindungen an, die sich jetzt in Ihren Genitalien und Ihrem Beckenbereich ausbreiten: Beschleunigen und vertiefen Sie die Atmung, bewegen Sie Ihren Körper mit kraftvollen Beckenstößen, und machen Sie Geräusche, die Ihre Empfindungen ausdrücken. Wenn Sie möchten, können Sie sich aber auch tief entspannen, um sich noch mehr den außerordentlichen Empfindungen hinzugeben, die Shakti erzeugt.

Ich habe nie am Vormittag mit einer Frau geschlafen. Es ist nicht gut für die Stimme. Und außerdem kann man nie wissen, wem man am Nachmittag begegnet.

ENRICO CARUSO

Geben Sie sich Ihrer Ekstase, Ihrer Lust, Ihrer Erregung in jeder Weise hin, um zu neuen orgastischen Höhen zu gelangen.

Wenn Sie an den Rand der Ejakulation kommen, benutzen Sie Ihr Codewort. Sagen Sie: »Jetzt!«

Shakti, beenden Sie jegliche Stimulierung, drücken Sie aber mit dem Finger fest auf Shivas Prostata, da ihm dies hilft, die Ejakulation zu vermeiden.

Shiva, jetzt ist es an der Zeit, sich völlig zu entspannen. Spüren Sie die orgastische Erregung, die in Ihrem ganzen Beckenbereich entstanden ist. Geben Sie sich diesen unglaublichen Empfindungen hin, lassen Sie sie durch Ihr Becken, Ihren Bauch, Ihre Oberschenkel pulsieren und sich in Wellen orgastischer Lust über Ihren Körper ausbreiten. Atmen Sie langsam und tief.

Wenn Sie fertig sind, beginnen Sie von neuem. Bitten Sie Shakti, Ihre beiden Lustpunkte gleichzeitig zu stimulieren. Fahren Sie in dieser Weise fort, um zu immer höheren Gipfeln der sexuellen Erregung zu gelangen.

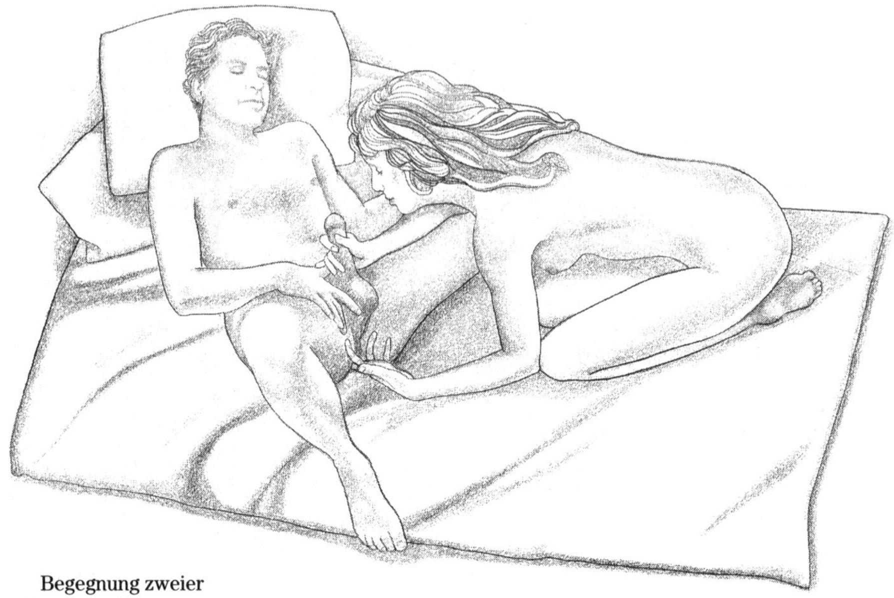

Begegnung zweier Freunde. Dem Mann durch gleichzeitige Stimulation von Penis und Prostata einen kombinierten Orgasmus verschaffen.

Bei jedem Gipfel werden die köstlichen Wellen sexueller Energie in Ihrem Becken umfassender, intensiver, beständiger. Bald werden Sie einen stetigen Strom subtiler orgastischer Erregung erleben, der in Ihrem Inneren bestehenbleibt, wobei nur eine geringe Stimulierung notwendig ist. Lassen Sie sich von diesen orgastischen Empfindungen überwältigen. Lassen Sie sie Ihren ganzen Körper überfluten. Verlieren Sie sich in ihnen.

Jetzt brauchen Sie nichts mehr zurückzuhalten oder zu beherrschen, weil Sie sich völlig unterworfen haben. Sie tun nichts mehr. Es geschieht einfach, als wenn Sie von einer Woge orgastischer Lust sanft getragen werden würden.

Dies ist der strömende Reflex, der orgastische Ekstase ohne die Notwendigkeit einer Ejakulation bringt. Er kann zehn und zwanzig Minuten und noch länger anhalten.

Shiva, wenn Sie die Sitzung mit einer vollen orgastischen Ejakulation beenden wollen, bitten Sie Shakti, Ihnen diese abschließende Wonne zu schenken. Wenn Sie möchten, können Sie aber auch Ihre orgastischen strömenden Empfindungen von selbst ausklingen lassen.

Shakti, fragen Sie Shiva nach einer Weile, ob Sie sich zurückziehen können, und ziehen Sie dann Ihren Finger langsam aus seinem Anus. Nehmen Sie den Latexhandschuh mit einem Papiertaschentuch ab.

Setzen Sie sich nach einer Weile aufrecht, und schenken Sie einander eine Verschmelzungsumarmung.

Shiva, danken Sie Shakti für ihre Großzügigkeit, mit der sie Ihnen so viel Lust geschenkt hat.

Sprechen Sie miteinander über Ihre gemeinsame Erfahrung.

Schließen Sie mit einer Herz-zu-Herz-Begrüßung.

DIE FÜNF WICHTIGSTEN PUNKTE FÜR DEN KOMBINIERTEN ORGASMUS

Nachfolgend die fünf wichtigsten Punkte, die bei der inneren Stimulierung der Prostata zu beachten sind:

1. Stimulieren Sie den Vajra.
2. Dringen Sie sanft in den Analkanal ein.
3. Erkunden Sie die Massagebewegungen an der Prostata.
4. Entwickeln Sie eine kombinierte Stimulation von Prostata und Vajra.
5. Gehen Sie zum Höhepunkt, ohne zu ejakulieren, bis der strömende orgastische Reflex ausgelöst wird.

ÜBUNG MACHT DEN MEISTER

Hinweise

Shiva und Shakti, beim Erlernen der Technik der kombinierten Stimulation kann es Augenblicke geben, in denen Sie das Gefühl haben, in eine Sackgasse geraten zu sein.

Dann denken Sie vielleicht, daß es keinen Zweck hat. Sie werden mutlos und glauben, daß das ganze Experiment im Sande verläuft.

Sehr hilfreich ist es in einem solchen Fall, kräftig durch den Mund zu atmen. Dies erhält die Energie in Ihrem Körper aufrecht und hilft Ihnen, wach und frisch zu bleiben. Konzentrieren Sie sich auf jeden Schritt, und erkunden Sie stille Räume ebenso wie Augenblicke intensiver Erregung.

Sie können die Spannung aufrechterhalten, indem Sie mit verschiedenen Bewegungen experimentieren. Manchmal hilft es, sich nur auf den Vajra oder sich nur auf die Prostata zu konzentrieren; manchmal geht ein neuer Reiz von kombinierten Bewegungen aus, manchmal von anderen lustvollen Bereichen wie zum Beispiel dem Eingang zum Analkanal.

Eine unterstützende und positive Kommunikation ist sehr wichtig. Sprechen Sie über Ihre Empfindungen, über Bewegungen, über Wahrnehmungen, über Energien. Vermeiden Sie Kritik und Vorwürfe.

WAHRNEHMUNG VON WÄRME IM PROSTATABEREICH

Shakti, wenn Sie die ersten Male in den Anus eindringen, haben Sie vielleicht die Wahrnehmung einer intensiven, feurigen Wärme in Ihren Fingern, die von der Prostata oder einer anderen Stelle im Analkanal ausgeht.

Wärme ist ein Zeichen dafür, daß sich an dieser Stelle Anspannung aufgebaut hat, die jetzt durch Ihre Bewegung gelöst wird. Wenn Sie Ihren Finger an der Stelle lassen, an der die Wärme am intensivsten ist, vibrieren Sie leicht. Sie werden feststellen, daß die Wärme nach einigen Minuten verschwindet und der Bereich dann entspannter ist.

ÄNDERUNG DER STELLUNG

Manchen Männern fällt es schwer, während der ganzen Übung auf dem Rücken liegenzubleiben. Sie fühlen sich unterdrückt oder sogar eingeschüchtert, wenn die Frau ständig in einer dominanten Position »auf ihnen« bleibt.

Shakti, wenn dies geschieht, müssen Sie bereit sein, die Position vorübergehend zu ändern. Zum Beispiel kann sich Shiva aufsetzen, während Sie den Finger auf seiner Prostata lassen. Dies erlaubt ihm eine Empfindung, die etwa besagt: »Ich bin für dich offen, aber jetzt möchte auch ich meine Macht zeigen und spüren, daß ich dir gleichberechtigt bin.«

Andere Männer genießen es gerade sehr stark, in der empfangenden Haltung zu sein, die sie während der ganzen Übung gerne beibehalten.

KOMBINATION DES ORGASMUS MIT SEXUELLER MAGIE

Shiva und Shakti, ich beglückwünsche Sie, daß Sie dieses große kulturelle Tabu durchbrochen haben, daß Sie über den Anus in die Welt des erweiterten männlichen Orgasmus vorgedrungen sind, so daß Shiva neue ekstatische Empfindungen haben konnte, von denen die meisten Männer bisher nichts wußten.

Nachdem es Ihnen beiden nun gelungen ist, ihr orgastisches Potential zu erweitern, haben Sie die Voraussetzungen geschaffen, um diese außerordentlich vitale, lebendige sexuelle Kraft im Dienste Ihrer sexuellen Magie einzusetzen. Wie Sie dies tun können, wird im nächsten Kapitel erklärt.

9. Die magische Vereinigung

Die Verschmelzung von Orgasmus und Magie

In diesem Kapitel wird die Kunst der sexuellen Magie zu einem glorreichen Höhepunkt geführt, indem Ihre erweiterte orgastische Energie in einer machtvollen magischen Vereinigung mit Ihrer Vision verbunden wird. Bei diesem letzten Schritt der sexuellen Magie gehen Sie mit Ihrem Liebespartner zur sexuellen Penetration und zum vollen Verkehr über; dabei laden Sie Ihr magisches Symbol mit Ihrer vereinigten sexuellen Energie auf und leiten es in Ihren vereinigten Körpern durch die sieben Energiezentren nach oben. Durch diesen intensiven alchemistischen Prozeß wird die Macht Ihres magischen Symbols verfeinert und transformiert, so daß Sie sich mit den universellen, schwingenden Kraftfeldern des Astralen Netzes verbinden und Ihren Herzenswunsch in der Wirklichkeit Ihres Lebens konkretisieren können.

Die Praxis der magischen Vereinigung führt alle bisherigen Schritte dieser Schulung in sexueller Magie zusammen, wobei jetzt Penetration und Liebesspiel als Krönung hinzukommen. Sie schließen hiermit Ihre Ausbildung als Schüler der sexuellen Magie ab und werden zum Herrn Ihres eigenen Lebens.

Damit die magische Vereinigung gelingt, müssen Sie und Ihr Partner die in den vorangegangenen Kapiteln beschriebenen Fertigkeiten beherrschen: Erweckung des inneren Magiers, Heilung sexueller Wunden, Befreiung des wilden Selbst, gemeinsame Schaffung einer magischen Vision, Kanalisierung der sexuellen Energie und Erweiterung des orgastischen Potentials. Insbesondere müssen Sie die Kunst beherrschen, an der Schwelle des sexuellen Höhepunkts zu bleiben, die sexuelle Lust in sich ausbreitenden Wellen orgastischer Energie ohne ejakulatorische Entspannung am Höhepunkt zu halten.

Ich möchte Ihnen den Weg in die magische Vereinigung durch die Beschreibung einer Sitzung erleichtern, die Marissa und Nicholas durchführten, zwei sexuelle Magier, deren magisches Symbol der Leidenschaft, Freiheit und des Überflusses in Kapitel 5 beschrieben wurde. Ihr Bericht gibt Ihnen einen Vorgeschmack darauf, was Sie später in diesem Kapitel erwarten können, wenn Sie mit den Übungen beginnen. Insbesondere zeigt er Ihnen, wie zwei Liebespartner die Elemente auswählen und zusammenführen können, die sie für eine erfolgreiche sexualmagische Sitzung brauchen.

Ergib deinen Willen in die Bereitschaft der Unterwerfung.
GANGIJI

Indem Sie die Übungen in diesem Buch erlernt und praktiziert haben, haben Sie eine Fülle von Fertigkeiten und Techniken erworben. Ich habe bewußt viele Wahlmöglichkeiten und Alternativen angegeben, um Sie zu ermuntern, eine breite Basis für Ihre Praxis der sexuellen Magie zu schaffen, eine Basis, die nicht nur hilfreich und nützlich, sondern auch interessant und vielfältig ist.

Andererseits brauchen Sie nicht in jeder Sitzung alle Ihre Fertigkeiten und Kenntnisse heranzuziehen. Sie müssen einfach die Möglichkeit haben, aus einem umfassenden »magischen Menü« diejenigen Übungen auszuwählen, die Sie gerade brauchen. Auch dies macht den Bericht von Marissa und Nick so lehrreich. Er zeigt Ihnen, wie Sie aus der Fülle Ihrer Erfahrungen diejenigen Elemente auswählen können, die Ihnen am geeignetsten erscheinen.

Ein weiterer wichtiger Aspekt dieses Berichts liegt darin, daß hier zwei Menschen zeigen, wie sie den Übergang von einem normalen Arbeitstag in eine Nacht der sexuellen Magie bewerkstelligen. Dieser Übergang ist eine hohe Kunst und für den Erfolg mit entscheidend. Alle vielbeschäftigten Menschen neigen dazu, sich von einer Tätigkeit in die nächste zu stürzen, ohne eine klare Trennung zu vollziehen. Die Folge ist aber, daß man die Sorgen, Belastungen, den Druck und die Hetze des Tages in die geheimnisvolle esoterische Praxis der Magie mit hineinnimmt, wodurch das Ritual zwangsläufig negativ beeinflußt wird. Verfolgen Sie, wie Marissa und Nick diese Schwierigkeit bewältigen.

Darüber hinaus werden Sie erfahren, wie diese beiden Sexualmagier eine Technik der Selbstliebe anwenden, die einen schnellen Weg zur Erweiterung des Orgasmus darstellt. Dieser Weg wird später in diesem Kapitel noch gelehrt. Berücksichtigen Sie beim Lesen des Berichts bitte, daß Nick und Marissa schon über ein Jahr sexuelle Magie praktizierten. Ihre Selbstliebe ist wirksam, weil sie in vielen Sitzungen einander geholfen haben, ihre orgastische Kapazität durch Methoden zu erweitern, die in den beiden vorangegangenen Kapiteln bereits erklärt wurden.

Nachfolgend nun der Bericht.

Marissa: Wir trafen uns um fünf Uhr nachmittags, ein normales Paar, das versucht, sich nach einem Arbeitstag zu sammeln. Nick war verschwitzt, und der Bart eines Tages sproß aus seinem Kinn – »nicht besonders verlockend als Liebesmagier«, fand ich, als ich an die Übung dachte, die wir zwanglos für diesen Abend vereinbart hatten.

Mein eigener Kopf war voll mit langen Listen unerledigter Dinge und fühlte sich an wie die U-Bahn zur Stoßzeit. Ich fühlte mich nervös, angespannt, nicht wirklich in Stimmung für sexuelle Magie.

Was sollten wir tun? Die Antwort war einfach: Hinaus in die Natur, die große Heilerin. Wir fuhren zum Strand, spazierten am Meer entlang, setzten uns auf die Felsen, spürten die frische Brise und die köstliche Wärme der untergehenden Sonne, hielten uns an den Händen und entspannten uns. Nach einer Weile hatten wir uns soweit gelockert, daß wir über die Übung sprechen konnten.

Nick: Ich wußte, daß Marissa an den Abend dachte, und ich beschloß, die Frage auszusprechen.

»Was sollen wir heute abend machen?« fragte ich.

»Nun ja, ich würde schon gerne tun, was wir gestern vereinbarten«, antwortete sie. Sie meinte unseren Plan, eine magische Vereinigung durchzuführen.

»Gut, aber ich möchte nichts Großes«, sagte ich. »Ich muß in den nächsten beiden Tagen ein größeres Gartenbauprojekt abschließen.« Ich gehöre zu den Menschen, die fast immer erst »nein« oder »vielleicht« sagen müssen, bevor sie sich für etwas entscheiden. Es ist eine alte Gewohnheit, eine Art Selbstschutz, aber in Wirklichkeit freute ich mich ebenso sehr wie Marissa auf die Sitzung.

Marissa: Wir sprachen darüber, welches magische Symbol wir benutzen sollten. Nach einer kurzen Diskussion entschieden wir uns für unser Symbol für »Liebe und Freiheit im Überfluß«, das uns immer sehr viel Spaß macht. Es ist ein schönes Bild eines großen silbernen Kelchs, aus dem Wasser überfließt, während darüber zwei Vögel durch eine gelbe Sonne fliegen. Seitlich am Kelch steht *ÜBRFLS*, unser Kürzel für das Wort »Überfluß«, das mit einem Herzen umgeben ist. Im Hintergrund schießen in Fächern niederfallende Wasserfontänen über dem Kelch auf.

Für uns beide bedeutet dieses Symbol Reichtum in einem sehr umfassenden Sinne, eine Empfindung der Fülle und des Überfließens, wobei uns die Praxis der sexuellen Magie das Gefühl gibt, König und Königin zu sein.

Als wir vom Strand zurückkamen, waren wir ziemlich hungrig, weshalb ich einen leichten Salat mit gedünstetem Mais und geräuchertem Tofu zubereitete. Wir kauten langsam und bedächtig, um bei der Übung Druck in unseren Mägen zu vermeiden.

Nick: Ich richtete im Wohnzimmer den magischen Kreis her, während Marissa das Abendessen zubereitete. Ich tue dies gerne und am liebsten allein: Für die richtige Beleuchtung sorgen, eine mystische und sinnliche Atmosphäre erzeugen, die Markierungssteine und Machtgegenstände an ihren Platz legen, eine Matratze in die Mitte des Kreises legen und alles, was noch dazu gehört – Kerzen, Räucherwerk, Gleitmittel, Papiertaschentücher und ein Krug Wasser in Reichweite. Wenn man in den Raum geht, soll man den Blick durch den Raum schweifen lassen und sagen: »Oh! Herrlich ist es hier – lieben wir uns!«

Marissa: Wir duschten gemeinsam und wuschen einander in einer spielerischen, sinnlichen Art. Jetzt war alle Müdigkeit des Tages verflogen. Wir waren wie zwei Kinder auf Abenteuerreise. Dann parfümierten wir einander, legten unsere Kimonos an und traten in den magischen Kreis. Es war jetzt neun Uhr, und wir waren bereit zur Magie.

Nick: Wir stellten uns zu beiden Enden der Matratze einander gegenüber, begrüßten einander auf die japanische Art mit einer kleinen Verbeugung und gingen dann langsam aufeinander zu. Als wir beieinanderstanden, öffnete ich langsam Marissas Kimono und ließ meine Hände spielerisch über ihren Hals, ihre Brüste und ihren Bauch wandern. Sie öffnete meinen Kimono, und wir drückten unsere Körper in einer langen Verschmelzungsumarmung aneinander.

Marissa: Wir setzten uns. Nick stellte das Symbol des Überflusses zwischen uns, und wir riefen gemeinsam die Qualitäten eines jeden Elements an.

»Mögen die beiden Vögel zueinanderfliegen und uns Freiheit und Bewegung bringen.«

»Möge die gelbe Sonne uns Lebenskraft und Leidenschaft bringen.«

»Möge unser Kelch vor reicher Liebe überströmen.«

Wir saßen einen Augenblick schweigend da. Dann fügte Nick hinzu: »Möge dieses Ritual alles herbeiziehen, was wir brauchen.«

Ich sagte: »Reichtum, um im Überfluß leben zu können, ein offenes Herz, um großzügig lieben zu können, überströmende Freude, Lachen und Verspieltheit in unserem täglichen Leben.«

Wir lehnten uns mit weit gespreizten Beinen auf unseren Kissen zurück und zeigten einander mehr von unserer Nacktheit, während das magische Symbol zwischen uns am Boden lag. Diesen Teil des Rituals finde ich sehr erregend. Es hat etwas Köstliches, sich voreinander so zu präsentieren; es ist, als wenn wir uns ganz fremd wären.

Nick: Ich kam schon in Stimmung, fühlte mich sexuell erregt. Ich begann mit der Selbstliebe, streichelte meinen Vajra und zeigte Marissa stolz meine Erektion, während sie sich sanft selbst streichelte. Sie hat so eine Art, mich mit halbgeschlossenen Augen anzusehen, während sie ihre Hände über ihren Körper, ihre Schenkel und Brüste gleiten läßt, einen Blick (»ich bin so heiß auf dich, aber bleib weg«), der mich ganz verrückt machen kann.

Marissa: Ich hatte die eine Hand an meiner Yoni, die andere an meinen Brustwarzen; ich liebkoste mich und trieb mich immer tiefer in meine Empfindungen. Nach einiger Zeit führte ich mich zum ersten sexuellen Höhepunkt und kam dem Orgasmus sehr nahe. Nick tat dasselbe. Dann beschlossen wir, mit unserem magischen Symbol zu arbeiten. Dies ist für mich manchmal ein kniffliger Augenblick, weil ich mir einfach weiter Lust verschaffen, Nick mit meinem Stöhnen und Seufzen reizen könnte, bis er schließlich auf mich springt. Es ist aber auch herrlich, die Leidenschaft, den Höhepunkt hinauszuzögern und mit der Energie in einer anderen Weise zu spielen.

Nick: Ich blickte auf das magische Symbol und begann, die Luft in mächtigen Atemzügen durch meinen Mund einzusaugen. Ich wandte die PC-Pumpe an und stellte mir vor, daß ich das Symbol in meine Genitalien einsaugte. Marissa hielt mit mir Schritt und synchronisierte sich mit meiner Atmung. Dann schloß ich die Augen und stellte mir das Symbol in meinen Genitalien vor.

Marissa: Diese Sitzung schien besonders sexuell zu sein, weshalb ich mir mühelos vorstellen konnte, wie das Symbol in meine Yoni wanderte und sich dort mit meinen Flüssigkeiten vermischte. Dann begann ich, langsam über den Futon auf Nick zuzugleiten, indem ich mich weiter selbst liebte, ihm mein Becken darbot und ihn mit großen, verführerischen Augen ansah.

Mehr brauchte Nick nicht, um sofort zu mir zu kommen. Ich schob meine Beine über seine Oberschenkel, bis sein Vajra gegen die Öffnung meiner Yoni drückte. Wir setzten uns auf, schlangen die Arme umeinander und küßten und leckten einander an Gesicht und Hals.

Ich fühlte mich unglaublich sexuell. Ich war wieder an einem Punkt, an dem ich leicht das Ritual vergessen und mich in ein leidenschaftliches Liebesspiel hätte stürzen können, aber ich sagte mir, daß dies noch Zeit hätte.

Nick: Als mein Vajra gegen die Lippen von Marissas Yoni drückte, begann ich mir vorzustellen, wie unser magisches Symbol zwischen unseren Sexualorganen schwebte. Ich drang langsam immer tiefer ein und stellte mir vor, wie mein Vajra das Symbol in Marissa schob. Als ich ganz in ihr war, hatte ich das Gefühl, daß das Symbol ganz in unsere ersten Chakren eingedrungen war. Dann begannen wir, das Symbol mit unseren Sexualflüssigkeiten zu vermischen und unsere Erregung mit dem Bild des überströmenden Kelchs, der dahinfliegenden Vögel, der sprudelnden Fontänen zu verbinden …

Wir begannen gemeinsam zu atmen, Luft in großen Atemzügen in unsere Lungen zu saugen, und nach einer Weile begann Marissa die Führung zu übernehmen. Sie sagte: »Jetzt ist das Symbol in unseren zweiten Chakren«, und wir ließen die Energie mit dem Symbol vom Sexualzentrum zum Nabel kreisen und in dieser Weise langsam in unserem Körper aufsteigen.

Wir gingen beide völlig in dieser Übung auf. Manchmal waren wir außerordentlich erregt und brachten uns bis zum Rande des Orgasmus, ohne jedoch jemals ganz loszulassen. Manchmal erreichte die Energie ein Plateau und breitete sich in Wellen über unsere Körper aus. Ich hatte das Gefühl, daß wir uns die ganze Nacht hätten lieben können, so viel Energie war verfügbar.

Marissa: Wir brachten unser Symbol bis hinauf zum siebten Chakra. Dann spürte ich einen unwiderstehlichen Drang nach voller orgastischer Entladung. Ich fragte Nick, ob er kommen könne, und er sagte: »Natürlich, machen wir es«. Ich lag auf Nick, ritt wie verrückt auf ihm, wild nach dem großen Höhepunkt, wobei ich trotzdem das Symbol in meiner Phantasie halten wollte, während die orgastische Energie sich steigerte und steigerte, immer näher kam ...

Als mein Körper von den Krämpfen der Entladung geschüttelt wurde, ließ ich das Bild des Symbols über mein Scheitelchakra hinaus aufsteigen und über meinem Kopf schweben. Wir sprachen nicht, aber ich wußte, daß Nick dasselbe tat. Wir hielten das Symbol dort einige Minuten lang, spürten, wie es in Resonanz zum Astralen Netz trat, und ich sagte: »Möge es entschweben«, und das Symbol glitt fort, wurde kleiner und kleiner und verschwand im unendlichen Raum.

Danach lagen wir völlig entspannt einfach da. Wir sahen vor unserem geistigen Auge das eingetretene Resultat, sahen, wie wir gemeinsam glücklich, versorgt, zufrieden, erfolgreich, finanziell ohne Sorgen, gesättigt und dankbar für alles waren.

Auswahl des magischen Menüs

Sie können wie Nick und Marissa Ihre magische Vereinigung in eine erotische, orgastische Kunstform verwandeln. Sie brauchen nichts weiter als praktische Erfahrung und ein »magisches Menü«, aus dem Sie Werkzeuge und Übungen nach Ihrem Bedarf auswählen können.

Nachfolgend ein Beispiel, wie ein solches Menü aussehen könnte. Spaßeshalber habe ich die Form einer Restaurant-Speisekarte gewählt, damit Sie einen guten Appetit entwickeln und die köstlichen Geschmacksempfindungen wahrnehmen können, die bei einer guten Mahlzeit sexueller Magie möglich sind.

Das Gedeck

Legen Sie einen Vorrat von Dingen an, aus denen Sie wählen können, um Ihren magischen Kreis schön herzurichten. Nehmen Sie dezente Beleuchtung, Kerzen, Räucherwerk, romantische Musik, besondere Markierungssteine, Machtobjekte (weitere Anregungen siehe Kapitel 2). Das richtige Ambiente kann sehr viel ausmachen. Saugen Sie den Teppich. Lassen Sie die Vorhänge offen, oder schließen Sie sie. Machen Sie den Kreis jedesmal ein wenig anders.

Vorspeisen

Körperliche Aktivität

Seien Sie vor der sexuellen Magie in irgendeiner Form aktiv, so daß Sie den Alltag ganz hinter sich lassen können. Gut sind Gymnastik und Tiefatmung. Gehen Sie spazieren, tanzen Sie intensiv, laufen Sie, schwimmen Sie, hacken Sie Holz, mähen Sie den Rasen, setzen Sie sich in ein heißes Bad, oder stellen Sie sich unter eine heiße Dusche, wobei Sie mit einem kalten Guß abschließen, um den ganzen Staub des Tages abzuwaschen.

Verbindung der Herzen

Oft ist es wichtig, ein wenig miteinander zu reden, über alles zu sprechen, was sonst die Übung stören könnte. Vielleicht möchte einer der Partner etwas loswerden wie: »Es ging heute ganz hervorragend in meiner Arbeit, und ich möchte einfach, daß mir jemand sagt, wie phantastisch ich bin«, während der andere das Gefühl hat: »Ich war heute so sehr mit anderen Dingen beschäftigt, daß ich die Verbindung zu dir nicht spüre. Ruhen wir doch einige Minuten in unseren Armen, ohne etwas zu tun.«

Tagessuppe

Klärung Ihrer Absichten

Drücken Sie aus, was Sie erreichen wollen, wenn Sie zusammenkommen.

Definieren Sie Ihre Ziele.

Wählen Sie das Symbol, mit dem Sie arbeiten wollen.

Wählen Sie die Werkzeuge, die Übungen, mit denen Sie Ihre Ziele erreichen wollen.

Schaffen Sie Klarheit darüber, wie lange die Sitzung dauern soll.

Zwischengerichte

Anrufung

Wenn Sie als Magier in Ihrem Kreis zusammenkommen, schaffen Sie eine einfache Zeremonie, einen Augenblick der rituellen Begrüßung, der Ihnen hilft, Ihr Bewußtsein von der Ebene Ihrer Persönlichkeit auf die Ebene Ihrer göttlichen Gegenwart zu heben. Führen Sie zum Beispiel eine Herz-zu-Herz-Begrüßung durch, und sprechen Sie in die vier Himmelsrichtungen:

»Wir, _______ (Ihre Namen), widmen diese Übung sexueller Magie dem Ziel, _______ (Ihre gemeinsame Vision).«

Meditation

Bei der Betrachtung des Symbols, das Sie für Ihre sexuelle Magie ausgewählt haben, müssen Sie vielleicht eine der in Kapitel 5 beschriebenen Visualisierungsübungen wählen und ausführen, damit Sie das Symbol Ihrem Geist deutlich einprägen können. Denken Sie daran, daß Ihnen diese Übungen jederzeit zur Verfügung stehen, um die Magie wirksamer zu machen.

Sexuelles Vorspiel

Jede erfolgreiche magische Vereinigung zweier Liebender erfordert eine »Aufwärmphase«, ein Vorspiel. Wählen Sie etwas Ungewöhnliches, das Ihnen erotische Lust verschafft. Massieren Sie einander kurz, machen Sie einen Striptease füreinander, streicheln Sie einander. Seien Sie verspielt, sinnlich, aufregend.

Hauptgericht

Erregung der orgastischen Energie

Erwecken Sie Ihre sexuelle Energie, und beginnen Sie, Ihre orgastische Kraft zu erweitern. Es bestehen grundsätzlich zwei Möglichkeiten: Stimulieren Sie einander im Wechsel, oder lieben Sie sich voreinander selbst.

Kanalisierung der orgastischen Energie

Bringen Sie Ihre sexuelle Energie und Ihr magisches Symbol durch die Energiezentren des Körpers nach oben, und beachten Sie die unterschiedlichen Qualitäten und Erfahrungen an jedem Chakra.

Magische Vereinigung
Kommen Sie in der sexuellen Vereinigung zusammen. Führen Sie Ihr magisches Symbol beim Liebesspiel durch Ihren Körper und entlassen Sie es im Augenblick des Orgasmus in das Astrale Netz. Wenn Sie gut vorbereitet sind und aus Ihrem »magischen Menü« gut ausgewählt haben, wird dies eine göttliche Erfahrung sein, eine mächtige Anrufung, die sexuelle Magie in Ihrem Leben Wirklichkeit werden läßt.

Dessert
Ausklang nach Art des Hauses
Genießen Sie das Gefühl, etwas geleistet zu haben, und die tiefe Entspannung, die auf die sexuelle Magie folgt. Lassen Sie los, und öffnen Sie sich für alles, was der Kosmos über Sie ausgießen will. Genießen Sie die angenehmen Erinnerungen an Ihr Liebesspiel und Ihre Magie.

Ein eigenes Menü zusammenstellen
Es ist sehr hilfreich, ein eigenes magisches Menü zusammenzustellen, durch das man jederzeit eine »Checkliste« zur Verfügung hat, die man verwenden kann, wenn man eine sexualmagische Sitzung plant.

So haben Sie alle Möglichkeiten auf einen Blick verfügbar: Auf welche Aktivitäten Sie vor der Sitzung Lust haben, welche Mittel Sie einsetzen können, um eine magische Atmosphäre zu erzeugen, welche Übungen besonders reizvoll sind und so weiter. Ich habe die Erfahrung gemacht, daß ein gutes Menü eine großartige Hilfe für eine erfolgreiche Übung ist.

Nachfolgend ein Beispiel, wie ein solches Menü im Notizheft eines sexuellen Magiers aussehen könnte:

Sexualmagische Sitzung für den fünften Juli abends.

Judy sagt, daß sie den Raum vor meiner Ankunft herrichten will (bin schon gespannt auf die Verändung der Einrichtung!).

19.00 Uhr Ankunft, duschen, umkleiden.

19.30 Uhr In der heißen Badewanne liegen oder vielleicht im Wald spazierengehen.

20.15 Uhr Über die Vision sprechen: Vielleicht das Beziehungssymbol verwenden.

20.30 Uhr Streicheln und Necken mit Federn. Vielleicht auch erotischer Tanz.

21.15 Uhr Selbstliebe-Sitzung.

21.35 Uhr Magische Vereinigung.

22.25 Uhr Fest mit Schokolade und Cognac!

Achten Sie darauf, das Menü ausreichend flexibel zu halten, so daß auch spontane Stimmungsänderungen vor und während der Übung berücksichtigt werden können.

Die grundlegenden Schritte: Eine Wiederholung

Sexuelle Magie ist am wirksamsten und macht am meisten Spaß, wenn sie zu einer Kunstform wird, das heißt, wenn Sie mit der Methode so vertraut sind, daß Sie mühelos Ihr magisches Symbol auf Wellen orgastischer Energie über die sieben Chakren durch Ihren Körper nach oben schicken können, bis Sie im Augenblick des sexuellen Höhepunkts Ihre Vision in den Kosmos entlassen.

Die Beherrschung dieser magischen Kunst hängt weitgehend davon ab, ob Sie fähig sind, ein klares Bild Ihres magischen Symbols festzuhalten und dessen Aufwärtsbewegung durch Ihre innere Flöte zu visualisieren, die im Sexualzentrum beginnt und am Astralen Netz endet. Dies muß so selbstverständlich werden, daß Sie es ohne jede Anstrengung durchführen können, ohne nachzudenken, was als nächstes kommt. Diese Selbstverständlichkeit erlangt man nur durch regelmäßiges wöchentliches Üben.

Gehen wir noch einmal die Grundschritte durch, die Sie beherrschen müssen:

In Kapitel 5 haben Sie gelernt, eine magische Vision in Form eines Symbols zu erzeugen und festzuhalten.

In Kapitel 6 haben Sie entdeckt, wie man seine sexuelle

Energie kanalisiert, indem man sein magisches Symbol mit einer Kombination von Atmung, Bewegung und Visualisierung durch die innere Flöte nach oben führt. Weiterhin haben Sie entdeckt, wie man sich mit dem Astralen Netz verbindet, dem geheimnisvollen, pulsierenden Kraftfeld, durch das alle Menschen mit dem Kosmos verbunden sind.

In Kapitel 7 und 8 haben Sie gelernt, Ihr orgastisches Potential durch die gegenseitige Stimulierung der Sexualorgane zu steigern.

Dem Menschen bleibt nichts anderes übrig, als zu lieben. Wenn er dies nicht tut, steht er vor der Alternative der Einsamkeit, Zerstörung und Verzweiflung.

AN EXISTENTIAL TREATISE

Stellen Sie sich jetzt der nächsten Herausforderung: Bewegen Sie Ihr magisches Symbol in Kombination mit Ihrer erheblich gesteigerten orgastischen Kraft durch den Körper nach oben, und prägen Sie es dem Astralen Netz ein.

Diese Vermischung orgastischer Energie mit einem magischen Symbol stellt eine faszinierende und erregende Alchemie dar. Sie werden erfahren, wie das Symbol und die sexuelle Energie zu einer einzigen, lebendigen, dynamischen Kraft werden, die sich auf dem Weg durch Ihre sieben Energiezentren stetig verwandelt. Die ganze Qualität Ihrer Sinneswahrnehmungen (welche Formen, Farben, Oberflächen, Geräusche, Stimmungen oder Gefühle Sie auch wahrnehmen) scheint sich immer wieder zu verändern, als wenn Ihnen das Symbol neue Eigenschaften verleihen würde, indem es Ihnen Liebe, Freiheit, Erfüllung, Verständnis und Ekstase schenkt. Diese alchemistische Transformation gibt Ihrem magischen Symbol eine ungeheure Kraft. Sie macht es feiner, leichter, strahlender und heller, so daß es im letzten Augenblick der Freisetzung mit dem Astralen Netz verschmelzen und Ihre Vision auf unzähligen unsichtbaren Strömen feinstofflicher Energie in den Kosmos hinaussenden kann. Ein solches dynamisches Verlangen nach Manifestation kann nicht unbeantwortet bleiben.

Sie sind nun bereit, die verschiedenen Möglichkeiten zu erkunden, wie Sie Ihr magisches Symbol auf orgastischem Wege befördern können.

ÜBUNG: ORGASTISCHE ENERGIE MIT DEM MAGISCHEN SYMBOL KANALISIEREN

Sinn und Nutzen

Bei dieser Übung lassen Sie sich im Wechsel sexuell stimulieren, um orgastische Energie zu erzeugen, die Sie mit dem magischen Symbol verbinden und dann durch die sieben Energiezentren über die innere Flöte zum Astralen Netz leiten.

Die Übung beginnt damit, daß Sie das Bild des magischen Symbols Ihrem Körper einprägen. Dies ist wichtig, denn sobald Sie sexuelle Stimulierung empfangen, könnte dies so lustvoll sein, daß es Ihnen schwerfällt, sich auf das Bild des magischen Symbols zu konzentrieren.

Indem Sie das Symbol Ihrer Seele einprägen, indem Sie das Symbol bejahen, bevor die erotische Stimulierung beginnt, stellen Sie sicher, daß es auch in Augenblicken, in denen Sie sich nicht mehr auf es konzentrieren können, in Ihrer Seele bleibt.

Um die Alchemie weiter zu unterstützen, arbeiten Sie mit den sieben Farben, die den Energiezentren Ihres Körpers zugeordnet sind: Rot, Orange, Gelb, Grün, Blau, Purpurrot, Weiß.

Vorbereitungen

- ▷ Richten Sie Ihren magischen Kreis her.
- ▷ Wählen Sie ein geeignetes magisches Symbol.
- ▷ Beide Partner: Bereiten Sie sich mit einer belebenden Dusche vor.
- ▷ Jeder Partner braucht etwa fünfundvierzig Minuten für die Erfahrung dieser Übung.

Die Übung

STUFE 1: ANRUFUNG

Shakti und Shiva, betreten Sie Ihren magischen Kreis, und begrüßen Sie einander mit einer Herz-zu-Herz-Begrüßung.

Genießen Sie eine Verschmelzungsumarmung.

Setzen Sie sich auf Kissen einander gegenüber.

Legen Sie Ihr magisches Symbol zwischen sich.

Legen Sie die linke Hand auf Ihr Herzchakra in der Mitte Ihrer Brust, und berühren Sie das Symbol mit den Fingerspitzen der rechten Hand. Blicken Sie einige Augenblicke gemeinsam auf Ihr magisches Symbol.

Heben Sie die Augen, blicken Sie einander liebevoll an, und nehmen Sie Ihre Liebe und Ihre gegenseitige Wertschätzung als Forscher-»Kollegen« wahr.

Führen Sie eine Anrufung durch, um den Erfolg der Sitzung sicherzustellen. Vielleicht sagen Sie etwas Ähnliches wie: »Wir führen dieses Symbol in unser Herz. Möge dieses Symbol die Überfülle der Liebe und des Reichtums in unser Leben, Freude und Leidenschaft in unser Herz bringen. Möge uns dieses Symbol daran erinnern, wie wir gemeinsam fließen und uns bewegen und wie wir in unserer Beziehung die Freiheit des anderen respektieren.«

STUFE 2: DAS SYMBOL DEM KÖRPER EINPRÄGEN

Entscheiden Sie sich, wer als erster sexuelle Stimulierung empfängt. Bei meiner Beschreibung nehme ich an, daß Shiva als erster Shakti stimuliert.

Shiva, helfen Sie Shakti, sich in einer halb liegenden Position gegen einige Kissen zu lehnen. Öffnen Sie sanft ihre Beine, und setzen Sie sich dazwischen. Wenn Sie es vorziehen, können Sie auch seitlich so neben ihr sitzen, daß Sie ungehinderten Zugang zu ihrem Körper, insbesondere zu ihrem Sexualorgan haben (sehen Sie bei den Stellungen in Kapitel 7 nach).

Beginnen Sie, Shaktis Körper von ihrem Sexualzentrum zu ihrer Brust und Kehle zu massieren. Arbeiten Sie mit leichten, »fegenden« Handbewegungen, indem Sie in einer durchgehenden Bewegung von ihrem Geschlecht zu ihrem Hals streichen und dann die Energie über ihre Arme und aus ihren Händen ausstreichen.

Shakti, atmen Sie tief ein, wenn Shiva die Energie in Ihrem Körper nach oben streicht, und atmen Sie aus, wenn er Sie an Ihren Armen nach unten streicht.

Shiva, atmen Sie im Rhythmus mit Shakti.

Wenn Sie diese Massage geben, flüstern Sie leise in Shaktis Ohr. Erinnern Sie sie an die verschiedenen Aspekte des magischen Symbols: wie es aussieht, was es bedeutet, für welche Vision es steht …

Lassen Sie Ihre Stimme magisch, geheimnisvoll, verführerisch sein. Denken Sie daran, daß die meisten Frauen es

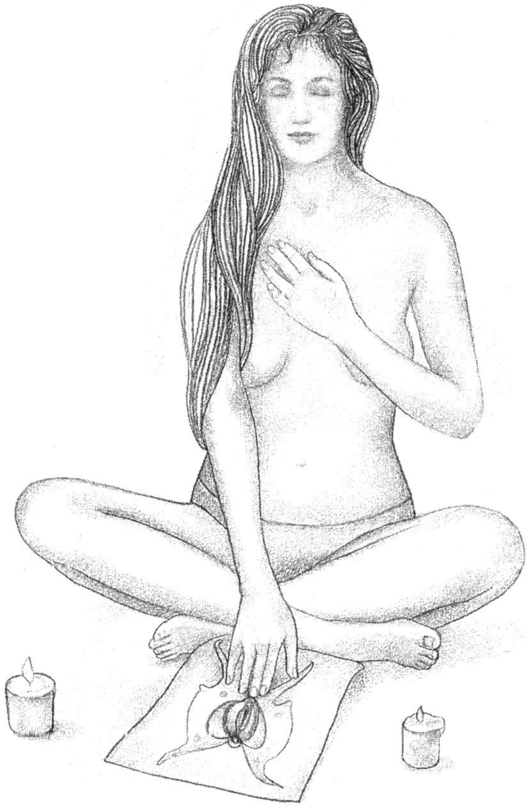

Nehmen Sie das magische Symbol vor der sexuellen Magie in sich auf.

lieben, wenn man ihnen Geschichten und Geheimnisse ins Ohr flüstert, und genießen Sie diesen Augenblick der vertraulichen, intimen Kommunikation. Sagen Sie: »Ja! Du kannst noch mehr erhalten, viel mehr, also laß das Symbol in jede Zelle deines Körpers eindringen ...«

STUFE 3: DAS MAGISCHE SYMBOL AUFLADEN

Shiva, beginnen Sie jetzt, Shaktis Körper in einer sexuelleren und erotischeren Weise zu berühren, indem Sie ihre Brustwarzen, ihre Lippen, ihren Hals streicheln und sie »heiß« machen.

Shakti, dies ist der Augenblick, in dem Sie eine starke Verbindung zwischen Ihrer sexuellen Lust und Ihrem magischen Symbol herstellen sollen. Spüren Sie, wie Shivas Zärtlichkeiten sich mit dem Symbol verbinden und Teil von dessen Magie werden.

Lassen Sie das Symbol Teil von allem werden, was mit Ihnen geschieht: Es ist die Zartheit von Shivas Berührung, es ist seine Stimme, die in Ihr Ohr flüstert, es sind die Liebeslaute, die Sie von sich geben, es ist das köstliche Rieseln der Energie in Ihrem Körper, der Geruch des Weihrauchs, die Musik, die leise im Hintergrund spielt ... Lassen Sie dies alles Teil der Magie werden, für die Ihr Symbol steht.

Shiva, Sie können dabei helfen, indem Sie Shakti an die verschiedenen Aspekte Ihres Symbols erinnern. Sagen Sie zum Beispiel: »Laß die Vögel frei in deinem Bauch fliegen, laß die Strahlen der Sonne Leidenschaft in dein Herz tragen...«

STUFE 4: DAS SYMBOL MIT DER EIGENEN SEXUALITÄT VERSCHMELZEN

Shiva, beginnen Sie nun Shaktis Klitoris zu stimulieren, ihre Cleo, wobei Sie die Bewegung herausfinden, die ihr am meisten Spaß macht, und dann zu einer rhythmischen Stimulierung übergehen, die ihre sexuelle Energie erweckt und erregt.

Shakti, stellen Sie sich vor, wie Ihr magisches Symbol in Ihrem ersten Chakra schwebt, Ihrem Sexualzentrum. Sehen Sie, wie sich die dunkelrote Energie Ihrer Sexualität in Ihrem Becken ausbreitet und sich über Ihr Symbol ergießt.

Richten Sie Ihre Aufmerksamkeit abwechselnd auf Ihre steigende Lust und Ihr magisches Symbol. Dies ist eine gute Möglichkeit, um beides fest im Bewußtsein zu behalten.

Shiva, bringen Sie Shakti auf ein Plateau hoher Erregung. Helfen Sie ihr, zwei bis dreimal an den Rand des Punktes ohne Wiederkehr zu kommen, ohne die orgastische Entspannung geschehen zu lassen.

Shakti, verbinden Sie diese wunderbaren orgastischen Empfindungen in Ihrem Sexualzentrum mit Ihrem magischen Symbol. Nehmen Sie Ihre ganze orgastische Erregung und stellen Sie sich vor, daß Sie sie auf Ihr Symbol ausgießen, als wenn Sie sexuelle Energie ejakulieren und über das Symbol spritzen würden. Vermeiden Sie es aber, zum vollen Höhepunkt zu kommen.

STUFE 5: KOMBINIERTE STIMULATION IN VERBINDUNG MIT DEM MAGISCHEN SYMBOL

Shiva, wenn Sie das Gefühl haben, daß Shakti soweit ist, fragen Sie sie: »Darf ich dein Inneres besuchen?« Wenn sie dies bejaht, dringen Sie vorsichtig mit Ihren Fingern in ihre Yoni ein. Tasten Sie nach dem G-Punkt, während Sie gleichzeitig weiterhin mit der anderen Hand ihre Cleo stimulieren.

Shakti, wenn Sie das Gefühl haben, das magische Symbol aus den Augen zu verlieren, denken Sie daran, sich abwechselnd auf Ihre sexuellen Empfindungen und das Bild des Symbols zu konzentrieren.

Shiva, wenn Sie Verbindung zu Shaktis G-Punkt aufgenommen haben, beginnen Sie mit der kombinierten Stimulation von G-Punkt und Cleo, und bringen Sie Shakti mehrmals an den Rand des Orgasmus.

Shakti, atmen Sie tief durch den Mund, führen Sie die PC-Pumpe aus, und spüren Sie, wie das Symbol in Ihrem Becken größer wird und wächst. Schicken Sie Wellen dunkelroter Energie über das Symbol, und überfluten Sie es mit orgastischer Energie.

STUFE 6: DAS SYMBOL KANALISIEREN

Shakti, beginnen Sie jetzt, Ihr magisches Symbol durch Ihre innere Flöte nach oben zu befördern. Atmen Sie tief, und ziehen Sie Ihre orgastische Energie mit dem Symbol vom ersten zum zweiten Chakra, das sich in Ihrem Bauch befindet.

Atmen Sie aus, und lassen Sie Ihre Energie und Ihr Symbol wieder auf Ihr erstes Chakra zurückfallen. Stoßen Sie beim Ausatmen Ihr Becken nach vorne, und verbinden Sie es ganz mit den sexuellen Empfindungen in Ihren Genitalien.

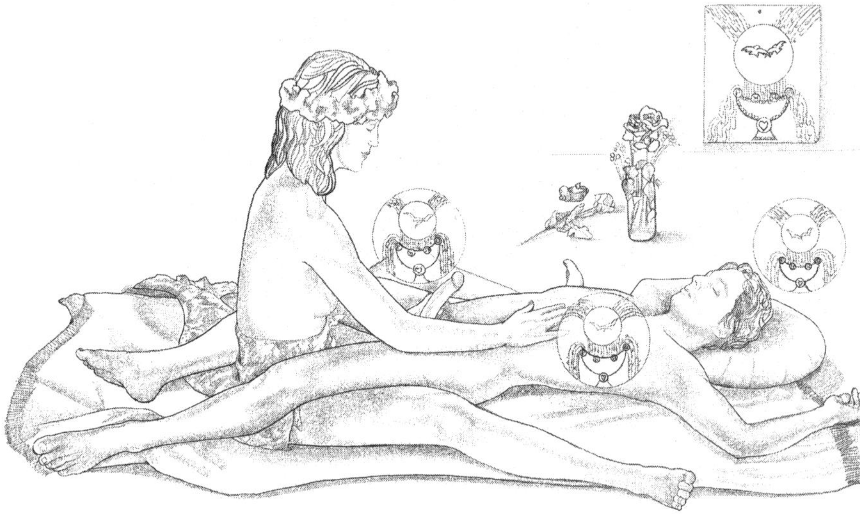

Sexuelle Stimulation des Partners, während er sich vorstellt, wie das magische Symbol durch sein Geschlecht eindringt und durch seine innere Flöte und seine Chakren hindurchgeht.

Atmen Sie ein, und ziehen Sie erneut Ihre orgastische Energie mit Ihrem Symbol zu Ihrem zweiten Chakra. Sehen Sie dabei, wie sich die Farbe Orange in Ihrem Bauch ausbreitet und diesen Bereich durchwärmt und lebendig macht.

Lassen Sie die Energie kreisen. Stellen Sie sich vor, wie die Energie an Ihrer Wirbelsäule nach oben steigt und über Ihren Bauch nach vorne und wieder nach unten zum Sexualzentrum fließt. Machen Sie Kreisbewegungen mit Armen und Händen, um das kreisende Fließen Ihrer Energie zu betonen.

Halten Sie Shiva über Ihre Fortschritte auf dem laufenden, damit er das Gefühl hat dabeizusein. Sagen Sie zu ihm: »Liebster, ich lasse das Symbol zwischen meinem ersten und zweiten Chakra kreisen.«

Heißen Sie die fleißigen Finger Ihres Liebsten mit einem leichten Stoßen Ihres Beckens willkommen, und verbinden Sie sich beim Ausatmen wieder mit Ihrem Sexualzentrum.

Wenn Sie soweit sind, lassen Sie Ihre orgastische Energie mit dem magischen Symbol vom ersten Chakra zum dritten Chakra kreisen, das sich im Sonnengeflecht befindet. Sagen Sie zu Shiva: »Ich bringe jetzt mein Symbol zum dritten Chakra.« Stellen Sie sich dabei vor, wie sich die Farbe Gelb in diesem Teil Ihres Körpers ausbreitet.

Schreiten Sie in dieser Weise durch Ihre Energiezentren nach oben fort. Schlagen Sie immer größere Kreise vom ersten zum vierten, zum fünften, zum sechsten und zum siebten Chakra. Nehmen Sie die verschiedenen Empfindungen, Qualitäten, Gefühle, Stimmungen, Ekstasen wahr, die sich an jedem Ihrer sieben Energiezentren einstellen können.

Sehen Sie, wie sich die Farbe der orgastischen Energie von gelb im dritten Chakra in Grün im vierten, Blau im fünften, Pupurrot im sechsten und Weiß im siebten verwandelt.

STUFE 7: VERBINDUNG MIT DEM ASTRALEN NETZ

Shakti, wenn Sie Ihre orgastische Energie mit Ihrem magischen Symbol von Ihrem Sexualzentrum zum siebten Chakra kreisen lassen, sind Sie bereit zum letzten Schritt: der Verbindung mit dem Astralen Netz, wobei Sie Ihr Symbol in die schwingenden Kraftfelder des Kosmos entlassen, damit diese auf Ihre Wünsche, Ihre Visionen reagieren können.

Dies kann eine magische Erfahrung für sich sein, denn Sie werden jetzt Ihr magisches Symbol mit einem vollen orgastischen Höhepunkt verbinden.

Bitten Sie Shiva, die rhythmische kombinierte Stimulierung ihrer Cleo und Ihres G-Punkts fortzuführen, was den vollen Orgasmus auslösen wird. Sagen Sie es ihm, daß Sie bald kommen. Sagen Sie: »Ja, mach weiter, so ist es richtig ...«

Hören Sie dabei nicht auf, Ihr magisches Symbol zwischen Ihrem Sexualchakra und Ihrem Scheitelchakra kreisen zu lassen.

Wenn Sie zum Höhepunkt kommen, wenn Ihr Körper durch die orgastische Entladung zu pulsieren beginnt, schießen Sie Ihr magisches Symbol mit all Ihrer lustvollen sexuellen orgastischen Energie aus dem Dach Ihres Schädels.

Sehen Sie, wie Ihr magisches Symbol über Ihrem Scheitelchakra schwebt und in all den herrlichen Empfindungen gebadet ist, die jetzt Ihren Körper durchströmen. Ihr Symbol ist, von Ihrer orgastischen Kraft überflutet, im Astralen Netz angelangt.

Wenn Ihr Orgasmus abklingt, entlassen Sie Ihr Symbol sanft in den Kosmos. Vielleicht sehen Sie, wie es sich langsam und still auflöst. Vielleicht ähnelt es auch einer Wolke, die in allen Richtungen einen weißen Regen niedergehen läßt, bis sie leer ist und sich auflöst.

Atmen Sie jetzt normal, und spüren Sie, wie ein Teil dieser Energie wie weißer Regen auf Ihren Kopf niedergeht und Ihren Körper durchrieselt, bis sie an Ihrem Sexualzentrum angelangt ist und Sie wieder mit Ihren Wurzeln verbunden sind.

Die Liebe sollte ein Baum sein, dessen Wurzeln tief in die Erde reichen, während die Zweige hoch in den Himmel ragen.

BERTRAND RUSSELL
Ehe und Moral

Entspannen Sie sich. Genießen Sie die schöne Erinnerung. Berühren Sie Shivas Hand, um ihm zu sagen, daß er Sie nicht mehr zu stimulieren braucht. Aalen Sie sich in der freigesetzten Energie; spüren Sie, daß Ihr magisches Symbol aus dem geheimnisvollen, unsichtbaren Ort, an den es gegangen ist, Schutz und Segen zu Ihnen herabsendet.

Genießen Sie eine Verschmelzungsumarmung.

Vergessen Sie nicht, Shiva für seine großzügigen Bemühungen zu danken, durch die er Sie diesen Zustand orgastischer Wonne erreichen ließ.

Sprechen Sie über Ihre Erfahrungen.

Machen Sie eine kurze Pause, und tauschen Sie dann die Rollen.

Beschließen Sie die Sitzung mit einer Herz-zu-Herz-Begrüßung.

SHIVAS ORGASTISCHE ENERGIE KANALISIEREN

Der Ablauf für Shiva ist ganz ähnlich.

Shiva, lassen Sie sich vor jeder sexuellen Stimulierung von Ihrer Partnerin leicht massieren. Dadurch haben Sie Zeit, das magische Symbol Ihrer Seele einzuprägen, wodurch es für Sie leichter ist, die Vision festzuhalten, wenn Shakti beginnt, Ihren Vajra, Ihren Penis, direkt zu stimulieren.

Sie können auch die Aufmerksamkeit abwechselnd auf Ihre sexuellen Empfindungen und Ihr magisches Symbol richten und dadurch den intensiven Genuß der Erregung haben, ohne die Verbindung zu Ihrer Visualisierung zu verlieren.

MÄNNLICHE ENERGIE EJAKULIEREN

Ein wichtiger Hinweis, der Männern helfen kann, ihre sexuelle Energie mit ihrem Symbol zu verbinden: Shiva, während der ersten sexuellen Erregung werden Sie wahrscheinlich die Empfindung haben, daß Ihre Energie intensiv zur Spitze Ihres Vajra strömt. Dies ist natürlich. Die Empfindung, die dadurch ausgelöst wird, daß die Hand Ihrer Partnerin Ihren Penis von der Basis zur Spitze massiert, lenkt Ihre Aufmerksamkeit mit wachsender Erregung, die normalerweise mit einer Ejakulation enden würde, auf diesen herrlichen Lustpunkt.

Bleiben Sie aber, statt Ihre Energie in einer körperlichen Ejakulation hinauszuschleudern, vor dem Gipfelpunkt, und stellen Sie sich statt dessen vor, wie Ihre sexuelle Energie aus der Spitze Ihres Vajra hinausschießt und Ihr magisches Symbol bedeckt. Sie ejakulieren dabei Ihre Energie, ohne physisch zu ejakulieren, wodurch das Symbol mit dieser gewaltigen Kraft aufgeladen wird.

KOMBINIERTE STIMULATION FÜR SHIVA

Wenn Shakti mit der doppelten Stimulation Ihres Vajra und Ihrer Prostata beginnt, setzen Sie Beckenbewegungen, kraftvolle Atmung und Ihre Stimme ein, um Ihre Empfindungen auf ein Höchstmaß zu steigern.

Lassen Sie diese orgastischen Empfindungen nach innen gehen.

Lassen Sie Ihr magisches Symbol mit Ihrer Energie eins werden, und beginnen Sie, beides durch Ihren Körper zu bewegen.

Wenn Sie Ihr magisches Symbol mit Ihrer orgastischen Energie durch die sieben Chakren geführt haben, können auch Sie mit einer vollen orgastischen Entladung schließen, bei der Sie sich mit dem Astralen Netz verbinden.

Hinweise

Nicht durch das Wirken höherer Kräfte, sondern durch den Abstieg in den Körper, in das Zellbewußtsein, geschehen die wirklichen Veränderungen im Stoff, wodurch eine völlig neue Schöpfung entsteht.

THE MOTHER
AUROBINDO ASHRAM
Pondicherry, Indien

DIE MÄNNLICHE KRAFT FÜR DIE ENDGÜLTIGE EJAKULATION AUFBEWAHREN

Während Shakti auf dem Weg zu ihrer endgültigen orgastischen Verbindung mit dem Astralen Netz mehrere Orgasmen genießen kann, muß Shiva die Ejakulation bis zum letzten Schritt vermeiden.

Es ist das biologische Glück der Frau, daß sie hintereinander mehrere Orgasmen haben kann, ohne ihre sexuelle Energie zu verlieren, während der Mann seine sexuelle Kraft für das große Finale aufbewahren muß.

SEXUELLE HEILUNG DURCH DIE KANALISIERUNG DES ORGASMUS

Die Praxis der Kanalisierung orgastischer Energie mit einem magischen Symbol kann bei einer ganzen Reihe von sexuellen Beschwerden hilfreich sein, wie zum Beispiel der Unfähigkeit, zu einem Orgasmus zu gelangen, Desinteresse durch routinemäßigen Sex oder die Empfindung eines allgemeinen Unbehagens im genitalen Bereich.

Vielleicht erinnern Sie sich noch an die Geschichte von George im dritten Kapitel, dem es schwerfiel, sich ganz dem Liebesspiel hinzugeben. Nach seinem Traum von dem Verbrecher und dem Polizisten empfahl ich ihm, eine magische Vision zu erzeugen, die ein viel breiteres Spektrum sexueller Reaktionen zulassen würde, wie zum Beispiel wildes, ursprüngliches Verhalten beim Liebesspiel.

Er wählte daraufhin als sein Symbol ein rotes Dreieck, das von Flammen umgeben war, die die sexuelle Energie in seinem ersten Chakra und seinen Wunsch symbolisierten, diese zu erweitern.

Seine Liebespartnerin Lynne führte mit ihm eine Sitzung zur Erweiterung des Orgasmus durch, in der er seine sexuelle Energie mit seinem magischen Symbol verband und beides ohne Ejakulation durch seinen Körper nach oben leitete. Dies verlieh ihm eine gewaltige Aufladung mit Energie, die er in die unmittelbar sich anschließende Liebesspiel-Sitzung hereinnehmen konnte.

Mit Hilfe dieser neuen Energie wurde George ein wilder Mann, der knurrte, stieß, sich mit seiner Partnerin auf dem Boden wälzte und seine bisherigen Hemmungen ablegte. Er stellte sich die ganze Zeit vor, wie das rote Dreieck in ihm brannte und die Flammen immer größer und mächtiger wurden. Bei seinem endgültigen Höhepunkt hatte er eine sehr starke Ejakulation, die ihm die intensivsten Empfindungen orgastischer Lust schenkte, die er jemals gehabt hatte.

ÜBUNG: SEXUELLE SELBSTENTWICKLUNG MIT EINEM SYMBOL

Sinn und Nutzen

Diese Übung bietet eine einfache und wirksame Vorbereitung auf die magische Vereinigung, die höchste Übung der sexuellen Magie. Sie beinhaltet die Kunst, die orgastische Energie durch Selbstliebe zu erwecken.

Selbstliebe erlaubt es zwei Menschen, gleichzeitig sexuell erregt zu werden, wie dies zum Beispiel in der Geschichte von Nick und Marissa zu Beginn dieses Kapitels dargestellt ist. Der Weg zu einer starken Erregung ist dabei kürzer als bei gegenseitiger Stimulierung. Dies ist auch eine gute Möglichkeit, sexuelle Magie zu praktizieren, wenn man keinen Partner hat.

Die Selbstliebe zur Vorbereitung auf die magische Vereinigung ist jedoch nur dann wirksam, wenn man zusammen mit seinem Partner in mehreren Sitzungen die Orgasmusfähigkeit durch gegenseitige Stimulierung gesteigert hat.

Mache Gott zu einer Realität, und er wird dich zu einer Wahrheit machen.

RABINDRANATH TÁGORE

Diese längeren Sitzungen sind wichtig, um dadurch sein Sexualorgan zu sensibilisieren, wodurch jede Regung der Lust intensiver, eindrücklicher wird, und man alle Höhen und Tiefen der sexuellen Erfahrung erlebt, die man für die hohe Magie braucht. Sie sind weiterhin wichtig, um die Fähigkeit der Kommunikation zu entwickeln und sich gegenseitig zu lehren, was einen erregt. In diesem Zustand gesteigerter Sensibilität kann man dann zur Selbstliebe übergehen und dabei intensive, erfüllende orgastische Empfindungen in der relativ kurzen Zeit von zehn bis fünfzehn Minuten hervorrufen.

In der nachfolgenden Übung lernen Sie, Selbststimulierung mit einer magischen Vision zu verbinden, wobei Sie das von Ihnen gewählte Symbol mit Hilfe Ihrer sexuellen Energie aus Ihrem Sexualzentrum durch die Chakren nach oben führen. Am besten führen Sie diese Übung gleichzeitig mit Ihrem Liebespartner durch und beobachten einander bei der Selbstliebe.

Vorbereitungen

- ▷ Richten Sie Ihren magischen Kreis her. Ordnen Sie in Ihrem Kreis Kissen so an, daß Sie und Ihr Partner sich darauf einander gegenüber zurücklehnen können.
- ▷ Legen Sie Ihr magisches Symbol so hin, daß Sie es beide gut sehen können.
- ▷ Halten Sie verschiedene Gleitmittel und Papiertaschentücher bereit.
- ▷ Beide Partner sollten sich duschen und ein weiches, seidiges und sinnliches Gewand tragen, das sich vorne leicht öffnen läßt.
- ▷ Nehmen Sie sich für diese Übung etwa dreißig Minuten Zeit.

Die Übung

STUFE 1: SICH SELBST IN STIMMUNG BRINGEN

Treten Sie in Ihren magischen Kreis.

Begrüßen Sie einander mit einer Herz-zu-Herz-Begrüßung und einer langen Verschmelzungsumarmung.

Setzen Sie sich einander gegenüber, und lehnen Sie sich auf Ihren Kissen zurück. Spreizen Sie die Beine, so daß Ihre Füße diejenigen des Partners berühren oder auf ihnen liegen. Achten Sie darauf, daß Sie bequem liegen.

Nehmen Sie einige tiefe, entspannende Atemzüge.

Blicken Sie einander in die Augen, und spüren Sie die starke Verbindung zwischen Ihren Herzen.

Wenn Sie das Gefühl haben, bereit zu sein, öffnen Sie Ihr Gewand, so daß Ihr Körper vorne frei ist.

Beginnen Sie Ihren Körper zu streicheln, während Sie Ihren Partner anblicken. Seien Sie sinnlich, erotisch. Zeigen Sie Ihrem Partner, wie Sie sich gerne bewegen, welche Stellen Sie gerne berühren, wie Sie sich selbst gerne Lust bereiten.

Seien Sie kreativ. Befeuchten Sie einen Finger, und lassen Sie ihn langsam über Ihre Lippen gleiten, machen

Sie Wellenbewegungen mit Ihrem Becken, streicheln Sie die Innenseite Ihrer Oberschenkel, ohne Ihr Sexualorgan direkt zu berühren.

Lassen Sie sich Zeit. Je mehr Sie sich in Stimmung bringen, desto mehr können Sie dadurch Ihren Partner erregen. Probieren Sie einfach zum Spaß aus, ob Sie Ihren Partner wild vor Verlangen machen können.

STUFE 2: ZUM GIPFEL KLETTERN

Berühren Sie Ihre Genitalien, halten Sie sie einige Augenblicke in Ihren Händen, und spüren Sie ihre Wärme. Nehmen Sie wahr, daß Sie auf diesen Teil Ihres Körpers hören. Wie fühlt er sich an? Was will er Ihnen sagen?

Beginnen Sie, langsam Ihre Genitalien zu liebkosen. Streicheln Sie sich, necken Sie sich, ölen Sie sich gut mit Ihrem Lieblingsgleitmittel ein. Lassen Sie Ihre Hände um Ihre Yoni/Ihren Vajra gleiten, und achten Sie darauf, daß Ihr Partner sehen kann, was Sie tun.

Geben Sie Laute von sich. Seien Sie sexy. Finden Sie jene speziellen Möglichkeiten heraus, den Kitzel sexueller Erregung durch Ihr Geschlecht, Ihr Becken und Ihre Oberschenkel rieseln zu lassen. Spüren Sie die Lust.

Wenn dies Ihre Lust steigert, können Sie gelegentlich die Augen schließen, doch öffnen Sie sie dann wieder, und blicken Sie Ihren Partner an. Es ist wichtig, während des ersten Teils dieser Übung Augenkontakt zu behalten.

Jetzt dürfen Sie wild werden. Streicheln Sie Ihren Vajra/Ihre Yoni kraftvoll und rhythmisch, um Ihre sexuelle Energie zu erregen und sich dem ersten orgastischen Gipfel zu nähern. Wölben Sie Ihren Rücken, stöhnen Sie, saugen Sie die Luft in Ihre Lungen, zeigen Sie Ihrem Partner, wie erregt Sie sind, wie groß Ihre sexuelle Lust ist.

Bringen Sie sich bis kurz vor die orgastische Entspannung, und lassen Sie die Erregung dann abklingen. Halten Sie sich am Gipfelpunkt schwebend wie ein Vogel auf einer hohen, unsichtbaren Luftströmung, entspannt, regungslos, ganz wach.

Atmen Sie tief, und lassen Sie die sexuellen Empfindungen sich in Ihrem Körper ausbreiten. Schließen Sie die

Augen, und spüren Sie eine tiefe Verbindung mit Ihrem Sexualorgan.

Wenn Sie vor Ihrem Partner am Höhepunkt sind, warten Sie, bis er nachkommt. Der männliche Partner muß die Ejakulation vermeiden – es kommt noch Besseres!

STUFE 3: DAS MAGISCHE SYMBOL KREISEN LASSEN

Beginnen Sie nun, gemeinsam mit dem magischen Symbol zu arbeiten. Legen Sie das Symbol zwischen sich auf den Boden vor Ihre Genitalien. Achten Sie darauf, daß Sie es beide sehen können; wenn Sie möchten, kann auch jeder Partner ein eigenes Exemplar des Symbols verwenden.

Blicken Sie das magische Symbol an, streicheln Sie Ihr Geschlecht, spüren Sie die Lust, die Sie sich selbst schenken. Beginnen Sie, Ihre sexuelle Energie erneut zu erregen. Fangen Sie langsam an, und geben Sie sich dann eine stärkere, schnellere Stimulierung, um sich wieder zum Gipfelpunkt zu bringen.

Kurz bevor Sie den Punkt ohne Wiederkehr erreichen, brechen Sie ab, spannen Sie den PC-Muskel an, atmen Sie tief durch den Mund, und stellen Sie sich dabei vor, daß Sie Ihr magisches Symbol in Ihr Sexualzentrum, in Ihr erstes Chakra saugen. Atmen Sie aus, und halten Sie eine Vision Ihres Symbols in Ihrem Sexualzentrum. Nehmen Sie mehrere tiefe Atemzüge, und saugen Sie das Symbol in Ihr erstes Chakra, bis Sie das Gefühl haben, daß Ihr Symbol fest in Ihrem Sexualzentrum ruht.

Schließen Sie die Augen. Stimulieren Sie sich weiter, und sehen Sie Ihr magisches Symbol in Ihrem Sexualzentrum. Spüren Sie, wie die orgastische Lust und das Symbol in Ihrem ersten Chakra eins werden.

Denken Sie daran, die Chakra-Farben als Hilfsmittel zur Alchemie zu verwenden. Stellen Sie sich Ihre sexuelle Erregung als dunkelrote Farbe vor, die sich in Ihrem Geschlecht und Ihrem Becken ausbreitet. Sehen Sie, wie Ihr magisches Symbol ganz von Rot durchtränkt ist.

Jetzt müssen Sie einen Zustand hoher sexueller Erregung ohne orgastische Entspannung halten und dabei gleichzeitig das magische Symbol visualisieren.

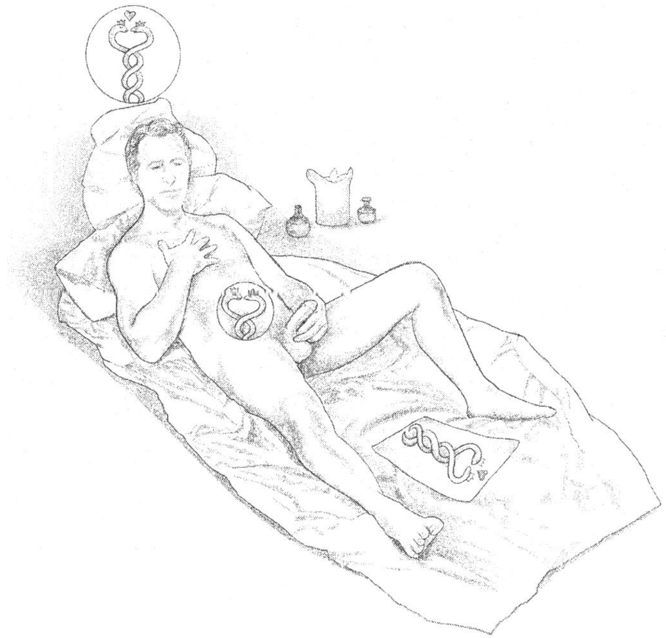

Selbstliebe, während man sich vorstellt, wie das magische Symbol durch die Chakren geht.

Atmen Sie ein, spannen Sie Ihren PC-Muskel an, und befördern Sie Ihr Symbol mit Ihrer sexuellen Energie zum zweiten Chakra im Unterleib. Hier nimmt die Energie die Farbe Orange an.

Atmen Sie aus, und lassen Sie die Energie mit dem Symbol in Ihr Sexualzentrum zurückfallen. Wiederholen Sie dies mehrmals, bis Sie es sich leicht vorstellen oder fühlen können, daß Ihr Symbol zwischen Ihrem ersten und zweiten Chakra kreist. Lassen Sie das Symbol über die Wirbelsäule nach oben steigen, dann durch den Bauch nach vorne wandern und wieder in Ihr Sexualzentrum zurückfallen.

Atmen Sie ein, und bringen Sie Ihre orgastische Energie mit dem magischen Symbol zum dritten Chakra. Wenn es Ihnen hilft, können Sie die eine Hand auf Ihr Sonnengeflecht legen, während Sie sich mit der anderen weiterhin Lust erzeugen. Hier verwandelt sich die Energie in die Farbe Gelb.

Atmen Sie aus, und lassen Sie dabei das Symbol wieder in Ihr Sexualzentrum zurückfallen. Lassen Sie das Symbol zwischen dem ersten und dritten Chakra kreisen.

Erhalten Sie die Verbindung mit Ihrem Sexualzentrum aufrecht. Stimulieren Sie sich rhythmisch und kraftvoll. Verwenden Sie reichlich Gleitmittel. Genießen Sie dieses Gefühl, sich alle Lust zu schenken, die Sie fühlen wollen. Seien Sie ein Künstler, der auf den Wogen der eigenen sexuellen Lust dahingleitet, wobei Sie die Gegenwart Ihres Partners ermuntert.

STUFE 4: VERBINDUNG MIT DEM ASTRALEN NETZ

Fahren Sie in dieser Weise fort. Holen Sie Ihre Energie auf der inneren Flöte nach oben, lassen Sie Ihr Symbol durch die Chakren kreisen und immer höher steigen. Wenn Sie am siebten Chakra angelangt sind, können Sie sich auf die große Explosion, auf die volle orgastische Entladung vorbereiten.

Wenn zwei Menschen in ihrem innersten Herzen eins sind, zerbrechen sie selbst die Kraft von Eisen und Bronze, und wenn zwei Menschen einander in ihrem innersten Herzen verstehen, sind ihre Worte süß und stark wie der Duft von Orchideen.

I GING

Bringen Sie sich dann zum vollen Orgasmus. Schicken Sie im Augenblick der sexuellen Entspannung Ihr magisches Symbol mit Ihrer orgastischen Energie durch Ihren Kopf hinaus in das Astrale Netz.

Stellen Sie sich vor, wie Ihr Symbol über Ihrem Kopf schwebt, und spüren Sie, wie die Ekstase Ihres Orgasmus Sie durchpulst und Sie in Lust gebadet sind.

Stellen Sie sich dann, während die orgastischen Empfindungen abklingen, vor, wie Ihr magisches Symbol sich von Ihrem Kopf entfernt, immer kleiner wird, bis es nur noch ein kleiner Punkt in der Ferne ist und schließlich verschwindet.

Beginnen Sie Ihre Energie zu erden. Atmen Sie langsam und tief. Sehen Sie, wie Ihre Energie als Regen niederfällt und sanft durch Ihren Kopf, Ihren Hals, Ihre Brust, Ihren Bauch rieselt … Wenn sie im Sexualzentrum angelangt ist, atmen Sie kräftig aus, und treiben Sie die Energie in Ihr Geschlecht. Stellen Sie sich vor, wie die Energie von Ihrem Sexualzentrum aus weiter über Ihre Füße und Beine in den Boden, in die Erde wandert.

Bleiben Sie einige Minuten ruhig liegen, entspannen Sie sich, und genießen Sie die schöne Erinnerung an Ihren Höhepunkt.

Setzen Sie sich auf, und schenken Sie einander eine Verschmelzungsumarmung.

Sprechen Sie über Ihre Erlebnisse, und schließen Sie mit einer Herz-zu-Herz-Begrüßung.

Heilung durch Selbstliebe

Selbstliebe allein oder mit einem Partner kann eine ungemein heilende Erfahrung sein. So konnte zum Beispiel Denise, eine Neunundzwanzigjährige, die sich gerade der Kunst der sexuellen Magie zugewandt hatte, eine neue und gesündere Beziehung zu ihrer Yoni entwickeln, nachdem sie Selbstliebe in Verbindung mit einer magischen Vision praktiziert hatte.

Denise litt unter häufig wiederkehrenden Hefepilz-Infektionen und Ausfluß. Es war ihr klar, daß sie in den vergangenen Jahren ihre Yoni mißbraucht hatte, indem sie wahllos mit fast jedem ins Bett gegangen war, der ihr über den Weg lief.

Sie hatte ihr Verhalten jetzt geändert und genoß eine aufbauende sexuelle Beziehung mit einem festen Partner, doch litt sie nach wie vor an kleineren Infektionen ihres Geschlechtsorgans. Sie beschloß, ihre Yoni mit Hilfe einer magischen Vision zu heilen und mit ihrem Sexualorgan in einer neuen und sensibleren Weise umzugehen.

Sie setzte sich zunächst vor einen Spiegel, betrachtete ihre Yoni, verband sich mit diesem verlegenen, verwundeten Teil ihres Körpers und gab ihm eine Stimme, wie dies in Kapitel 3 beschrieben ist. Ihre Yoni ließ sie eindeutig wissen, daß es an der Zeit sei, diesem Teil ihres Körpers mehr Liebe, Zuwendung und Aufmerksamkeit zu geben.

Denise zeichnete ein magisches Symbol, das ihre Yoni als schöne Blume zeigte, die sie »Passionsblume« nannte.

Denise berichtet: »Ich wollte die Blume in mein Herz einschließen, weshalb ich auf dem Symbol ein Herz um meine Yoni-Blume zeichnete. Dann versah ich das Herz mit Flügeln, so daß meine Yoni ohne Schmerzen und mühelos fliegen konnte.

Ich begann, mir mit einer kraftvollen, feurigen Atmung selbst Lust zu erzeugen, und zog das Symbol in das erste Chakra meines Körpers. Auf jedem neuen Chakra wurde das Symbol immer großartiger. Als es an meinem Herzen angelangt war, war es so groß geworden, daß ich sehen konnte, wie ich in das Symbol hineinging.

Es war dreidimensional und hatte eine Wärme und Weichheit, die ich direkt spüren konnte. Dies machte mir deutlich, daß meine Sexualität jetzt von meinem Herzen mit all der Liebe und Wärme gespeist wurde, die ihr so lange verweigert worden war. Ich spürte, wie mein Herz diese meine Yoni-Blume nährte.

Das Symbol wurde zu einem ganzen Raum, viel größer als ich, und ich ging hinein, bewegte mich in ihm, wurde eins mit ihm, spürte die Ausdehnung, die Struktur, die Wärme und Realität meiner blühenden Yoni-Blume.

Über dem vierten Chakra wurde alles ganz leicht. Als ich bei meiner Selbstliebe dem Höhepunkt näher kam und das Symbol hinauf zu meinem Kopf beförderte, schwebte ich auf den Flügeln meiner Yoni, und dies war ein überaus schönes Gefühl. So oft ich jetzt noch mit dem Symbol arbeite, kehrt dieses Gefühl wieder, und mein Symbol wird immer lebendiger, immer wirklicher.

Ich glaube, daß dies eine sehr positive Wirkung auf meine Gesundheit haben wird, insbesondere die Gesundheit meiner Yoni, denn sie fühlt sich jetzt schon besser, von mir mehr geliebt, mehr angenommen, mehr geachtet.«

Selbstliebe und magische Vereinigung

Wenn zwei Partner gemeinsame Selbstliebe praktizieren, kann man leicht von einem Zustand hoher orgastischer Erregung zu einem Liebesspiel mit sexueller Penetration übergehen.

Dies war bei Marissa und Nick der Fall, von deren magischer Vereinigung zu Beginn dieses Kapitels die Rede war. Wie Marissa erzählt, konnte sie sich unter Fortsetzung der Selbstliebe über das Bett schieben und sich mit Nick sexuell verbinden, ohne den Strom ihrer orgastischen Empfindungen zu unterbrechen. Dieser ununterbrochene Strom sexueller Stimulierung ist bei der Vorbereitung der magischen Vereinigung wichtig.

Bei meiner Beschreibung der Schritte der magischen Vereinigung in der nachfolgenden Übung werde ich jedoch noch eine andere Methode zur Erzeugung sexueller Erregung angeben. Bei dieser Form der gegenseitigen Stimulierung kann man besonders leicht zu einem Liebesspiel mit Penetration übergehen.

Als sexueller Magier dürfen Sie alle Möglichkeiten erkunden und alle Praktiken wählen, die Ihrem Stil der Erzeugung orgastischer Energie entgegenkommen. Sie sind jetzt bereit zur höchsten Erfahrung der sexuellen Magie.

ÜBUNG: MAGISCHE VEREINIGUNG, KLASSISCHE ART

Sinn und Nutzen

Sie führen jetzt alle Elemente der sexuellen Magie zu einem einzigen, mächtigen Ritual zusammen, das Ihr Leben verwandeln kann. Zum ersten Mal arbeiten Sie jetzt mit Ihrem magischen Symbol in der tiefen sexuellen Vereinigung. Diese alchemistische Verschmelzung Ihrer beiden sexuellen Energien wird Ihr Symbol mit großer Macht aufladen und das Ergebnis Ihrer Vision herbeibeschwören.

Es gibt zwei Grundformen der magischen Vereinigung, eine klassische und eine spontane. Die klassische Art, die ich zuerst beschreiben werde, ist eine Form des tantrischen Yoga aus der alten Tradition tibetischer und indischer Methoden zur Erweckung der sexuellen Energie und ihrer Kanalisierung zu höheren Zwecken. Sie entfaltet sich in einer Aufeinanderfolge schöner und sorgfältig inszenierter Schritte. Richtig ausgeführt ist dies ein außerordentlich wirksames esoterisches Ritual, das zu spektakulären Ergebnissen führen kann.

Liebe ist nicht das, was die Welt in Gang hält. Liebe ist das, was die Reise lohnend macht.

Franklin Jones

Die spontane Art beschreibe ich später in diesem Kapitel.

Vorbereitungen

- ▷ Die magische Vereinigung ist der Höhepunkt Ihres Studiums der sexuellen Magie, weshalb man sie würdig vorbereiten muß. Nehmen Sie sich Zeit dafür, eine wahrhaft magische Atmosphäre in dem Raum zu schaffen, den Sie für Ihr Ritual ausgewählt haben. Schaffen Sie mit geeigneter Beleuchtung, Räucherwerk und Musik eine Welt, in der Ihre Phantasien und Wünsche Wirklichkeit werden können.
- ▷ Nehmen Sie sich Zeit, sich selbst herzurichten, so daß Sie sich sauber, strahlend und schön fühlen. Tragen Sie besondere Kleider, die mit Federn, Edelsteinen oder sonstigem Schmuck verziert sind. Je magischer die Vorbereitungen sind, desto größer wird die Wirkung des Rituals sein.
- ▷ Richten Sie Ihren magischen Kreis her.
- ▷ Holen Sie das magische Symbol, mit dem Sie arbeiten wollen.
- ▷ Halten Sie Ihre Lieblingsgleitmittel bereit.
- ▷ Stellen Sie einen Krug Wasser bereit.
- ▷ Sprechen Sie ab, wer mit dem alchemistischen Abschnitt der Übung beginnt und die Bewegung des magischen Symbols durch die Chakren leitet (im folgenden lasse ich Shiva beginnen).
- ▷ Nehmen Sie sich für diese Übung sechzig bis neunzig Minuten Zeit (ich persönlich plane hierfür einen ganzen Sonntagnachmittag und -abend ein).

Die Übung

STUFE 1: ANRUFUNG

Kommen Sie im magischen Kreis zusammen.

Begrüßen Sie einander mit einer Herz-zu-Herz-Begrüßung und einer langen Verschmelzungsumarmung.

Legen Sie Ihr magisches Symbol zwischen sich auf den Boden.

Führen Sie gemeinsam eine große und innige Anrufung durch. Stehen Sie einander gegenüber, erheben Sie die Arme zum Himmel, und sprechen Sie: »Wir weihen diese magische Vereinigung unserer Vision orgastischer Freude ...«, und fügen Sie die Einzelheiten der Vision hinzu, die Sie geschaffen haben.

Entzünden Sie nach der Anrufung eine Kerze auf Ihrem Altar, und legen Sie Ihr magisches Symbol davor. Dies ist das Zeichen, daß die Zeremonie begonnen hat.

Gehen Sie langsam aufeinander zu. Nehmen Sie einander in einer sinnlichen Weise die Kleider ab, und streicheln Sie dabei den Körper des Partners. Seien Sie verspielt, übermütig, verführerisch. Dieses Ritual ist machtvoll und intensiv, aber es braucht nicht ernsthaft zu sein.

STUFE 2: TANZ DER WILDHEIT

Stellen Sie Tanzmusik an, am besten ein Stück, das ziemlich langsam beginnt und dann immer schneller, lauter und wilder wird.

Dehnen Sie beim Tanzen Ihren Körper; lockern Sie Ihre Glieder, Ihr Becken, Ihre Brust, Ihren Rücken, Ihren Hals und Ihren Kopf. Atmen Sie tief und kraftvoll durch den Mund, und lassen Sie frische Luft, frische Energie in jede Zelle Ihres Körpers strömen.

Stellen Sie sich Ihrem Partner gegenüber, und tanzen Sie miteinander, wobei Sie sich einige Augenblicke in Ihren Bewegungen nachahmen. Vielleicht möchten Sie sich bei diesen harmonischen Bewegungen an den Händen fassen, wobei Sie abwechselnd führen und folgen.

Beginnen Sie nun, während Sie tanzen, sich auf das Bild eines wilden Tiers einzustimmen, wie Sie dies schon in Kapitel 4 getan haben. Dies ist ein wichtiger Schlüssel für erfolgreiche Magie. Ich habe die Erfahrung gemacht, daß in dem Augenblick, in dem sich zwei Liebespartner auf den intensiven Übergang in ein Ritual vorbereiten, oft auch alter Ärger, alte Ängste, alter Zorn und alte Frustrationen auftauchen können.

Man braucht diese negativen Empfindungen nicht allzu ernst zu nehmen. Sie sind einfach Teil des Prozesses, ein Aspekt Ihrer Energie. Wie Sie sehen werden, kann das Tier in Ihnen aus diesen Empfindungen etwas sehr Schönes erzeugen.

Lassen Sie Ihre animalischen Gefühle aus ihrem Versteck kommen und in Ihnen wachsen. Werden Sie eins mit ihnen, und drücken Sie sie Ihrem Partner gegenüber aus.

Deine Seele wird in das Feuer der göttlichen Liebe getaucht, und sie verliert wie das Eisen seine Schwärze und wird weiß wie Hitze. Sie wird wie das Feuer selbst und wird schließlich flüssig. So erglühen schließlich auch die Seelen der Liebenden in göttlicher Liebe.

TANTRISCHE ALCHEMIE

Bewegen Sie sich wie ein Tier, machen Sie Geräusche wie ein Tier, denken und empfinden Sie wie ein Tier. Lassen Sie eine knurrende, reinigende, ursprüngliche Energie in Ihrem Bauch erwachen, die in einer wunderbar entspannenden und heilenden Flut Ihr Hara durchströmt. Geben Sie sich einer Art theatralischer Verspieltheit hin. Vermeiden Sie jedoch körperliche Aggressivität. Tun Sie einander nicht weh. Lassen Sie das Spiel sich ganz unschuldig entfalten, wie Kinder Tiere spielen. Improvisieren Sie, als wenn Sie Teilnehmer an einem Workshop für Schauspieler wären.

Denken Sie daran, daß jede leidenschaftliche Liebe ein gewisses Maß an Aggressivität enthält, und wenn sich diese in einer spielerischen Weise äußert, dann wird Ihre Leidenschaft füreinander bald eine spielerische Form annehmen, wie sie für die magische Vereinigung geeignet ist.

STUFE 3: ÜBERGANG IN EINE LIEBEVOLLE STIMMUNG

Lassen Sie nach einigen Minuten Ihre aggressive animalische Energie in eine mildere, sanftere, liebevollere Stimmung übergehen, eine mehr verführerische Form der Energie.

Wenn es Ihrem Partner schwerfällt, ruhiger zu werden, setzen Sie Ihren animalischen Charme ein, um ihn weicher zu stimmen und zu verführen. Helfen Sie Ihrem Partner durch zärtliche Laute, noch verbliebene aggressive Energie in eine romantischere Stimmung zu verwandeln.

Gehen Sie aufeinander zu, und verschmelzen Sie in einer innigen Umarmung. Schließen Sie die Augen, und halten Sie einander fest. Spüren Sie dabei die wilde, köstliche Energie, die in Ihren Körpern freigesetzt wurde.

STUFE 4: DAS MAGISCHE SYMBOL EINPRÄGEN

Sitzen Sie auf Kissen einander im magischen Kreis gegenüber. Legen Sie Ihr magisches Symbol zwischen sich.

Schließen Sie die Augen, und atmen Sie langsam und tief, so daß Sie ruhig, zentriert und entspannt werden. Atmen Sie langsam und tief.

Wenn Sie soweit sind, öffnen Sie die Augen, und lassen Sie den Blick sanft auf dem magischen Symbol auf dem Boden zwischen Ihnen ruhen. Denken Sie jetzt daran, daß Sie und Ihr Partner einen gemeinsamen Wunsch, ein gemeinsames Ziel haben.

Sie haben diese Vision gemeinsam geschaffen. Sie haben sich gemeinsam in der sexuellen Magie geschult und sich auf diesen Augenblick vorbereitet. Es ist jetzt Ihre gemeinsame Absicht, diese machtvolle Vision in den Kosmos hinauszuschicken, um Ihre Herzenswünsche zu erfüllen.

Lassen Sie Ihren Blick von Ihrem Symbol zu Ihrem Partner wandern. Blicken Sie einander sanft in die Augen. Spüren Sie die Liebe und das Vertrauen zwischen Ihnen auf Ihrem Weg in diese große Erfahrung. Dies wird die Krönung Ihrer gemeinsamen Arbeit sein. Sie waren Adepten, Initiierte. Jetzt sind Sie beide Magier, die auf diesem esoterischen Pfad zur schöpferischen Manifestation wandeln.

STUFE 5: VORSPIEL ZUR MAGISCHEN VEREINIGUNG

Sie sind jetzt bereit zum orgastischen Vorspiel, das den Weg zur magischen Vereinigung ebnen wird. An dieser Stelle bestehen zwei Möglichkeiten:

1. Sie können mit Selbstliebe beginnen und dabei einander zusehen, wie schon in diesem Kapitel beschrieben.
2. Sie können einander mit der nachfolgenden Übung stimulieren, die ich »Schaukel-Stimulierung« nenne, weil sich die Partner abwechselnd zurücklegen und empfangen, während sich der andere aufsetzt.

Shiva, sitzen Sie mit überkreuzten Beinen in der Haltung, die manchmal »offener Lotos« genannt wird.

Shakti, gehen Sie zu Shiva, und setzen Sie sich auf seinen Schoß. Schlingen Sie die Beine um seinen Körper, so daß sich Ihre Füße hinter seinem Rücken berühren. Legen Sie sich dann zurück, so daß Sie mit dem Rücken auf dem

Boden liegen, während Ihr Becken erhöht auf Shivas Oberschenkeln ruht. Diese Position kann als köstlicher Augenblick der Unterwerfung erfahren werden, bei dem man seine Sexualorgane Shiva zur Lusterzeugung darbietet und öffnet.

Shiva, streicheln Sie sanft Shaktis Körper, indem Sie mit Ihren Händen von ihren Oberschenkeln über ihren Bauch, ihre Brüste und ihren Hals und weiter an ihren Armen abwärts gleiten.

Lassen Sie Ihre Liebkosungen allmählich sexueller werden. Reiben Sie Shaktis Brüste mit reichlich Massageöl ein. Kneten Sie ihre Brustwarzen zwischen Daumen und Zeigefinger, und küssen und lecken Sie sie. Lassen Sie Ihre geölten Hände über Shaktis Bauch und ihre Oberschenkel gleiten, zupfen Sie sanft an ihrem Schamhaar, bringen Sie sie in Stimmung.

Alle kommen schließlich zu mir. Keine Liebe ist wie meine Liebe, denn jede andere Liebe ist wählerisch. Andere Liebe ist Schmerz, aber diese Liebe ist ewige Wonne.

EDWARD CARPENTER
Over the Great City

Shakti, stellen Sie sich, während Shiva dies mit Ihnen tut, das magische Symbol in Ihrem Körper vor. Bringen Sie das Symbol mit Ihren lustvollen Empfindungen in Verbindung.

Shiva, wenden Sie sich jetzt Shaktis Yoni zu. Verwenden Sie reichlich Gleitmittel, und umkreisen Sie die äußeren Lippen. Konzentrieren Sie sich allmählich auf Shaktis Cleo, und erwecken Sie ihre sexuelle Energie. Wenn ihre Erregung wächst, fragen Sie sie, ob Sie Ihre Finger in ihre Scheide schieben dürfen, ihren heiligen Lustgarten.

Geben Sie Shakti eine kombinierte Stimulation. Folgen Sie ihrer Anleitung, welche Bewegungen sie am schönsten findet. Bringen Sie sie zur höchsten Erregung, und hören Sie kurz vor der orgastischen Entspannung auf. Helfen Sie Shakti, die orgastischen Empfindungen sich über ihren Körper ausbreiten zu lassen, indem Sie ihr Becken, ihren Bauch und ihre Brüste massieren.

Tun Sie dies etwa fünfzehn Minuten lang.

Shakti, wenn Sie in dieser Weise erregt wurden, setzen Sie sich wieder aufrecht auf Shivas Schoß.

Jetzt darf sich Shiva zurücklegen und Shakti sein Sexualorgan darbieten. Jetzt darf er Lust empfangen.

Shakti, liebkosen Sie Shivas Körper mit langen, streichenden Handbewegungen. Gehen Sie von seinen Beinen und Oberschenkeln über Bauch und Brust zum Hals und dann an den Armen abwärts.

Shiva, bringen Sie diese angenehmen Empfindungen mit Ihrem magischen Symbol in Verbindung. Stellen Sie sich das Symbol in Ihrem Körper vor.

Shakti, beginnen Sie jetzt, Shivas Vajra mit den in Kapitel 8 gelernten Bewegungen zu massieren. Erregen Sie ihn, stimulieren Sie ihn. Drücken Sie mit der freien Hand gegen sein Perineum, vibrieren Sie in diesem Bereich, um seine Prostata zu sensibilisieren. Bringen Sie ihn zur höchsten erotischen Erregung, aber brechen Sie vor dem Punkt ohne Wiederkehr ab.

Nun sind Sie beide sexuell erweckt und bereit für die magische Vereinigung.

STUFE 6: MAGISCHE VEREINIGUNG: PENETRATION

Shiva, sitzen Sie jetzt wieder mit überkreuzten Beinen. Shakti, setzen Sie sich auf Shivas Schoß, und nähern Sie sich seinem aufgerichteten Vajra, bis er sich an den Eingang Ihrer Yoni schmiegt.

Halten Sie einen Augenblick inne. Stellen Sie sich gemeinsam vor, wie Ihr magisches Symbol zwischen Ihren Sexualorganen schwebt. Meditieren Sie. Dies ist ein wichtiger Augenblick, in dem Sie Ihr ganzes Bewußtsein auf den Punkt konzentrieren müssen, an dem die magische Alchemie eintreten soll.

Shakti, gleiten Sie ganz langsam und sanft auf Shivas Schoß nach unten, und lassen Sie seinen Vajra in Ihre Yoni eindringen. Stellen Sie sich dabei vor, daß das magische Symbol in Sie eindringt.

Shiva, während Ihr Vajra in Shakti gleitet, stellen Sie sich vor, daß das magische Symbol in ihre Yoni eindringt.

Shakti, lassen Sie Shivas Vajra ganz in Ihre Yoni eindringen, so daß Sie in seinem Schoß ruhen, während sich sein Vajra tief in Ihnen befindet.

Stellen Sie sich nun beide das magische Symbol in Shaktis Yoni vor. Stellen Sie sich als Hilfsmittel zur Alche-

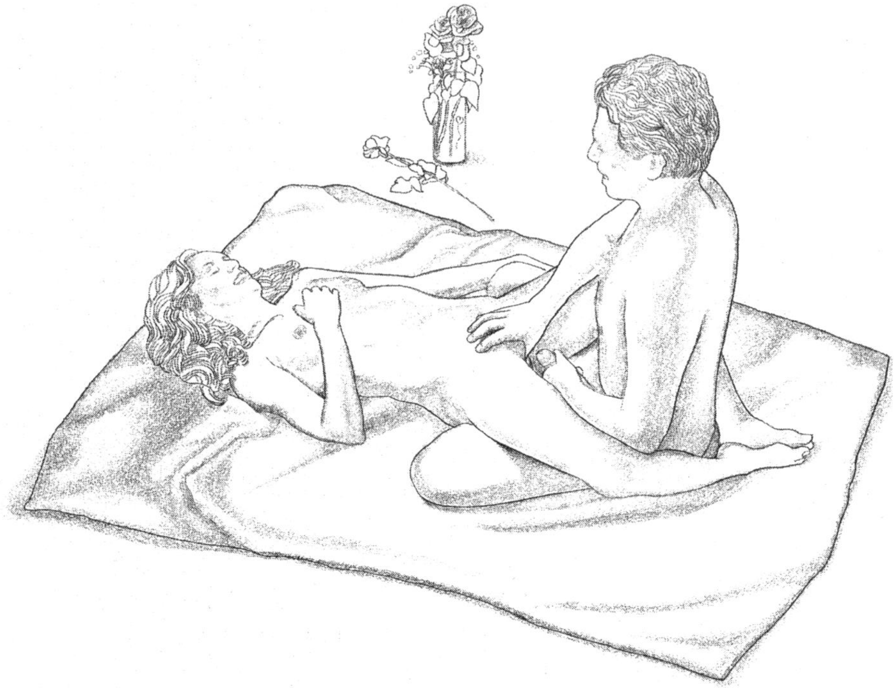

Das Schaukelverfahren zur Stimulierung der sexuellen Energie.

mie vor, wie sich die Farbe Dunkelrot in Ihren miteinander verbundenen Sexualorganen ausbreitet und den ganzen Beckenbereich durchflutet.

Shakti, erkunden Sie einen Augenblick, wie es ist, das Becken um Shivas Erektion kreisen zu lassen. Führen Sie die PC-Pumpe aus, melken Sie seine Erektion, indem Sie Ihren PC-Muskel und die Muskeln um Ihren Scheidenkanal anspannen.

Shiva, Sie können ebenfalls die PC-Pumpe ausführen. Legen Sie die Arme um Shakti, unterstützen Sie sie am Kreuz, so daß sie mit ihrem Körper große Kreisbewegungen ausführen und dabei Ihren Vajra liebkosen kann.

Lassen Sie den Gedanken an das magische Symbol eine Unterströmung sein, eine Hintergrundmusik, zu der Sie diese tantrische Stellung erkunden.

Shakti, lehnen Sie sich zurück, und stützen Sie sich auf Ihren Armen ab. Experimentieren Sie mit einer spielerischen Art von Reibungssex; massieren Sie Shivas Vajra in

Ihrer Yoni, und heben und senken Sie dabei Ihr Becken. In dieser entspannten Stellung können Sie sich jederzeit während der magischen Vereinigung sexuell stimulieren, wenn Sie das Gefühl haben, Ihre sexuelle Verbindung zu verlieren.

STUFE 7: VEREINIGUNG IM ERSTEN CHAKRA

Sie können nun die yogische Praxis der magischen Vereinigung beginnen, indem Sie Ihr Symbol gemeinsam durch Ihre sieben Zentren nach oben steigen lassen und mit orgastischer Kraft aufladen.

Sitzen Sie nahe beieinander, so daß Sie sich mit der Brust fast berühren. Legen Sie die Hände auf das Kreuzbein Ihres Partners an der Basis der Wirbelsäule, und erhalten Sie die volle sexuelle Penetration aufrecht.

Konzentrieren Sie sich nun beide auf das magische Symbol, das in Shaktis Yoni schwebt. Beginnen Sie jetzt mit einer speziellen Atmung, um das magische Symbol durch Ihre Chakren nach oben zu befördern. Dies wird die »gegenläufige Atmung« genannt, weil Shiva einatmet, während Shakti ausatmet und umgekehrt.

Shiva, atmen Sie ein, und stellen Sie sich vor, daß Sie das magische Symbol aus Shaktis Sexualzentrum durch Ihren Vajra in Ihr eigenes Sexualzentrum saugen. Spüren Sie, wie das Symbol in Ihre Genitalien wandert.

Shakti, atmen Sie aus, während Shiva einatmet, und geben Sie das magische Symbol Shiva. Schicken Sie es durch Ihre Yoni in sein erstes Chakra.

Shiva, jetzt atmen Sie aus, und treiben Sie das magische Symbol mit all Ihrer sexuellen Energie zurück in Shaktis Yoni.

Shakti, atmen Sie ein, spannen Sie Ihre Scheidenmuskeln an, melken Sie Shivas Vajra, und saugen Sie das magische Symbol durch Ihren Scheidenkanal ein. Vermischen Sie es mit Ihren Flüssigkeiten, während Sie es in Ihrem ersten Chakra empfangen.

Sehen Sie, wie die dunkelrote Energie Ihrer vereinigten Sexualflüssigkeiten mit dem Symbol hin- und herwandert und das Symbol ganz von diesem Rot durchtränkt wird.

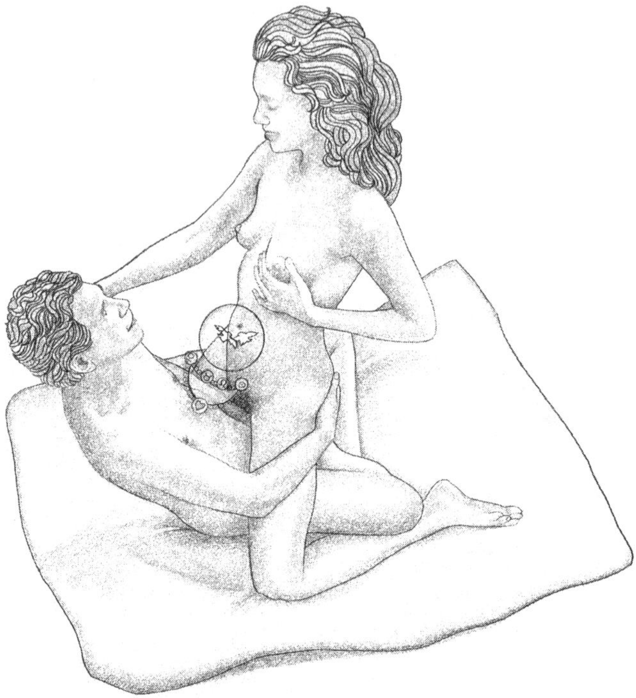

Die magische Vereinigung. Visualisieren Sie, wie das Symbol im Augenblick der Penetration in die Vagina der Frau gleitet.

Fahren Sie in dieser Weise einige Minuten fort. Sprechen Sie miteinander darüber, was geschieht. Haben Sie ein klares Bild oder eine klare Empfindung davon, wie das magische Symbol zwischen Ihren Sexualzentren hin- und herwandert.

STUFE 8: VEREINIGUNG IM ZWEITEN CHAKRA

Wenn Sie beide soweit sind, können Sie zum nächsten Schritt der magischen Vereinigung übergehen, bei dem Sie Ihr magisches Symbol durch die Chakren nach oben befördern.

Shiva, Sie haben die Führung bei der Bewegung des Symbols. Legen Sie Ihre rechte Hand auf Shaktis Kreuz in Höhe des zweiten Chakras, während Sie die linke Hand auf ihrem Kreuzbein lassen. Shakti, wenn Sie möchten, legen Sie Ihre Hände in einer ähnlichen Weise auf Shivas Körper.

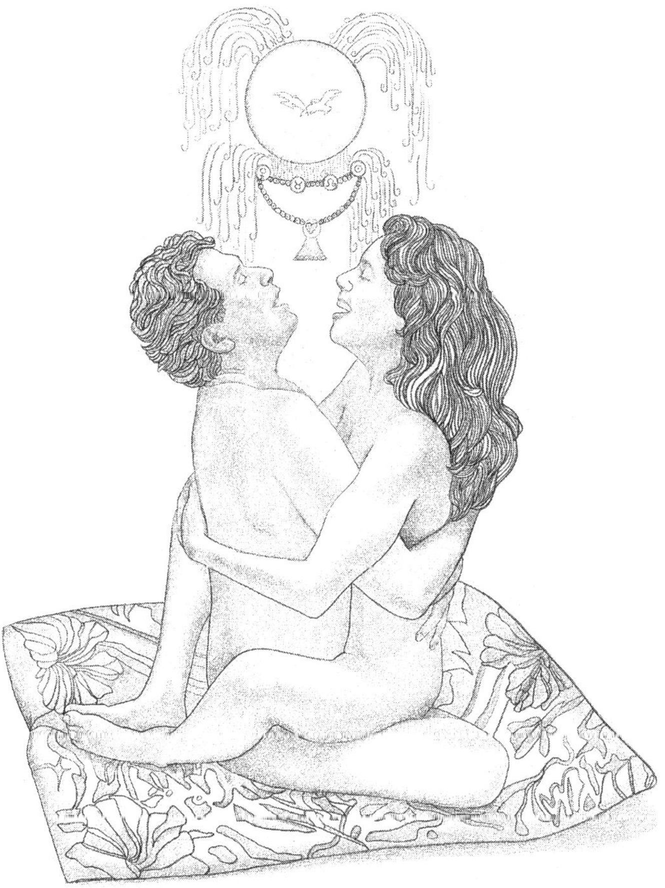

Das magische Symbol mit dem Atem kreisen lassen.

Shiva, sagen Sie zu Shakti: »Lassen wir jetzt die Energie zwischen dem ersten und zweiten Chakra kreisen.«

Shiva, atmen Sie aus, und treiben Sie das magische Symbol mit Ihrer Sexualflüssigkeit durch Ihren Vajra in Shaktis Sexualzentrum. Stellen Sie sich vor, wie das Symbol und die Flüssigkeit in Shakti eindringt und dann über ihre innere Flöte auf die Höhe des zweiten Chakras aufsteigt, wo Ihre rechte Hand liegt.

Shakti, atmen Sie ein, während Shiva ausatmet. Empfangen Sie das Symbol von Shiva in Ihrer Yoni, und ziehen Sie es auf Ihrer inneren Flöte zum zweiten Chakra hoch.

Jetzt wird das magische Symbol eine Kreisbewegung ausführen.

Shiva, ziehen Sie beim Einatmen das magische Symbol in Ihren Bauch, und lassen Sie es dann über Ihre innere Flöte in Ihr Sexualzentrum fallen.

Shakti, atmen Sie aus, während Shiva einatmet, und geben Sie das Symbol durch Ihren Unterleib an Shiva weiter. Stellen Sie sich vor, wie es in sein Sexualzentrum zurückkehrt.

Lassen Sie das magische Symbol in dieser Weise durch Ihr erstes und zweites Chakra gleiten, indem es in Shaktis Yoni wandert, auf ihrer inneren Flöte aufsteigt, durch Ihren Bauch in Shivas Bauch und über dessen Rücken in sein Sexualzentrum zurückgeht.

Halten Sie Ihre sexuellen Empfindungen fest, pressen Sie Ihre Genitalien zusammen, gleiten und rutschen Sie umeinander, und lassen Sie diese lustvollen Empfindungen sich in Ihrem Becken und in Ihrem Bauch ausbreiten.

Jetzt können Sie die Eigenschaften Ihres zweiten Chakras anrufen. Sehen Sie, wie sich die Farbe Orange durch Ihren Bauch ausbreitet und diesen Bereich erwärmt. Spüren Sie, wie die Sinnlichkeit, der Saft des Unterleibs in diesem Kreis sexueller Magie erwacht. Lassen Sie Ihre Bäuche einander begrüßen, sich aneinander reiben, Blasen erotischer Lust erzeugen, während Sie das magische Symbol miteinander austauschen und es mit Ihren Energien durchtränken.

STUFE 9: VEREINIGUNG IM DRITTEN CHAKRA

Wenn Sie beide die gegenläufige Atmung und das Kreisen der Energie gut beherrschen, können Sie beginnen, auf der inneren Flöte Chakra für Chakra in Ihrem Körper nach oben zu steigen, und mit Ihrem magischen Symbol immer größere Kreise ausführen.

Shiva, lassen Sie die linke Hand auf dem Kreuzbein Ihrer Partnerin, und gehen Sie mit Ihrer rechten Hand auf Shaktis Rücken zu dem Bereich gegenüber ihrem Sonnengeflecht. Sagen Sie: »Machen wir jetzt einen Kreis zwischen unserem ersten und dritten Chakra.«

Shiva, atmen Sie aus, und schicken Sie das Symbol und Ihre Sexualflüssigkeit in Shaktis Yoni und über ihre innere Flöte zu Ihrem Sonnengeflecht, Ihrem dritten Chakra.

Shakti, atmen Sie ein, heißen Sie das magische Symbol willkommen, und saugen Sie es über Ihre innere Flöte zu Ihrem dritten Chakra, Ihrem Sonnengeflecht. Atmen Sie dann aus, und geben Sie das Symbol über Ihr drittes Chakra an Shiva zurück.

Shiva, atmen Sie ein, empfangen Sie das Symbol durch Ihr drittes Chakra und lassen Sie es über Ihre innere Flöte in Ihr Sexualzentrum fallen.

Rufen Sie die Eigenschaften des dritten Chakras auf, während Sie das Symbol kreisen lassen. Spüren Sie, wie sich Ihr Machtzentrum zu regen beginnt und seine Kraft freigesetzt wird, während das Symbol durch es hindurchgeht. Lassen Sie Ihre sexuelle Energie einen feurigen gelben Ton annehmen, während sie zum dritten Chakra aufsteigt, das das Symbol entzündet, reinigt, es in einem gesunden, leuchtenden goldenen Feuer erstrahlen läßt.

Wie der menschliche Körper,
so der kosmische Körper.
Wie der menschliche Geist,
so der kosmische Geist.
Wie der Mikrokosmos,
so der Makrokosmos.
Wie das Atom,
so das Universum.

UPANISHADEN

STUFE 10: VEREINIGUNG IM VIERTEN CHAKRA

Shiva, legen Sie die rechte Hand an der Stelle gegenüber Shaktis Herzzentrum auf ihren Rücken, während Ihre linke Hand auf Shaktis Kreuzbein bleibt. Sagen Sie: »Machen wir jetzt einen Kreis zwischen dem ersten und vierten Chakra.« Behalten Sie die gegenläufige Atmung bei.

Shiva, atmen Sie aus, und schicken Sie das Symbol in Shaktis Yoni und über ihre innere Flöte zu ihrem Herzen. Atmen Sie dann ein, und ziehen Sie das Symbol in Ihr eigenes Herzzentrum und nach unten zu Ihrem Geschlecht.

Shakti, während Shiva ausatmet, atmen Sie ein. Saugen Sie dabei das Symbol aus Shivas Sexualzentrum in Ihr erstes Chakra, und ziehen Sie es dann nach oben zu Ihrem Herzzentrum, in Ihr viertes Chakra. Atmen Sie dann aus, und geben Sie das Symbol über Ihr Herz an Ihren Liebsten weiter.

Rufen Sie die Eigenschaften des Herzens auf, während Sie das Symbol durch dieses wichtige Chakra kreisen lassen. Sehen Sie, wie sich die Farbe Grün in Ihrer Brust ausbreitet. Spüren Sie die nährende Wärme, die das Herz Ihrem Liebesspiel, Ihrer Sexualmagie verleiht. Spüren Sie, wie sich ein weiter, friedlicher Raum zwischen Ihren Achselhöhlen öffnet. Lassen Sie Ihre Liebe, Ihre Aufnahmebereitschaft, Ihr Mitgefühl, Ihr magisches Symbol mit diesen kostbaren Eigenschaften durchtränken.

STUFE 11: VEREINIGUNG IM FÜNFTEN CHAKRA

Shiva, legen Sie die rechte Hand leicht auf den Nacken Ihrer Partnerin, um ihr Halschakra von hinten zu berühren. Sagen Sie: »Erzeugen wir jetzt einen Kreis zwischen dem ersten und fünften Chakra.«

Shakti, atmen Sie ein, und ziehen Sie das Symbol mit Ihrer Energie bis zu Ihrer Kehle. Machen Sie dann weiche, sexuelle Laute in Ihrer Kehle, während Sie ausatmen und das Symbol an Ihren Partner weitergeben. Lassen Sie Ihr Halszentrum vibrieren, schnurren, stöhnen und seufzen Sie.

Shiva, atmen Sie ein, während Sie das Symbol von Shakti empfangen; saugen Sie es in Ihren Hals, und lassen Sie es in Ihr Sexualzentrum fallen. Atmen Sie dann aus, und schicken Sie das magische Symbol auf Ihrer inneren Flöte zum fünften Chakra hoch.

Rufen Sie die Eigenschaften des fünften Chakras auf. Sehen Sie, wie die Farbe Blau Ihren Hals durchflutet und diesen Bereich heilt, reinigt und transformiert. Lassen Sie Ihren Hals offen, entspannt sein. Geben Sie Laute von sich, drücken Sie Ihre Energie und Ihre Individualität aus, indem Sie das fünfte Chakra vibrieren lassen. Verleihen Sie Ihren Lauten etwas Sexuelles, wodurch das erste mit dem fünften Chakra verbunden wird.

STUFE 12: VEREINIGUNG IM SECHSTEN CHAKRA

Drücken Sie die Stirnen sanft aneinander, so daß sich Ihre Dritten Augen berühren. Shiva, berühren Sie den Hinterkopf Ihrer Partnerin leicht mit den Fingern der rechten Hand, während Ihre linke Hand an ihrem Kreuzbein verankert bleibt. Sagen Sie: »Machen wir jetzt einen Kreis zwischen dem ersten und sechsten Chakra.«

Shakti, atmen Sie ein, und ziehen Sie das Symbol auf Ihrer inneren Flöte an einen Punkt zwischen den Augenbrauen zur Stirn hoch. Spüren Sie, wie die Energie in Ihrem Dritten Auge pulsiert. Atmen Sie dann aus, und geben Sie das Symbol in Shivas Stirn weiter.

Shiva, atmen Sie ein, empfangen Sie das Symbol durch Ihre Stirn, und lassen Sie es in Ihr Sexualzentrum fallen. Atmen Sie dann aus, und schicken Sie das magische Symbol auf Shaktis innerer Flöte zu ihrer Stirn hoch.

Rufen Sie die Eigenschaften des sechsten Chakras auf. Sehen Sie, wie die Farbe Purpurrot aus der Mitte Ihres Kopfes ausstrahlt. Spüren Sie die Leichtigkeit, die Klarheit, den Raum, der sich öffnet, wenn das sechste Chakra aktiviert wird. Lassen Sie Ihr magisches Symbol durch diesen inneren Raum, durch dieses Licht schweben, wodurch es stetig verfeinert wird, um sich mit dem Astralen Netz verbinden zu können.

STUFE 13: VEREINIGUNG IM SIEBTEN CHAKRA

Konzentrieren Sie jetzt beide Ihre Aufmerksamkeit auf Ihren Scheitel. Shiva, berühren Sie den Scheitel Ihrer Partnerin mit den Fingern der rechten Hand. Sagen Sie: »Machen wir jetzt einen Kreis zwischen dem ersten und dem siebten Chakra.«

Shakti, atmen Sie ein, und ziehen Sie Ihre sexuelle Energie mit dem magischen Symbol über Ihre innere Flöte zum Scheitel. Atmen Sie dann aus, übergeben Sie das Symbol an Shiva, und lassen Sie es durch seine innere Flöte in seine Genitalien fallen.

Shiva, atmen Sie ein, während Sie das Symbol von Shakti in Ihrem Scheitel empfangen, und führen Sie es nach unten zu Ihrem Sexualzentrum. Atmen Sie dann aus, und treiben Sie das Symbol über Shaktis innere Flöte zu ihrem Scheitel.

Rufen Sie die Eigenschaften des siebten Chakras auf. Hier beginnen Sie vielleicht, die Empfindung der körperlichen Grenzen zu verlieren, während Ihre Energie und Ihr Smybol in einem weißen Licht zu schweben beginnen, in einem unendlich erscheinenden Raum.

Man könnte versucht sein, hier aufzuhören, in diesem Schweigen und dieser Seligkeit, in der das Zeit- und Raumempfinden aufhört, doch muß noch ein Schritt durchgeführt werden, um die magische Vereinigung zu vollenden.

STUFE 14: VEREINIGUNG MIT DEM ASTRALEN NETZ
Nehmen Sie wieder beide kraftvoll Verbindung zu Ihrem ersten Chakra auf, und stimulieren Sie Ihre sexuelle Energie. Shiva, sagen Sie: »Jetzt können wir uns den vollen Orgasmus, die totale Lust gönnen.«

Lieben Sie sich heftig und leidenschaftlich. Vergessen Sie einen Augenblick die gegenläufige Atmung und Ihr magisches Symbol. Geben Sie sich Ihrer Lust, Ihrer Leidenschaft hin, und helfen Sie einander, den orgastischen Gipfelpunkt zu erreichen.

Versuchen Sie, gemeinsam zum Orgasmus zu kommen.

Wenn Sie spüren, daß Sie an den Punkt der explosiven Entladung kommen, fragen Sie Ihren Partner: »Kann ich kommen? Bist du soweit?«

Ihr Partner könnte etwa sagen: »Ja, machen wir es!«

Oder vielleicht sagt Ihr Partner: »Warte noch ein wenig, ich bin fast soweit.«

Es könnte aber auch sein, daß Ihr Partner nicht dicht am Orgasmus, aber so von der orgastischen Energie durchflutet ist, daß er Sie gerne alleine kommen läßt.

Sprechen Sie sich in jedem Fall ab, und gönnen Sie sich dann den vollen Orgasmus. Spüren Sie, wie Sie über den Punkt ohne Wiederkehr getragen werden. Geben Sie sich dem vollen Höhepunkt hin, unterwerfen Sie sich diesem köstlichen Augenblick pulsierender Ekstase.

Führen Sie das magische Symbol, wenn Ihr Orgasmus einsetzt, mit Ihrer orgastischen Energie durch Ihren Körper nach oben über Ihren Kopf hinaus. Vielleicht haben Sie mit Ihrem Partner jetzt den Eindruck, ein einziger Körper mit einer einzigen inneren Flöte und einem einzigen Symbol zu sein.

Lassen Sie das magische Symbol, das jetzt mit all jener herrlichen orgastischen Energie vermischt ist, über Ihren

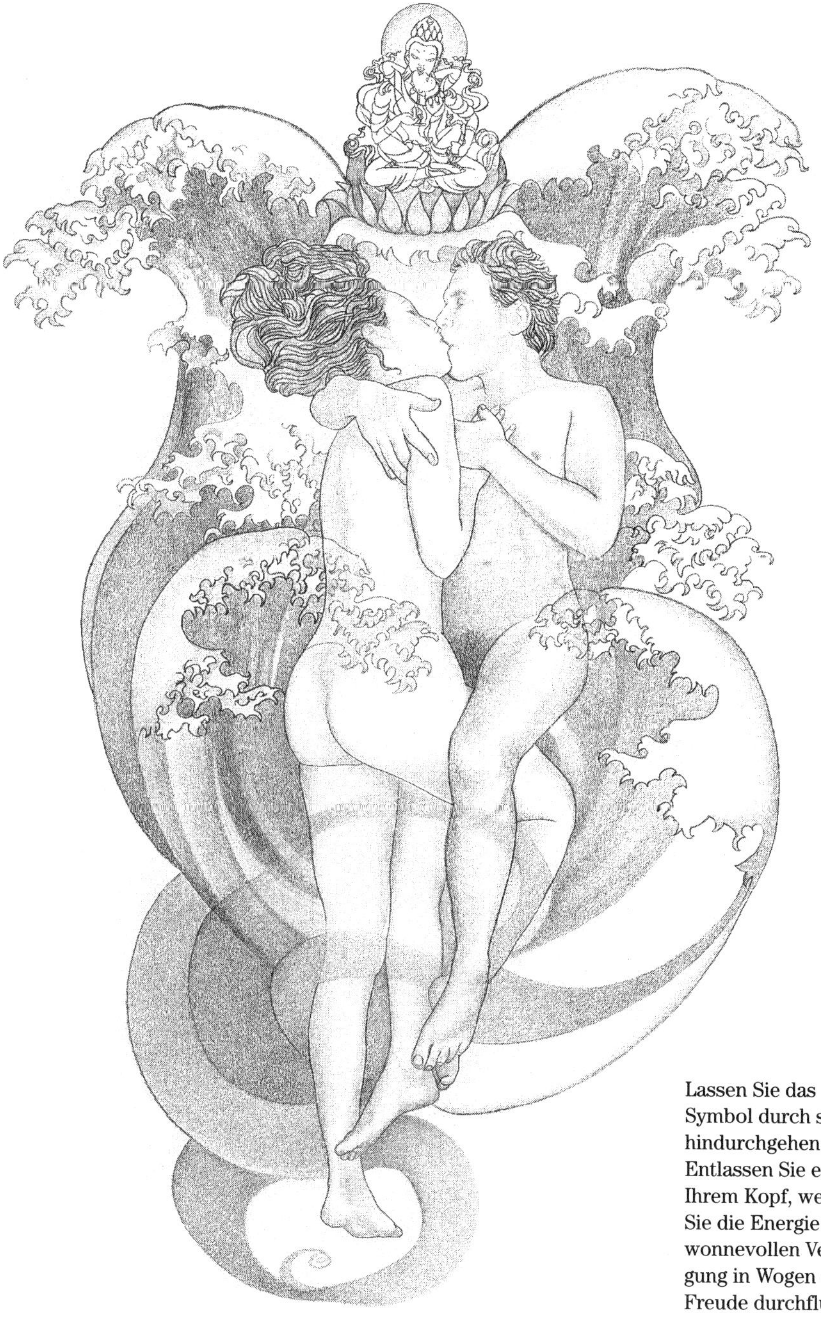

Lassen Sie das
Symbol durch sich
hindurchgehen.
Entlassen Sie es über
Ihrem Kopf, wenn
Sie die Energie der
wonnevollen Vereinigung in Wogen der
Freude durchflutet.

Kopf hinausschießen und sich mit dem Astralen Netz verbinden.

Atmen Sie beide langsam und tief durch den Mund, und halten Sie sich vor Augen, wie Ihr magisches Symbol über Ihrem Kopf schwebt. Genießen Sie diesen zeitlosen Augenblick, diese krönende Vollendung Ihrer magischen Fertigkeiten.

Visualisieren Sie, während die orgastischen Empfindungen abklingen, wie Ihr Symbol fortschwebt, immer kleiner wird, bis es nur noch ein winziger, ferner Punkt ist und schließlich verschwindet.

STUFE 15: DIE ERINNERUNG GENIESSEN

Shakti, bleiben Sie noch einige Augenblicke auf Shivas Schoß sitzen. Ruhen Sie an seiner Brust, die Stirnen leicht aneinandergelehnt, und bleiben Sie in einer lockeren, entspannten Weise sexuell miteinander verbunden. Wenn Shiva seine Erektion verloren hat, lassen Sie seinen Vajra zwischen Ihren Bäuchen ruhen.

Atmen Sie sanft miteinander. Genießen Sie diesen Raum, in dem nichts zu tun, nichts zu suchen und nichts zu erreichen ist, in dem Sie einfach intim sind, Ihre Herzen spüren und Ihre Liebe zueinander genießen.

Spüren Sie nach einer Weile, wie ein Teil der orgastischen Energie, die Sie freigesetzt haben, als weißes Licht weich durch Ihre Körper herabregnet. Stellen Sie sich vor, wie sie langsam durch Kopf, Hals und Brust zum Sexualzentrum zurück und weiter in den Boden versinkt, wodurch Sie wieder mit der Erde verbunden sind.

Lösen Sie sich langsam voneinander. Legen Sie sich hin. Entspannen Sie sich.

Wenn Sie fertig sind, setzen Sie sich auf, und genießen Sie eine Verschmelzungsumarmung.

Beglückwünschen Sie einander. Beschließen Sie die Sitzung mit einer Herz-zu-Herz-Begrüßung.

DIE HARMONIE DER VERSCHIEDENEN ELEMENTE WAHREN

Hinweise

Wenn Sie die ersten Male die magische Vereinigung ausführen, haben Sie vielleicht Schwierigkeiten, das harmonische Zusammenspiel der einzelnen Elemente zu wahren. Vielleicht wissen Sie plötzlich nicht mehr, bei welchem Chakra Sie sind, oder Sie vergessen zu atmen, oder Sie verlieren die Verbindung zu Ihrer sexuellen Energie.

Eine Möglichkeit, solche Probleme zu überwinden, wäre ein »Probedurchlauf« vor der eigentlichen Durchführung. Gehen Sie die einzelnen Stufen ganz locker ohne sexuelle Penetration durch, und üben Sie die Atmung und die Alchemie, bis Sie damit vertraut sind. Dann können Sie das ganze Ritual von vorne mit dem Liebesspiel beginnen.

Magie ist die Fähigkeit, Veränderungen willentlich zu beeinflussen.

ALEISTER CROWLEY

Eine andere potentielle Schwierigkeit bei dieser Übung besteht darin, daß man die Herzverbindung zum Partner verlieren könnte, weil man so sehr auf die Technik konzentriert ist. Wenn dies geschieht, halten Sie einen Augenblick inne, entspannen Sie sich, und blicken Sie einander in die Augen. Denken Sie an Ihre Liebe zueinander, und machen Sie dann weiter.

Während des Rituals ist es wichtig, daß Sie in Ihren ersten Chakren eine kraftvolle sexuelle Verbindung aufrechterhalten. Manchmal könnte es notwendig sein, sich ganz auf den Sex zu konzentrieren und die Visualisierung des Symbols und der Chakren vorübergehend aufzugeben. Shiva, halten Sie Shaktis Gesäß fest, und ziehen Sie sie fest zu sich her, während Sie mit Ihrem Vajra in ihre Yoni stoßen und dadurch beide Sexualorgane gleichzeitig stimulieren. Shakti, lassen Sie Ihr Becken um Shivas Vajra kreisen, und saugen und melken Sie ihn mit Ihren Scheidenmuskeln. Seien Sie verspielt. Es muß Spaß machen.

Wenn Ihre Sexualenergien wieder kraftvoll strömen, können Sie zum Ritual zurückkehren. Einer von beiden könnte sagen: »Gut, machen wir nun weiter, wo wir aufgehört haben, und lassen wir das Symbol zwischen dem ersten und dem vierten Chakra kreisen.«

VEREINIGUNG OHNE EREKTION

Man kann die magische Vereinigung auch durchführen, wenn Shiva keine Erektion hat, so daß sein Vajra sanft in Shaktis Yoni ruht. Am Anfang könnte es sogar hilfreich sein, die Vereinigung in dieser Weise zu praktizieren, damit man mit den einzelnen Schritten vertraut wird, wie man das magische Symbol mit dem Atem kreisen läßt, bevor man die sexuelle Komponente dazunimmt.

Wenn der Vajra während der Übung aus der Yoni herausgleitet, halten Sie ihn zwischen Ihren Bäuchen fest. Der Vajra darf nicht lose von Shivas Körper herabhängen, da dies den Energiefluß unterbrechen könnte.

ABWANDLUNGEN DES VERFAHRENS

Ich habe Sie nun durch die meiner Meinung nach wirksamste Methode der klassischen magischen Vereinigung geleitet. Es gibt jedoch viele Varianten. Vielleicht haben Sie Schwierigkeiten, nach dem Erreichen eines bestimmten Chakras miteinander synchron zu bleiben, und legen daher den restlichen Weg lieber unabhängig voneinander zurück. Dies ist in Ordnung.

Vielleicht möchten Sie Ihre magische Vereinigung auch nicht mit einer explosiven orgastischen Entspannung beenden, sondern die Energie zurückhalten, während Sie Ihr Symbol mit dem Astralen Netz verknüpfen. Auch dies ist vollkommen in Ordnung.

Vertrauen Sie auf Ihre Gefühle. Vertrauen Sie Ihrem Herzen. Begehen Sie nicht den Fehler, Ihren Energiestrom abzuschneiden, weil Sie eine feste Vorstellung davon haben, wie die magische Vereinigung ablaufen sollte. Setzen Sie sich nicht dem Leistungsdruck aus, daß Sie es genau so machen müssen, wie in diesem Kapitel beschrieben.

Vielleicht möchten Sie auch kleinere Kreise machen, zwischen dem zweiten und dem dritten Chakra oder dem dritten und dem vierten, statt jeweils das erste Chakra als Ausgangspunkt zu nehmen. Der Vorteil kleinerer Kreise wäre, daß Sie sich nicht so große Energiebewegungen vorstellen müssen. Der Nachteil ist allerdings, daß man möglicherweise die Verbindung zum Sexualzentrum verliert, und aus diesem Grund mache ich die Kreise lieber aus dem ersten Chakra.

MAGISCHE VEREINIGUNG: SPONTANE ART

Vielleicht haben Sie das Gefühl, daß die klassische Art der magischen Vereinigung ziemlich formal und komplex ist und an schwierige Yogahaltungen erinnert, bei denen man komplizierte Körperstellungen, die Atmung und Visualisierungen miteinander synchronisieren muß.

Wenn Sie aber alle diese Schritte verstanden und mit Ihrem Partner geübt haben, erzeugen Sie eine magische Autobahn, einen Kanal, durch den Ihre Energien tanzen, strömen und sich selbständig verwandeln können.

In den östlichen Religionen und in der Mystik ist die Gottesliebe eine intensive Wahrnehmung der Einheit, die untrennbar mit der Äußerung dieser Liebe in allen alltäglichen Verrichtungen verbunden ist.

ERICH FROMM

Aus diesem Grund empfehle ich jedem, die klassische magische Vereinigung zu praktizieren, bevor man mit der spontanen Art experimentiert. Wenn Sie die Schwierigkeiten der ersten Art bewältigt haben, haben Sie eine solide Grundlage, auf der Sie frei improvisieren können, ohne verunsichert zu werden.

Bei der spontanen magischen Vereinigung konzentrieren Sie sich weniger auf die exakten Schritte und mehr auf die sexuelle und liebevolle Verbindung miteinander. Sie genießen die Intensität und Lebendigkeit, die aus dem natürlichen Fluß Ihrer sexuellen Energie entspringt, der bei jedem Liebesspiel anders sein kann.

Wenn Sie zum Beispiel Ihre kombinierte sexuelle Energie durch Ihre sieben Chakren nach oben schicken, entdecken Sie vielleicht, daß die Energie in einem bestimmten Bereich des Körpers besonders angenehm ist, zum Beispiel im Bauch. Die spontane Art gibt Ihnen die Freiheit, sich so lange auf diesen Bereich zu konzentrieren, wie es Ihnen gefällt.

Dadurch entsteht eine tiefe Erfahrung der Alchemie, die auftritt, wenn Ihr magisches Symbol und Ihre sexuelle Energie an einem Punkt zusammenkommen und sich miteinander vermischen. Sie können die Wärme, die Lust, die sinnlichen Empfindungen in Ihrem Bauch wahrnehmen, mit den drei Schlüsseln Ihre Erfahrung intensivieren und

Ihr magisches Symbol mit der Energie vermischen, die in diesem Teil Ihres Körpers sprudelt und wirbelt.

Bevor Sie Ihre Sitzung abschließen, sollten Sie jedoch auch bei einer spontanen magischen Vereinigung den Weg durch die sieben Chakren vollenden und die Verbindung zum Astralen Netz herstellen. Nur so ist sichergestellt, daß die Energie, die Liebe und die alchemistische Transformation, die Sie erzeugt haben, in Resonanz zum Netz treten und helfen, Ihre Vision Wirklichkeit werden zu lassen.

Als Beispiel für die spontane Art möchte ich nachfolgend Auszüge aus einem Gespräch zwischen Stephen und Jackie wiedergeben, zwei erfahrenen Sexualmagiern, das sie nach einer magischen Vereinigung führten.

Sie begannen ihre Übung in der formalen Art und gingen dann dazu über, mit verschiedenen Bewegungen und Visualisierungen zu experimentieren.

Jackie: Ich fühlte mich diesmal mit Stephen ganz besonders entspannt. Ich genoß eine lockere sexuelle Verbindung mit ihm, die es mir erlaubte, mit der Energie zu experimentieren und ihr in jeglicher Weise zu folgen, die mir natürlich und interessant erschien.

Zuerst machten wir Energiekreise vom ersten zum zweiten Chakra, dann vom ersten zum dritten. Dann hatte ich plötzlich eine starke Wahrnehmung eines Teils unseres magischen Symbols, einer mächtigen Welle mit tanzenden Delphinen. Die Delphine drehten sich und tauchten und spielten in meinem Bauch. Als ich mich auf dieses Bild konzentrierte, war es, als wenn ich zu den Delphinen werden würde, und dies gab mir sehr viel Lust und Erregung und löste eine Serie von fließenden, anmutigen Bewegungen bei meinem Liebesspiel aus. Es war eine ganz neuartige Empfindung, sehr lebendig, sehr verspielt, sehr wäßrig, sehr glitschig und sexuell, und ich begriff, wie das Symbol die Qualität meiner sexuellen Energie verwandeln kann, wenn es an einem bestimmten Ort in meinem Körper erscheint.

Stephen: Ich erlebte verschiedene Aspekte meines Symbols in verschiedenen Teilen meines Körpers, als es in meinen Armen auf und ab ging und in meiner Brust umherwirbelte, wodurch ich eine Empfindung der Macht und der Geräumigkeit hatte. Es schien mir, als ob ich ein großes, leeres Behältnis wäre, in dem alle Elemente des Symbols ungehindert tanzen konnten, und dies fühlte sich sehr gut an.

Ich weiß auch, daß es mir nicht immer gelingt, das Symbol beim Liebesspiel ständig zu visualisieren, und ich akzeptiere dies einfach. Auch wenn ich es nicht vor Augen habe, kann ich seine Eigenschaften spüren. Ich spüre es, aber ich kann es nicht immer bildlich vor mir haben.

Jackie: Schön war auch, daß ich so etwas wie ein Ei von Energie erlebte, das uns beide einhüllte. Ich atmete Stephens Energie durch mein Geschlecht ein, vermischte sie mit meiner eigenen, führte sie über meine Wirbelsäule zum Dritten Auge und schickte dann beim Ausatmen die ganze Energie durch Stephens Kopf über seine Wirbelsäule hinunter in sein Sexualchakra. So konnte ich ein Lichtei erzeugen, das uns beide einhüllte, wobei unser magisches Symbol ständig auf diesem Kreis umlief.

Ich tat dies sehr lange, und ich genoß es ungeheuer. Als ich merkte, daß ich ein wenig die Verbindung zu Stephen verlor, führte er uns genau im richtigen Augenblick wieder in die formelle Übung zurück, und wir brachten das Symbol über alle Chakren zum Astralen Netz.

Stephen: Ich schickte das Symbol im Augenblick des Orgasmus durch meinen Kopf hinaus. Gleich danach hatte ich das Gefühl, kräftig einatmen und meinen Atem einige Augenblicke anhalten zu müssen. Dies half mir, das Bild lebhaft vor Augen zu haben, wie das Symbol über meinem Kopf schwebte und in Resonanz zum Astralen Netz trat. Als ich dann das Symbol verschwinden lassen wollte, fühlte ich den Drang, mehrmals kraftvoll auszuatmen, als wenn ich es wegblasen wollte.

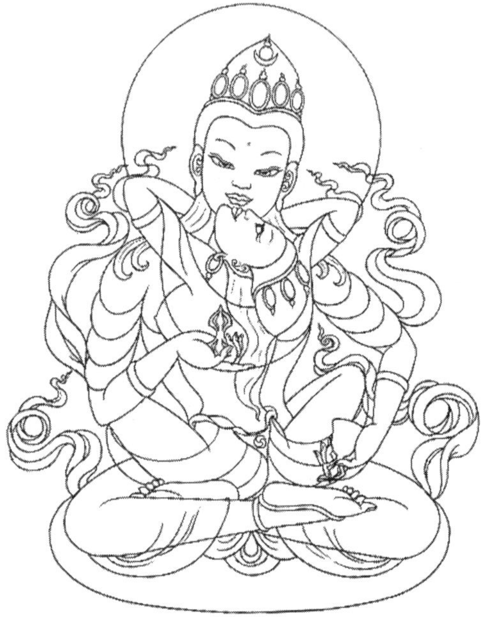

Nachdem das Symbol verschwunden war, genoß ich es, nahe bei Jackie zu sein, sie zu halten und langsam zu atmen. Ich spürte, daß dies sehr notwendig war. Wenn ich früher diese Augenblicke nicht nutzte, um auszuruhen und sich gemeinsam zu entspannen, fühlte ich mich nach der Übung oft irgendwie leer und eigenartig.

Es war schön, einfach beieinanderzuliegen. Ich fühlte mich ganz, vom Kopf bis zum Fuß aus einem Stück. Ich konnte Jackie in einer viel sanfteren Weise, sehr liebevoll spüren. Ich glaube, daß dies für mich wichtig ist.

Jackie: Ich glaube, daß es wichtig ist, dasselbe Symbol in mehreren Sitzungen der sexuellen Magie zu verwenden, insbesondere wenn es mit unserer Beziehung zu tun hat. Dadurch gelangt die Energie zwischen uns auf eine ganz neue Ebene.

Was ich bei unserem Liebesspiel mit dem Symbol noch erlebte war, daß es einmal sehr groß wurde und wir in einer Landschaft waren, die von dem Symbol eingehüllt war. Wir saßen in dem Symbol und liebten uns in ihm. Das war sehr schön.

Stephen: Bei mir ist es nicht so, daß das Symbol in mir etwas erzeugt. Das Symbol spiegelt etwas von mir wider, das schon da ist. Es braucht nur noch wahrgenommen zu werden.

MEISTER DER SEXUELLEN MAGIE

Da Sie nun die Kunst der magischen Vereinigung gemeistert haben, sind Sie endgültig zum sexuellen Magier geworden. Sie beherrschen jetzt alle Fähigkeiten, die Sie brauchen, um in Ihrem Leben magisch zu wirken, um Ihre Kraft zu vermehren, Ihr Schicksal selbst zu gestalten und Ergebnisse herbeizuführen, durch die Sie ein erfüllenderes und freudevolleres Leben führen können.

Sie sind jetzt ein fähiger Spieler in einer Welt unendlicher Möglichkeiten. Wenn Sie Liebe und Harmonie in Ihr eigenes Leben bringen, tun Sie dies gleichzeitig für die ganze Menschheit. Sie bringen einen Hauch von Magie in diese Welt, zeigen anderen, wie man sein Leben gestalten kann, und heilen die Erde mit Ihrer Freude. Möge Ihr Leben von Reichtum und Überfluß und Ihr Bett von goldenen Orgasmen erfüllt sein!

Nachwort:

Die Ergebnisse Ihrer Magie

Sie haben jetzt die Kunst der sexuellen Magie erlernt. Was nun? Woher wissen Sie, ob Ihre Magie wirkt? Wann wird Ihr Wunsch nach Transformation und persönlicher Veränderung in Erfüllung gehen? Wie stehen die Chancen auf einen Erfolg?

Zunächst einmal ist es wichtig, daß Ihnen die Bedeutung der Tatsache bewußt wird, ein sexueller Magier zu sein. Dies ist eine großartige Leistung für Sie und Ihren Liebespartner, etwas, worauf Sie mit Recht stolz sein können. Damit haben Sie das Schwierigste hinter sich. Alle Schwierigkeiten, die während der Schulung aufgetreten waren, sind jetzt vorbei, und Sie dürfen die Früchte dieser schönen, ekstatischen Kunst ernten.

In der Welt der Magie gibt es nichts Mächtigeres und Anziehenderes als ein harmonisches Paar, das durch sexuelle Alchemie seinen Erfolg gemeinsam schafft. Sie haben miteinander etwas entwickelt, was der bekannte Psychologe Assagioli als »befähigten Willen« bezeichnet hat, die Fähigkeit, erwünschte Ergebnisse mit dem geringstmöglichen (und lustvollsten) Energieaufwand herbeizuführen. Sie bieten nicht nur Ihre Willenskraft, sondern auch Ihr Liebesspiel und Ihre Phantasie auf, um die magische Transformation Ihres Lebens zustande zu bringen.

Dabei darf man jedoch nicht vergessen, daß sexuelle Magie ständig geübt sein will. Es ist nicht so, daß man es einmal tut und sich dann zurücklehnt und darauf wartet, daß der Himmel seine Wohltaten herabgießt. Erst die regelmäßige Praxis der magischen Zusammenkunft prägt Ihrem Geist, Ihrem Körper, Ihren Gefühlen und Ihrer Seele die Vision Ihres Wunsches ein, wie er in Ihrem magischen Symbol festgehalten ist. Dieses Symbol ist eine starke alchemistische Kraft, die in einer kreativen, positiven und zweckdienlichen Weise wirken wird, sofern man mit seinen Übungen fortfährt.

In dem Augenblick, in dem Ihr Symbol mit den Kraftfeldern des Astralen Netzes in Resonanz tritt, beginnt auch die magische Transformation, auch wenn dies nicht zwangsläufig unmittelbare konkrete Wirkungen hat. Manchmal dauert es etwas länger, bis sich Ergebnisse manifestieren. Es ist nicht möglich, den genauen Augenblick vorherzusagen, in dem der alchemistische Prozeß, an dem Ihre Psyche, Ihr Symbol und die Reaktion aus dem Astralen Netz beteiligt sind, in der Manifestation Ihres Wunsches gipfeln wird.

Ein Hinweis darauf, daß das Netz auf der Frequenz Ihres magischen Symbols in Resonanz getreten ist, könnte eine auffällige Synchronizität in Ihrem Leben sein. Es geschehen unerwartete Dinge, die in einem Zusammenhang mit Ihrer Vision stehen. Sie stellen zum Beispiel plötzlich fest, daß Sie mit Ihrem/Ihrer Liebsten nicht mehr über ein bestimmtes schwieriges Thema streiten, weil Sie gemeinsam die Vision einer größeren Harmonie in Ihrem Liebesleben geschaffen haben. Vielleicht gibt es in Ihrer Firma plötzlich einen Neuling, weil Sie die Vision erzeugt haben, daß Sie neuen und interessanten Menschen begegnen.

Ein weiteres Zeichen dafür, daß die Magie wirkt, ist die wachsende Wahrnehmung, daß man sein Leben besser in der Hand hat, daß man mehr Einfluß auf andere und seine Umgebung hat. Man sagt Ihnen vielleicht Dinge, durch die Sie erfahren, daß Sie anders wirken, wodurch Ihr Selbstbild in einer positiven Weise beeinflußt wird. Es können Ereignisse eintreten, die neue und aufregende Möglichkeiten eröffnen. Dies muß durchaus nicht genau so geschehen, wie Sie es sich vorgestellt haben – seien Sie also wachsam, und bleiben Sie für das Neue und noch nicht Bekannte offen.

Manche sexuellen Magier helfen aktiv mit, daß ihr Wunsch in Erfüllung geht. Sie sprechen zum Beispiel in einer positiven Weise mit ihrem Partner über das gewünschte Ergebnis. Sie sprechen so darüber, als wenn die

Transformation unmittelbar bevorstünde oder schon eingetreten wäre. Sie bekräftigen regelmäßig ihre Vision, wiederholen täglich Affirmationen und sind sich sicher, daß ihr Wunsch in Erfüllung gehen wird. Sie achten auf ihre Äußerungen und hüten sich, wieder in alte, negative Haltungen zu verfallen, wenn sie früher zum Beispiel sagten: »Es hat keinen Zweck, es wird nicht geschehen.«

Um ihre Bemühungen zu unterstützen, machen diese Magier manchmal eine Liste täglicher Aufgaben, die dazu beitragen können, daß ihre Magie wirksam wird. Sie überlegen sich, wie sie ihren Lebensstil, ihren Alltag, ihre Beziehungen zu anderen Menschen ändern können, um die gewünschte Veränderung herbeizuführen. Dadurch entwickeln sie eine geschärfte Wahrnehmung für Faktoren, die die Veränderung begünstigen und die ihr entgegenwirken können.

Wenn Sie die Magie zum Beispiel einsetzen, um vom Rauchen loszukommen, können Sie neben Ihrer sexuellen Magie auch die Bekräftigung wiederholen: »Ich möchte gerne rauchfreie Lungen haben« oder »Ich möchte gesund und von den Folgen des Rauchens verschont bleiben«. Vielleicht ändern Sie auch Ihren Lebensstil in einer Weise, die es Ihnen erleichtert, Ihr Ziel zu erreichen, indem Sie nicht mehr an Orte gehen, an denen Sie üblicherweise rauchen, keine Zigaretten mehr im Haus haben, keine Aschenbecher herumstehen lassen, die Sie erinnern könnten.

Mit anderen Worten, vielleicht achten Sie auf alle Bereiche in Ihrem Leben, in denen Sie die Möglichkeiten eines Erfolges in einer konkreten und praktischen Weise verbessern können. Diese aktive, bejahende Haltung gegenüber der Magie ist zweifellos als »Realitätskontrolle« hilfreich, durch die Sie Ihre magische Praxis in Ihrem täglichen Leben verankern können.

Andere wiederum ziehen vielleicht eine passivere, empfänglichere Einstellung vor, indem sie die Magie ihre Eigenwirkung entfalten lassen, ohne zusätzlich eigene Anstrengungen zu unternehmen. Auch dies ist völlig in Ordnung, denn das Wesen der Magie liegt darin, daß sie geheimnisvoll ist und Sie über die gewöhnliche Welt der Ursachen und Wirkungen hinausführt. Gerade deshalb ist sie ein so überwältigendes und wunderbares Phänomen.

Eine andere Möglichkeit besteht darin, den magischen Kreis herzurichten, sich still in die Mitte zu setzen und sich vorzustellen, wie man in sein Heiligtum zurückkehrt und seinem inneren Magier begegnet. Wenn Sie die Kommunikation mit diesem magischen Wesen hergestellt haben, können Sie um Einsichten und Anleitung bitten, wie Sie Ihre magische Vision in Ihrem täglichen Leben verankern können. Vielleicht sagt Ihr innerer Magier einfach: »Warte ab, sei geduldig und empfänglich; es wird zur rechten Zeit geschehen.« Vielleicht bekommen Sie auch praktische Ratschläge und Empfehlungen, die Sie ausführen können.

Es gibt eine Übung, die ich persönlich sehr gerne durchführe und die offenbar die Konkretisierung meiner eigenen magischen Visionen unterstützt. Dies ist die Kunst, mich ganz zu entleeren, in mir selbst Raum für das Neue und Unerwartete zu schaffen.

Diese Leere stellt sich bei mir am einfachsten in der Meditation ein. Indem ich still mit geschlossenen Augen dasitze, langsam und entspannt atme und alle äußeren Störungen fernhalte, wird mein Geist ganz ruhig. Indem ich einfach still und wachsam sitze und beobachte, wie die Gedanken durch meinen Geist ziehen, ohne zu versuchen, hieran etwas zu ändern, hört die geistige Geschäftigkeit langsam von selbst auf, und es bleibt nur ein stiller, leerer Raum zurück. Diese Leere, dieses Nichts lasse ich einige Minuten bestehen. Dann beginnt ganz langsam ein tiefes Gefühl des Wohlbefindens in mir aufzusteigen. Ich fühle mich gut mit mir selbst, ohne daß dies einen bestimmten Grund hätte. Ich fühle mich gelassener, ausgeglichener, zufriedener. Vor allen Dingen aber weckt dieser innere Raum eine neue Verfügbarkeit, Flexibilität, geistige Offenheit, eine angenehme Vorfreude auf etwas, das in meinem Leben geschehen wird, ohne daß ich eine genaue Vorstellung davon hätte, was es ist.

Dieser meditative Raum hilft mir vor allem dann, wenn mein Partner in der sexuellen Magie nicht da ist und ich nicht in der Stimmung bin, durch Selbstliebe orgastische Energie zu erzeugen.

Ich gehe dann in einen stillen Raum in meinem Haus oder an eine ruhige Stelle im Garten und beginne zu meditieren. Wenn sich die Leere in mir öffnet, genieße ich es, einige Minuten in ihr zu verharren, und es ist, als wenn ich in einem großen, schöpferischen Schoß schweben würde, in dem alles möglich ist. Dann beginne ich mich auf die Vision zu konzentrieren, die ich erzeugt habe und die in meinem Leben eintreten soll. Ich stelle mir das magische Symbol vor, ich sehe, wie das Symbol sanft durch meinen Körper schwebt, durch die sieben Energiezentren geht, und dies alles geschieht in einer weiten, stillen, einhüllenden Leere.

Ich bleibe dadurch Magierin und rufe die Macht der Magie herbei, aber ich tue es jetzt in einer sehr stillen, meditativen Weise. Dies ist für mich die ideale Ergänzung zu der intensiven und orgastischen Ekstase der sexuellen Magie, eine wertvolle Hilfe, durch die ich für mich selbst die Verbindung zur praktizierten Magie halte.

Was die »Single«-Magier betrifft, die Visionen einer neuen Liebe und Verliebtheit in den Kosmos schicken, so haben mir Menschen von positiven Ergebnissen berichtet. Sie haben sich neben der sexuellen Magie darauf konzentriert, sich selbst zu lieben und aufzubauen – den eigenen Körper zu pflegen, gesund zu essen, zum Friseur zu gehen, eine Massage zu genießen, darauf zu achten, daß sie sich strahlend und aktiv fühlen, wenn sie zu gesellschaftlichen Anlässen gehen, Möglichkeiten zu suchen, um ein Gefühl des Wohlbefindens und der Selbstwertschätzung zu schaffen. Dadurch haben sie die Empfindung, sich auf den wunderbaren Augenblick vorzubereiten, in dem sie ihrem/ihrer neuen Liebsten begegnen.

Eine Freundin, die ich in die sexuelle Magie einführte, hatte einen großartigen Erfolg, als sie ihre ganze Aufmerksamkeit auf den unbekannten, imaginierten, ersehnten Liebsten richtete. Als magisches Symbol malte sie ein abstraktes Bild, das ihre Empfindungen bezüglich dieses Menschen ausdrückte und das sie in ihrem Wohnzimmer aufhängte. Jeden Abend ging sie in das Zimmer, sang Liebeslieder, betrachtete das Bild oder widmete ihm einen Tanz; dann wirbelte sie durch den Raum, als wenn sie in seinen Armen läge. Dies wirkte Wunder – sie ist jetzt glücklich mit einem neuen Liebespartner verbunden.

Es gibt also viele Möglichkeiten, auf das Ergebnis der sexuellen Magie zu warten. Das größte Geheimnis, wie Sie Ihre magische Vision Wirklichkeit werden lassen können, besteht vielleicht darin, daß Sie überhaupt nicht an sie denken. Dies gilt vor allem für Liebespartner, die in der sexuellen Magie geschult sind und häufig und regelmäßig die magische Zusammenkunft intensiv praktizieren können.

Wenn Sie ganz in der magischen Zusammenkunft untergehen können, wenn Sie so sehr in der orgastischen Wonne der sexuellen Magie aufgelöst sind, daß Sie das Ergebnis einfach vergessen, dann ist dies der sicherste Weg zum Erfolg. Es klingt vielleicht paradox, aber es ist so.

Lassen Sie es mich erklären. Man praktiziert sexuelle Magie, um einen bestimmten Wunsch Wirklichkeit werden zu lassen. Wenn man jedoch zu sehr auf das Ergebnis ausgerichtet ist, dann behindert dies die Fähigkeit, seine ganze Energie in die Praxis der sexuellen Magie einzubringen. Ein Teil Ihres Denkens, ein Teil Ihrer Aufmerksamkeit wird immer auf die Zukunft, auf das Ergebnis gerichtet sein, das Sie herbeiführen wollen. Dies bewirkt eine Zersplitterung Ihrer Energie, die die Kraft Ihrer Magie schwächt.

Totalität ist der Schlüssel zum Erfolg. Wenn Sie ganz in der Kunst Ihres magischen Liebesspiels aufgehen, dann werden Sie in ganz natürlicher Weise zu einem großen Magier. Sie brauchen sich nicht um das Ergebnis zu kümmern, weil dies das magische Symbol für Sie tut. Ihr Symbol bringt schon die Heilung, die Transformation, die Harmonie, das Ziel, nach dem Sie sich sehnen. Dies ist seine Funktion, seine Aufgabe. Sie sind frei, Ihre ganze

Aufmerksamkeit und Energie auf das magische Ritual des Liebesspiels mit Ihrem Partner zu richten.

Ich möchte es so zusammenfassen: Die besten Magier sind für mich zwei Menschen, die sorgfältig geübt haben und alle Schritte beherrschen, die zur magischen Vereinigung führen. Sie brauchen jetzt nicht mehr über die einzelnen Übungen nachzudenken. Dies geschieht ganz natürlich als ein schöpferischer, künstlerischer, alchemistischer Tanz, in dem sie sich freudig verlieren und zu immer höheren Erfahrungen orgastischer Wonne aufsteigen können.

Sie sind so in ihrer Kunst, ihrer Ekstase, ihrer Magie aufgegangen, daß sie geradezu überrascht sind, wenn sie irgendwann feststellen, daß ihre Vision Wirklichkeit geworden ist.

»Sieh mal!« rufen sie. »Es ist geschehen, und wir hatten so viel Spaß, daß wir gar nicht mehr daran gedacht haben!«

Das ist sexuelle Magie *par excellence.*

Adressen und Literaturempfehlung

Jetzt, da Sie dieses Buch gelesen haben, werden Sie sich vielleicht fragen, wie der nächste Schritt aussieht. Mein Vorschlag lautet: Werden Sie aktiv. Im Rahmen einer liebevollen und sicheren Umgebung, mit Menschen, welche wie Sie den Wunsch haben, ihr Potential als sexuelle Magier voll auszuschöpfen. Mehr als 15.000 Menschen auf der ganzen Welt haben bereits an Seminaren über die Kunst der sexuellen Ekstase und die Kunst der sexuellen Magie teilgenommen. Ich lade Sie herzlich ein, mit mir in meinen Seminaren die vielen Wege zur Heilung und Erweiterung Ihrer Beziehung zu erkunden und mit Ihrem Partner zu einem erfüllten Liebesleben zu gelangen. Diese Seminare bieten eine angenehme Umgebung und erweitern das Bewußtsein.

Weitere Informationen über die Seminare, Trainingsprogramme, Beratung und Produkte erhalten Sie bei:

SkyDancing Institute
Deutschland
Feichtstraße 15
D-81735 München
Tel.: 0 89/43 65 16 01
Fax: 0 89/43 65 16 02

SkyDancing Institute Schweiz
Aman Schröter
Mühlegasse 33
CH-8001 Zürich
Tel./Fax: 01/2 61 01 60

SkyDancing Institute
Francophone
C.P. 233
CH-1066 Epalinges
Tel./Fax: 0 21/7 84 20 33

John Hawken
SkyDancing Institute UK
Lower Grumble Farm
New Bridge, Penzance
GB-Cornwall TR 208 QX
Tel: 0 17 36/78 83 04
Fax: 0 17 36/78 62 60

SkyDancing Institute
Gay Tantra Institut
Krausstraße 5
D-90443 Nürnberg
Tel.: 09 11/2 44 86 16

Viele Menschen sind an rituellem Zubehör wie Musik, Räucherstäbchen, Parfums, Essenzen, Kleidung und tantrischer Kunst interessiert. Sie sind unentbehrlich, um die richtige Stimmung für Liebe und Magie zu schaffen. Wir bieten diese Dinge in unserer SkyDancing Boutique an. Bitte wenden Sie sich an:

SkyDancing
Tantra Bazar
Frühlingstraße 20
D-73119 Zell
Tel.: 07164/13489

Musik

Margo Anand: »SkyDancing Chakra Chant«, »Die Kunst der sexuellen Ekstase«, Bauer Verlag, Freiburg. Vertrieb durch den Buchhandel und die SkyDancing Boutique.

Shanti Prem: »Music for Lovers«. Vertrieb durch Bildklang Studio, Pavillon, 74575 Bartenstein, Tel. 07936/757.

»The Art of Sexual Ecstasy« von Margo Anand und Steve Halpern und die Musik von Steve Halpern. Vertrieb durch Sound Rx, P.O. Box 151439, San Rafael, CA 94915, USA. Tel.: 001-415-453-9800.

Die Musik von Gabrielle Roth. Vertrieb durch Raven Records, P.O. Box 2034, Red Bank, NJ 07701, USA. Tel.: 001-201-642-7942.

Alle Osho Rajneesh Meditationen, besonders die Aufnahmen der Kundalini- und der dynamischen Meditationen. Vertrieb durch TAO-Music, Fraunhoferstr. 23i, 80469 München, Tel. 089/2023015.

Raphael und Kutira, insbesondere »The Tantric Wave«, »The Calling«, und »Like and Endless River«. Vertrieb durch Kahua Hawaiian Institute, P.O. Box 1747, Makawao, HI 96768, USA. Tel.: 001-808-572-6006, Fax: 001-808-572-0088.

Ariel Kalma, insbesondere: »Gourmet Sax«, »Flutes for the Soul« und »Music to Dream By«. Vertrieb durch Astral Muse, 315 Aliolani Street, Pukalani, HI 96768, USA. Tel.: 001-808-572-6096, Fax: 001-808-572-3830.

Ramana Das und Marilena Silbey: »Ecstatica«, »Sound Track for Lovers«. Vertrieb durch U-Music, B.O. Box 613, Fairfax, CA 94978, USA.

Anugama, insbesondere »Exotic Dance« und »Shamanic Dream«. Vertrieb durch Nightingale Records, Meistersinger Musikproduktion, Bambergerstraße 4, 91301 Forchheim. Tel.: 0 91 91 /8 08 08.

Constance Demby: »Aeterna«, »Novus Magnificat«, und »Sacred Space«. Vertrieb durch Sound Currents, P.O. Box 1044, Fairfax, CA 94978, USA. Tel.: 001-415-459-2041.

Musik für spezielle, in diesem Buch erwähnte Anlässe

Für die Übung »Das lachende Becken« (Kapitel 4): »The Mystic Rose« (eine wundervolle Aufnahme von Lachen). Vertrieb durch TAO-Music, Fraunhoferstr. 23i, 80469 München, Tel. 0 89/2 02 30 15.

Für die Feuermeditation (Kapitel 8):
- Vangelis: »Antarctica« und »1492«, Atlantic Records
- Gabrielle Roth: »Waves«
- Soundtrack von »Baraka« (BMG)

Für die Chakraatmung (Kapitel 6): Meditation für die Chakraatmung. Vertrieb durch TAO-Music, Fraunhoferstr. 23i, 80469 München, Tel. 0 89/2 02 30 15.

Für die Chakrawellenmeditation (Kapitel 6):
- Gabrielle Roth: »Totem«, »Waves«, »Bones«, Raven Records, USA
- Vangelis: »1492«, Atlantic Records

Kapitel 7 und 8:
Raphael und Kutira: »Oceanic Tantra«, »Angels of the Deep«
Ariel Kalma: »Gourmet Sax«, »Flutes for the Soul«

Register

»SkyDancing Tantra
Der Weg der Ekstase«
Liebes- und Lebensschule

SkyDancing Tantra Seminare der bewußte Weg in:
Lebendige Beziehungen · Erfüllte Sexualität · Kreativität und Lebensfreude

• **Tantrische Einführungsseminare**
für Singles & Paare, sie dauern zwischen 3–7 Tagen. Dabei lernen Sie die SkyDancing Tantra Basis Methoden kennen.

• **T.E.L.** Jahres-**T**raining für **E**kstase & **L**iebe
Für Singles & Paare, dauert 24 Tage und umfaßt 3 Zyklen
1. Zyklus: Energie und Orgasmus
»Die Freude des Körpers«
2. Zyklus: Liebe
»Die Freude des Herzens«
3. Zyklus: Ekstase
»Die Freude des Geistes«
auch als Weiterbildung anrechenbar für Ärzte, Psychologen & Therapeuten in heilenden Berufen, sowie als Kommunikationstraining erfolgreich ausgeschrieben.

• **Das Paar in der tantrischen Begegnung:**
»Die Wiederentdeckung der Sinnlichkeit«
Für Paare die tiefer in Ihre Beziehung eintauchen, die in Gewohnheiten erstarrten Lebensenergien wieder zum Fließen bringen und gemeinsam ekstatische Erfahrungen machen möchten. Daran anschließen kann sich **»Die Tantrische Hochzeit«** eine Paarjahresgruppe in 4 Zyklen in 21 Tagen.

• **Magie des Tantra:** Dieses Seminar widmet sich der weiblichen Vision von Magie, insbesondere der sexuellen Magie. Es ist an der Zeit, unsere magischen Kräfte wieder in Besitz zu nehmen. Auf dem Weg der Heilwerdung muß die Frau und der Mann die Lehre heiliger Sexualität durchschreiten, beide müssen ihre Kraft finden, indem sie durch das Tor der Liebe gehen, so daß sich das Göttlich-Weibliche und das Göttlich-Männliche in den Herzen all jener manifestieren kann, die endlich entdeckt haben, welchen Wert es hat, das Weibliche und das Männliche in sich zum Ausgleich zu bringen. Das ist die wahre Quelle des Schöpferischen. Die Quelle der Magie. Ohne dieses Gleichgewicht kann diese Erde, Gaia, nicht länger bestehen. **Magie des Tantra** gilt auch als Einführungsseminar zum Jahrestraining.

• **Aphrodite:** Im geschützten Raum der Frauen unter sich verinnerlichst DU Frau, Shakti, die weibliche tantrische Kraft.

• **Männerbande:** Im Kreis der Männer unter sich erfährst DU Mann, Shiva, Deinen Wert als männlicher Pol des Tantra.

• **In Sonne, Wind und Wellen:** Tantrische Ferientage laden ein, die Liebe wieder neu zu erfahren und zu bereichern mit sinnesfrohen Aspekten aus der tantrischen Tradition.

• **Tantrische Klausur:** Welchen Einfluß hat Tantra auf ein gesundes (Liebes-)Leben. Einmal jährlich nur für Teilnehmer aus heilenden Berufen, Vorstellung des wissenschaftlichen Forschungsprojektes (Forschungsergebnisse a. A. gegen Einsenden von DM 10,– in Briefmarken). Gilt auch als Einführungsseminar zum Jahrestraining.

Ausführliche Informationen / Anmeldungsunterlagen zu aktuellen SkyDancing Tantra Seminaren erhalten Sie über SkyDancing Institute (siehe Adressenteil).